Krankheitsprävention durch Ernährung

Ein Leitfaden für Ärzte, Pharmazeuten, Biologen, Ernährungswissenschaftler und Studierende

Von
Professor Dr. med. Harald Remke
Institut für Klinische Chemie und Pathobiochemie, Leipzig

Mit 54 Abbildungen und 63 Tabellen

WVG
Wissenschaftliche Verlagsgesellschaft mbH Stuttgart 1998

Anschrift des Autors:

Prof. Dr. med. Harald Remke
Institut für Klinische Chemie und Pathobiochemie
Liebigstr. 16a
04103 Leipzig

Die Deutsche Bibliothek – Cip-Einheitsaufnahme

Remke, Harald:
Krankheitsprävention durch Ernährung: ein Leitfaden für Ärzte, Pharmazeuten, Biologen, Ernährungswissenschaftler und Studierende; mit 63 Tabellen / Harald Remke. – Stuttgart: Wiss. Verl.-Ges., 1998
ISBN 3-8047-1569-9

Printed in Germany
Satz: Mitterweger Werksatz GmbH, Plankstadt
Druck: Steinkopf, Stuttgart
Umschlaggestaltung: Atelier Schäfer, Esslingen

Vorwort

Ernährungsabhängige Krankheiten beruhen nicht nur auf Fehlernährung. An ihrem Auftreten sind unvermeidbare endogene und exogene Risikofaktoren mit beteiligt. Wenn aber endogene und exogene Risikofaktoren bestehen, sollte man die vermeidbaren, zusätzlichen Risiken minimieren. Für die Ernährung heißt das: Eine vernünftige Ernährung soll Abnutzungserscheinungen möglichst verhindern. Bei einer Fehlernährung würden Abnutzungserscheinungen früher entstehen.

Eine vernünftige Ernährung soll vor exogenen Erkrankungsrisiken schützen. Bei einer Fehlernährung würde der Organismus keinen Schutz bieten.

Eine vernünftige Ernährung soll endogenen Krankheitsdispositionen entgegenwirken. Durch Fehlernährung würde die endogene Krankheitsdisposition zum vorzeitigen Beginn und schweren Verlauf der Erkrankung führen.

Zusammengefaßt bedeutet dies:

Ohne Fehlernährung würden die ernährungsabhängigen Krankheiten an Bedeutung verlieren. Jeder einzelne kann sich in praktikabler Mitbestimmung vor ernährungsabhängigen Krankheiten schützen.

Der erste Schritt dazu ist die „positive Einstellung zur Selbsthilfe“ zur Erhaltung der eigenen Gesundheit (was heute als *Empowerment* bezeichnet wird).

Um gesund zu bleiben, reicht der Wunsch nicht aus, und der einzelne bekommt diesen Wunsch auch nur selten von seinem Arzt erfüllt, dem er sich mit dem „Risiko des Hilfsbedürftigen“ aussetzt. Der aktive Ratsuchende soll zunächst nur seinen eigenen Körper sehen, darüber Genaueres erfahren wollen und prüfen, wie er auf natürliche Nahrung reagiert, damit er sich dann, immer unter Berücksichtigung von anerkannten Empfehlungen, eine individuell-vernünftige Ernährung zusammenstellen kann. Es kommt auf diese Mitverantwortung an, weil sie auch die Sensibilität für eine gesunderhaltende natürliche Ernährung fördert. Und durch die „Mitbestimmung“ wird auch das Selbstwertgefühl gestärkt, das Empowerment für dauerhafte Resultate, so daß der einzelne seine Gesundheit als einen errungenen Wert begreifen kann.

Für die Gesunderhaltung sind Erfahrungen mit dem eigenen Körper („Körpergefühl“) und das Wissen um Besonderheiten des eigenen Körpers (Eigen- und Familienanamnese) von ebenso hohem Wert, wie systematische biologische Kenntnisse. Sie sind wie eine vernünftige Ernährung notwendig für die eigenverantwortliche „Konditionierung“ des Organismus.

Leipzig, Herbst 1997

Harald Remke

Inhaltsverzeichnis

Einführung

Die Ernährungslehre gehörte im Altertum und im Mittelalter zu den wichtigsten Grundlagen der Medizin. Als „diaeta“ wurde sie jedoch früher breiter ausgelegt als heute. Sie umfaßte die gesamte gesundheitserhaltende Lebensführung. Die Zusammenstellung unterschiedlicher Nahrung, Tees und Extrakte war davon nur ein Bestandteil.

Die „diaeta“ gab Ärzten die Regeln zur Hand, wie Gesundheit durch angemessene Lebensführung zu erhalten ist. Es war selbstverständlich, daß dabei sowohl die individuelle Disposition als auch die Belastungen in den verschiedenen Lebensaltern Berücksichtigung fanden. Dieses „Zielessen“ war oft die einzige Möglichkeit, auf Vorboten von Krankheiten einzugehen und Krankheiten möglichst abzuschwächen oder Beschwerden zu lindern. Mit einer speziellen „Diät“ wurde daher auch nicht erst begonnen, wenn eine Krankheit schon bestand.

Die Diätetik galt früher als eine Domäne des Arztes. Sie war in das Behandlungsregime fest eingebaut, und es gab keine pauschalen Empfehlungen (wie sie heute in jeder Zeitung stehen), die man befolgen konnte. Dafür lernte der Arzt genaue Ernährungsregeln für bestimmte Alters-, Berufs- und Leistungsgruppen oder bei einer familiären Disposition (die vorgeschrieben waren unter dem Aspekt, daß der Patient ein Vorrecht darauf habe).

Bezüglich der Ernährung hat man früher weniger auf die Nahrungsmenge geachtet (das „Kaloriendenken“ ist erst in den Kriegszeiten und danach durch das Fettsuchtproblem wieder belebt worden). Wichtiger war, womit sich die Menschen ernähren sollten und die Art und Weise, die „Kultur“, wie man sich ernähren sollte.

Unter Ernährungsmedizin wird heute verstanden, daß sie „das wissenschaftliche Substrat vermittelt und anwendet, auf das sich das heutige Wissen über Erhaltung von gesunden und kranken Menschen durch Ernährung begründet“ (Rose 1949). Dieses Wissen wird von unterschiedlichen naturwissenschaftlichen Grundlagenfächern erarbeitet, – die wichtigsten sind Biochemie, Physiologie, Neurobiologie, Immunologie und die Psychologie.

Das Fach Ernährungsmedizin ist in seiner Anwendung ein integratives Basisfach, das in allen Zweigen der medizinischen Praxis berücksichtigt wird. Vom Arzt sollte bei der Erstellung von Ernährungsempfehlungen immer besonderer Wert auf ihre individuelle pathophysiologische Begründung gelegt werden.

Um Ernährung noch wirkungsvoller präventiv und therapeutisch einzusetzen, zum Beispiel bei verschiedenen individuellen Belastungssituationen, im Alter und für andere zu behandelnde Risikogruppen, sind für die Gestaltung einer individuellen Ernährung auch Kenntnisse über Methoden zur Bedarfsermittlung und zur Beurteilung der metabolischen Verwertung erforderlich (vor allem bei Ernährungsumstellung, Nährstoffsupplementierung und -restriktion) sowie Kenntnisse über Methoden zur Therapieüberwachung.

Während sich Laien und Ernährungsberater ohne weiteres nach den Ernährungsempfehlungen richten können, die von den Ernährungsgesellschaften für gesunde Personen erarbeitet wurden, können diese dem Arzt nicht genügen. Die Ernährungsempfehlungen für Kranke werden andere sein als für den gesunden Menschen. Es gibt zwar Ernährungsempfehlungen bei angeborenen Stoffwechseldefekten, für Nierenkranke, in der Pädiatrie oder für die Infusionstherapie, doch für viele Risikogruppen, Kranke, Genesende, Senioren, Menschen unter außergewöhnlichen Belastungen und für eine altersgerechte Krankheitsprävention, gibt es kaum Empfehlungen, die im Medizinstudium gelehrt werden. Dies wäre Aufgabe der Ernährungsmedizin, aber solange es keine obligatorische ernährungsmedizinische Ausbildung gibt, müßte sich der Arzt diese Empfehlungen allein aus seinem pathophysiologischen Wissen heraus selbst ableiten.

Leider gehört es bisher auch nicht zu unserer Medizinerausbildung (im Gegensatz zu den USA und Frankreich), daß der Arzt die Fähigkeit erlernt, in den Heilplan seiner Patienten ein präventives, strikt zu befolgendes individuelles Ernährungsregime einzubauen (was in den USA und Frankreich auch honoriert wird). Aber dies kann als Ziel für unsere Kranken gefordert werden.

Im Fach Ernährungsmedizin soll der Blick auch dafür geschärft werden, unter welchen pathologischen Bedingungen essentielle Nahrungsfaktoren die Bedeutung eines Arzneimittels annehmen können und individuell höher dosiert werden sollten, als es die Ernährungsempfehlungen für die Allgemeinheit vorschreiben. Daraus und auch aus folgenden Gründen läßt sich die Entwicklung zu einer künftigen individuellen „Ernährungspharmazie“ vorhersehen,

- weil Ernährung unter den Bedingungen einer vorzüglichen medizinischen Diagnostik eine der effektivsten Langzeitmöglichkeiten zur Prävention bei einer (heute bereits gendiagnostisch erfaßbaren) individuellen Krankheitsdisposition ist;
- weil sich aus der individuell unterschiedlichen Nahrungsverwertung, dem Lebensalter und durch Krankheit ein unterschiedlicher Nährstoffbedarf ergibt, der aber durch organische und aversive Besonderheiten oft nicht angemessen gedeckt wird;
- weil kurzzeitig und leistungs- sowie belastungsabhängig der Nährstoffbedarf um das Mehrfache der für die Allgemeinheit empfohlenen Dosierung abweichen kann (besonders für essentielle Nährstoffe mit kleinen Pools);
- weil für eine Reihe von Nährstoffen außer den für sie schon bekannten Wirkungen weitere, dosisabhängige pharmakologische Effekte gefunden worden sind;
- weil aus regionalen Ernährungsgewohnheiten und dem Konsum ausgewählter Nahrung hervorgeht, daß sie als Schutz vor häufigen Zivilisationskrankheiten wirken.

Um einem in der Öffentlichkeit verbreiteten Vorurteil vorzubeugen:

Die Ernährungslehre und die Orientierung auf nährstoffdichte Produkte dient nicht in erster Linie der Vermeidung von Fettdepots und einem Schlankheitsideal. Im Vordergrund steht auch nicht das „Kaloriendenken“. Da aber Übergewicht in unseren Breiten ein wesentlicher krankheitsdisponierender Faktor ist, kann der Arzt natürlich eine Ernährungsberatung unterstützen, die eine „kalorienbewußte Ernährung“ zum Ziel hat. Damit sind heute hauptsächlich Frauen zu gewinnen. Aber besser wäre es, statt im Kaloriendenken und bei der Geschmacksqualität zu verharren, die optimale Ernährung als „nährstoffdichte Ernährung“ zu charakterisieren und diesen Aspekt auch vom Arzt und dem Ernährungsberater in den Vordergrund zu stellen. Damit würde den interessierten Frauen – sie sind es ja auch zumeist, die für die falsche oder richtige Ernährung in der Familie sorgen – das zusätzliche Argument geliefert, daß sie die „kalorienbewußte Ernährung“ nicht nur für sich selbst einführen.

Ernährung ist Gewohnheit! Man hat als Arzt bei Einführung neuer Erkenntnisse auch heute noch gegen die Gewohnheiten in den Familien der Patienten und vor allem gegen die „Essenszubereitung der Großmütter“ anzukämpfen. Denn: Fettsucht ist kaum vererbt! Erst, wenn Kalorien und Nährstoffdichte im Zusammenhang gesehen werden und die Ernährungsweise wieder als „diaeta“ begriffen wird, ließe sich eine individuelle Ernährung zusammenstellen, die nicht nur sättigt, sondern besser als bisher gesundheitsfördernd wirkt.

Von den praktischen Ärzten werden heute Ernährungsfragen eher vernachlässigt. Dies hat verschiedene Ursachen, zum Beispiel ist das Berufsverständnis noch vorherrschend: Medizin sei verantwortlich für Krankheit, nicht für Gesundheit und Krankheitsprävention. Daraus folgt: Alle teuren, technisch legitimierten Leistungen haben Vorrang in der Anwendung, durch die man auf der Grundlage der Naturwissenschaft alles messen, auswechseln und reparieren kann. Dagegen bilden sich Fronten, die teilweise in Gegnerschaft zur Medizin auftreten: Auf der einen Seite erhält ein populistischer Biologismus Auftrieb, der den medizinischen Fortschritt leugnet, und auf der anderen Seite stellen sich Naturheiler häufig einseitig als Alleinvertreter der Ernährungsproblematik dar, so daß Ernährungsfragen in immer größerer Distanz zur Medizin entschieden werden. Am wenigsten zuträglich ist das gewohnheitsmäßige Ausprobieren von „Diätangeboten“ und Illustriertenwissen, das in ständige Krankheitsbereitschaft versetzt. Dadurch entstehen häufig auch verzerrte Vorstellungen über Bedeutung und Wechselwirkungen von Körperfunktionen.

Die Fragen,welche Nahrung zur Krankheitsprävention für einzelne Personengruppen notwendig ist, müßte der Arzt entscheiden. Deshalb sind von den verschiedenen Modellen der Ernährungsberatung diejenigen untauglich, bei denen der Arzt nicht einbezogen ist (Canzler). Leider gibt es an deutschen Universitäten im Medizinstudium bis heute noch keine zusammenhängende Darstellung über alterstypische und belastungstypische Ernährungsanforderungen oder über die therapeutischen und präventiven Wirkungen von Nahrungsinhaltsstoffen. Es kann aber nicht sein, daß dem Arzt und dem Patienten zugemutet werden, sich das komplexer werdende Gebiet der präventiven Ernährungslehre selbständig zu erarbeiten.

Ein Buch über Krankheitsprävention durch Ernährung soll nicht das wiederholen, was im Medizinstudium in den Grundlagenfächern über den Stoffwechsel, die Nahrung, und in den klinischen Fächern über die Ernährung von Kranken gesagt wurde. Es soll herausgearbeitet werden, daß durch eine individuelle Lebensweise die Nährstoffpools im Organismus unterschiedlich beansprucht werden, und daß bestimmte Nährstoffe bei individuellen Belastungen und Dispositionen eine positive oder negative Wirkung auf die Entwicklung von Erkrankungen haben. Für einen Pathobiochemiker liegt es dabei nahe, die Nährstoffe und die Ernährung in das ätiologische Gefüge der Krankheitsentstehung einzuordnen und die Ansätze mitzuteilen, durch die biologische Schäden vermieden werden können, aber auch, wie schon vorhandene Schäden begrenzt werden können.

1 Die kalorische Ernährung

1.1 Nahrungsaufnahme und deren Kontrolle

1.1.1 Mechanismen und Variabilität der Sättigungskontrolle

Körpermasse und -zusammensetzung werden mitbestimmt vom Appetitverhalten und der Nahrungsenergieverwertung eines Menschen. Beide sind genetisch, hormonell und psychisch gesteuert und individuell unterschiedlich ausgeprägt. Ursprünglich erfolgte die Menge der aufgenommenen Nahrung und die Auswahl der Nahrungsstoffe instinktiv nach dem Bedarf. Heute jedoch kommt es als Zivilisationserscheinung häufig zu einseitiger und über den Bedarf hinausgehender Nahrungsaufnahme, die die Homöostasemechanismen überfordert und zu Mangelerscheinungen oder zu Fettsucht führen kann (hohe Energieaufnahme bei gleichzeitig nicht ausreichender Zufuhr von essentiellen Nährstoffen).

Gesteuert werden kann die Nahrungsaufnahme über die Hunger- und Sättigungsempfindungen, deren Steuerung wiederum durch Sättigungskerne (unter anderem durch den Ncl. ventromedialis) und Hungerkerne (laterale Kernregion vom III. Ventrikel) im Hypothalamus erfolgt (Abb. 1).

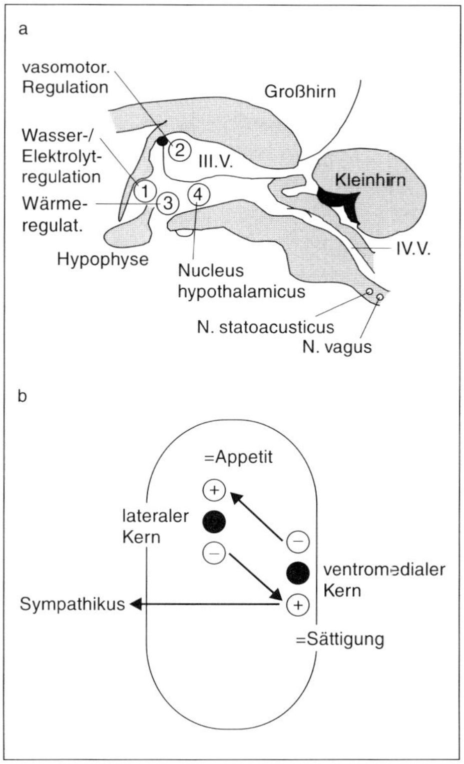

Abb. 1: a) Hypothalamus; b) Wechselseitige Beeinflussung der Erregung im lateralen (Hunger-) und ventromedialen (Sättigungs-) Kern.

1.1.2 Hungerempfindung

Maßgeblich für die physiologische Auslösung der Hungerempfindung ist eine Hypoglykämie, das heißt, die Glucosekonzentration im Blutplasma muß unter 4,5 mmol/l sinken.

Die Hungerempfindung wird durch Nahrungskarenz herbeigeführt, bei der ein Überschuß für die Auslösesubstanzen von Hunger und ein Mangel an Sättigungssubstanzen besteht (Tab. 1). Die Hungerempfindung wird durch die Aufnahme einer größeren kohlenhydrathaltigen Mahlzeit beseitigt. Auch durch Eiweißnahrung und in der postabsorptiven Phase durch die hepatische Glucoseproduktion kommt es zum Anstieg der Blutglucose und zur Unterdrückung der Hungerempfindung.

Dagegen wird durch die Zufuhr kleiner Kohlenhydratmengen (z. B. von Bonbons, Traubenzuckertabletten) der Hunger kaum beseitigt. Reaktiv kommt es zur Insulinausschüttung und dadurch zur „reaktiven Hypoglykämie", durch die die Hungerempfindung rasch wiederkehrt.

Auch bei Tumorkrankheit kann eine Steigerung der Hungerempfindung eintreten (einige wachsende Tumoren führen zum zusätzlichen Glucoseverbrauch und damit zu Hypoglykämie).

Fettsucht entsteht, wenn auf Dauer das Hungergefühl überwiegt, weil Zellen des ventromedialen Sättigungskerns (VMK) ausgeschaltet worden sind. Eine dauerhafte Ausschaltung des Sättigungskerns kann u. a. erfolgen:

- Durch Abnahme der intrazellulären Konzentration von reduziertem Glutathion (GSH) im Sättigungskern (bei Hypoglykämie durch NADPH-Mangel oder durch Inaktivierung von zellulärem Glutathion, z. B. durch Goldthioglucose).
- Durch Peroxidation und Sauerstoffradikale, z. B. bei Selenmangel (Becker et al. 1996).
- Durch Hemmung des Cystintransports (Foreman et al. 1988), beispielsweise nach perinataler Glutaminsäurebehandlung zur Erzeugung von „Glutamat-obesen" Ratten (Timothy et al. 1990), die eine Fettsucht bekommen, die Ähnlichkeit mit dem Laurence-Moon-Bardet-Biedl-Syndrom (adiposo-hypogenitalem Syndrom) hat:
- Durch einen Rezeptordefekt für Leptin, einem Protein aus dem Fettgewebe, das die Sättigung auslösen soll (der

Tabelle 1: Wirkstoffe für die Auslösung der Hunger- bzw. der Sättigungsempfindung.

Erregung der Hungerempfindung (Parasympathikuserregung)	Erregung der Sättigungsempfindung (Sympathikuserregung)
▪ Insulin	▪ Cholecystokinin (CCK-8, CCK-12)
▪ Niedrige Glucosekonzentration	▪ Tryptophan, Phenylalanin
▪ 2-Desoxyglucose	▪ β-adrenerge Agonisten
▪ Cortisol	▪ Estrogen (senkt MAO-Aktivität)
▪ Progesteron (erhöht MAO-Aktivität)	▪ Ketonkörper (Fettdiät)
▪ Prolactin	▪ Benzedrinderivate
▪ Endorphine	▪ Leptin
▪ Neuropeptide Y	▪ glucagon-like polypeptide-1 (GLP-1)

Rezeptordefekt besteht bei adipösen ob/ob-Mäusen).

- Durch stereotaktische Operation und Zerstörung des ventromedialen Sättigungskerns.

1.1.3 Sättigungsempfindung

Durch den normalen Wechsel zwischen Nahrungsaufnahme und Nahrungskarenz verändern sich die Plasmakonzentrationen von Substanzen, die zur Erregung von Hunger und Sättigung beitragen (s. auch Abb. 2, S. 27).

Unter den Nahrungsbestandteilen führen vor allem Eiweiße mit einem hohen Anteil an Tryptophan oder Phenylalanin (Eier, Milchprodukte) zur Auslösung der Sättigungsempfindung, da sie die Ausschüttung des gastrointestinalen Hormons Cholecystokinin (CCK) auslösen.

Voraussetzung für den sättigungsauslösenden Effekt ist jedoch das gleichzeitige Vorliegen einer Euglykämie (Blutglukose über 4,5 mmol/l).

Mit den natürlichen Eiweißen und Kohlenhydraten erfolgt auch die Aufnahme von Spurenelementen, die möglicherweise den Sättigungseffekt verstärken können (z. B. Selen). Hochwertige Eiweiße sind daher immer Bestandteil seriöser Abmagerungskuren.

Die „sättigende Wirkung" von Fetten kann entweder durch das glucagon-like polypeptide-1 (GLP-1), durch Hemmung der Glucoseverwertung (Randle-Zyklus) oder durch die Ketonkörper, die aus Fetten entstehen, hervorgerufen werden. Nach einer sehr fettreichen Mahlzeit (oder bei Gallenstauung und Verdauungsinsuffizienz) bewirken Fettsäuren, die im Dickdarm nicht absorbiert worden sind, die Ausschüttung von GLP-1 (glucagon-like polypeptide-1, Enteroglucagon, Glicentin), das zur Ruhigstellung des gesamten Verdauungskanals und Inappetenz führt. Dadurch kommt es zum „Völlegefühl". Bei der Zufuhr von ausschließlich Fett („Fettkur", „Ölkur", Lutz- und Felix-Diät) kann es auch *nicht* zur Insulinausschüttung kommen, so daß kein Fett gespeichert wird. Ebenso ist bei Zufuhr von überwiegend Nahrungseiweißen ohne Kohlenhydrate (z. B. bei der Atkins- bzw. Hollywood-Diät) die Insulinausschüttung nur gering, so daß es nicht zur reaktiven Hypoglykämie kommen kann und ein Sättigungseffekt eintritt.

Die Auslösung der Sättigungsempfindung durch Nahrungsstoffe erfordert eine angemessene Zeit, u. a. weil die Freisetzung von Cholecystokinin erst mit Eintritt der Nahrungsmittelbestandteile in den Dünndarm erfolgt. Deshalb trägt zur Sättigung auch die Reihenfolge des Menüs (s. Tab. 13, S. 61) und die „Eßkultur" wesentlich bei. Die Appetitempfindung kann sich während einer Nahrungsaufnahme zunächst sogar noch steigern („Der Appetit kommt beim Essen!"). Daran beteiligt ist eine reflektorische Insulin-vorweg-Ausschüttung über den Nervus vagus (s. Abb. 3, S.30), der bei appetitlicher Nahrungszubereitung und Reizung sensorischer Nerven in Mund und Nase erregt wird.* Auch können in der Nahrung sog. appetitsteigernde Exorphine enthalten sein (z. B. im Vollkornbrot, in Milch, Käse).

* Die „Vorweg"-Ausschüttung von Insulin kann auch durch gastrointestinale Hormone unterhalten werden. Es wurde nachgewiesen, daß die Insulinausschüttung nach einer oralen Glucosebelastung höher ist als nach intravenöser Glucosezufuhr, obwohl man nach dem zeitlichen Verlauf der sich einstellenden Glucosekonzentrationen im Blut das Gegenteil erwarten könnte. Ursache dafür soll die Freisetzung der gastrointestinalen Hormone GIP und GLP-1 während der intestinalen Glucoseabsorption sein, die eine Erhöhung der Pankreas-B-Zell-Sensitivität für Glucose und damit die „Vorweg"-Ausschüttung von Insulin herbeiführt („Inkretineffekt").

Die Sättigungsempfindung wird am schnellsten erreicht:

- durch kleine eiweißhaltige Mahlzeiten,
- durch eine gepflegte, ausgedehnte Eßkultur,
- durch regelmäßige Mahlzeiten.

Süße, fetthaltige Nahrungsmittel (Schokolade, Kekse, Kuchen) führen dagegen zu einer massiven Insulinausschüttung und damit zur Fettspeicherung, und haben oft nur eine geringe Sättigungswirkung. Beispielsweise soll es nach Aufnahme von Schokolade zu einer vermehrten Serotoninproduktion im Hypothalamus kommen. Obwohl Serotonin selbst die Hungerempfindung dämpft, kann es als Transmitter zur Ausschüttung von Endorphinen beitragen und damit eine gewisse Abhängigkeit von Süßigkeiten („Süßhunger") auslösen, so daß die weitere Zuckeraufnahme nicht gebremst wird.

Hormon- und krankheitsbedingte Schwellenänderung für die Sättigungskontrolle

Außer durch nahrungsinduzierte Einflüsse (Glucose, Cholecystokinin, Ketonkörper) kann die Appetitempfindung durch Hormone, Zytokine, kortikale Kontrollmechanismen und Medikamente modifiziert werden.

Katecholamine und Wirkstoffe, die die intrazelluläre cAMP-Konzentration erhöhen (wie Coffein, Theobromin) können den Appetit hemmen, ebenso einige Entzündungsmediatoren (Interleukin-1, Prostaglandine) sowie Produkte des Tumorzerfalls. Auch Steroidhormone modifizieren die Appetitempfindung. Testosteron, Progesteron und Glucocorticoide steigern die Hungerempfindung, Estrogene dämpfen sie (höherer Appetit bei Estrogenmangel, z. B. in der 2. Hälfte der monatlichen Periode, am Ende der Schwangerschaft, während der Laktation, nach der Menopause).

An der Appetitkontrolle sind außerdem das kortikale und autonome Nervensystem beteiligt. Es gibt vielfältige Vernetzungen zwischen Hypothalamus und Kortex, und es besteht eine deutliche kortikale (psychische) Abhängigkeit der Hunger- und Sättigungsempfindung und der bewußten und affektiven Nahrungsaufnahme. Bereits im Kindesalter treten Eßstörungen auf. Affektive Eßstörungen mit pathogenetischer Bedeutung sind die Anorexia und Bulimia nervosa.

Medikamentöse und psychotherapeutische Beeinflussung der Sättigungskontrolle

Sättigungsempfindung wird physiologisch durch leicht erhöhte Glucosekonzentrationen ausgelöst. Darauf beruht auch ein Effekt von Katecholaminderivaten (zum Beispiel die Adrenalinausschüttung bei Muskelarbeit oder unter Streßbedingungen). Andererseits lösen β-adrenerg wirksame und cAMP-erhöhende Substanzen (Adrenalin, Benzedrinderivate, Katin, Theophyllin, Coffein) eine Sättigungswirkung durch direkte Einwirkung auf die Sättigungs- und Hungerkerne im Hypothalamus aus.

Die Sättigungsempfindung kann aber auch medikamentös durch „Appetitzügler" hervorgerufen werden (vgl. Tab. 1). Hier sind vor allem die Benzedrinderivate zu nennen, von denen einige ein hohes Suchtpotential aufweisen und daher inzwischen verboten sind (z. B. Pervitin). Nur ein geringes Suchtpotential hat dagegen der Wirkstoff Fenfluramin (Isomeride®). (Von Stunkard [1986] wird zur Behandlung einer krankhaften Fettsucht die Dauermedikation mit Appetitzüglern empfohlen. Wie bei vielen Psychopharmaka ist dabei eine stetige Dosiserhöhung nötig. Bei Absetzen des Medikaments können Entzugserscheinungen auftreten.)

Aufgrund der zunehmenden Überernährung in den westlichen Industrieländern wird verstärkt nach neuen selektiv appetithemmenden Stoffen gesucht, die ungefährlich sind. Ein solcher Stoff könnte, das parenteral wirksame *Leptin* sein. Es wird auch beim Menschen von hypertrophen Fettzellen gebildet. Leptin wird in der DNA von Chromosom 6 kodiert, an einer 4,5-kb-mRNA synthetisiert, enthält 167 Aminosäuren (Cohen et al. 1996). Das Leptin des Menschen hat zu 84 % die gleiche Aminosäurenzusammensetzung wie das Mäuseleptin.

Leptin wird in die Blutbahn abgegeben, und es gelangt durch einen Carrier aus der Blutbahn in die Zerebrospinalflüssigkeit. Dort wirkt es auf Zellen im Hypothalamus. Wird Leptin Gesunden injiziert, sinkt die Nahrungsaufnahme ab, steigen Grundumsatz und Körpertemperatur an, die Fettmasse nimmt ab und es kommt zur Gewichtsabnahme (Caro et al. 1996).

So wie bei genetisch fettsüchtigen Tieren (fa-Ratten und ob-Mäusen, Chua et al. 1996) ist aber bei Fettsüchtigen der Übergang des Leptins aus der Blutbahn in die Zerebrospinalflüssigkeit häufig behindert, so daß bei Obesen zwar die Blutkonzentration ansteigt, aber im Liquor und im Hypothalamus eine zu niedrige Konzentration vorliegt, wodurch sich Leptin nicht binden kann und somit unwirksam ist (Schwartz et al. 1996, Caro et al. 1996).

Als ein weiteres appetithemmendes Polypeptid könnte auch das *glucagon-like polypeptide-1* (GLP-1) fungieren. Bekannt ist, daß GLP-1 unter bestimmten Bedingungen, zum Beispiel bei mangelhafter Fettverdauung, von Dickdarmmukosazellen gebildet und an das Blut abgegeben wird. Bei Einwirkung auf Pankreaszellen hemmt es die Glucagon- und fördert bei erhöhter Glucosekonzentration die Insulinsekretion. Die Magen- und Darmmuskulatur wird ruhiggestellt.

Unbekannt ist, ob GLP-1 unter physiologischen Bedingungen nur auf das Verdauungssystem wirkt, oder ob es auch die Blut-Hirn-Schranke passieren kann. Wenn man es direkt in den 3. Hirnventrikel injiziert, hemmt es die Nahrungsaufnahme auch von hungernden Tieren. Im Hypothalamus kommen auch spezifische Rezeptoren für GLP-1 vor. Die Wirkung von GLP-1 kann neutralisiert werden durch die Injektion von *Exendin* (einem Hormon von Amphibien) in den Ventrikel. Möglicherweise wird GLP-1, ebenso wie sein Gegenspieler Neuropeptid Y, direkt im ZNS gebildet.

Im Unterschied zu anderen Appetitzüglern konnte die appetithemmende Wirkung von GLP-1 auch bei niedrigen Glucosekonzentrationen (hungernde Ratten) ausgelöst werden. Damit scheint GLP-1 der wirksamste bisher bekannte Appetithemmer zu sein.

Für die *therapeutische Anwendung* könnten Leptin und auch GLP-1 als Peptide heute in großen Mengen in transgenen Bakterien erzeugt werden.

Große Hoffnungen bestehen für den Einsatz von GLP-1 bei Diabetikern. Dabei soll seine Wirkung auf die Zellen der Langerhans-Inseln ausgenutzt werden. GLP-1 erhöht die Insulin- und hemmt die Glucagonsekretion, es kann dadurch bei Typ-II-Diabetikern die Blutglucosewerte normalisieren. Störend könnte die Hemmwirkung von GLP-1 auf die Magenentleerung sein.

1.2 Nahrungsenergieverwertung

Nahrungsenergieverwertung ist nicht gleich Nahrungsverwertung. *Nahrungsverwertung* wird durch den Massenansatz pro g Nahrung definiert (Thomas 1909). Sie beschreibt, zu welchem Anteil die eingesetzte Nahrung in körpereigene Substanzen eingebaut werden kann (siehe auch Kap. 3.2). Die Nahrungsverwertung ist vor allem bei der Produktion tierischer Produkte zu beachten (Tab. 2). Das eingesetzte Futter wird nämlich unterschiedlich verwertet, je nach dem, welche Produkte erzeugt werden sollen.

Nahrungsenergieverwertung ergibt sich dagegen aus dem Verhältnis von aufgenommener Nahrungsenergie und abgestrahlter Körperwärme (Thermogenese). Eine hohe Wärmeproduktion findet man bei „schlechten Nahrungsenergieverwertern", eine geringere Thermogenese bei „guten Nahrungsenergieverwertern".

Obligate Thermogenese

Grundsätzlich kann die kalorische Energie in den Nahrungsstoffen nicht vollständig für die in den Organzellen stattfindenden Um-, Abbau- und Syntheseleistungen verwertet werden.

- Im Organismus haben zugeführte Nahrungsstoffe eine „spezifisch-dynamische Wirkung", das heißt sie lösen eine zusätzliche Thermogenese aus. Diese ist für Eiweiße, Kohlenhydrate und Fette unterschiedlich und beruht auf dem obligaten Energieaufwand, der für Ab- und Umbaureaktionen notwendig ist, bevor diese Nahrungsstoffe in Körpersubstanz eingebaut werden können (Tab. 3).

Tabelle 2: Unterschiedliche Ausnutzung von Tierfutter für die Produktion von Eier-, Milch- und Fleischnahrungseiweißen. Futtergehalt: 60 kg Kohlenhydrate, 8,5 kg Eiweiß, 5 kg Fette.

Produkt	Kohlenhydrate kg + [% Ausnutzung]		Eiweiße kg + [% Ausnutzung]		Fette kg + [% Ausnutzung]	
Fleisch	0,055	[0,09]	1	[11,8]	1	[20]
Eier	–	–	3	[35]	1,2	[24]
Milch	4	[8]	3	[35]	32	[64]

Tabelle 3: Kalorische Brennwerte und „spezifisch-dynamische Wirkung" von Eiweißen, Kohlenhydraten und Fetten.

Nahrungsstoffe	Kalorischer Brennwert [kJ/g]	Durchschnittliche verwertbare Energie [kJ/g]	Durchschnittliche spezifisch-dynamische Wirkung [%]
Fett	38,5	37	4 (1,4–4,6)
Kohlenhydrate	17,2	16,2	6 (5–10)
Eiweiß	23,5	17,5	26 (10–30)

Eine besonders hohe Wärmebildung wird durch die Nahrungseiweiße ausgelöst. Nicht benötigte Eiweiße und überschüssige Aminosäuren werden unter ATP-Verbrauch zu Harnstoff und Glutamin umgebaut und ausgeschieden. Unter ATP-Verbrauch erfolgt aus Aminosäuren auch die Synthese von Körpereiweiß und anderen Stickstoffverbindungen im Organismus. Der Eiweißumsatz erfordert einen hohen Energieaufwand. Eine wesentlich geringere spezifisch-dynamische Wirkung haben dagegen die mit der Nahrung aufgenommenen Fette und Kohlenhydrate. Sie sind die charakteristischen „Energieträger" in der Nahrung.

- Die in Nährstoffen enthaltene Nahrungsenergie wird zumeist für die ATP-Synthese benutzt. ATP ist die einzige Energieform, die in den Organzellen für Ab-, Um-, Einbau- und Ausscheidungsreaktionen verwertbar ist. Die ATP-Synthese hat aber nur einen Wirkungsgrad von etwa 50 % , das heißt, bei der ATP-Synthese wird die Hälfte der dafür benutzten Nahrungsenergie von vornherein zu Wärme umgewandelt. Daraus ergibt sich: *Je mehr ATP-verbrauchende Reaktionen stattfinden, um so höher wird die Thermogenese sein.*

Die Energieträger in der Nahrung, die nicht für den ATP-Umsatz benötigt werden (überschüssige Nahrungsenergie), werden in Triglyceride umgewandelt und gespeichert. Individuell unterschiedlich ausgeprägt ist aber der Anteil, der für Speicherungsvorgänge und für thermogene Reaktionen (Thermogenese) nach einer Mehraufnahme von Nahrungsenergie verwertet wird; aus diesem Verhältnis ergibt sich der *individuelle Nahrungsenergiebedarf.*

1.2.1 Mechanismen zur Kontrolle der Nahrungsenergieverwertung

Die aufgenommene Nahrungsenergie wird benutzt für den Grundumsatz, für die Muskelarbeit und für die Noradrenalin-stimulierte, fakultative Thermogenese nach Nahrungsaufnahme (fakultative nahrungsinduzierte Thermogenese). Alle diese interindividuell variabel ausgeprägten Verwertungsmöglichkeiten unterliegen einer nervalen und hormonellen Kontrolle. Daraus ergibt sich, daß auch die Wärmefreisetzung und die Nahrungsenergieverwertung interindividuell unterschiedlich sind.

Grundumsatz

Der Grundumsatz umfaßt den Energiebedarf und den Sauerstoffverbrauch für ATP-abhängige Ab-, Um-, Einbau- und Ausscheidungsreaktionen im Stoffwechsel sowie den Energiebedarf für Regelungsvorgänge (z. B. die sog. „futile cycles", für Speicherungs- und Entspeicherungsvorgänge). Dabei entsteht proportional des Energieumsatzes auch Wärme.

Großen Anteil am ATP-Umsatz für den Grundumsatz haben die Um-, Abbau- und Synthesereaktionen der *Körpereiweiße.* Beispiel:

Wenn für den Einbau von 1 Mol Aminosäure (AS) in Eiweiße 4 Mol ATP erforderlich sind und für die Synthese von 1 Mol ATP etwa 20 kcal Nahrungsenergie benötigt werden (bei 50 % Wirkungsgrad), so bedeutet das, daß für den täglichen Eiweißturnover von 1000 g etwa 40 Mol ATP (10 Mol AS = $10 \cdot 4$ Mol ATP) verbraucht werden, für deren Synthese 800 kcal ($40 \cdot 20$ kcal = 800 kcal) Nahrungsenergie erforderlich sind.

Die höchste Eiweißumsatzrate von allen Organen hat die Leber. Sie hat auch den höchsten ATP-Umsatz, erkennbar an ihrem Anteil von 30 % am gesamten Sauerstoffverbrauch. (Die Leber wurde von den Ärzten im Mittelalter als Hauptort der Wärmebildung im Organismus angesehen.)

In jedem Fall wird der Eiweißumsatz hormonell geregelt, so daß das Somatotropin, die Sexualhormone, Schilddrüsenhormone und einige andere Hormone direkt in den Stoffumsatz und die Thermogenese eingreifen können. Ein hoher Eiweißumsatz kann für junge Erwachsene (Spermiogenese, Haut- und Blutneubildung) erwartet werden. Auch durch Krankheitsprozesse (z. B. bei Infektionen, im Postaggressionsstoffwechsel, bei Regenerationsprozessen, bei Tumorkrankheit durch Einwirkung von Zytokinen) steigt der Eiweiß- und damit auch der Grundumsatz an.

Somatotropin (STH) wirkt stimulierend auf die Eiweißsynthese, senkt die Insulinwirksamkeit und stimuliert die Proliferation von Zellen. Wachstum, Proliferation und Eiweißsynthese führen dann zu erhöhten Energieumsätzen (Grundumsatz) und erhöhter Thermogenese. Durch Somatotropin wird auch ein erhöhter Fettverbrauch bewirkt und die Fetteinlagerung verzögert. Dies wirkt sich besonders in der Adoleszenz bei hoher STH-Ausschüttung aus.

Durch *Schilddrüsenhormone* kommt es zu einer verminderten Nahrungsenergieverwertung und einem erhöhten Grundumsatz. Menschen mit Hyperthyreose haben hohe Energieumsätze und bleiben auch bei Aufnahme von großen Nahrungsmengen schlank. Die erhöhte Produktion von Triiodthyronin ermöglicht ihnen eine „Luxuskonsumption von Nahrungsenergie", ohne daß sie dick werden. Dieser Effekt ist verbunden mit erhöhter Wärmebildung und geringerem Fettansatz.

Die Wirkung des Schilddrüsenhormons Thyroxin wird durch die Nahrungsaufnahme beeinflußt. Die zwei dafür wesentlichen Faktoren sind:

- Thyroxin kann nur dann in das wirksame Triiodthyronin (T_3) umgewandelt werden, wenn eine ausreichende Glucosezufuhr über die Pfortader erfolgt ist. Die Begründung liegt darin, daß T_3 beim Menschen vor allem in Leberzellen durch das Enzym 5'-Monodeiodase aus dem Schilddrüsenhormon Thyroxin (T_4) gebildet wird. Diese spezifische 5'-Monodeiodase wird nur bei ausreichender Glucosezufuhr aktiviert. (Glucose führt über die Verwertung im Pentosephosphatweg zur zusätzlichen Bildung von $NADPH+H^+$, das die Synthese von reduziertem Glutathion (GSH) fördert. GSH aktiviert die 5'-Monodeiodase.)
- Triiodthyronin hat eine „permissive Wirkung" für die Katecholamine, u. a. auch für Noradrenalin, das bei Nahrungszufuhr zusätzlich ausgeschüttet wird. Denn Triiodthyronin trägt zur Expression von ATPasen sowie eines Entkopplerproteins (UCP-1, Thermogenin, P-32) im braunen Fettgewebe (BAT) bei; es steigert dadurch die thermogene Kapazität. Außerdem werden G-Proteine für den β-adrenergen Rezeptor induziert, so daß die Katecholaminwirkung optimiert wird.

Im Grundumsatz ist auch der ATP-Umsatz für *Regelungsvorgänge* enthalten. Einen hohen Anteil am Verbrauch der Energie aus der Nahrung und an thermogenen Reaktionen haben die ATP-abhängigen Reaktionen zur Sicherung des konstant-bleibenden „milieu interieur", z. B. der Erregbarkeit von Nerven- und Muskelfasern, der Konstanthaltung der Glucose- oder der Elektrolytkonzentrationen im Blutplasma. Die Konstanthaltung von intrazellulären und extrazellulären Konzentrationen erfolgt unter ATP-Verbrauch und Wärmebildung durch ATPasen sowie durch „futile cycles“. Die damit verbundenen Energieumsätze sind variabel und interindividuell verschieden.

Überschüssige Nahrungsenergie, die nicht für den Grundumsatz, für Muskelarbeit oder Regelungsvorgänge und die adaptative Thermogenese verwertet wird, muß im Organismus als Fett gespeichert werden. Sie trägt damit zur Zunahme der Körpermasse bei. Die Fettspeicherung soll aber möglichst in Grenzen gehalten werden. Der vernünftigste Weg dazu wäre die Ernährungsumstellung und die Reduzierung der Nahrungsenergiezufuhr. Eine weitere Möglichkeit ergibt sich aus der zentralen Steuerung der Nahrungsverwertung und der nahrungsinduzierten Thermogenese. Das bedeutet: Durch die Art der Nahrungszufuhr kann die Nahrungsenergieverwertung individuell variiert werden.

Bereits aus diesen Zusammenhängen über den Grundumsatz geht hervor, daß die basalen Energieumsätze Schwankungen unterliegen. Am Beispiel der Nahrungsenergie, die für die Unterhaltung des Eiweißumsatzes aufgewendet wird, kann gezeigt werden, daß es im Lebenszeitraum altersabhängige „Knickpunkte“ für den Nahrungsenergiebedarf zur Abdeckung der basalen Stoffwechselleistungen geben muß. Den meisten Menschen ist aber nicht bekannt, daß sich der Energiebedarf in den verschiedenen Lebensaltern unterscheidet. Diese Übergänge erfordern eine relative Anpassung der Nahrungsenergieaufnahme (Ernährungsumstellung), sonst kann es zu erhöhter Fettakkumulation (Fettsucht) kommen.

Mit dem Lebensalter nimmt der Energiebedarf für Eiweißsynthesen (und der Grundumsatz) ab. Im Alter wird für Gesunde nur noch ein Eiweißumsatz von 600 g/Tag gefunden, für den nur noch 480 kcal Nahrungsenergie erforderlich sind. Ist der Eiweißturnover eingeschränkt, sollte auch die Nahrungsenergiezufuhr eingeschränkt werden. Bei weiterbestehend hoher Energiezufuhr würde es im Alter zu Fettsucht kommen.

Muskelarbeit

Im Vergleich zu Eiweißsynthesen und den Reaktionen, die zum Grundumsatz

Tabelle 4: Kalkulation des Verbrauchs von Speicherfett bei Muskelarbeit.

1. 1 g Muskel bindet 0,04 µmol ATP (bei maximaler Kontraktion 24 mal). Also: 0,04 × 24 = 0,96 µmol ATP/g Muskel bzw. 0,96 mmol/kg Muskel.
2. Für 1 Schritt von 1 m sollen 5 kg Muskel beteiligt sein, d. h., es werden 4,8 × 1000 = 4,8 mmol ATP pro Schritt verbraucht.
3. Für 1 km werden also 4,8 × 1000 = 4,8 Mol ATP verbraucht.
4. 1 Mol ATP entspricht etwa 10 kcal; beim Wirkungsgrad der ATP-Synthese von 50 % also 20 kcal Nahrungsenergie, d. h. 4,8 × 20 = **96 kcal/1 km Lauf.**
5. 1 g Fett entspricht 9,2 kcal Energie.
6. 96 kcal würden dem Verbrauch (Abbau) von 10,6 g Fett entsprechen.

Für die Marathondistanz (42 km) müssen also 96 × 42, 195 : 9,2 = 440,3 g Fett für die reine Muskelarbeit abgebaut werden!

Tabelle 5: Energieverausgabung für Grund-, Freizeit- und Arbeitsumsatz.

■ **Grundumsatz oder Minimalbedarf**		= 1750 kcal **(7350 kJ)**
■ **Freizeitumsatz**	+ 200–300 kcal	= 2050 kcal **(8610 kJ)**
■ **Arbeitsumsatz**		
leichte Arbeit:	32 kcal × kg Körpergewicht (32 × 70 = 2240 kcal)	
mittlere Arbeit:	37 kcal × kg Körpergewicht (37 × 70 = 2590 kcal) **(10880 kJ)**	
schwere Arbeit:	50 kcal × kg Körpergewicht (50 × 70 = 3500 kcal)	

beitragen, ist der Energieverbrauch durch Muskelarbeit vergleichsweise niedrig (Tab. 4 u. 5).

Danach könnte die Energie für eine Laufdistanz von 42 km (Marathonlauf) durch den Abbau von nur 440 g Fett gedeckt werden, beziehungsweise erst bei 18 Stunden Dauerlauf würden 1 kg Speicherfett abgebaut.

Die Berechnung in der Tabelle 4 bezieht sich allerdings nur auf den Energieaufwand für die mechanische Muskelleistung. Tatsächlich wird bei Muskelarbeit mehr Energie verbraucht, denn Muskelarbeit ist mit zusätzlichen Regelungsvorgängen verbunden, und infolge von Muskelarbeit kommt es zu zusätzlichen ATP-verbrauchenden Reaktionen (z. B. mRNA-, Leber- und Muskeleiweißsynthesen), bei denen Energiespeicherstoffe verbraucht werden. Aber Muskelarbeit führt nicht vordergründig zu einer Gewichtsabnahme. Sie kann sogar zur Zunahme des Körpergewichts beitragen, vor allem aber zur Verbesserung des Verhältnisses von Eiweiß : Fett im Organismus. Der biologisch wichtige Effekt von Muskelarbeit ist die Schaffung und Erhaltung einer „Proteinlangzeitreserve“.

Noradrenalin-abhängige Senkung der Nahrungsenergieverwertung

Durch die Nahrungsaufnahme kommt es gleichzeitig mit der Insulinausschüttung auch zur Ausschüttung von Noradrenalin, so daß eine überschießende Insulinsekretion verhindert und die Insulinwirkung abgeschwächt wird.

Die Auslösung der nahrungsinduzierten Noradrenalinausschüttung steht in Beziehung zur Erregung des hypothalamischen Sättigungskerns. *Bei Eintritt der Sättigungsempfindung kommt es selektiv zu einer zusätzlichen Noradrenalinsekretion* in Leber, Pankreas und braunem Fettgewebe. In diesen Organen werden dadurch Reaktionen ausgelöst, die zur Herabsetzung der Fettspeicherung und zu zusätzlicher Fettverbrennung, also zu einer „schlechteren Nahrungsenergieverwertung“ beitragen.

Durch Ausschaltung des Sättigungskerns beziehungsweise des sympathischen Nucleus arcuatus würde eine verbesserte Nahrungsenergieverwertung (mit „ungeregelter Fettsucht“) auftreten (Abb. 2).

Bei intakten sympathischen Hypothalamuskernen führt Nahrungsaufnahme zu einer zusätzlichen Katecholaminfreisetzung und damit zur Hemmung der Insulinsekretion und der Insulinwirkung. Bei gewohnheitsmäßig überschüssiger Nahrungsaufnahme (Luxuskonsumption) und Mastfettsucht kann die hohe Aktivierung des Sympathikotonus zur dauerhaften *Verminderung der Insulinwirkung* beitragen. Des weiteren kann es bei überkalorischer Ernährung durch die gesteigerte Noradrenalin- und Reninausschüttung zur Manifestation

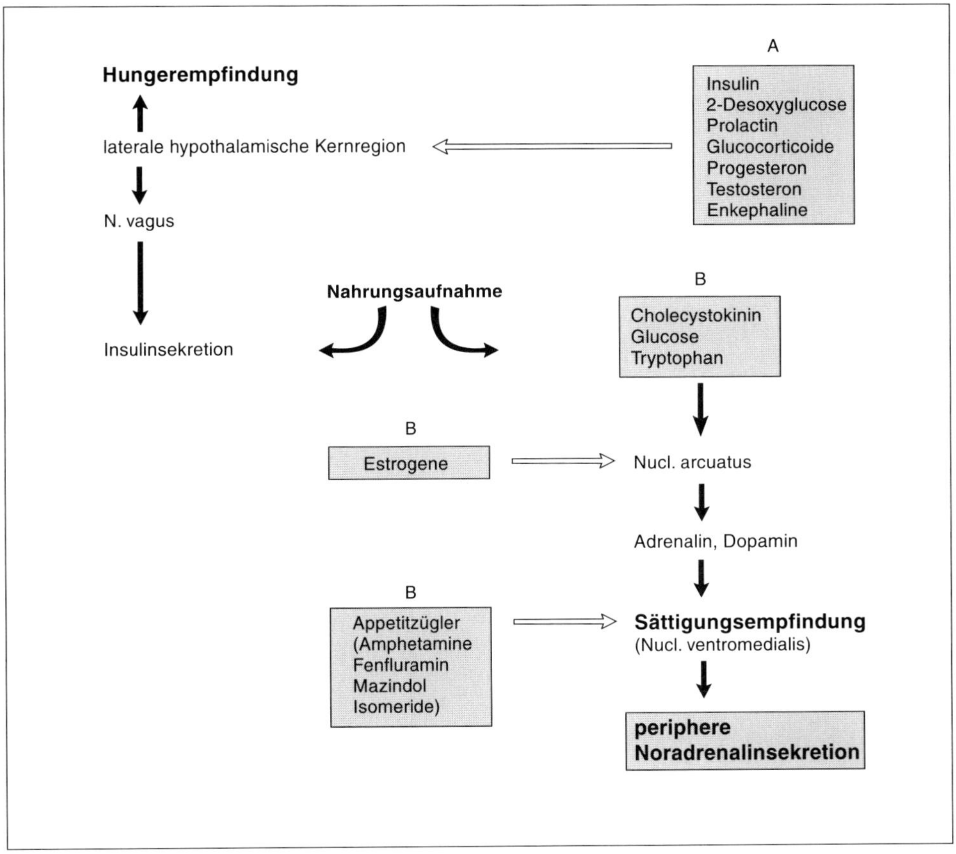

Abb. 2: Hungersteigernde (A) und sättigende Verbindungen (B), die in die Regelkreise der Hormonsekretion und der Thermogenese eingreifen.

eines *Bluthochdrucks* kommen. Durch die hohe zusätzliche lokale Freisetzung gelangt Noradrenalin aus den Organen durch „spill-over" in den Kreislauf, so daß sich eine Hypertonie einstellt. Diese Hypertonie würde sich durch Reduzierung der Nahrungsenergiezufuhr zurückbilden. Hypertonie und Diabetes mellitus treten immer als charakteristische Begleiterscheinungen des „metabolischen Syndroms" bei Mastfettsucht auf.

Fakultative, nahrungsinduzierte Thermogenese (DIT)

Zur „Verschwendung" (Dissipation) von Nahrungsenergie tragen die Noradrenalin-abhängigen Reaktionen bei, die nach einer Nahrungsaufnahme zur fakultativen, nahrungsinduzierten Thermogenese führen. Fakultativ ist diese Thermogenese deshalb, weil sie nur nach Aufnahme großer Nahrungsmengen auftritt, und weil das Ausmaß dieser nahrungsinduzierten Noradrenalinausschüttung interindividuell unterschiedlich ausgeprägt ist

- durch die Stimulierung von futile cycles (Leber) und ATPasen, wodurch der ATP-Umsatz und die Thermogenese ansteigen, sowie
- durch Aktivierung des braunen Fettgewebes.

Das braune Fettgewebe (brown adipose tissue, BAT) kommt insbesondere bei Säuglingen zwischen den Schulterblättern vor. Aber auch bei Erwachsenen ist es morphologisch entlang der Aorta noch nachweisbar. Braunes Fettgewebe kann zu weißem Fettgewebe, und dieses bei Bedarf wieder zu braunem Fettgewebe umgewandelt werden. In den Zellen des braunen Fettgewebes befinden sich neben kleinen Fetttröpfchen eine Vielzahl von Mitochondrien. Diese zeichnen sich dadurch aus, daß sie bei hohem Angebot an Fettsäuren (bei hoher Lipolyse durch Einwirkung von Katecholaminen) kein ATP mehr bilden, sondern die Fettsäuren direkt zur Wärmeproduktion verwenden. Fettsäuren im BAT aktivieren nämlich das Mitochondrien-Entkopplerprotein (UCP-1, P-32, Thermogenin), so daß die oxidative Phosphorylierung nicht stattfinden kann. Bei Fettsäurenoxidation entsteht dadurch nicht ATP, sondern nur Wärme. Bei hyperkalorisch-ernährten Menschen ist dieses thermogene System im BAT besonders ausgeprägt, was sich dadurch zeigt, daß sie beim Essen regelrecht schwitzen. Die Expression dieser Systeme und damit die Kapazitäten für die sympathisch kontrollierte Thermogenese können interindividuell sehr unterschiedlich sein.

Die von der Nahrungsenergiezufuhr abhängige Noradrenalinausschüttung kontrolliert die Nahrungsenergieverwertung wesentlich mit. Bei erhöhter Zufuhr kommt es zu einer Nahrungsenergieverschwendung (schlechter Nahrungsenergieverwertung), bei geringer Energiezufuhr bleibt die Noradrenalinsekretion und -wirkung aus (gute Nahrungsenergieverwertung). Durch diese reaktive Noradrenalinausschüttung kann das Körpergewicht des gesunden Erwachsenen, trotz Schwankungen in der Zufuhr von Nahrungsenergie, nahezu konstant gehalten werden (Homöostase). Die individuellen Unterschiede in der Nahrungsenergieverwertung können durch Bestimmung der postprandialen Wärmeproduktion erkannt werden. Im Tierexperiment sind sie auch anhand des Noradrenalinumsatzes erfaßbar (Noack 1989, Remke 1987).

Nahrungsinduzierte Thermogenese bei Fettsucht

Bei Fettsucht haben die genannten Mechanismen zur Modifizierung der nahrungsinduzierten Thermogenese häufig nur eine geringe Wirkung:

- Die häufige Nahrungsaufnahme ist gewöhnlich auch mit der Aufnahme von mehr Nahrungsenergie verbunden. Dadurch entfällt in der Regel der durch die häufige Auslösung der nahrungsindizierten Thermogenese erwünschte gewichtsreduzierende Effekt.
- Bei Fettsüchtigen besteht bereits eine „Überlastung" der vorhandenen thermogenetischen Aktivität, so daß sie durch Mehraufnahme von Nahrungsenergie nicht weiter gesteigert werden kann. Die Thermogenesereaktionen tragen durch ihre Aktivierung bis zur Kapazitätsgrenze zu dem Bild der „Streßwirkung" von Adipositas bei (mit erhöhter Katecholaminausscheidung, maximaler Thermogenese, Schweißausbrüchen). Da bei Fettsüchtigen die Thermogenesekapazität überschritten ist, würde es bei weiterer gewohnheitsmäßiger Luxuskonsumption zur weiteren Zu-

nahme von Körperfett kommen oder durch die massive Katecholaminausschüttung zu Insulinresistenz, Diabetes mellitus und Hypertonie.

1.2.2 Hormoneinflüsse auf die Energieverwertung

Ebenso wie die Hunger- und Sättigungsempfindung unterliegt auch die Nahrungsenergieverwertung hormonabhängigen *Einflüssen, die nicht direkt, sondern über die Beeinflussung der hypothalamischen Hunger- und Sättigungskontrolle zustande kommen.*

Estrogene
Estrogene senken die Monoaminooxidase-Aktivität (MAO) in Zellen des Hypothalamus. Dadurch tragen sie zur Sättigungsempfindung bei und steigern den Sympathikotonus. Als Folge kommt es unter dem Einfluß dieser Hormone zu einer **verminderten Nahrungsenergieverwertung**.

Insulin, Progesteron, Prolactin, Cortisol
Diese Hormone steigern die Hungerempfindung bei bestehender Hypoglykämie. Dadurch wird der Sympathikotonus vermindert und die Nahrungsenergieverwertung verbessert. Auch alle Bedingungen, die das Hungerzentrum erregen (z. B. Laktation, Gravidität, Streß), können zur **Verbesserung der Nahrungsenergieverwertung** beitragen.

Vagotonus
Auch ein permanent (konstitutiv bestehender) erhöhter Vagotonus verbessert die Nahrungsenergieverwertung, weil es zu einer erhöhten basalen „Vorweg"-Sekretion von Insulin kommt sowie zur Hemmung der sympathischen Hypothalamuserregung (Abb. 3).

Es erfolgt eine echte Anpassung des Organismus gegenüber einer hohen und einer niedrigen täglichen Energiezufuhr zur Sicherung der „Homöostase des Körpergewichts".

1. Beim Fasten kommt es zur verminderten Hormonsekretion (Insulin, Schilddrüsenhormone, Katecholamine) und dadurch zur Verbesserung der Hormonwirkung (Anstieg der Rezeptorzahl), das heißt, es wird auf erhöhte Nahrungsenergieverwertung umgestellt. Speicherfette und Eiweiße werden „kontrolliert" abgebaut.

Neben dem Fettabbau ist dabei nur der Abbau überschüssiger und inkompletter oder glukatierter Proteine und Allergene erwünscht. Erhalten bleiben soll die Neusynthese von mRNA für Zellproteine und lebensnotwendige Proteine (z. B. Antikörper). Dadurch wird eine Verbesserung der zellulären Anpassungsfähigkeit erreicht.

Durch Aufnahme von weniger Nahrungsenergie und durch Fasten ergibt sich also die Möglichkeit: **„Mach mehr aus der gleichen Nahrung!"**. Dieser Effekt besteht allerdings auch nach Beendigung des Fastens weiter. Man kann aufgrund dieses Effekts nach kurzzeitigem Fasten bei Wiederzufuhr von reichlich Nahrung eine Art „Hungermast" durchführen.*

---

* Mit unterkalorischer Ernährung ist noch heute in den armen Ländern zu rechnen, in denen auch die Nahrungsbereitstellung niedrig ist. Bei diesen Menschen kann sich nach dem Übergang zu höherer Nahrungsenergiezufuhr (beim Übergang in „gesicherte Verhältnisse") häufig eine Fettsucht entwickeln. (Nach arabischen Wertmaßstäben wird Fettsucht gleichgesetzt mit Gesundheit und Leistungskraft, beziehungsweise frei von Tbc; das Körpergewicht der Frau wurde daher früher „aufgewogen in Gold".)

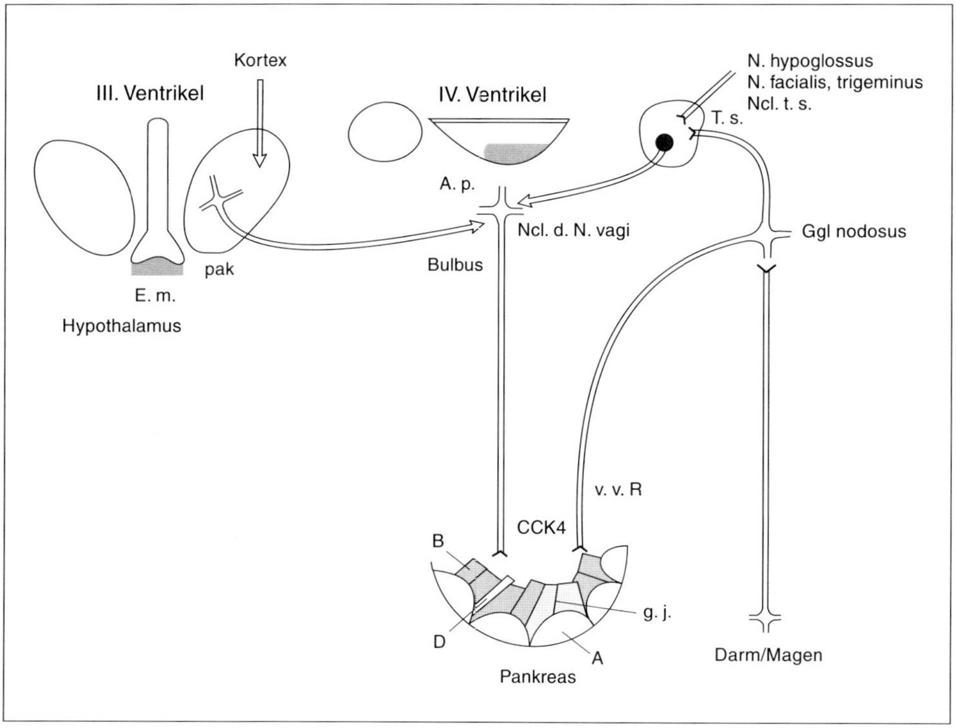

Abb. 3: Nervale Verbindungen, die durch Erregung des Nervus vagus zur basalen („Vorweg")-Sekretion von Insulin führen.
Oben: **Hypothalamus und Medulla oblongata: E. m.: Eminentia mediana; pak: paraventrikuläre Kernregion; A. p.: Area postrema; Ncl. d. N. vagi: Nucleus dorsalis Nervi vagi; Ncl. t. s.: Nucleus tractus solitarii; T. s.: Tractus solitarius.**
Unten: **Langerhanssche Insel: A: A-Zellen (Glucagon); B: B-Zellen (Insulin); D: D-Zellen (Somatostatin); g. j.: gap junctions; v. v. R.: vago-vagaler Reflexbogen; CCK4: vagaler Transmitter (Cholecystokinin mit 4 Aminosäuren).**

2. Durch die häufige und reichliche Zufuhr von Nahrung („Luxuskonsumption") besteht andererseits auch die Möglichkeit: **„Mach weniger aus der Nahrung!"**.

Bei einem normal ernährten Gesunden führt eine einmalig hohe Aufnahme von Nahrungsenergie über die dadurch ausgelöste erhöhte Ausschüttung von Schilddrüsenhormonen und Katecholaminen zu einer zusätzlichen Wärmeabgabe und zu einem insulinantagonistischen Effekt.

Auch an eine Luxuskonsumption paßt sich der gesunde Organismus durch eine erhöhte Aktivität der thermogenen Reaktionen an und trägt durch „Energieverschwendung" zur Homöostase des Körpergewichts bei.

Einen zusätzlichen thermogenen Effekt hat die Verteilung der Nahrungsaufnahme auf viele kleine Mahlzeiten. Bei diesen kleinen Mahlzeiten kommt es zwar jeweils auch zur Insulinausschüttung, aber durch die gleichzeitige Ausschüttung von Katecholaminen und Schilddrüsenhormonen, die die Thermogenese aktivieren und die Insulinwirkung herabsetzen, wird die zugeführte Nahrungsenergie in geringerem Maße in Fett umgewandelt. Zudem vermindern kleine, häufige Mahlzeiten auch die Hungerempfindung.

Bei Erkrankungen sind viele kleine Mahlzeiten eine sinnvolle Empfehlung, um die Nahrungsbereitstellung für alle ablaufenden Reaktionen zu sichern und um Entspeicherungsvorgänge (katabole Stoffwechselbedingungen) zu beenden, zum Beispiel bei Diabetikern, Infektionskrankheiten, Tumorkrankheiten. Unter diesen Bedingungen kann auch das zur Verfügung stehende Insulin optimal ausgenutzt werden.

Für ältere Menschen jedoch ist die Aufnahme vieler kleiner Mahlzeiten aus physiologischer Sicht nicht unumstritten:

- Es kann eine Diabetes-Typ-II-Disposition verstärkt werden, weil die Regenerationszeit für den Wiedereinbau von Insulinrezeptoren nach der nahrungsaufnahmebedingten Down-Regulation verkürzt wird. Dies ist ohne Bedeutung für junge Menschen, nicht aber für ältere mit verzögerter Regeneration.
- Es wird die katabole Stoffwechselphase und damit die Zeit für die Neusynthese von mRNA in Leberzellen vermindert, die erforderlich wäre, um die Synthese wichtiger Proteine zu sichern.

1.2.3 Genetische Faktoren der Nahrungsenergieverwertung

Grundumsatz, hormonkontrollierte und nahrungsinduzierte Thermogenese werden nicht nur von äußeren Bedingungen beeinflußt, sondern sind auch durch genetische Faktoren überlagert und individuell unterschiedlich ausgeprägt:

- Genetisch bedingt ist der endogene „Tonus in Kernen des Hypothalamus“ (Set-point-Hypothese [Stunkard 1982]), durch den die individuelle Körpermasse beziehungsweise die Thermogenese und Energieverwertung über das vegetative Nervensystem (sympathisches und parasympathisches) und wichtige Hormone (Katecholamine, Insulin, STH) geregelt werden sollen.
- Bei genetisch bedingter Fettsucht in Versuchstieren (zum Beispiel der ob/ob-Maus) wird ein defektes Rezeptorsystem für **Leptin** im Hypothalamus vermutet, so daß das Protein Leptin aus Zellen des Fettgewebes nicht zur Sättigungsempfindung beitragen kann.
- Bei fettsüchtigen Menschen kann genetisch bedingt eine Enkephalin-Überempfindlichkeit (nachweisbar auf dem Chromosom 11) bestehen. Dies führt zu einer erhöhten basalen Insulinsekretion, Fettsucht und verbesserter Nahrungsenergieverwertung. Diese Kennzeichen haben verschiedene, bereits im Kindesalter auftretende Fettsuchtformen (z. B. das Laurence-Moon-Bardet-Biedl-Syndrom und auch das „metabolische Syndrom“). Die genetische Disposition kann verbunden sein mit der herabgesetzten Ausprägung der Systeme für die kontrollierte nahrungsabhängige Thermogenese.

- Auch zelluläre, genetisch bedingte Defekte können zu erhöhter Energieverwertung führen. So wurde zum Beispiel ein low-ATPase-gen-coding nachgewiesen (de Luise 1980, Remke 1991), bei dem das am zusätzlichen ATP-Verbrauch mitbeteiligte Na^+/K^+-ATPase-System in Leberzellen und Erythrozyten nur geringe Aktivität aufweist.

1.2.4 Diagnostik der Nahrungsenergieverwertung

Indirekte Kalorimetrie
Personen mit erhöhter Nahrungsenergieverwertung neigen in stärkerem Maße zu Adipositas. Quantitative Beziehungen zwischen dem Grad der Energieverwertung und Fettsucht lassen sich aus Messungen der postprandialen Thermogenese, Ruhe-Nüchtern-Energieumsatz-Messungen und Bestimmung des Katecholaminumsatzes herstellen. Die Thermogenese- und Ruhe-Nüchtern-Energieumsatz-(RNU-)Messungen sind über die Bestimmung des Sauerstoffverbrauchs und der Kohlendioxidbildung (indirekte Kalorimetrie, in einer abgeschlossenen Kammer) und der Stickstoffausscheidung im Urin möglich.

1. Für adipöse Menschen mit hypothalamisch bedingter „guter Nahrungsenergieverwertung“ ergibt sich dabei ein niedriger RNU und eine verminderte postprandiale Thermogenese (z. B. nach einer Caseinmahlzeit).

2. Übergewichtige Menschen dagegen, bei denen durch erhöhte Nahrungsaufnahme eine proportionale Eiweiß-/Fetteinlagerung erfolgt (Akzeleration), zeigen diese erniedrigten Umsatzwerte nicht.

Katecholaminbestimmung
Durch die Bestimmung der Katecholaminausscheidung im 24-Stunden-Sammelharn ist es möglich, bei Fettsüchtigen festzustellen, ob durch die ständig erhöhte Mehrzufuhr von Nahrungsenergie eine permanente Aktivierung der Katecholaminsekretion erfolgt, die zu einer permanenten nahrungsinduzierten Thermogenese führt.

Anwendung: Menschen mit Luxuskonsumption neigen häufig zu erhöhter Schweißbildung, oft schon bei geringer körperlicher Belastung. Die Hyperhidrosis kann durch Reduzierung der Nahrungsenergieaufnahme meist beseitigt werden.

Im Unterschied zur Mastfettsucht wird bei Patienten mit genetisch bedingten Fettsuchtformen mit Schädigung des hypothalamischen Sättigungskerns nur eine niedrige Katecholaminausscheidung gefunden.

Exakter als die Bestimmung der Katecholaminausscheidung wäre die Bestimmung des Katecholaminumsatzes im Leber- oder Fettgewebe. In Tiermodellen kann man diesen Umsatz nach Hemmung der endogenen Katecholaminsynthese mit α-Methyltyrosin durch Ermittlung der Katecholaminkonzentrationsabnahme in den Organen bestimmen (Arndt 1991).

Die Katecholaminbestimmung erfolgt heute mit Hilfe eines Enzymimmunassays oder durch high performance liquid chromatography (HPLC) mit einem elektrochemischen Detektor.

1.3 Diagnostik zum Körpergewicht

Durch die Mechanismen der Nahrungsenergieverwertung werden die Körpermasse und das Körpergewicht reguliert.

Das Körpergewicht des Menschen ändert sich häufig nur während der Wachstumsphase und nach hormonellen Umstellungen. Für den Erwachsenen gilt bis zur hormonellen Altersumstellung bei gleichbleibenden Ernährungsgewohnheiten, daß die Körpermasse nahezu konstant bleibt, weil sie einer Homöostase unterliegt. Verantwortlich dafür soll ein genetisch individuell fixierter, endogener „Tonus in Kernen des Hypothalamus" sein (Set-point-Hypothese [Stunkard 1982). Die individuelle Körpermasse wird durch die Aktivität dieser Kerne, durch das vegetative Nervensystem (sympathisches und parasympathisches) und Hormone (Katecholamine, Insulin, STH) über das Ausmaß der endogenen Thermogenesereaktionen, beziehungsweise die individuelle Nahrungsenergieverwertung geregelt. Dadurch wirken sich kurzzeitige Veränderungen in der Nahrungsenergiezufuhr nicht bleibend aus. Dies hat die Konsequenz, daß zum Beispiel kurzdauernde Abmagerungskuren keinen bleibenden Effekt auf das Körpergewicht haben und man entweder „zu seinem Körpergewicht stehen" oder eine dauerhafte Verminderung der Nahrungsenergie einleiten muß.

Man kann durch eine dauerhafte Verminderung der Nahrungsenergiezufuhr in jedem Fall die Körpermasse reduzieren. Für jeden Konstitutionstyp sind Optimalgewichte und ein body mass index festgelegt worden, die Anhaltspunkte darüber geben, ob die Nahrungsenergiezufuhr adäquat ist, ob bei adäquater Energiezufuhr im Organismus zusätzlich energieverbrauchende Reaktionen ablaufen (z. B. bei Tumorpatienten, Hyperthyreose) oder ob die Energiezufuhr reduziert werden müßte. So hat der Arzt anhand der langfristigen Entwicklung der Körpermasse die Möglichkeit, Krankheitsprozesse zu beurteilen. Unentbehrlich ist die Kontrolle der Körpermasse für die Beurteilung einer langfristigen Ernährungsumstellung.

1.3.1 Körpermasse-Indikatoren

Die Empfehlungen zur Nahrungsenergiezufuhr sind darauf gerichtet, daß das „normale" Körpergewicht erhalten und möglichst nicht überschritten wird. Zur Berechnung dieses Sollgewichts existieren verschiedene Körpermasseindikatoren:

- Das altersgerechte *„Sollgewicht" nach Broca* errechnet sich aus: A (in kg) = Körperhöhe (in cm) – 100. Der Broca-Index ergibt sich aus der individuellen Körpermasse geteilt durch A.
- Ein anderer Ausgangspunkt für die Beurteilung, ob ein Über- oder Untergewicht besteht, kann die Berechnung des Optimalgewichts (OG) beziehungsweise des *optimalen Körpergewichts* (OKG) sein. Es errechnet sich nach den Formeln:
  OKG (für den Mann) = A–1/5 (A–52) und
  OKG (für die Frau) = A–2/5 (A–52).
- Als Standardgewicht kann auch das „Metropolian Relative Weight" (MRW) in einer bestimmten Region angenommen werden und ins Verhält-

nis zum gemessenen individuellen Körpergewicht gesetzt werden.

- Bei den Standard- und Normalgewichten wird der individuelle Konstitutionstyp zu wenig berücksichtigt. Der Konstitutionstyp kann erfaßt werden, wenn die Körpermasse auf das Quadrat der Körperhöhe (beim *body mass index* [BMI]) oder auf die Körperoberfläche (beim Quetelets-Index) bezogen wird. Die Ermittlung des *body mass index* erfolgt nach der Formel:
  BMI = kg Körpermasse/Quadrat der Körperlänge (m^2)
  Für Männer erhält man zum Beispiel bei Berechnung des BMI für 80 kg Körpermasse und 1,80 m Körperhöhe einen Wert von 24,7 kg/m^2. Dem Optimalgewicht entspricht ein BMI von 22 kg/m^2. Beim Quetelets-Index wird die Körperoberfläche im Nenner mit Hilfe eines Nomogramms ermittelt. Die Werte für den Quetelets-Index liegen niedriger, z. B. liegt der Wert für 80 kg Körpermasse und 1,80 m Körperhöhe bei 20,3 kg/m^2.
- Zur Beurteilung der Fetteinlagerung können außerdem die Hautfaltendicke auf der Streckerseite des Oberarms oder interskapular (zwischen den Schulterblättern) herangezogen werden (s. Kap. 2.6), beziehungsweise kann das Verhältnis von Taille/Hüftumfang (waist-to-hip ratio) bestimmt werden.

1.3.2 Abhängigkeit zwischen BMI und Mortalität

Ausgehend von einem body mass index von etwa 22 (Optimalgewicht) steigt die Mortalität proportional mit dem BMI steil an (*J-Kurve* der Mortalität, Seltzer 1966). Doch auch bei Verminderung des BMI (ausgehend von einem BMI von 22) würde man einen steilen Anstieg der Mortalität erkennen, so daß die Abhängigkeit zwischen BMI und Mortalität eigentlich als *U-Kurve* mit dem Tiefpunkt beim OKG dargestellt werden müßte. Lebensversicherungen legen für die Festsetzung des Erkrankungsrisikos tatsächlich das Optimalgewicht zugrunde. Beim OKG soll die Erkrankungshäufigkeit noch um 4 % niedriger liegen als beim „Normalgewicht".

Mit Bezug auf Normalgewicht, Optimalgewicht oder body mass index läßt sich „Übergewicht" definieren. Grundsätzlich muß aber noch zwischen Übergewicht und Fettsucht unterschieden werden. Übergewicht nach Broca würde auch beim muskulären Konstitutionstyp festgestellt werden. Fettsucht wird aber nicht nur durch Übergewicht, sondern vor allem durch die überproportionale Fettakkumulation definiert.

Am ehesten wird Fettsucht durch den BMI erfaßt. Übergewicht kann auch nicht in jedem Fall mit Überernährung gleichgesetzt werden: Ein Übergewichtiger kann Ernährungsdefizite für essentielle Nährstoffe haben (z. B. bei Kwashiorkor). Es ist deshalb neben der Bestimmung der Fettsuchtkriterien gegebenenfalls eine Bestimmung des *Ernährungsstatus* (s. Kap. 2.6) erforderlich.

1.3.3 Optimalgewicht und Kriterien für den Energiebedarf

Als Kriterium für die Nahrungsenergiezufuhr wird häufig das aktuelle Körpergewicht zugrunde gelegt. Der optimale tägliche Energiebedarf leitet sich aber nicht nur aus der optimalen Körpermasse her, sondern hängt entscheidend von der Leistung, dem Alter und der hormonell und genetisch bedingten Nahrungsenergieverwertung des Menschen ab.

Auch für die körperliche Aktivität ist natürlich eine zusätzliche Energiezufuhr notwendig, die aber häufig überbewertet wird (vgl. Tab. 5, S. 26). Der zusätzliche Energiebedarf für sportliche Tätigkeit ist eher niedrig (Tab. 6).

Es kann gezeigt werden, daß nur erhebliche körperliche Dauerleistungen einen Mehrbedarf erfordern. Mittlere Arbeitsleistungen werden durch die auf Körpermasse bezogene, empfohlene tägliche Energiezufuhr abgedeckt, wie aus der folgenden Beispielrechnung hervorgeht:

1. Würde man am Tag 8 Stunden Radfahren (8 × 380 = 3040) und sich danach 8 Stunden ausruhen (Freizeitumsatz: 8 × 2050 : 24 = 683) und 8 Stunden schlafen (8 × 1750 : 24 = 583), hätte man einen Tagesenergiebedarf von 3040 + 683 + 583 = 4306 kcal!

2. Würde man nur eine halbe Stunde Joggen (0,5 × 665 = 332,5), 8 Stunden eine leichte Arbeit verrichten (8 × 2240 : 24 = 747), sich 7,5 Stunden lesend ausruhen (7,5 × 2050 : 24 = 641) und 8 Stunden schlafen (8 × 1750 : 24 = 583), würde man einen Energiebedarf von 332,5 + 747 + 641 + 583 = 2303,5 kcal haben.

Bei kurzzeitigen körperlichen Anstrengungen (Joggen, Fahrradfahren, Gartenarbeit) tritt kaum eine Erhöhung des täglichen Energiebedarfs ein, so daß eine zusätzliche Energiezufuhr nicht zwingend erforderlich ist (der Slogan: „Wer arbeitet, kann auch viel essen!“ trifft für die heute üblichen, kurzzeitigen körperlichen Anstrengungen nicht zu). Auch der tägliche Eiweißbedarf wird durch körperliche Arbeit nur unwesentlich erhöht. Nur in Berufen mit *ständig hoher körperlicher Belastung* oder in extremen Belastungssituationen ist die Zufuhr sehr energiereicher Nahrung erforderlich. Dafür sind dann auch Nahrungsmittel geeignet, die sonst für eine „vernünftige Ernährung“ abzulehnen sind, weil sie wenig essentielle Nahrungsbestandteile und viele „leere Kalorien“ enthalten.

Die pauschale Empfehlung der Nahrungsenergiezufuhr entsprechend der Körpermasse und des Aktivitätszustandes kann jedoch bei verschiedenen äußeren und inneren Besonderheiten unzutreffend werden:

Tabelle 6: Energie-Mehrverbrauch durch einzelne sportliche Leistungen (kcal/h).

■ Gehen	4,5 km/h	200 kcal
■ Laufen	9 km/h	665 kcal
■ Radfahren	15 km/h	380 kcal
■ Schwimmen	20 m/min	310 kcal
■ Paddeln	4,5 km/h	165 kcal
■ Tischtennis		315 kcal
■ Tennis		360 kcal
■ Tanzen		360 kcal
■ Skilaufen	9 km/h	630 kcal
Durch 18 Stunden Dauerlauf würde nur 1 kg Speicherfett abgebaut.		

- Bei *hormonellen Umstellungen* und folglich in verschiedenen Lebensaltern liegen Unterschiede im Eiweißumsatz, im Energiebedarf und in der Energieverwertung vor. Die Zufuhr von mehr Nahrungsenergie pro Körpermasse ist zum Beispiel erforderlich im Wachstumsalter, bei erhöhter sexueller Aktivität des Mannes, im letzten Drittel einer Schwangerschaft, während der Laktation. Weniger Nahrungsenergie ist erforderlich im Alter, zum Beispiel nach dem Klimakterium. Erfolgt in diesem Zeitraum keine Verminderung der Nahrungsenergiezufuhr (Zielessen, „Ernährungsumstellung"), entsteht sehr häufig „un bon point", es kommt zum Ansatz von Bauch- und Hüftfett. Den meisten Menschen ist nicht bekannt, wie stark sich der Energiebedarf in den verschiedenen Lebensaltern unterscheidet.
- Ein spezielles Problem ist der erhöhte Energieumsatz (und -bedarf) nach Einwirkung, Aufnahme, Ausscheidung von toxischen (Umwelt-)Stoffen oder der Bildung von Radikalen im Organismus (z. B. nach Bestrahlungen). Unter diesen Bedingungen kann es zu einer verschlechterten Nahrungsenergieverwertung kommen.
- Während einer Krankheit kann durch den *katabolen Hypermetabolismus* ein erhöhter Energieumsatz bestehen, der durch die Fieberreaktion potenziert wird. Auch durch einen begleitenden Appetitmangel und die Cortisolausschüttung werden die Abbaureaktionen verstärkt und häufig nicht durch Nahrungszufuhr von außen ausgeglichen, so daß Kranksein zu rascher Gewichtsabnahme führen kann, die durch nachfolgend höhere Energiezufuhr wieder ausgeglichen werden muß. Besonders in der Rekonvaleszenz und bei Krankheiten mit Erhöhung katabol wirksamer Hormone oder Zytokine (Hyperthyreose; Tumorkrankheit) ist eine höhere Energiezufuhr angezeigt.

Es ist generell vernünftiger, frühzeitig Änderungen des Energiebedarfs aus den Ernährungsgewohnheiten, dem Alter und den Lebensgewohnheiten abzuleiten und daraufhin die Nahrungsenergiezufuhr langfristig zu bemessen, als durch einzelne Aktionen (Fastenkuren) das aktuelle Körpergewicht kurzfristig zu beeinflussen. Nur eine langfristige Ernährungsumstellung führt auf Dauer zu einer „Set-point-Verstellung" (Stunkard 1982). Sehr niederkalorische „Reduktionsdiäten" zur Optimierung des Körpergewichts sind nur als Einstieg bei der Behandlung der Fettsucht akzeptierbar.

1.4 Abmagerungskuren

Fasten ist nicht gleich Hungern. Fasten bedeutet freiwillige Verminderung der Nahrungszufuhr, Hungern dagegen ist die unfreiwillige Mangelzufuhr von Nahrung. Fastenkuren wurden von Alters her praktiziert. Historisch bedeutet Fastenzeit eine „Zeit der Läuterung" (Fastenwoche, katholische Region). Andererseits hat man als Element der Naturheilkunde den Begriff „Heilfasten" geprägt. Fasten wird als „Leben aus sich selbst" (ohne Nahrungszufuhr) verstanden, als Gewinn von Selbstbewußtsein, als Ablösung von Genußmitteln, Medikamenten, als Umstimmung der Selbststeuerung, als Wiedergewinn des „Genießenkönnens".

Durch Fastenkuren soll neben einer Gewichtsreduktion erreicht werden:

- „Entschlackung und Entgiftung“: Der Abbau der Fettdepots steigert Bewegungs- und Atmungsfreiheit. Wichtige Organfunktionen werden erleichtert (Herz, Kreislauf, Atmung, Beweglichkeit), Blutdruck und Blutglucose sinken, Kraft und Denkvermögen werden durch Fasten nicht eingeschränkt, sondern gegebenenfalls gesteigert.
  Das Fasten wurde früher als der „königliche Heilweg“ (Heilfasten) besonders für Altersgebrechen bezeichnet. Manche Menschen geben an, daß sie sich „gesund gefastet“ haben. Bei manchen Altersgebrechen und Infektionskrankheiten waren spezielle Diäten heilsam (bevor sie von den Erfindern als „alternative Ernährungsformen“ für die Gesamtbevölkerung verallgemeinert worden sind). Tatsächlich können zum Beispiel Atmungsbeschwerden, hoher Blutdruck, Gallenbeschwerden, Gicht oder eine chronische Arthrose durch Fasten und Fettabbau erheblich gebessert werden.
- Durch die katabolen Bedingungen während des Fastens laufen vermehrt Endozytoseprozesse ab, so daß Blutplasmaeiweiße, Allergene, inaktivierte Enzym-/Enzyminhibitorkomplexe sowie gespeichertes Präproalbumin in der Leber abgebaut werden. Es kommt zum Abbau von „Schlacken“, wie zum Beispiel von peroxidierten Glykolipiden und Glykoproteinen und zur verminderten Neusynthese von Cholesterol und LDL.
- Andererseits kommt es für manche Proteine, auch während kurzzeitigem Fasten, zur Steigerung der mRNA-Synthese, zum Beispiel für bestimmte Antikörper und andere lebensnotwendige Proteine. Dies trägt zu einer Verbesserung der zellulären Anpassungsfähigkeit bei. Auch wird die verlustfreie Verwertung zufließender essentieller Aminosäuren gesichert.
- Es kommt zur Steigerung der Leukozyten-Chemotaxis (Infektabwehr) und zur Verbesserung der Hormonwirkung (Anstieg der Rezeptorzahl durch verminderte Hormonsekretion).
- Es soll nur Depotfett und möglichst nur ein geringer Anteil von Körpereiweiß abgebaut werden. Dies wird vor allem durch eine begleitende, moderate körperliche Aktivität und die Zufuhr ausreichender Mengen von hochwertigem Nahrungseiweiß, Vitaminen, Spurenelementen und Mineralien erreicht.

Probleme während des Fastens

Eine Fastenkur, bei der die Nahrung einfach auf die halbe Menge reduziert wird (FdH), ist problematisch, da hierbei auch diese notwendigen Nahrungsbestandteile um die Hälfte reduziert werden. Bei falschem Fasten mit Reduktionskost kommen Fastende (auch Fettsüchtige) oft in ein einseitiges Defizit und können (bezüglich der Vitamine oder der Spurenelemente) mangelernährt sein!

Bei geringerer Nahrungszufuhr kann es zu einer verlängerten Darmpassagezeit kommen. Dadurch können die aus dem Eiweißkatabolismus stammenden geruchsintensiven Stoffwechselendprodukte (z. B. Skatol und Indol) weniger über den Darm ausgeschieden werden. Als Ausscheidungswege bleiben dann neben den Nieren auch Lunge und Haut, so daß eine Geruchsbelastung auftreten kann. Während Abmagerungskuren wird deshalb empfohlen, die Ausscheidungsfunktion von Darm und Niere durch die Aufnahme von Ballaststoffen und von mehr als 2 Liter Flüssigkeit am Tag zu fördern sowie häufige Körperhygiene („Bäderkuren") durchzuführen.

Während Fastenzeiten wird die Nahrungsenergieverwertung verbessert. Die bessere Nahrungsenergieverwertung besteht auch nach Abbruch der Fastenkur noch fort. Außerdem können sich beim Erwachsenen während der (katabolen) Fastenzeit Adipoblasten zu Präadipozyten umwandeln (Vaselli 1983). Beide Effekte führen dazu, daß sich das Fettgewebe nach Abbruch der Kur rasch wieder mit Fett füllen kann, wenn nicht dauerhaft auf eine Nahrung mit hoher Nährstoffdichte und vermindertem Nahrungsenergiegehalt umgestellt wird.

1.4.1 Selbst organisierte Abmagerungskuren

Für die selbstverantwortliche Planung von Abmagerungskuren sollte sich der Kurwillige neben organbiochemischen, physiologischen und psychologischen Grundlagen auch einige ernährungswissenschaftliche Kenntnisse abseits vom üblichen Kaloriendenken aneignen, wenn er sich nicht schaden will. Dazu gehört z. B. das Wissen um die Nährstoffdichte sowie um Bedarf und Wirkung von essentiellen Nahrungsfaktoren. Vor allem müssen auch während einer Abmagerungskur die täglich notwendigen Spurenelemente, Vitamine, Eiweiße und ausreichend Flüssigkeit zugeführt werden. Nicht alle „Kuren" tragen dieser Grundvoraussetzung Rechnung. Für eine Ernährungsumstellung benötigt der kurwillige Laie außerdem die Fähigkeit zur subjektiven und objektiven Beurteilung (Auswertung) der Wirkung einer Kur, damit er gesund bleiben und durch Zielessen das Wunschgewicht halten kann:

- Vernünftig wäre es, wenn man eine Abmagerungskur als die erste Phase einer Ernährungsumstellung ansehen würde. Man sollte sie von vornherein als Einstieg in ein energiereduziertes Zielessen, hin zu einer Ernährung mit höherer Nährstoffdichte und hohem Ballaststoffgehalt, betrachten. **Man sollte sich also vom reinen Kaloriendenken verabschieden!**
- Ergänzend zur Ernährungsumstellung wird körperliche Betätigung empfohlen. Sie hat nicht vordergründig den Sinn, zusätzlich Energie zu verausgaben, sondern dient unter den katabolen Bedingungen einer Abmagerungskur der Erhaltung der mRNA-Synthese für Muskelproteine, der Erhaltung von Muskeleiweiß und einer ausgeglichenen Stickstoffbilanz.
- Während einer solchen Kur sollen mehr als 2 Liter pro Tag getrunken werden, um Ballaststoffe zur Wirkung zu bringen, und um die Ausscheidung der natürlichen Stoffwechselendprodukte durch die Nieren zu sichern.
- Unterstützend können Kaffee und schwarzer Tee wirken. Sie haben durch ihren Gehalt an Theophyllin und Coffein ebenso wie andere cAMP-erhöhende (Theobromin, Katin) oder β-adrenerg wirksame Substanzen (zum Beispiel Adrenalin, Benzedrinderivate) eine Sättigungswirkung durch direkte Einwirkung auf die Sättigungs- und Hungerkerne im Hypothalamus und die Erhöhung der Glucosebereitstellung aus der Leber. Der direkte und Glucose-induzierte Sättigungseffekt überwiegt den Hemmeffekt auf die Leptinausschüttung. Ein schädigender Effekt dieser Substanzen, z. B. auf die Calciumeinlagerung in die Knochen, ist bei moderater Aufnahme von Kaf-

fee und Schwarztee nicht zu erwarten (Laitinen u. Valimaki 1993).

- Die Ernährungsumstellung erfordert häufig eine psychologische Unterstützung, zum Beispiel durch andere Kurwillige oder durch Gruppentherapie.

Diesem Anliegen trugen schon immer die meisten Badeorte Rechnung. Die gleichzeitige Anwendung von Sole und Wanderungen in landschaftlich schönen Gegenden sowie die gegenseitige Bestärkung in der Kurdisziplin sicherten den Erfolg auch bei Abmagerungskuren. Aber auch zu Hause können Abmagerungskuren effektiv als Einstieg in eine Ernährungsumstellung durchgeführt werden (Menden u. Aign, 1995).

Die besten Erfolge werden durch klinisch-überwachte Abmagerungskuren mit anschließender Ernährungsumstellung erreicht. Als Einstieg werden häufig die in Tabelle 7 enthaltenen Diätformen angewandt.

Tabelle 7: Geeignete und problematische Einstiegsdiäten für die Ernährungsumstellung nach Fasten.

Fasten
■ Saftfasten (Mineralwasser, Fruchtsäfte) ■ „Modifast" ■ „Dresdner Schlankheitstrunk" (Eiweiß zum Saftfasten)
Empfehlenswerte Diäten für die Umstellung auf nährstoffdichtere Nahrung
■ „Vier-Jahrszeiten-Kur" (über 12 Monate, individuelle Rezepte) ■ „Ich nehme ab"-Diät (von der DGE) (Bausteintabelle, Gruppenverhalten) ■ „Brigitte-Diät" (ovo-lakto-vegetabile Basis, mit Sport-Tips) ■ „Abnehmen – aber mit Vernunft"-Diät (Gruppenprogramme)
Problematische Diätformen für eine Ernährungsumstellung
■ „Trennkost" (unphysiologische Ernährungsweise) ■ „Herbalife"-Diät u. a. „Formula-Diäten" (erschwert Umstellung mit natürlicher Nahrung) ■ „Hollywood-Star-Diät" (Vorverdau durch Fruchtenzyme, strenge Vorgaben) ■ „Psycho-Diät" (Nahrungsauswahl nach dem („summenden") Verlangen) ■ „Mono-Diäten" (einseitige und eintönige Fleisch-, Eier-, Fett-, Kartoffel- oder Reisdiäten) ■ „Lutz-Diät" (fleischreiche, kohlenhydratarme Kost, ballaststoffarm) ■ „Max-Planck-Diät" und „Mayo-Diät" (hohe Zufuhr von Cholesterin mit Eiern) ■ „Felix-Diät" (Fettdiät, ursprünglich bei Neurodermitis empfohlen, ballaststoffarm) ■ „Pritikin-Diäten" (einseitige kohlenhydratreiche Diät, Vitaminmangel) ■ „Schroth-Kur" (Trocken- und Trinktage) ■ „Atkins-Diät" (fett- und eiweißreiche, aber milchfreie Nahrung) ■ „fit for life" (wie Trennkost, mit destilliertem Wasser)

Wie bereits erwähnt, werden bei Abmagerungskuren außer den Fettdepots auch die über Monate und Jahre eingebauten Spurenelemente teilweise mobilisiert und gehen dem Organismus durch eine gehemmte Eiweißsynthese verloren; sie werden ausgeschieden. Während sich die Fettdepots nach einer Abmagerungskur rasch wieder auffüllen können, dauert die Auffüllung der abgebauten Spurenelement- und Eiweißträger mitunter Monate oder Jahre. Werden nach einer Abmagerungskur mit rascher Gewichtsabnahme die alten Ernährungsgewohnheiten beibehalten, so wird es ebenso rasch zu einer erneuten Gewichtszunahme kommen. Diese Massezunahme besteht vornehmlich aus Fett, stellt also eine Biomasse dar, die minderwertiger ist als die vorher abgebaute.

Der Wiederaufbau besonders von wertvollen Körpereiweißen kann durch ein Zielessen (Ernährungsumstellung) mit höherer Zufuhr der verlorengegangenen essentiellen Nährstoffe erreicht werden.

Jede Abmagerungskur ohne anschließende Ernährungsumstellung ist sinnlos. Angestrebt wird nur die dauernde Verminderung von Kalorienträgern, die keine essentiellen Nährstoffe enthalten. Während sich der Organismus an eine auf etwa 2000 kcal (8400 kJ) reduzierte Nahrungs*energie*zufuhr anpassen kann, erfolgt keine Anpassung an eine zu niedrige Zufuhr *essentieller* Nahrungsfaktoren. Für einige dieser essentiellen Nahrungsfaktoren muß sogar die tägliche Zufuhr gefordert werden. Für sie besteht im Organismus nur ein sehr kleiner Pool (Speicher). Dies betrifft unter anderem das wasserlösliche Vitamin C und die essentiellen Aminosäuren Tryptophan und Phenylalanin. Hochwertiges Eiweiß, die Vitamine B_1, Folsäure, Vitamin C, A und E sowie Spurenelemente, besonders Iod, müssen auch nach Ernährungsumstellung auf „Reduktionsdiät" in den empfohlenen täglichen Zufuhrmengen enthalten sein.*

Wichtig ist auch, daß man sich bei der Ernährungsumstellung auf Reduktionskost an natürlichen Nahrungsmitteln orientiert, denn eine dauerhafte Umstellung ist kaum möglich, wenn Fertignahrung (Formula-Diäten) verwendet wird. Sie wird ebenso wie andere teure Reformhauskost zur Gewichtsreduktion oft nur kurzzeitig akzeptiert.

1.4.2 Klinisch überwachte Abmagerungskuren

Bei krankhafter Fettsucht ist aus medizinischen Gründen häufig eine Gewichtsreduktion unabdingbar. So können Abmagerungskuren in einer Klinik notwendig werden vor Bauchoperationen bei einem body mass index von über 29, beziehungsweise von mehr als 30 % Übergewicht, wenn eine Fettleber besteht, bei Gelenkerkrankungen, offenen Beinen, Diabetes, Gicht, Hypertonie, arteriellen Durchblutungsstörungen, Herzinfarktgefahr, Emphysem.

Eine ärztlich kontrollierte Möglichkeit dazu bietet die sog. **bilanzierte Minimaldiät** („Modifast", „modifiziertes Fasten" [Wechsler et al. 1981]). Diese

* Nur unter Extrembedingungen kann zum Beispiel eine eingeschränkte Eiweißzufuhr empfohlen werden, vor allem für Nierenkranke. Dann muß aber ein sehr hochwertiges Eiweiß aufgenommen werden, denn nur dieses sichert auch die ausreichende Zufuhr von Spurenelementen, die an diese Eiweiße gebunden sind und nach ihrer Verdauung freigesetzt werden. Auch muß die verminderte Eiweißzufuhr durch eine erhöhte Kohlenhydratzufuhr ausgeglichen werden. Kohlenhydrate (bzw. die Insulinausschüttung nach der Glucoseabsorption) haben einen „Eiweiß-sparenden Effekt" (Anwendung: Nierendiät).

Behandlung wird stationär angeboten. Sie ist erforderlich bei übermäßigem Bauchfett insbesondere vor Operationen.

Der Effekt des modifizierten Fastens ist, daß der Gewichtsverlust hauptsächlich durch Fettabbau (79 %) zustande kommt und der Eiweißverlust nur 3 % beträgt. Eine Ketonämie (besonders durch β-Hydroxybuttersäure, deren Konzentration am 4. Hungertag ihr Maximum erreicht) sorgt für Verminderung der Hungerempfindung. Kohlenhydratzufuhr würde diesen Effekt aufheben. Der Ablauf des modifizierten Fastens geht aus Tabelle 8 hervor.

Nichtdiätetische Fettsucht-Behandlung

Für eine nichtdiätetische Behandlung der krankhaften Fettsucht stehen dem Arzt heute noch folgende Möglichkeiten zur Verfügung:

- operativ die Verkleinerung des Magens und Verkürzung des Dünndarms, so daß nur eine geringe Nahrungsmenge aufgenommen bzw. absorbiert werden kann,
- operativ die „Absaugung“ von Fettzellen aus Unterhautfettdepots unter Schonung der sensiblen Nerven (Liposuktion),
- kosmetisch-operativ die Entfernung von Fettlappen durch Lipektomie (Plastik).
- Über die Dauermedikation von Appetitzüglern mit geringem Suchtpotential (z. B. Fenfluramine oder Katin) gibt es kontroverse Diskussionen. In den USA wird von Stunkard (1982) die Dauermedikation mit Appetitzüglern zur Behandlung einer krankhaften Fettsucht empfohlen.

1.4.3 Schlankheitsmittel

Abmagerungskuren können nur erfolgreich sein, wenn die Gewichtsabnahme langsam erfolgt und wenn sie als Ein-

Tabelle 8: Bilanzierte Minimaldiät („Modifast“) und ihre Wirkungen (nach Wechsler et al. 1981).

Zufuhrempfehlung			
	Ausgang	**Modifast**	**Dauerempfehlung**
▪ kcal/d	2500	400	1450
▪ kJ/d	10000	1650	5500
▪ Nahrungseiweiß [g/d]	80	50	80
▪ Nahrungsfett [g/d]	70	10	20
▪ Kohlenhydrate [g/d]	360	25	180
+ **nährstoffdichte Nahrung (Spurenelemente, Vitamine, Elektrolyte)**			
Wirkungen			
▪ Gewichtsabnahme nach 4 Wochen Modifast: 14,5 kg			
▪ Stickstoffverlust nur 14,5 g bzw. 91 g Protein			
▪ **Anteile am Masseverlust: 79 % Speicherfett, 3 % Körpereiweiß**			

stieg zur Ernährungsumstellung (Zielessen mit nährstoffdichter Nahrung) verstanden werden.

Es gibt zwei Gruppen von dicken Menschen: die, die abnehmen müssen, und die, die abnehmen wollen! In beiden Gruppen liegen oft entgegengesetzte Motivationen vor! Die, die abnehmen müssen, haben viele Argumente für das Essen und wollen oft nicht abnehmen („viel essen ist weniger schädlich als wenig essen"). Bei denen, die abnehmen wollen, liegt dafür oft kein zwingender Grund vor. Sie sind meist beeinflußt von der in Westeuropa herrschenden Vorstellung, daß „Molligsein" ein Makel bzw. ein Zeichen für Unbeherrschtheit ist. Dies ist unwissenschaftlich. Trotzdem sind freiwillige Abmagerungskuren gang und gäbe aufgrund der Idealisierung „schlechter Energieverwerter" (schlanker, hübscher, jünger) und angesichts eines überreichlichen Nahrungsangebotes. Der Hauptansatzpunkt liegt also in der Wahl der Nahrung, in Ernährungsgewohnheiten und in der Vermeidung von energiereichen Zwischenmahlzeiten (Tab. 9).

Eine andere Auswahl der aufgenommenen Nahrung reicht oft schon aus. Anstelle von fast food ein Ei oder ein anderes hochwertiges Eiweiß mit hohem Sättigungseffekt wäre besser, oder ein Glas Wein oder Fruchtsäfte und Obst.

Vor allem das Nahrungsfett sollte man einschränken. Fett erhöht den Geschmackswert der Nahrung, weshalb es bevorzugt verwendet wird. Es hat aber nur einen geringen Sättigungseffekt; bei gleichzeitiger Störung der Gallensekretion bewirkt es ein Völlegefühl. Zu beachten sind die versteckten Fette in Snacks wie Erdnußflips, Pralinen, Schokolade und Keksen.

Der Effekt der Ernährungsumstellung kann verstärkt werden durch Schlankheitsmittel. Aber alle Fastenkuren, die auf Schlankheitsmittel und Spezialdiäten zurückgreifen, sind einseitig und enthalten Widersprüchliches.

Produkte, die als „Schlankheitsmittel" angeboten werden, dienen oft der Verbesserung der Ausscheidungsfunktion (Ballaststoffe, Cholagoga) und sollen Befindlichkeitsstörungen bei einer energiereduzierten Ernährung kompensieren.

Beispiele:

- Form-O-Line-Schlank-Cocktail (Beniform Erfurt GmbH): Enthält Ballaststoffe, Vitamine, Früchtepulver mit Ananas, Papaya, Mango als Kaudrops.
- Gracia Novo Schlankheitstropfen (Pharma Wolf): Auf Kräuterbasis, Mineralien und Wirkstoffe in homöopathischer Dosis. Es enthält unter anderem Schöllkraut, Weißdorn, Maiglöckchen, Meerzwiebel, Wanzenkraut, Pankreasextrakt.
- Früchte-Diäten (z. B. Ananas): Hemmstoffe von Verdauungsenzymen (z. B. Orlistat als Lipasehemmstoff; Acarbose als Amylasehemmstoff, oder roher Papaja-, Ananas-, Kartoffelsaft beziehungsweise Algen- oder Sojaextrakte, in denen Antiproteinasen enthalten sind. Diese Wirkstoffe hemmen die Verdauung und Verwertung von Fetten, aber auch von fettlöslichen Vitaminen, Kohlenhydraten und/oder Nahrungseiweißen.

Die Anwendung dieser „Hilfsmittel" garantiert nicht die ausbalancierte Zufuhr und Verwertung der essentiellen Nahrungsfaktoren, so daß es leicht zu Bilanzdefiziten für essentielle Nahrungsfaktoren kommen kann. Zusätzlich ist vor allem zu beachten:

- Es darf durch „Schlankheitsmittel" kein Eingriff in das hormonelle

Tabelle 9: Energieinhalt von Zwischenmahlzeiten und Snacks.

Energieinhalt von Zwischenmahlzeiten		
1 Hamburger	= 570 kcal	= 1 Hauptmahlzeit
1 Curry-Wurst	= 586 kcal	= 1 Hauptmahlzeit
1 Cebab-Brötchen	= 700 kcal	= 1 Hauptmahlzeit
1 Pizza	= 800 kcal	= 1 Hauptmahlzeit
Energieinhalt von einigen Snacks		
1 Glas light Bier	= 90 kcal (300 ml)	
1 Glas Weißwein	= 105 kcal (150 ml)	
1 Glas Rotwein	= 117 kcal (150 ml)	
1 Glas Sekt, dry	= 80 kcal (100 ml)	
1 Glas Weinbrand	= 100 kcal (40 ml)	
1 Glas Eierlikör	= 85 kcal (50 ml)	
Tomatensaft	= 42 kcal (200 ml)	
Orangensaft	= 94 kcal (200 ml)	
Apfelsaft	= 92 kcal (200 ml)	
Cola	= 90 kcal (200 ml)	
Kakao	= 118 kcal (200 ml)	
Joghurt (1,5 % Fett)	= 61 kcal (200 ml)	
Joghurt (3,5 % Fett)	= 93 kcal (200 ml)	
Joghurt (1,5 % Fett + Früchte)	= 140 kcal (200 ml)	

Gleichgewicht erfolgen (also keine Verwendung von Schilddrüsenhormonen, Katecholaminen).
- Keine Erzeugung von Abhängigkeiten (keine Verwendung von Mitteln mit Suchtpotential, z. B. Pervitin).
- Erhaltung einer positiven Eiweißbilanz (möglichst nur Abbau von Fett, geringer Abbau von Körpereiweiß).
- Kein Einfluß auf die Menge des Körperwassers (keine Diuretika anwenden).

Praktische Kriterien für Schlankheitsmittel
In den USA gibt es bereits offiziell die Prüfung einer empfohlenen „Schlankheitsdiät" anhand von Fragen, die vom Nationalen Ausschuß gegen unlautere Werbung im Gesundheitswesen (NCAHF) zusammengestellt worden sind:
- Lockt die Diät mit hohem Gewichtsverlust in kurzer Zeit?
- Wird nur ein kalorienreduzierendes Programm, aber keine ärztliche Kontrolle angeboten?
- Basiert die Diät nur auf „Spezialprodukten", nicht aber auch auf Veränderung in der gewohnten Nahrungszufuhr?
- Fehlt der Hinweis, daß eine Umstellung der Ernährungsgewohnheiten und gleichzeitig Bewegungstherapie erforderlich sind?

- Welche Kompetenz hat die Beratung bzgl. gesunder Vollwerternährung?
- Sind Vorauszahlungen oder Dauerabonnements inbegriffen?
- Fehlen Hinweise auf Gesundheitsrisiken?
- Verspricht die Kur-Anwendung neuentdeckte Reaktionen und „Wundermittel“?

Schon eine einzige mit Ja zu beantwortende Frage entlarvt ein unseriöses Angebot. Alle bisherigen Prüfungen ergaben, daß eine Verminderung der Fettpolster nur durch physiologische und dauerhafte Energiereduktion in der Nahrungszufuhr zu erreichen ist. Von den meisten der verwendeten Schlankheitsmittel werden diese Kriterien nicht erfüllt.

1.4.4 Fettmobilisierende Wirkstoffe

Häufig werden für freiwillige Kuren besondere Spezialdiäten empfohlen, die aus sehr effektiven und neuartigen Schlankheitsmitteln bestehen und unter anderem „negative Kalorien“ enthalten sollen. Es gibt natürliche, fettmobilisierende Substanzen, aber keine Nahrung, die „negative Kalorien“ enthält!

- Die wirksamsten fettmobilisierenden Stoffe sind Hormone, die jedoch bei Zufuhr von außen erhebliche Störungen in den Regulationskreisläufen im Organismus zur Folge haben würden (z. B. Schilddrüsenhormone, Katecholamine). Sie sind deshalb als „fettmobilisierende Wirkstoffe“ verboten.
- Als fettmobilisierende Substanzen werden auch Kaffee oder schwarzer Tee angeboten, deren Inhaltsstoffe Coffein und Theobromin Inhibitoren der Phosphodiesterase sind. Sie hemmen den intrazellulären cAMP-Abbau. Dadurch können zusätzlich ATP-verbrauchende „futile cycles“ aktiviert und zusätzliche Energie verbraucht werden. Bei ihrer alleinigen Anwendung kann es jedoch leicht zu einer Hyperlipazidämie kommen, und es wird auch der Abbau von Körpereiweiß gefördert, was bei allen Abmagerungskuren möglichst vermieden werden sollte.
- Carnitin kann auf unschädliche und wirksame Weise, aber nur bei Vorliegen eines Sympathikotonus, zur Steigerung der Fettverbrennung beitragen. Eine Steigerung des Fettsäurenumsatzes kann zum Beispiel bei Sportlern oder nach gleichzeitiger Zufuhr von Phosphodiesterasehemmern (Tee, Kaffee) nachgewiesen werden.

Bei manchen Fettsuchtformen liegt Carnitin in Leber- und Muskelzellen in verminderter Konzentration vor (Seim u. Remke 1991), so daß eine Supplementierung sinnvoll ist. Dies wird heute vor allem bei Carnitinverlusten, z. B. nach Dialysen, eingeleitet.

1.4.5 Kommerzielle Entfettungskuren ohne Ernährungsumstellung

Die hohe Motivation für ambulante Entfettungskuren wird hauptsächlich ausgenutzt, um Geld zu verdienen, nicht um zu helfen.

Entfettungskuren allein führen nur kurzzeitig zur Gewichtsreduktion, da die Ernährungsgewohnheiten nicht langfristig verändert werden. Kurzdauernde und wiederholte Entfettungskuren schaden oft mehr als sie nützen.

Es gibt kein „Fett-Stop-Elixier", keine „Schlank-Medizin" und keinen „Bio-Fettstopper" (trotz Gratis-Geschenk einer „Perlenkette" und Gewinn-Garantie bis 50 000 DM für die gertenschlanke Idealfigur). Durch diese Angebote werden Illusionen erweckt und mit falschen Vorstellungen operiert. Werbeslogans wie „mühelos abnehmen in 30 Tagen", „nach 30 Tagen 16 Kilo abgenommen" oder „normal essen und trotzdem abnehmen" stellen einen Verstoß gegen das Gesetz des unlauteren Wettbewerbs (UWG) dar.

In einigen Fällen wird mit zugkräftigen Worten Unsinniges behauptet, z. B. daß beim Fasten „Verdauungsarbeit eingespart" und „Heilarbeit gewonnen" wird, daß vornehmlich „Schlacken" abgebaut werden. Es wird verschwiegen, daß es während einer Fastenkur zur Verbesserung der Nahrungsenergieverwertung kommt und ohne Ernährungsumstellung nach der Kur zur raschen Wiederauffüllung der Fettdepots. Andererseits soll die Anwendung „neuester Erkenntnisse" suggeriert werden; so soll beispielsweise ein neues biologisches Prinzip zur verstärkten Mobilisation von Speicherfett entdeckt worden sein. Es gibt aber kein spezielles „Fettmobilisierungsorgan", allenfalls das altbekannte „braune Fettgewebe". Dies ist eine Zellanhäufung, die Fettsäuren direkt in Wärme umwandeln kann (die bei Säuglingen vorhanden ist und beim Erwachsenen meist verfettet und funktionslos geworden ist).

Es gibt auch keine „Fett-Abschmelz-Revolution", kein „Super-Energie-Schlank-System", keine Spitzenergebnisse, keine Hochleistungs-Abnahmemittel mit Garantie-Erklärung und kein „Abnehmen ohne Hungern in Rekordzeit", schon gar nicht mit „hochwertigen Aufbau-Energetika". Früher wurde auch schon Arsenik von Roßtäuschern zur Beseitigung von Alterserscheinungen („Orangenhaut") eingesetzt.

„Garantien" für eine dauerhafte Gewichtsabnahme können meist nur auf Kosten der Gesundheit und bei dauernder Wiederholung gegeben werden.

Die Grundlage für die wiederholte freiwillige Einlassung auf solche „Kuren" könnte die Beimischung kleiner Mengen von Appetitzüglern zum Schlankheitsmittel sein, die ein Suchtpotential enthalten.

Oft wird auch ein rascher Gewichtsverlust angepriesen, der bei genauerem Hinsehen auf reinem **Wasserverlust** beruht. Diese Gewichtsreduktion wird auf keinen Fall durch einen Fettabbau, sondern durch Ausscheidung von extrazellulärem Wasser herbeigeführt. Ältere Menschen leiden oft unter erhöhter Einlagerung von extrazellulärem Wasser (Ödeme). Salzarme Kost oder Diuretika können dieses Wasser „ausschwemmen" und werden deshalb (unter anderem als Pflanzenextrakte) häufig zusammen mit „Entfettungsmitteln" verordnet.

Da Diuretika sehr kurzfristig wirken, das heißt, ihre Anwendung in den ersten Tagen eine bis zu 2,5 kg höhere Gewichtsabnahme durch Flüssigkeitsverlust garantiert, werden sie aber auch bei Gesunden unverantwortlich „zur Sicherung eines sichtbaren Effekts" angewandt. Sie haben mit dem Erfolg einer Fastenkur nichts zu tun.

Diuretika oder NaCl-Entzug bei einem Gesunden sind schädlich. Sie können zu Krämpfen und Kreislaufkollaps führen. Gerade beim Fasten ist eine hohe Flüssigkeitszufuhr anzustreben, damit die (nicht über den Darm) zu entfernenden Stoffwechselprodukte ausgeschieden werden können (vgl. Tab. 18, S. 79).

2 Anpassungsreaktionen an die Ernährungsweise und Ernährungstherapie

Nach der Nahrungsaufnahme sind Folge- und Anpassungsreaktionen einerseits die nahrungsinduzierte Thermogenese und andererseits vor allem die Verdauungs- und Absorptionsprozesse, die Aktivierung gastrointestinaler, hormonproduzierender Zellen, die Insulinausschüttung und die Drosselung der Glucagonsekretion.

Im Organismus stellen sich in der absorptiven Phase und nach der Nahrungsaufnahme überwiegend anabole Reaktionen im Zellstoffwechsel ein. Katabole Bedingungen sind bei fehlender Zufuhr von Kohlenhydraten, in der postabsorptiven Phase und im Hunger vorherrschend. Einen extrem katabolen Stoffwechsel (Postaggressionsstoffwechsel) hat man bei Patienten mit Fieber oder nach Operationen zu erwarten. Er sollte möglichst rasch durch eine geeignete orale oder parenterale Ernährungstherapie durchbrochen werden.

2.1 Selektive Anpassung an Nahrungsfaktoren

Wie beschrieben, kann sich der Organismus an Schwankungen in der Nahrungsenergiezufuhr in begrenztem Maße anpassen. Dagegen erfolgt keine Anpassung an einen Mangel oder eine nicht ausbalancierte Zufuhr von essentiellen Nährstoffen mit der Nahrung.

Auch an Noxen und Toxine in der Nahrung kann sich der Organismus nicht anpassen. Der Organismus kann auf eine Vergiftung zwar mit der Mehrbildung von Enzymsystemen reagieren, die zu einem erhöhten Abbau oder zu erhöhter Ausscheidung dieser Gifte führen (z. B. Cytochrom P450, Superoxiddismutase), oder auch die Neusynthese von Proteinen herbeiführen, die z. B. durch Schwermetallaufnahme inaktiviert worden sind. Diese „Anpassung" ist jedoch zeitabhängig, deshalb unsicher und unvollständig und bei alten und kranken Menschen kaum möglich.

Für die in der Körpersubstanz angereicherten Spurenelemente, Vitamine und essentiellen Aminosäuren treten bei einer längerdauernden Minderzufuhr Mangelerscheinungen auf.

Weil diese Nährstoffe nur in Spuren in der Nahrung enthalten sind, kann eine ausgeglichene Bilanz nur durch eine regelmäßige Zufuhr mit der Nahrung über Monate und Jahre erreicht werden. Eine Sicherung, daß diese Pools aufgefüllt werden, besteht für die meisten dieser Nährstoffe darin, daß sie in Eiweiße eingebaut und kovalent fixiert werden. Dadurch können sie dem Organismus über eine längere Zeit erhalten bleiben.

Außerdem sorgt ein weiterer wichtiger Effekt für ihre Erhaltung: Wenn sie durch intrazelluläre Proteolysereaktionen freigesetzt werden, können sie intrazellulär sofort wieder fixiert werden, sie gehen dann dem Organismus nicht verloren. Es besteht eine **„innere Ökonomie“** für diese essentiellen Faktoren; allerdings nur dann, wenn ein Gleichgewicht zwischen Proteolyse und Proteinsynthese besteht, also bei Einhaltung der „normalen“ Ernährungsweise mit sich abwechselnden absorptiven und postabsorptiven Phasen.

Ein rascher Verlust der eingebauten essentiellen Körperbestandteile kann durch einen länger dauernden katabolen Stoffwechsel eintreten. Durch die dabei erhöhte Proteolyse werden auch Spurenelemente und Coenzyme freigesetzt und anschließend nicht wieder eingebaut, sondern ausgeschieden. Die Wiederauffüllung der verlorenen Pools erfordert danach eine längere Zeit als die Auffüllung der Fettdepots. Alters-, belastungs- oder krankheitsbedingte katabole Stoffwechselsituationen müssen deshalb möglichst rasch unterbrochen werden (z. B. der „Postaggressionsstoffwechsel“). Auch durch wiederholte Abmagerungskuren beziehungsweise durch rasche Gewichtsabnahme wird der Organismus in seiner Zusammensetzung „minderwertiger“.

Durch ein vernünftiges Zielessen ist für die baldige Wiederauffüllung der essentiellen Nährstoff-Pools zu sorgen. **Durch eine geeignete Ernährungsumstellung auf Nahrung mit hoher Nährstoffdichte werden die Pools wieder aufgefüllt, die Funktionsproteine neu synthetisiert und die Leistungsfähigkeit des Organismus wieder hergestellt.**

Die Frage, ob eine Anpassung des Organismus an eine erhöhte Zufuhr essentieller Nahrungsfaktoren erfolgt, kann nicht einheitlich beantwortet werden. Sie muß für die einzelnen essentiellen Nahrungsfaktoren gesondert betrachtet werden.

Für die meisten der Nährstoffe erfolgt keine Anpassung an erhöhte Zufuhr. Die erhöhte Zufuhr von essentiellen Aminosäuren, von wasserlöslichen Vitaminen und Vitamin E sowie Iod, Zink, Eisen, Natrium, Kalium, Magnesium oder Calcium führt nach Sättigung der Pools zur Steigerung ihrer Ausscheidung. Bei anderen Vitaminen und Spurenelementen werden durch erhöhte Zufuhr erwünschte oder unerwünschte pharmazeutische Wirkungen zusätzlich ausgelöst (z. B. für Vitamin A, D; Selen, Chrom), beziehungsweise kommt es zu erhöhter Speicherung mit toxischen Effekten.

Als Folge der vorstehenden Zusammenhänge werden die Organfunktionen durch längerdauerndes Hungern und auch durch eine nicht ausbalanciert zusammengesetzte Nahrung modifiziert. So führt eine verminderte Eiweißzufuhr auf Dauer (Mangelernährung) zu Infektionen (verminderte Synthese von Immunproteinen). Es ist eine bekannte Tatsache, daß es bei Unterernährung gehäuft zu Infektionen und Epidemien kommt (Infektionskrankheiten sind die häufigste Todesursache in den Entwicklungsländern). Manche Organfunktionen können selektiv durch bestimmte Nahrungsstoffe gestützt werden:

So kann z. B. eine hohe Zinkzufuhr eine wichtige Bedeutung haben für die Anpassung der T-Zellfunktion (verbesserte zellvermittelte Immunität und Erkennung von Tumorzellen), für die Antikörperproduktion sowie die Proliferation auch anderer germinativer Zellen (z. B. des Ösophagusepithels, das bei Zinkmangel zuerst geschädigt würde). Die ausreichende Zinkzufuhr ist deshalb auch bei langdauernder künstlicher Ernährung besonders zu beachten (zumal häufig auch „Gesunde" bei normaler Ernährung eine negative Zinkbilanz haben).

2.2 Verdauungs- und Absorptionsmechanismen

Nach der Aufnahme von Nahrung reagiert der Magen-Darm-Kanal in mehrfacher Hinsicht auf die Nahrungszufuhr:

- Es werden Verdauungsenzyme in den Magen-Darm-Kanal abgegeben, so daß die Verdauung der Nahrungsbestandteile beginnen kann.
- Die aufgespaltenen Nahrungsbestandteile werden absorbiert. Sie gelangen zumeist über die Pfortader in die Leber. Die Absorption von Glucose, aber auch der Aminosäuren, führt zu geringen Konzentrationsänderungen im Blutplasma. Dieses Signal wird von der Bauchspeicheldrüse mit der Insulinausschüttung beantwortet, wodurch nun die meisten Körperzellen mit einer schnellen Umstellung auf anabole Stoffwechselbedingungen reagieren können (anabole „absorptive" Phase des Organstoffwechsels).
- Einige verdaute Nahrungsbestandteile führen schon in der Magen- und Darmschleimhaut zur Bildung von über 25 Hormonen, die an das Blut abgegeben werden (gastrointestinale Hormone).

2.2.1 Kohlenhydrate

An einen hohen Kohlenhydratgehalt der Nahrung ist der menschliche Stoffwechsel gut angepaßt. Der wichtigste Kohlenhydratträger ist die Stärke. Sie ist im Getreide enthalten. Mit der Stärke sind im Getreide eine Vielzahl von Vitaminen und Spurenelementen, außer dem Kochsalz, enthalten. Durch den Anbau von Getreide und das Auffinden von Kochsalz zur Supplementierung wurde der Mensch seßhaft.

Reis, Mais, Gerste, Teff oder Weizen sind in ärmeren Ländern auch heute noch die wichtigste Ernährungsquelle. Durch die Aufnahme von Weizenprodukten kann als Erkrankung die Zöliakie auftreten. Sie beruht auf einer erblich bedingten Unverträglichkeit gegenüber dem Weizenprotein Gliadin. Die Zöliakie ist in den Ländern seltener, in denen Weizen schon immer die wesentliche Ernährungsgrundlage bildete (Auricchio et al. 1992). Heute wird eine Zunahme der Zöliakie vor allem in den Ländern gefunden, in denen die Aufnahme von Weizenprodukten im Säuglingsalter bisher weniger üblich war (z. B. in Irland und Schweden).

Polysaccharid-Verdauung

Die Spaltung der Polysaccharide beginnt im Mund durch die Speichelamylase und wird im Dünndarm durch Einwirkung von Amylase aus dem Pankreas und durch die Disaccharidasen der Darmschleimhaut fortgesetzt. Die Disaccharidasen werden von den Enterozyten gebildet und in die lumenwärts gerichteten Teile der Enterozytenmembran eingelagert, wo sie ihre Aktivität entfalten. Die durch sie aus den Disaccariden freigesetzten Monosaccharide gelangen in die sehr engen Spalten zwischen den Mikrovilli, so daß es in diesen Poren (unstirred layers) zur Konzentrierung kommt und die Monosaccharide eine Transporterleichterung erfahren, die bei der Absorption ausgenutzt wird.

Absorption
Die Glucose als wichtigstes Monosaccharid erfordert für ihre Absorption Natriumionen, die von den Verdauungssäften stetig bereitgestellt werden (Gallen- und Pankreassekret). Die Natriumionen werden aus der Mukosazelle mit Hilfe der Na^+/K^+-ATPase in die sehr engen, etwa 30 µm langen Zwischenzellräume transportiert, wo sie sich (zusammen mit Chloridionen) anreichern und ein hyperosmolares Kompartiment bilden (Abb. 4). Dieses hyperosmolare Kompartiment ruft einen aus dem Darmlumen durch die Zelle in den Subepithelialraum gerichteten Wasserstrom hervor, mit dem auch die Glucose transzellulär (in die Kapillaren des Pfortadersystems) befördert werden kann (Remke, 1979).

Die Steigerung der Wasser- und Na^+-Absorption durch Glucose wird therapeutisch ausgenutzt für die **„orale Rehydratationstherapie" (ORT).**

Sie ist oft lebensrettend bei allen Formen erhöhten Verlustes von isotoner Körperflüssigkeit (bei Exsikkose durch Diarrhoe bei Darminfektionen, besonders Cholera sowie bei allen Flüssigkeitsverlusten, wo noch eine orale Elektrolyt-Aufnahme möglich ist, z. B. nach Blutverlusten, Verbrennungen). In ähnlicher Weise wirkt die Anwendung von Glucose und glucosehaltigen Polysacchariden bei Diarrhoen von Kleinkindern (Reisschleim).

Andere Monosaccharide (Galactose, Fructose) und Disaccharide aus Polysacchariden rufen keine erhöhte Na^+- und Wasserabsorption hervor. Sie haben eher laxierende Wirkung.

Die Hexosen Glucose, Fructose, Galactose und Mannose sowie die Pentosen werden nach ihrer Absorption mit dem Pfortaderblut zur Leber transportiert. Dort werden sie durch Hexokinase oder spezifische Kinasen (Galactokinase, Fructokinase) zu Zwischenprodukten der Glykolyse umgesetzt (Fructose-6-Phosphat, Glucose-6-Phosphat).

Nach der Passage des Pfortaderblutes durch die Leber enthält das Lebervenenblut nur noch Glucose, wobei die Konzentration gegenüber der im Pfortaderblut vermindert ist.

Die Leberzellen sind Regler der Glucosekonzentration im Blutplasma. Sie können überschüssige Glucose aufnehmen und vor allem für die Fettsynthese verwenden (alimentäre Hyperlipidämie nach Kohlenhydrataufnahme). Für die Aufnahme und Verwertung der Glucose bei *hoher* Pfortader-Blutglucose-Konzentration ist die in Leberzellen vorkommende Glucokinase verantwortlich. Umgekehrt kann aus den Leberzellen durch die Glucose-6-Phosphatase-Reaktion aus Glykogen (und Glucose-6-Phosphat aus der Glukoneogenese) Glucose an das Blutplasma abgeben werden (Abb. 5).

Im Unterschied zu Leberzellen ist in Muskel- und Fettgewebszellen nicht die Glucokinase, sondern der Glucosecarrier in der Membran begrenzend für die Glucoseverwertung, und er ist insulinabhängig.

Der Glucoseverbrauch im Skelettmuskel ist außer von Insulin vor allem von der Muskelaktivität (ATP und Energieladung, Zellstoffwechsel) abhängig. Muskelarbeit kann deswegen zum Absinken der Glucosekonzentration im Blut beitragen. Beim Diabetiker kann kontrollierte Muskelarbeit wesentlich zur Besserung der Glucoseverwertung beitragen.

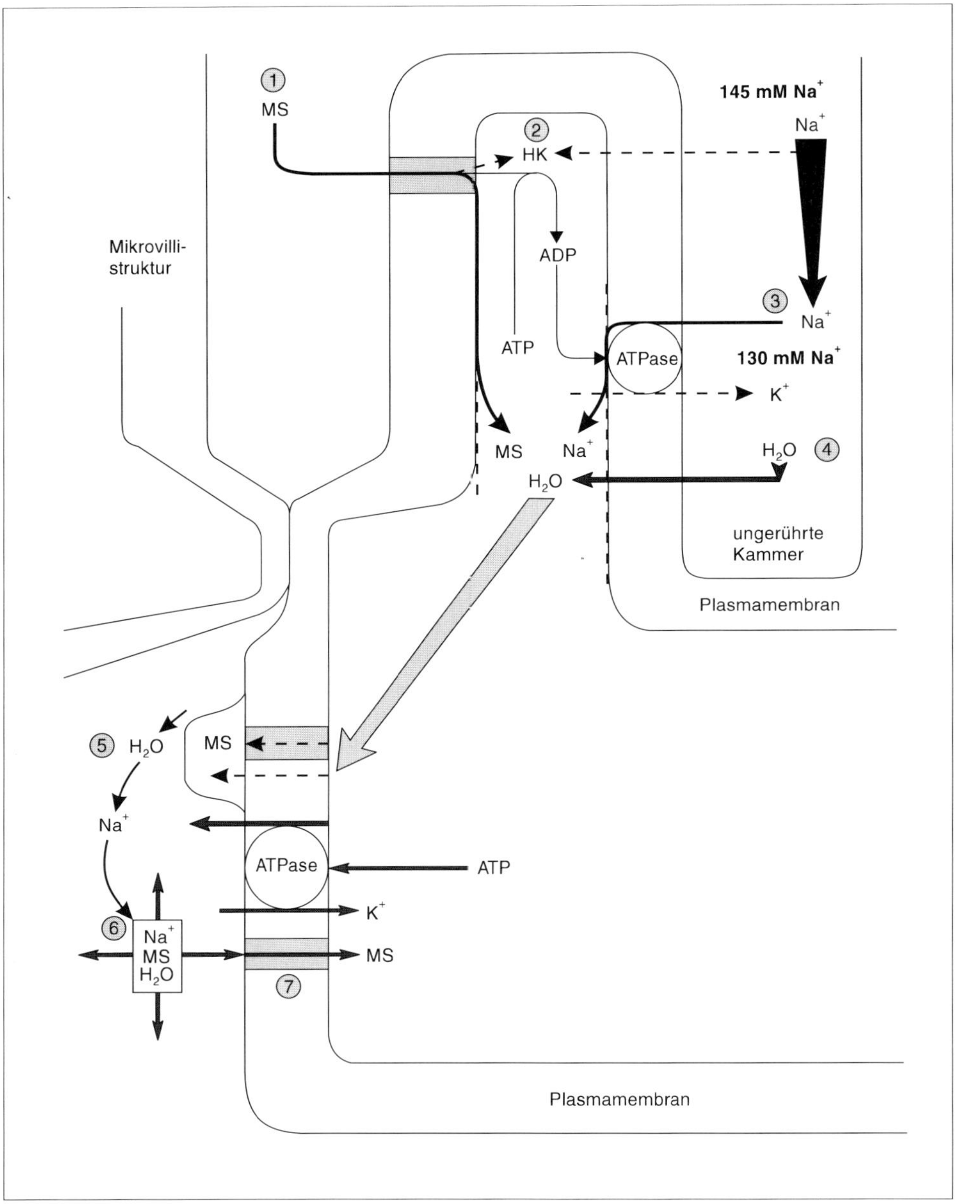

Abb. 4: Mechanismus der Na^+-abhängigen Glucose- und Wasserabsorption in den Strukturen des Mukosaepithels („konvektiver Absorptionsmechanismus").
1–4: glucoseinduzierte Na^+- und Wasseraufnahme in die Mikrovilli der Mukosazelle (1: erleichterter Glucosetransport, 2: glucoseinduzierte, lokale ATP-Verarmung, 3: Na^+-Einstrom durch ATP-Mangel, getrieben durch den Na^+-Gradienten, Na^+-Verarmung in der extrazellulären Pore zwischen den Mikrovilli, 4: osmotischer Wassereinstrom in die Zelle); 5–7: aktiver NaCl-Abtransport aus der Zelle in den Zwischenzell-

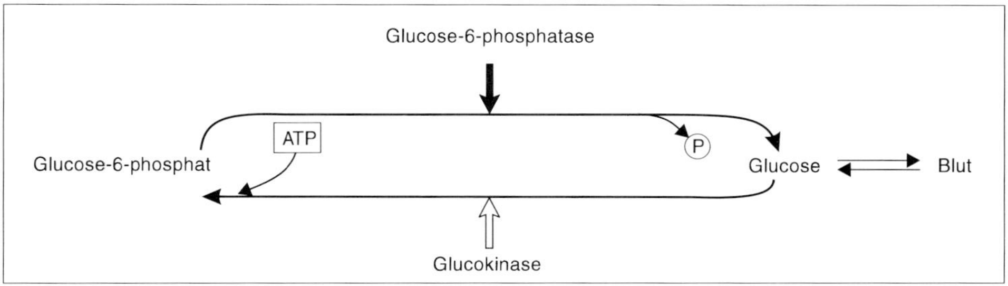

Abb. 5: Teilreaktionen für die Bereitstellung (Glucose-6-phosphatase) bzw. Aufnahme von Glucose (Glucokinase) in Leberzellen (dargestellt als „futile cycle").

2.2.2 Lipide

Fette sind in allen, auch pflanzlichen Nahrungsmitteln, enthalten (weil die Membranen tierischer und pflanzlicher Zellen Fette enthalten).

Trotz der wünschenswerten Reduzierung der Fettmenge in der Nahrung ist die generelle Zufuhr von Fett notwendig, u. a. für die Bereitstellung von essentiellen Fettsäuren und als Transportmedium sowie für die Absorption von fettlöslichen Vitaminen (deswegen wird z. B. Öl zum Salat gegeben). Fett trägt auch zur Erhöhung des Geschmackswertes und zur optimalen Nahrungszubereitung bei.

Fettverdauung

Mit der Nahrung zugeführtes Fett (z. B. Triglyceride) wird im Dünndarm zunächst emulgiert. Diese Emulgierung ist Voraussetzung für die eigentliche Fettverdauung. Dabei werden Triglyceride mit konjugierten Gallensäuren aus der Gallenflüssigkeit („Emulgatoren"), Phospholipiden und Cholesterol vermischt, so daß Emulsionspartikel entstehen. Die Gallensäuren liegen beim pH-Wert der Dünndarmflüssigkeit (pH 6–7) negativ geladen vor. Die Nahrungsfette werden so zu „wasserlöslichen" Partikeln von etwa einem Mikrometer Durchmesser (Emulsionspartikel) und können anschließend von dem Pankreasenzym Lipase gespalten werden.

Die Lipase selbst kann sich nicht an die negativ geladenen Emulsionspartikel anlagern. Dazu ist eine Colipase erforderlich. Diese wird zusammen mit der Lipase aus den Hauptzellen des Pankreas sezerniert. Die Colipase ist positiv geladen. Nach ihrer Anlagerung an die Emulsionspartikel kommen 1 : 1-Komplexe mit der Lipase zustande. Calcium-Ionen können teilweise die Funktion der Colipase übernehmen.

Absorption

Durch die Lipolyse werden im Darmlumen aus Triglyceriden Mono- und Diglyceride, vor allem aber Fettsäuren,

---

spalt (5: ATP-getriebener Na^+-Transport. Zunahme der osmotisch wirksamen NaCl-Konzentration, Carrier-Transport von Glucose, getrieben durch den osmotischen Wassertransport in den Zwischenzellraum, 6: Abfluß des Resorbats in die Blutkapillaren; 7: unter In-vitro-Bedingungen erfolgt Abflußhemmung); MS = Glucose, HK = Hexokinase).

Glycerol und Cholin (aus Phospholipiden) freigesetzt (Abb. 6).

Für die absorbierbaren Verbindungen besteht ein Diffusionsgradient über die luminale Membran der Enterozyten. Der Diffusionsgradient wird dadurch aufrecht erhalten, daß in den Enterozyten mit Hilfe von ATP eine „Reesterifizierung" dieser Verbindungen abläuft. Die so gebildeten Lipide werden anschließend „verpackt" zu hydrophilen Chylomikronen, die von den Enterozyten an den Subepithelialraum abgegeben werden, von wo aus ihr Abtransport mit der Lymphe (Chylus) über die Lymphgefäße (Cysterna chyli und Milchbrustgang) in die linke Vena subclavia in den Blutkreislauf erfolgt (Abb. 7).

Auf dem gleichen Weg wie die Fette werden auch die fettlöslichen Vitamine (A, D, E, K), Phospholipide und Cholesterol absorbiert. Bei Störungen der Fettemulgierung und -absorption oder des Chylomikrontransports kommt es für diese Verbindungen zu einer Mangelzufuhr (Vitaminmangel, Mangel an essentiellen Fettsäuren) sowie zur Ausscheidung von unverdautem Fett (weiße Fettstühle). Diese Erscheinung tritt vor allem bei Galleabflußstörungen (Gallensteinen) und Pankreasinsuffizienz auf.

Die Chylomikronen vermischen sich im Blutplasma mit den Lipoproteinen (VLDL-Fraktion) aus der Leber. Die in ihnen enthaltenen Triglyceride werden im Blutplasma durch eine zweite Lipase (Lipoproteinlipase) erneut gespalten, und die freigesetzten Fettsäuren können von den Organzellen aufgenommen werden.

Die höchsten Lipoproteinlipase-Aktivitäten hat das Endothel im Muskel-, Nieren-, Fett- und Lebergewebe, so daß Fettsäuren lokal dort freigesetzt werden können, wo sie gerade benötigt werden. Die Lipoproteinlipase wird in den Endothelzellen aller Kapillaren gebildet. Nicht von den Organzellen verwertete Fettsäuren fließen mit dem Blut zur Leber und können dort in die VLDL ein-

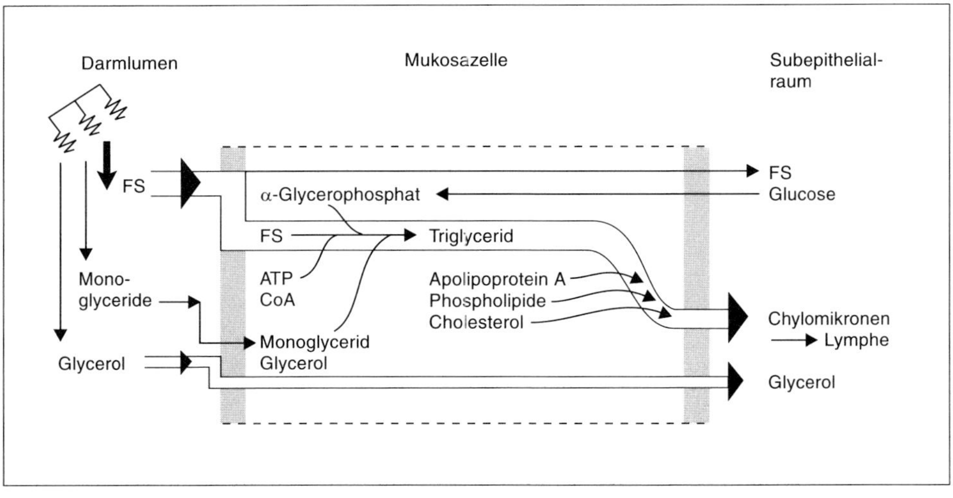

Abb. 6: Spaltung der Fette und Absorption durch energieabhängige Synthese von Chylomikronen in der Dünndarmmukosa.

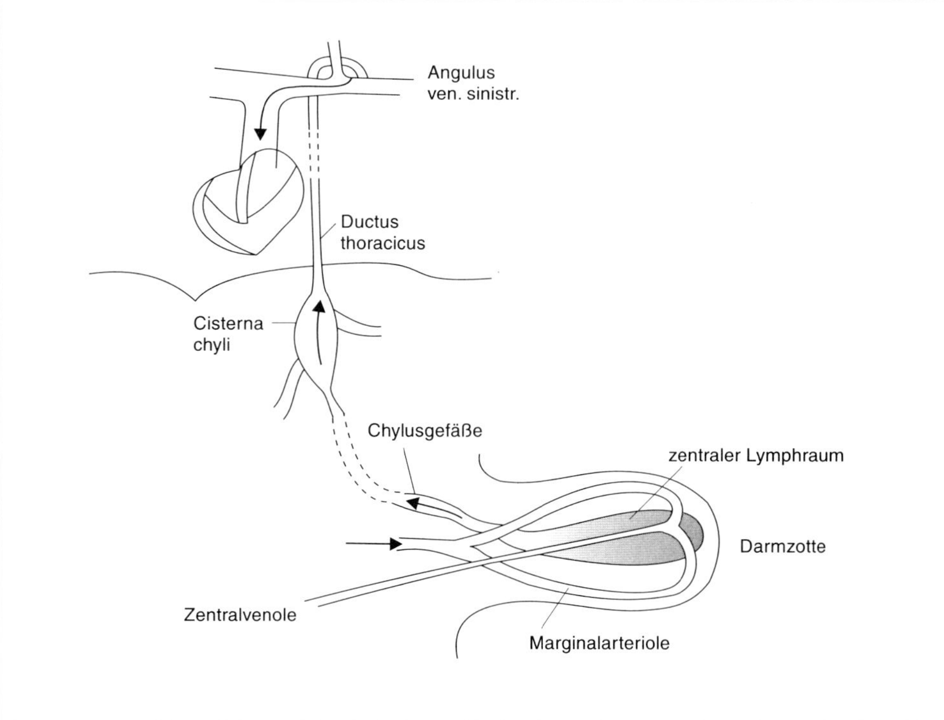

Abb. 7: Transportweg der Fette und Chylomikronen nach Absorption (aus den Darmzotten über die Lymphe in den Blutkreislauf).

gebaut werden. Die Leberzellen sind dadurch auch wesentlich beteiligt an der Regelung der Fettsäurenkonzentration im Blutplasma.

Fettsäuren im Blutplasma können außer durch die Lipoproteinlipase auch direkt aus Fettgewebezellen freigesetzt werden (durch eine dritte, hormonabhängige Fettgewebslipase). Diese Freisetzung ist niedrig bei Insulinanwesenheit. Sehr hoch kann die Fettsäurenfreisetzung bei Insulinmangel (Diabetes, Hunger, Postaggressionsstoffwechsel) werden. Die hohen Fettsäurenkonzentrationen im Blut rufen dann eine Umstellung des Leberzellstoffwechsels hervor, so daß eine erhöhte Glukoneogenese (durch Aktivierung von Schlüsselenzymen dieses Weges), eine Hemmung des Citratzyklus und eine Ketogenese (Azidose) eintritt.

2.2.3 Eiweiße

In den Organzellen des Organismus findet ständig die Synthese von Eiweißen statt, die für die Anpassung an konkrete Bedingungen notwendig sind (z. B. Enzymsynthesen, Antikörperproduktion, Erythropoese, Zellproliferation).

Die Lebensdauer der Eiweiße ist sehr unterschiedlich. Für Leberenzyme würden nach folgenden Zeiten nur noch die halben Ausgangsenzymaktivitäten (HWZ) gemessen werden können (wenn die Eiweißsynthese gehemmt worden ist):

- 11 Minuten Ornithindecarboxylase
- 30 Minuten Glucokinase-mRNA
- 1,5 Stunden Tyrosinaminotransferase
- 2 Stunden Tryptophanoxygenase
- 2–3 Stunden HMG-CoA-Reduktase
- 17–24 Stunden Alaninaminotransferase
- 1,4 Tage Katalase
- 4–5 Tage Arginase.

Verschiedene Enzymaktivitäten bzw. Eiweiße sind also nicht ständig vorhanden, sondern müssen unter bestimmten Bedingungen sehr rasch neusynthetisiert werden können. Für andere Eiweiße bleiben die Konzentrationen nahezu konstant, weil für sie die Abbau- und Synthesereaktionen im Gleichgewicht stehen („steady state").

Für die aktuelle Eiweißsynthese in den Organzellen stehen meist ausreichend Aminosäuren zur Verfügung. Sie werden aus den „internal pools" von Aminosäuren in den Zellen entnommen, die bei der ständig ablaufenden Proteolyse anfallen. Von diesen Aminosäuren aus der Proteolyse wird aber ein Teil irreversibel abgebaut. Darunter sind auch Aminosäuren, die im Organismus nicht selbst neugebildet werden können (essentielle Aminosäuren). Wenn diese nicht ständig (täglich) durch Nahrungszufuhr ersetzt werden, kommt es zu einer negativen Eiweißbilanz für den Gesamtorganismus.

Eiweißverdauung

Voraussetzung für die Verdauung von Nahrungseiweiß ist sein Aufschluß (Denaturierung). Dabei erfolgt vor allem eine Quellung und Verminderung der Antigenität. Zur Denaturierung trägt bereits die Nahrungszubereitung (Kochen, Braten, Grillen, Backen), aber auch die Magensalzsäure bei. Durch die Magensalzsäure (0,1 mmol/l) erhalten die Eiweiße eine positive Ladung und können Wasser anlagern. (Für viele pflanzliche Eiweiße, aber auch für Keratine und Kollagene, erfolgt kein völliger Aufschluß. Deswegen kann dann im Dünndarm auch keine vollständige Verdauung erfolgen. Diese Eiweiße gelangen z. T. in den Dickdarm und unterliegen dort dem bakteriellen Abbau.)

Die Eiweißverdauung beginnt bereits im Magen. Dabei sind zwei Mechanismen zu unterscheiden:

- Nach Nahrungsaufnahme wird Pepsin aus den Hauptzellen des Magens freigesetzt. Durch seine Aktivierung mit Hilfe der Magensalzsäure werden Peptide, aber auch eiweißgebundene Coenzyme und Spurenelemente freigesetzt. Ein Mangel an Pepsin und Magensalzsäure tritt bei chronischer Gastritis, Magenresektion, Magen-Karzinom auf (Achylie, Anazidität).
- Eiweißabbauende Enzyme sind auch in der nicht thermisch behandelten Nahrung enthalten (z. B. in Rohkost, Salaten, Früchten, Tartar, roher Leber). Diese „Kathepsine" können zu einer Vorverdauung der Nahrungseiweiße führen, aber auch nach Einwirkung von Magensalzsäure zur Eiweißverdauung im Magen beitragen.

Im Dünndarm kommen aus dem Pankreas das Trypsinogen und Chymotrypsinogen hinzu, die beide durch „Selbstaktivierung" in die wirksamen Zymogene umgewandelt werden. Die genannten Proteinasen sind Endopeptidasen und produzieren Oligopeptide.

Absorption

Ein Teil dieser Peptide kann unmittelbar absorbiert werden. Der größere Teil der Peptide wird aber durch die Carboxypeptidase aus dem exokrinen Pankreas und durch weitere Exopeptidasen auf der Darmschleimhaut-Oberfläche zu Aminosäuren zerlegt und erst danach absorbiert.

Diese Spaltung erfolgt, wie bei den Oligosacchariden, in der „ungerührten Schicht“ (unstirred layer) zwischen den Mikrovilli unmittelbar in der Umgebung des Aminosäurencarriers der Mikrovillimembran. Dadurch erfahren die hier freigesetzten Aminosäuren eine „Transporterleichterung“, das heißt, die aus Oligopeptiden freigesetzten Aminosäuren werden schneller absorbiert als Aminosäuren, die sich im Darmlumen befinden.

Für die Absorption der Aminosäuren gibt es in der Mikrovillimembran vier Transportkanäle:

- einen Transportkanal für neutrale Aminosäuren (Valin, Phenylalanin, Tyrosin, Methionin, Tryptophan, Leucin, Isoleucin),
- einen Transportkanal für basische Aminosäuren (Arginin, Lysin, Histidin),
- einen Transportkanal für saure Aminosäuren (Asparagin- und Glutaminsäure),
- einen Transportkanal für Imidoverbindungen (Prolin, Hydroxyprolin).

Die Absorption der Aminosäuren erfolgt in ähnlicher Weise wie die Absorption der Monosaccharide als ATP-verbrauchender, Na^+-abhängiger Prozeß. Die Absorption der Aminosäuren erfolgt auch transzellulär, so daß die Aminosäuren zuerst über die Pfortader der Leber zugeführt werden.

Die Aufnahme von Aminosäuren aus dem Blutplasma in die Organzellen erfolgt ohne Beteiligung von ATP (erleichterter Transport).

Eine kompetitive Hemmung des Membrantransports von Aminosäuren in Darm, Niere und sonstigen Organzellen kann durch Aminosäurenabbauprodukte bei Urämie, Leberzirrhose und Phenylketonurie (PKU) nachgewiesen werden. Eine verminderte Aminosäurenabsorption liegt auch bei Azidosen vor (Diabetes, Herzinsuffizienz, Niereninsuffizienz). Dadurch kommt es besonders zu einer Verarmung des Tryptophan-Pools. Daraus erklären sich die Proteinsynthesestörungen und Zellschädigungen bei diesen Erkrankungen (besonders im ZNS, z. B. bei der Phenylketonurie [PKU] und der hepatischen Enzephalopathie [siehe Kap. 6]).

Die Aminosäurenabsorption nach Nahrungsaufnahme läuft langsamer ab als die Absorption von Monosacchariden. Ursache dafür ist die verzögerte Spaltung der Nahrungsproteine und die Lokalisation der Aminosäurenabsorption im Ileum (Monosaccharidabsorption erfolgt hauptsächlich im Duodenum). Die langsame Absorption sichert eine kontinuierliche Zufuhr besonders von essentiellen Aminosäuren auch zwischen den Mahlzeiten. Dieser Effekt wird auch durch den ständigen Abbau der, dem Nahrungsbrei zugemischten, endogenen Darmproteine unterstützt (Pankreasenzyme, Mukosazellen), so daß bei Gesunden eine „kontinuierliche Aminosäurenabsorption“ stattfinden kann.

Die Absorption der essentiellen Aminosäuren Phenylalanin und Tryptophan führt nicht nur zu einer Steigerung der Eiweißsynthese in der Leber, sondern auch zu einer Ausschüttung von Cholecystokinin. Cholecystokinine (CCK 8 und CCK 12 sind Pankreozymine) haben einen trophischen Effekt auf die Synthese und Ausschüttung von Pankreasenzymen und tragen zur Sättigungsempfindung bei.

2.2.4 Nahrungsverwertung bei Verdauungs- und Absorptionsstörungen

Beim Gesunden kann die Nahrungsverwertung nicht durch Verdauungs- und Absorptionsprozesse beeinflußt werden. Was oral an Nahrung aufgenommen wird, wird auch über den Darm in den Körper akkumuliert.

Die Absorptionskapazität des Darms ist für die drei Hauptnahrungsstoffe 4- bis 8mal höher als die tägliche Nahrungsaufnahme (Tab. 10).

Eine Hemmung der Nahrungsverwertung infolge Störung der Verdauungs- und Absorptionsprozesse (Maldigestion oder Malabsorption) erfolgt aber bei einigen Magen-Darm-Erkrankungen: bei enteralen genetischen Defekten, bei Pankreas- und Verdauungsinsuffizienz, bei Darminfektionen und Diarrhoen, durch Darmparasiten oder durch Nahrungsmittelintoleranzen.

Auch andere Funktionsstörungen im Verdauungskanal beeinflussen die Bioverfügbarkeit der Nahrung:

1. Achylie (Magensaftmangel) kann zu Mangelerscheinungen führen, da durch den Mangel an Salzsäure und Pepsin der Nahrungsaufschluß beeinträchtigt ist (z. B. für Eisen, Vitamin B_{12}). Es kommt zu Störungen der Eiweißverdauung, die eine unzureichende Freisetzung von (kovalent gebundenen) Spurenelementen nach sich ziehen. Auch bleiben verschiedene Spurenelemente unlöslich (z. B. ist Eisen nur im sauren Milieu löslich). Die saure Reaktion des Magensaftes sichert auch die Stabilität der meisten B-Vitamine im Nahrungsbrei. Bei Achylie werden daher eine Vielzahl von Vitaminen oxidiert. Mit Achylie ist des weiteren häufig ein Mangel an Transportproteinen für Vitamin B_{12} verbunden (intrinsic factor, R-Protein). Die Auswirkungen einer Achylie lassen sich durch Gabe von Vitamin C, Citronensäure usw. einschränken, denn einige Spurenelemente binden sich auch an organische Säuren (als Chelatoren); so kann bei Achylie die Löslichkeit von Spurenelementen verbessert werden.
2. Störungen in der Bioverfügbarkeit (durch Maldigestion und Malabsorption) treten natürlich auch bei Darminfektionen, chronischen Darmerkrankungen (Morbus Crohn, Zöliakie) sowie bei genetisch bedingten oder erworbenen Enzym- und Carrierdefekten auf (z. B. Lactasemangel). Bei Vitamin-D-Mangel käme es zur verminderten Synthese des Calcium-Carriers in Membranen der Mukosazellen und zum Calcium-Mangel (die Folge ist eine Rachitis).

Tabelle 10: Relation zwischen täglicher Nahrungszufuhr und Absorptionskapazität des Dünndarms.

	Nahrungszufuhr g/Tag (und kJ)	Absorptionskapazität (g/Tag)
▪ Glucose	350 (5450)	2500
▪ Aminosäuren	100 (1680)	400
▪ Fette	140 (5450)	500

3. Störungen in der Bioverfügbarkeit treten bei allen Formen der organischen Verdauungsinsuffizienz auf.
4. Medikamente und Zumischungen in der Nahrung können die Bioverfügbarkeit der Nährstoffe ebenfalls beeinflussen. Einige Beispiele sind:
   - Alkohol hemmt die Aufnahme von fettlöslichen Vitaminen.
   - Antazida, die Aluminium enthalten, hemmen kompetitiv die Absorption von Calcium, Zink und Eisen aus der Nahrung.
   - Antivitamine, wie Avidin für Biotin oder Sulfonamide für Folsäure, hemmen als kompetitive Antagonisten die Verfügbarkeit dieser Vitamine.
   - Antibiotika schädigen die Darmflora und können eine Polyavitaminose bewirken.
   - Komplexbildner, wie die Phytinsäure in Roggen, Weizen und Blattgemüse, binden Zink-, Calcium- und Eisenionen. Phytat und Phytinsäure bestehen aus Myo-Inositol, das an seinen 6 Hydroxylgruppen mit Phosphat verestert ist (Abb. 8).*
   - Parasiten (Bandwürmer) hemmen die Nahrungsverwertung durch ihren hohen Gehalt an Antiproteinasen.

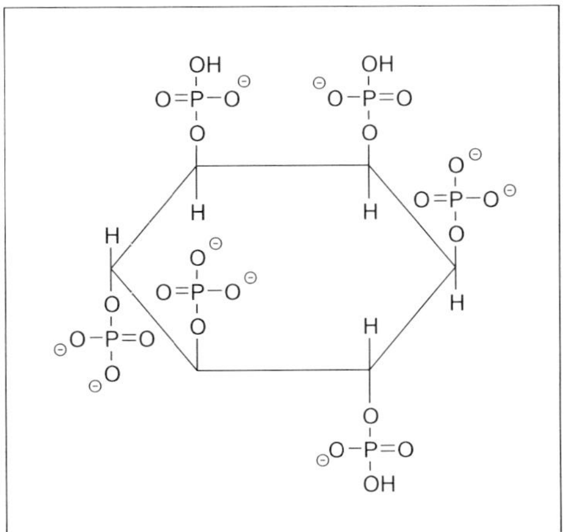

Abb. 8: Strukturformel und negative Ladungen der Phytinsäure.

Man kann die Verdauungs- und Absorptionsprozesse allerdings auch bewußt verzögern durch synthetische Hemmstoffe der Verdauungsenzyme (z. B. durch Acarbose, Tetrahydrolipostatin/Orlistat). Durch Zusatz dieser Hemmstoffe wird ein Teil der oral aufgenommenen Nährstoffträger unverdaut wieder ausgeschieden.

Acarbose ist ein „Pseudo"-Tetrasaccharid, das von Actinoplanes-Stämmen gebildet wird, und therapeutisch als Antidiabetikum eingesetzt wird. Chemisch besteht es aus Maltose, an die O-glykosidisch 4-Amino-4,6-Deoxyglucose und daran N-glykosidisch das ungesättigte Cyclitol gebunden sind (Abb. 9). Acarbose kann mit hoher Affinität an Amylase und Maltase gebunden werden (für Amylase mit 10^5fach höherer Affinität als die Oligosaccharide aus Stärke). Durch die Bindung wird die Aktivität der Enzyme und die Spaltung der natürlichen Kohlenhydrate im Darm gehemmt und die Absorption von Glucose verzögert.

* Phytinsäure liegt nur in pflanzlicher Nahrung, hauptsächlich als Magnesium-Phytat, vor. Beim Keimvorgang wird das Phytat im Pflanzensamen durch phytogene **Phytasen** gespalten und dadurch Phosphat und Magnesium bereitgestellt. Besonders Weizen (Weizenkleie: 5 g Phytat/100 g), Soja, Bohnen und Linsen haben einen hohen Phytatgehalt. Phytat aus der pflanzlichen Nahrung (und zubereiteten Hafer-, Bohnen- oder Linsenprodukten) wird im menschlichen Verdauungskanal nicht zerlegt. Der Phytinsäuregehalt in der Nahrung sollte deshalb vermindert werden. Bei Herstellung zum Beispiel von Vollkornbrot ist dies möglich durch Zugabe oder Aktivierung von Phytase im Mehl nach Einstellung saurer pH-Werte (Benutzung von Sauerteig, Zugabe von Citronensäure).

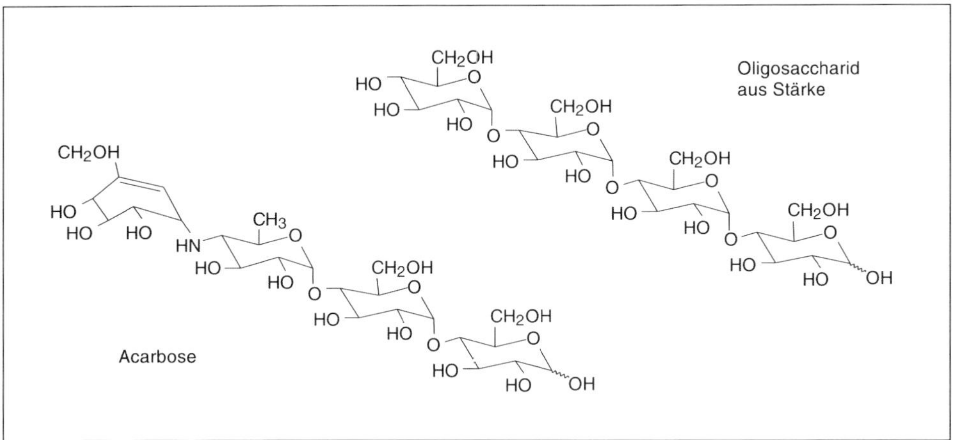

Abb. 9: Chemische Struktur von Acarbose (links) im Vergleich zu einem Tetrasaccharid aus Stärke (rechts).

Acarbose kann täglich zu 3 · 50 mg eingenommen werden. Unerwünschte Nebenwirkungen sind Blähungen und bei höherer Dosierung Durchfälle (durch die Vergärung von Zucker). Ein besonderer Vorteil der Acarbose ist, daß sie kaum absorbiert wird (nur 1,7 Prozent), nicht in den Stoffwechsel eingreift und nicht zu Hypoglykämie führen kann. Bei längerer Behandlung können atypische Abbauprodukte der Kohlenhydrate im Darm durch Bakterien und Pilze entstehen und absorbiert werden. Acarbose sollte deshalb nicht während der Laktation, bei Magen-Darm-Erkrankungen, Schwangerschaft und Neurodermitis angewendet werden.

Wie die therapeutisch verwendete Acarbose kann auch die Phytinsäure durch Bindung der Amylase an positive Calciumbrücken hemmend auf die Amylase-Aktivität wirken und die Glucoseabsorption verzögern.

Zur Hemmung der Fettverdauung wurde ein synthetischer Lipase-Inhibitor entwickelt (Tetrahydrolipostatin/Orlistat), der jedoch bei Abusus auch zum Vitamin-A-, -D-, -E- und -K-Mangel führen kann.

Andere Enzym-Inhibitoren hemmen die eiweißspaltenden Verdauungsenzyme (Trypsin-, Chymotrypsin-, Pepsin-Inhibitoren). Sie kommen z. B. in Sojabohnen, Bohnen, in rohen Kartoffeln sowie auch in Papaya, Früchtepulver, Ananas, Mango, Algen und rohen Eiern vor. Durch Kochen der Nahrung werden diese Proteinaseinhibitoren jedoch zerstört.

2.3 Nichtnutritive Wirkung der Nahrung

Magen, Dünndarm und Dickdarm haben außer ihren Funktionen bei der Verdauung und Absorption von Nahrungsstoffen auch eine große Bedeutung als endokrine und Immunorgane.

Die Nahrungsstoffe selbst (oder nach der Verdauung ihre Verdauungsprodukte) führen zur Sekretion **gastro-**

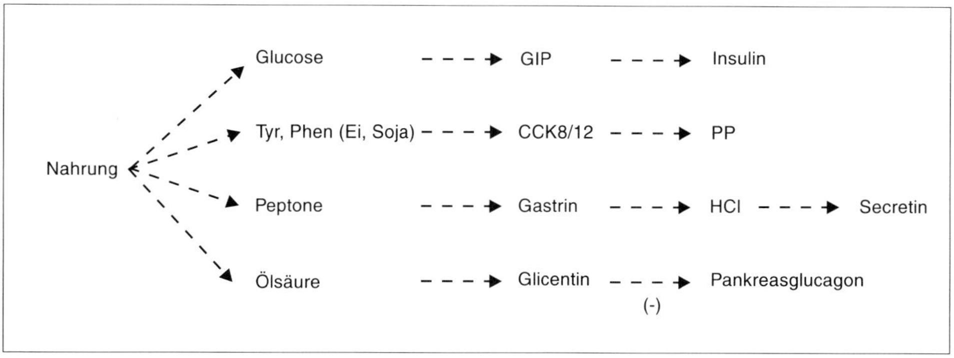

Abb. 10: Nahrungsbestandteile als Sekretionsreize für gastrointestinale Hormone.

Tabelle 11: Orte der Produktion von gastrointestinalen Hormonen.

Zelltyp	Sekretionsprodukt	Vorkommen
A-Zellen	Glucagon	Inselorgan, Glucagonom
B-Zellen	Insulin, Proinsulin C-Peptid	Inselorgan, Insulinom
C-Zellen	Calcitonin Katacalcin	Schilddrüse, C-Zellkarzinom
D-Zellen	Somatostatin Endorphine	Inselorgan, Magen-Darm-Kanal Hypothalamus
D_1-Zellen	vasoakt. intest. Polypeptid (VIP)	Magen, Dünndarm, Pankreas
EC-Zellen	Substanz P Serotonin	Magen, gesamter Darm
ECL-Zel- len	Serotonin Histamin, Dopamin	Magen
F-Zellen	pankreatisches Polypeptid (PP)	Pankreas, APUDome, MEA, MEN
G-Zellen	Gastrin Enkephaline	Magen, Gastrinom
I-Zellen	Cholecystokinine	Dünndarmschleimhaut, Pankreas
K-Zellen	gastric inhibitory polypeptide (GIP), (bzw. glucose-dependent-insulino- tropic peptide)	Dünndarmschleimhaut
L-Zellen	glucagon-like polypeptide-1 (GLP-1, Glicentin, Enteroglucagon)	gesamter Darm
Mo-Zellen	Motilin	Dünndarm
N-Zellen	Neurotensin	Dünndarm
P-Zellen	Bombesin	Magen, Dünndarm
S-Zellen	Secretin	Dünndarm

Tabelle 12: Trophische und sekretorische Wirkungen gastrointestinaler Hormone auf Zellproliferation und Enzymsynthesen in einigen Zielzellen des Gastrointestinaltraktes.

Hormon	Zielzellen (trophische Wirkung)	Sekretorische Wirkung
Gastrin-Gruppe		
▪ CCK (CCK-8, 12)	Azinuszellen des Pankreas	Trypsin- + Chymotrypsinogen
▪ Gastrin	Haupt- + Belegz. d. Magens	Pepsinogen, HCl
▪ GIP	Azinuszellen d. Pankreas	Lipase, Colipase
Secretin-Glucagon-Gruppe		
▪ Secretin	Duktuszellen d. Pankreas	HCO_3^-, Wasser
▪ Glicentin (Enteroglucagon, GLP-1)	Mukosazellen d. Darms	hemmt Glucagon + Gastrin
▪ pankreatisches Polypeptid (PP)	Schleimzellen d. Darms	hemmt CCK-, Gastrin- und Verdauungsenzym-Sekretion

intestinaler Hormone (s. Abb. 10). Diese Abgabe von gastrointestinalen Hormonen auf den Nahrungsreiz bezeichnet man als die „nichtnutritive Wirkung der Nahrung".

Außer durch Nahrungsbestandteile und ihre Abbauprodukte wird die Freisetzung dieser Hormone auch durch das vegetative Nervensystem beeinflußt. Störungen im Tonus des vegetativen Nervensystems tragen zu Balance-Ungleichgewichten in der Sekretion der gastrointestinalen Hormone bei und werden unter anderem für die „Reizdarm-Symptome" und das „irritable Kolon" mit verantwortlich gemacht (s. Kap. 6.2.7). In Tabelle 11 sind die heute bekannten Hormone aufgeführt, die von Zellen im Gastrointestinaltrakt gebildet werden.*

* Eine permanente Sekretion eines gastrointestinalen Hormons kann aus „Apudomen" erfolgen. Dies sind permanent hormonproduzierende Tumoren des Dünndarms (z. B. Gastrinom, Vipom). Ein Vipom löst choleraähnliche Symptome aus. Alle Hormonausschüttungen durch Apudome können meist durch Applikation von Octeotrid (Sandostatin®) gehemmt werden.

Funktionen gastrointestinaler Hormone

Eine der Funktionen gastrointestinaler Hormone ist die Anregung der Sekretion von Gallenflüssigkeit (Cholecystokinin), von Verdauungsenzymen, HCl und dem intrinsic factor (Tab. 12). Eine weitere Funktion ist ihre trophische Wirkung auf die Zellproliferation und die Enzymsynthese in Zellen des Gastrointestinaltrakts (z. B. GLP-1, Cholecystokinin, GIP).

Die gastrointestinalen Hormone tragen außerdem zur Steuerung der Motorik des Magens und der Peristaltik bei (VIP, GIP) und sind an der Sättigungskontrolle und der Nahrungsverwertung (Cholecystokinine) mitbeteiligt.

Auf welche Weise die verschiedenen Nahrungsstoffe eines Menüs zur Ausschüttung gastrointestinaler Hormone beitragen und die Funktion des Gastrointestinaltraktes steuern können, soll Tabelle 13 vermitteln.

Tabelle 13: Beitrag verschiedener Bestandteile eines Menüs zur Ausschüttung gastrointestinaler Hormone und deren Wirkung auf Verdauung und Motorik.

Menüablauf	Physiologische Reaktion
Vorspeise	
Aperitif oder Eiersuppe (Peptone)	**Gastrin** Pepsinogen, HCl HCl → Magenentleerung **Secretin** → Pankreassaftsekretion
Hauptgericht	
Eiweiße	**CCK** → Gallen- und Pankreassaftsekretion Sättigung
Kohlenhydrate	**GIP** → Insulinsekretion, Lipasesekretion Ruhigstellung des Magens **VIP** → Peristaltik
Fette	**GLP-1** hemmt Peristaltik
Alkohol	**PP** → hemmt CCK-, Gastrin-, HCl- und Verdauungsenzym-Sekretion sowie die Peristaltik

Funktionelle und organische Verdauungsinsuffizienz

Störungen und Imbalancen in der Ausschüttung gastrointestinaler Hormone führen zu *funktioneller* Verdauungsinsuffizienz. Zu einer funktionellen Verdauungsinsuffizienz kann es nach hohem Alkoholabusus oder einer übermäßigen Nahrungsaufnahme kommen, wenn eine überschießende Sekretion besonders von Pankreatischem Polypeptid (PP), aber auch von GLP-1, VIP oder GIP ausgelöst wird. Diese Hormone hemmen sowohl die weitere Ausschüttung von Verdauungsenzymen als auch die Peristaltik und die Pförtneröffnung (s. Tab. 14).

Tabelle 14: Hemmung der Pförtneröffnung und der Peristaltik durch das Pankreatische Polypeptid (PP) bzw. nach hoher Alkohol- oder Fettzufuhr.

1. Alkohol (Aperitif digestiv) → Gastrin → HCl → Secretin → CCK → Trypsin **Alkoholüberdosis:** Alkohol → Gastrinüberschuß → HCl-Überschuß → Secretinüberschuß → PP
Hemmwirkung von Pankreatischem Polypeptid auf CCK-Freisetzung, Enzym- und Gallesekretion und auf die Pförtneröffnung.
2. Fett → Lipase/Colipase, Gallensäuren → Fettsäurenabsorption **Erhöhte Fettzufuhr bzw. Gallensäuren- oder Lipasemangel:** Unzureichende Fettsäurenabsorption → Freisetzung von GLP-1 (Glicentin) im Dickdarm
Hemmwirkung von GLP-1 auf Glucagonfreisetzung und auf Magen- und Darmmotorik, „Völlegefühl“.

Die funktionelle Verdauungsinsuffizienz, Magen- und Darmatonie (z. B. durch PP, GLP-1) könnte von vornherein durch eine angemessene, nicht überlastende Zufuhr von Nahrung vermieden werden. Deshalb sind zu vermeiden:

- Überschüssiges Fett, denn ein Überschuß hemmt die Sekretion von Verdauungsenzymen und kann durch Ruhigstellung des Darms zu Völlegefühl beitragen.
- Zuviel Alkohol, er ruft einen Gastrinüberschuß hervor und führt zur PP-Bildung, durch die die Magenpassage gehemmt wird und Erbrechen eintritt.
- Zuviele Kohlenhydrate und Fett schließen den Magen (Völlegefühl durch GIP beziehungsweise GLP-1); Eiweiße dagegen, z. B. Käse, „schließen den Magen“ durch Abbindung von HCl, und die Eiweißverdauungsprodukte bewirken durch die CCK-Ausschüttung die Sättigungsempfindung.

Zu einer *organischen* Verdauungsinsuffizienz kommt es durch Atrophie des Pankreas und der Schleimhäute im Gastrointestinaltrakt infolge Schädigung der Mukosazellen oder fehlender Neubildung.

Eine organische Verdauungsinsuffizienz tritt z. B. als Folge von langjährigem, hohen Alkokolabusus auf. Dabei kommt es durch Überwiegen der Wirkung des Pankreatischen Polypeptids zur Atrophie der Belegzellen mit Achylie (HCl-, Pepsin- und Intrinsic-factor-Mangel) sowie auch zur Pankreasinsuffizienz.

Eine Atrophie der Darmmukosa tritt auf bei akuten und chronischen Darminfektionen, z. B. durch Rotaviren, und bei Zöliakie. Längerdauernde Minderzufuhr von Nahrung auf oralem Wege (z. B. im Hunger, bei Anorexie, bei Tumoren im Bereich von Mund, Rachen, Ösophagus, Magen sowie langdauernde parenterale Ernährung) führt durch verminderte Sekretion der trophisch wirksamen gastrointestinalen Hormone zur organischen Verdauungsinsuffizienz. Die längerdauernde Minderzufuhr von Nahrung und die zu geringe Ausschüttung trophisch wirksamer gastrointestinaler Hormone (Gastrin, Sekretin, GIP, CCK, GLP-1) bewirken, daß die sekretorischen Zellen atrophieren (Mukosa- und Pankreasatrophie), und es dadurch zu einer zu niedrigen Bildung von Verdauungssäften kommt.

Sowohl bei funktioneller als auch bei organischer Verdauungsinsuffizienz gilt:

Die orale Wiederzufuhr von Flüssigkeit (schwarzer Tee) und Nahrung (Reisschleim) darf nur in kleinen Portionen erfolgen (z. B. alle 5 Minuten einen Teelöffel), so daß die Flüssigkeitszufuhr gewährleistet (vgl. Tab. 20, S. 81), aber auch der gestörten Sekretion von trophischen Hormonen Rechnung getragen wird, bis sie sich wieder normalisiert hat.

Bei organischer Verdauungsinsuffizienz mit Atrophie muß zunächst die Neubildung von Zellen des Gastrointestinaltraktes (Magen, Pankreas, Dünndarm) angeregt werden. Erst nach mehreren Tagen und nur durch **oral** applizierte, langsam ansteigende Nahrungsmengen kann die Insuffizienz beseitigt werden.

Wenn dagegen bei Verdauungsinsuffizienz unvermittelt eine zu reichliche orale Nahrungszufuhr („Sattessen“) erfolgt, kann es nicht zu einer angemessenen Ausschüttung von Verdauungsenzymen kommen. Die Folgen sind Fäulnis- und Gärungsprozesse im Darm mit Diarrhoen und der Absorption toxischer Fäulnisprodukte (mit möglicher Todesfolge).

2.4 Speicherungs- und Entspeicherungsreaktionen

Zugeführte Nährstoffe werden im Organismus unterschiedlich verwertet. Unabhängig von der Zuordnung der Nährstoffe zu Energieträgern (Fett, Kohlenhydrate) oder Strukturbildnern (Eiweiße, Mineralien, Spurenelemente, Vitamine) ist ihre Verwertung im Organismus abhängig vom Gesamtzustand des Stoffwechsels (anabole oder katabole Phase) beziehungsweise von der Einwirkung spezifischer Liganden (Hormone, Vitamine, Antigene), durch die die selektive Synthese von Einzelproteinen ermöglicht wird (selektive Genexpression). Durch eine Mehr- oder Minderzufuhr von Nährstoffen können diese Stoffwechselphasen nicht unterdrückt werden, aber effektiver beziehungsweise uneffektiver ablaufen.

Im Stoffwechsel laufen anabole (absorptive) und katabole (postabsorptive) Phasen abwechselnd ab. Findet dieser Phasenwechsel nicht statt, liegt ein pathophysiologischer Zustand vor.

Besonders ungünstig ist eine Fixierung des katabolen Stoffwechselzustandes, z. B. bei Diabetes mellitus, im Hunger, bei Anorexie und Bulimie, während Infektionskrankheiten, im Postaggressionsstoffwechsel (nach Traumen, Operationen, bei Schock), weil unter diesen Bedingungen die endogenen Nährstoff-Pools verarmen. Unter diesen Bedingungen ist es notwendig, rasch wieder anabole Stoffwechselbedingungen zu erzwingen (z. B. durch Insulingabe, beziehungsweise Glucoseinfusion, orale Nahrungsaufnahme oder Sondenernährung, die zur Insulinausschüttung führen). Dadurch wird nicht nur die äußere Zufuhr wieder aufgenommen, sondern, was noch wichtiger ist: Es wird gesichert, daß auch die „innere Ökonomie" und Verwertung der endogen gespeicherten Nährstoffe wieder effektiv ablaufen kann und die negative Nährstoffbilanz für den Organismus unterbrochen wird.

2.4.1 Anabole, absorptive Phase

In der absorptiven Phase überwiegt der Insulineinfluß. Insulin wird durch eine geringe Zunahme der Glucosekonzentration im arteriellen Blut und ihre Einwirkung auf die B-Zellen des Pankreas ausgeschüttet. Es gelangt zuerst (über die Vena lienalis) in die Pfortader und wirkt auf Leberzellen (Abb. 11).

Auch die absorbierten Monosaccharide und Aminosäuren gelangen während der absorptiven Phase über die Pfortader zuerst in die Leber, die absorbierten Fettsäuren werden als Chylomikronen über das Lymphsystem (den Milchbrustgang) und den Blutkreislauf verteilt. Ihr Einbau in die Organzellen und ihre Verwertung erfolgt optimal unter dem Einfluß von Insulin.

Kohlenhydrate

Eine Erhöhung der Blutglucosekonzentration führt zur Ausschüttung von Insulin, was wiederum in den Leberzellen die Neusynthese der Glucokinase auslöst. Glucokinase ist das wichtigste Enzym, das auf die Erhöhung der Glucosekonzentration im Pfortaderblut reagiert. Das Enzym hat einen hohen Km-Wert (um 10 mmol/l) für Glucose und ist glucosespezifisch. Dadurch wird seine Aktivierung allein durch die Glucosekonzentration im Pfortaderblut gesteuert.

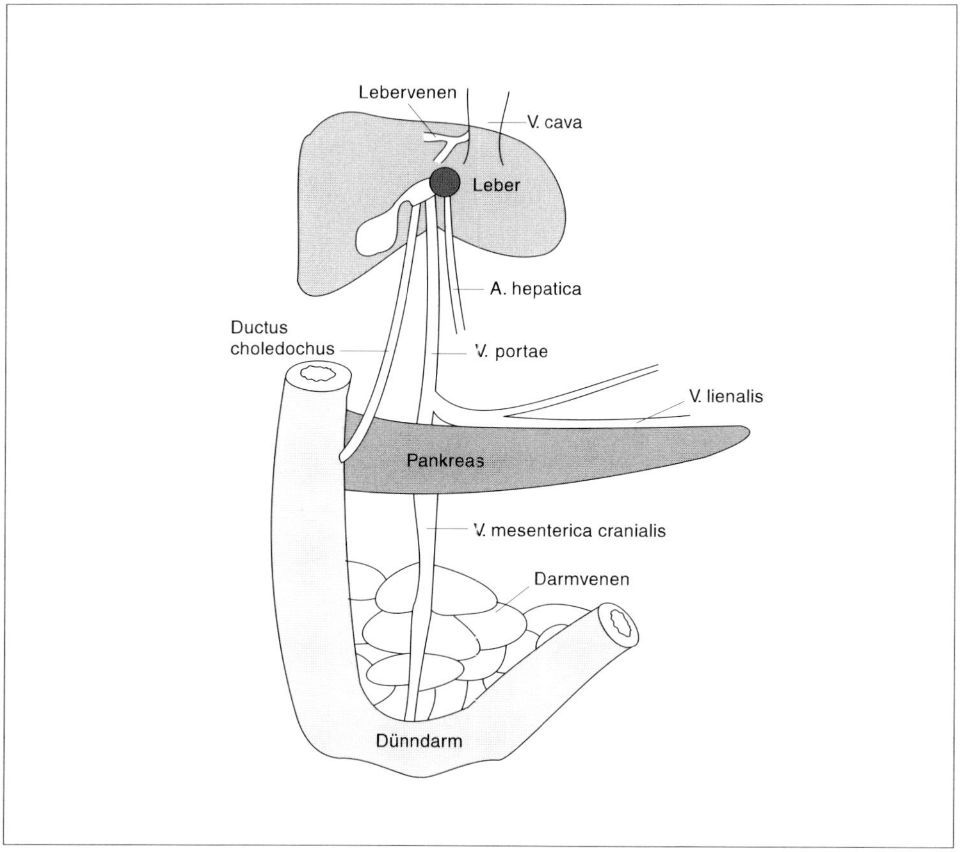

Abb. 11: Zufluß von Insulin aus dem Pankreas über die Pfortader zur Leber: Blut aus Dünndarm und Pankreas gelangt erst nach Leberpassage in den Körperkreislauf (V. cava).

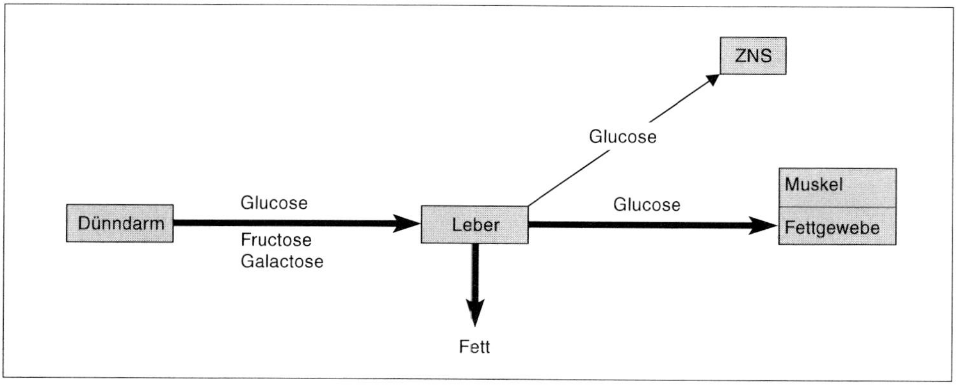

Abb. 12: Hauptrichtungen der Verteilung von Monosacchariden zwischen den Organen während der absorptiven Phase.

Die Aktivität der Glucokinase steigt in der absorptiven Phase nach Zunahme der Glucosekonzentration bis auf den Maximalwert, so daß Glucose verstärkt in die Leberzellen aufgenommen und ihre Konzentration im Blut gesenkt wird (Abb. 12). Bei „normalen" Glucosekonzentrationen (in der postabsorptiven Phase) ist die Aktivität der Glucokinase niedrig, so daß nur eine geringe Glucoseaufnahme in die Leber erfolgt.

In der absorptiven Phase wird die aufgenommene Glucose in Leberzellen hauptsächlich zur Fettsynthese (über Glykolyse und Acetyl-CoA) und zur Glykogensynthese verwendet. Die erhöhte Fettsynthese in Leberzellen drückt sich in einer vermehrten Bildung und Sekretion von triglyceridreichen Lipoproteinen (very low density lipoproteins, VLDL) in das Blutplasma aus (alimentäre Hyperlipidämie).

Proteine
Die Aminosäurenabsorption führt über die Freisetzung der trophischen Chylocystokinine zur Steigerung der Eiweißsynthese im Pankreas (Hauptzellen, Verdauungsenzyme) und durch Insulin (Aktivierung des S6-Proteins, Prolongationsfaktor) in Leberzellen zur erhöhten Proalbuminsynthese (Abb. 13).

Die erhöhte Eiweißsynthese erfolgt durch den Aminosäurenzufluß und durch die antizipierte mRNA-Synthese in der postabsorptiven Phase. In der absorptiven Phase können so Proteine, die als „Eiweißkurzzeitspeicher" aufgefaßt werden, synthetisiert werden. Sie stehen nach proteolytischen Reaktionen in der postabsorptiven Phase, besonders aber in Hunger- und längerdauernden katabolen Phasen, als Aminosäurenlieferanten zur Verfügung. Insulin hat also einen positiven Effekt auf die Proteinbilanz der Leber. Eine Schlußfolgerung davon ist, daß auch Kohlenhydrate einen **„eiweißsparenden Effekt"** haben. Durch eine erhöhte Kohlenhydratzufuhr wird die Eiweißsynthese gefördert und die Proteolyse gehemmt. Ursache dafür ist die (kohlenhydratbedingte) Insulinausschüttung. Sie hemmt eine erhöhte Harnstoffsynthese. Dieser Effekt wird ausgenutzt bei der Behandlung von Patienten mit Niereninsuffizienz (Urämie).

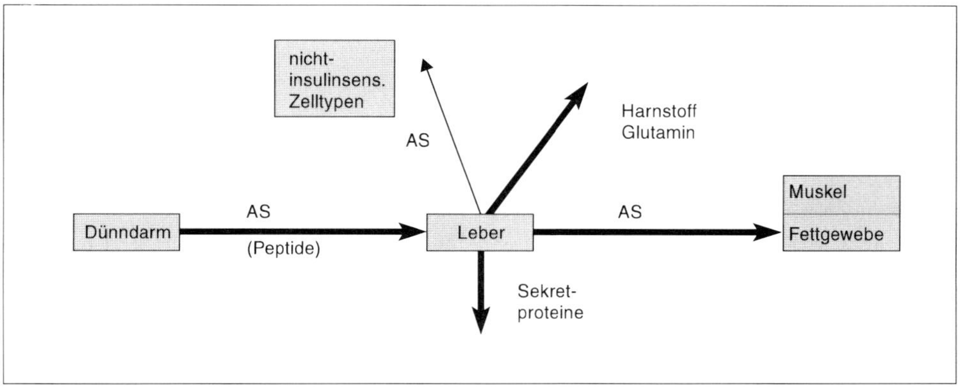

Abb. 13: Hauptrichtungen der Stoffflüsse von Produkten des Eiweißstoffwechsels während der absorptiven Phase.

Eine Minimierung der Entstehung von harnpflichtigen Rest-N-Substanzen wird durch hohe Kohlenhydratzufuhr und minimale Zufuhr von hochwertigen Nahrungseiweißmengen (30 g/Tag) erreicht.

Bei fettsüchtigen Patienten mit dauernd erhöhter Insulinkonzentration im Pfortaderblut ist eine mRNA-„vorweg"-Synthese nicht möglich. Dadurch werden die in der absorptiven Phase anflutenden Aminosäuren nicht für die Synthese von „Kurzzeiteiweißspeichern", sondern, wie auch Monosaccharide, für die Fettsynthese verwendet. (Es liegen hohe Aktivitäten der Aminotransferasen vor und die Pyruvatcarboxylase wird durch Acetyl-CoA aktiviert. Acetyl-CoA-Carboxylase und 3-Phosphoglycerolsynthetase werden dephosphoryliert und aktiviert.) Außer der erhöhten Fettsynthese erfolgt dann, trotz Insulin, eine erhöhte Stickstoffausscheidung (Zunahme der Stickstoffausscheidung mit der Eiweißzufuhr).

Fette

Wegen der Insulinausschüttung kommt es in der absorptiven Phase zur Hemmung der Fettsäurenfreisetzung aus dem Fettgewebe (Hemmung der hormonaktiven Fettgewebslipase) (Abb. 14). In der Leber kommt es zur Aktivierung der Fettsäuren- und Triglyceridsynthese (niedrige Konzentration von Malonyl-CoA, hohe Acetyl-CoA-Carboxylase-Aktivität, hohe 3-Phosphoglycerolsynthetase-Aktivität).

Nach der Fettsynthese in den Leberzellen und nach der Absorption von Fettsäuren in Darmmukosazellen entstehen triglyceridreiche Lipoproteine. Aus der Leber kommen die *very low density lipoproteins (VLDL)* und aus den Darmmukosazellen die *Chylomikronen*. Sie gelangen in das Blutplasma und verursachen die **alimentäre Hyperlipidämie.**

Die Triglyceride in den Chylomikronen und VLDL werden im Kapillarbereich der Blutgefäßbahn (in den Organen) durch eine Lipoproteinlipase hydrolysiert. Die freigesetzten Fettsäuren werden in den Organzellen verwertet, oder sie fließen zur Leber ab. Dort werden sie erneut in VLDL eingebaut. Es kommt zu einem Fettsäuren-Kreislauf.

Chylomikronen und VLDL selbst können nicht in die Arterienwände aufgenommen werden. Durch die Freisetzung der Fettsäuren aus den VLDL und Chylomikronen entstehen jedoch

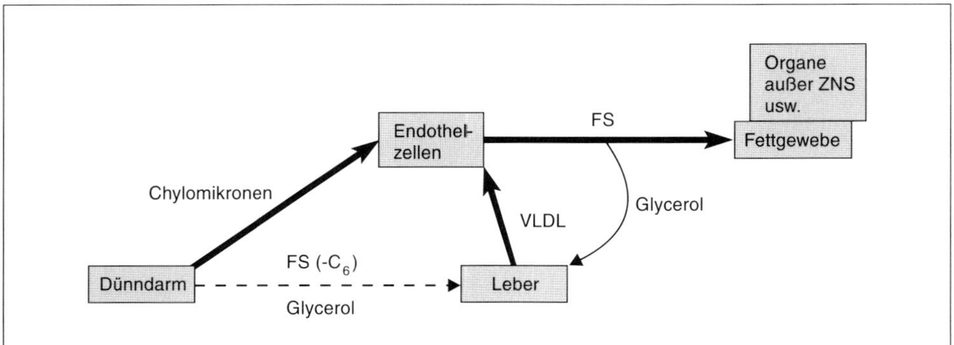

Abb. 14: Hauptrichtungen der Fett- und Fettproduktflüsse zwischen den Organen während der Fettabsorption.

aus ihnen *Restpartikel (IDL und remnants)*, in denen Cholesterol angereichert ist. Diese Restpartikel verhalten sich nun ähnlich wie die cholesterolreichen *LDL (low density lipoproteins)* und können, wie die LDL, in die Arterienwände aufgenommen werden.

Durch Entstehung dieser Restpartikel *erhöht überkalorische Ernährung das Atheroskleroserisiko.* Zur Bestimmung des Risikos reicht es also nicht aus, nur die Konzentration einzelner cholesterolhaltiger Lipoproteine zu bestimmen, sondern es ist auch die Ermittelung der Triglyceridkonzentration und der Cholesterol-Gesamtkonzentration erforderlich.

2.4.2 Katabole, postabsorptive Phase

In katabolen Stoffwechselphasen ist die Insulinkonzentration im Blut niedrig oder die Insulinwirkung ist gehemmt (Abb. 15). Dagegen überwiegt der Einfluß von Glucagon, Glucocorticoiden und Katecholaminen, wodurch Speicherstoffe abgebaut werden können.

In der postabsorptiven Phase und im Hunger werden über eine längere Zeit alle Lebensprozesse durch Nährstoffbereitstellung aus endogenen Speichern ohne Nahrungszufuhr aufrecht erhalten. Die katabolen Reaktionen werden dabei vor allem durch die Glucagonsekretion unterstützt. Da beim Menschen nur Leber- und Fettgewebszellen Glucagonrezeptoren haben, erfolgen die Abbauvorgänge fast nur in diesen Organen. Diese Abbauvorgänge werden in der absorptiven Phase schnell wieder ausgeglichen. Aus diesem Grunde ist auch eine Verlängerung der postabsorptiven Phase um ein paar Stunden (z. B. im Tierfütterungszyklus) kein Nachteil. Sie kann sogar durch Erhöhung der Insulinsensitivität in dieser Phase und die gesteigerte mRNA-Synthese in Leberzellen von Vorteil sein („Hungermast“).

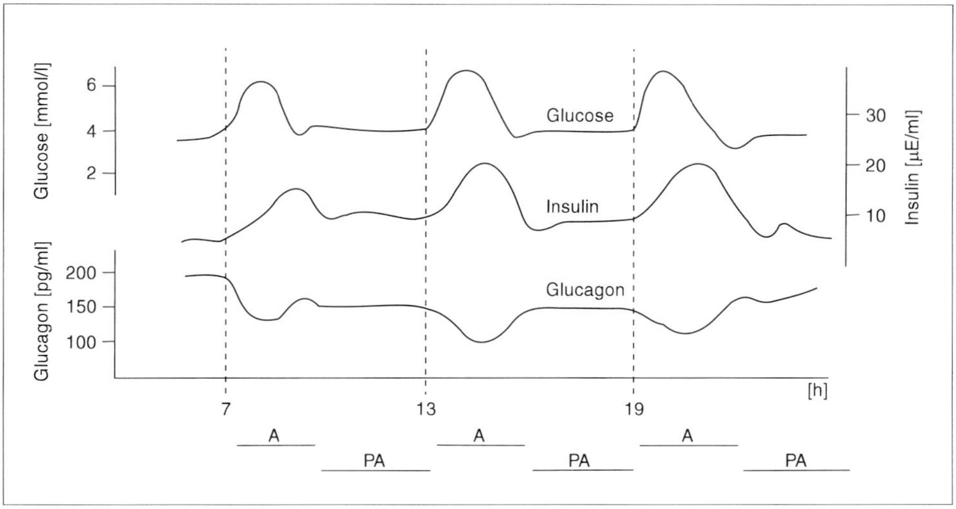

Abb. 15: Veränderungen der Insulin- und Glucagonkonzentration im arteriellen Blutplasma in den absorptiven (A) und postabsorptiven (PA) Phasen.

Die Umschaltung zwischen kataboler und anaboler Phase in den Organzellen kann innerhalb von Sekunden erfolgen. Verantwortlich dafür sind **reversible** Phosphorylierungs- und Dephosphorylierungsreaktionen von Schlüsselenzymen in den Stoffwechselketten:

Wirkt Glucagon (oder Adrenalin, Prostaglandin E usw.), werden Enzyme in „anabolen Ketten“ durch cAMP-abhängige Proteinkinasen phosphoryliert und in ihrer Aktivität gehemmt. Wirkt danach Insulin ein, werden die cAMP-abhängigen Stoffwechselveränderungen wieder rückgängig gemacht. Phosphodiesterasen bauen das cAMP ab und durch eine „Effektuierungskette“, an der als ein second messenger das Phosphoinositolglykan-Peptid beteiligt ist (Saltiel et al. 1988; Brautigan et al. 1988; Lawrence 1991), werden *Proteinphosphatasen* aktiviert, die die Enzyme in den „anabolen Ketten“ wieder dephosphorylieren. Dies bedeutet, daß der Aktivierungszustand der anabolen (und katabolen) Stoffwechselketten von der Konzentration der steuernden Hormone im Blutplasma abhängt. (Beim unbehandelten Diabetes können die intrazellulären Proteine der Insulin-Effektuierungskette in so niedriger Konzentration vorliegen, daß z. B. eine einzige Insulingabe noch keine Wirkung auslöst. Der Patient muß erst über eine längere Zeit mit Insulin behandelt und „eingestellt“ werden, weil nur durch Insulin die intrazelluläre Eiweißsynthese wieder angeregt werden kann.)

Kohlenhydrate

In der katabolen postabsorptiven Phase verändern sich in den Leberzellen die Aktivitäten der Glucokinase und Glucose-6-Phosphatase.

Beide Enzyme sind scheinbar an einem „futile cycle“ beteiligt, der nur ATP verbraucht (s. Abb. 5, S. 51). Aufgabe dieses „futile cycle“ ist die Konstanthaltung und Regelung der Glucosekonzentration im arteriellen Blut.

In der postabsorptiven Phase überwiegt die Glucose-6-Phosphatase-Reaktion. Dadurch erfolgt eine Abgabe von Glucose aus der Leber in das Blut (negative hepatische Glucosebilanz). Zwischen Glucoselieferung aus der Leber und dem peripheren Verbrauch stellt sich ein Gleichgewicht ein, so daß die Glucosekonzentration im Blut nahezu konstant bleibt.

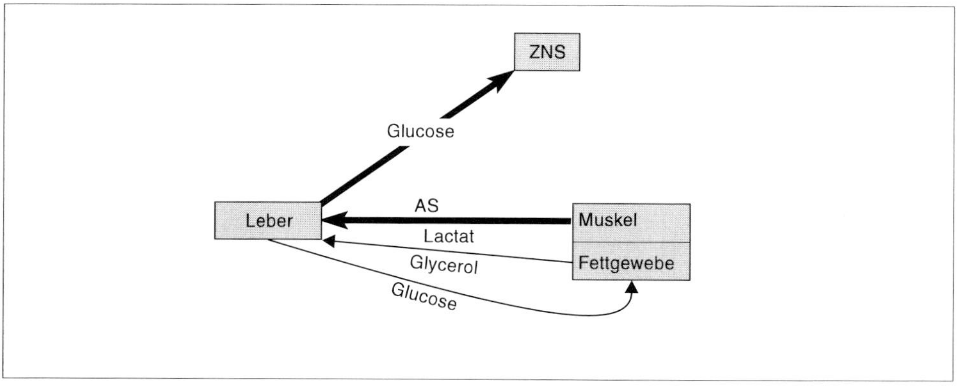

Abb. 16: Stoffflüsse zur Glucosebereitstellung in der postabsorptiven Phase.

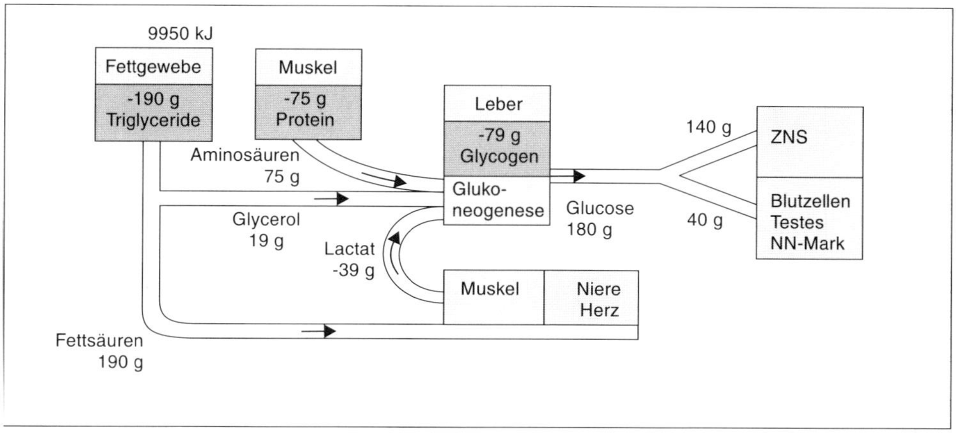

Abb. 17: Bereitstellung und Verbrauch von Glucose während einer verlängerten postabsorptiven Phase (berechnet pro Tag).

Die Glucosebereitstellung in der postabsorptiven Phase erfolgt durch Umwandlung von Glycerol, Alanin und Lactat, die der Leber zufließen, zu Glucose durch die Glukoneogenesereaktionen sowie, in geringerem Maße, durch Glykogenolyse. Durch das Gleichgewicht kann die Blutglucosekonzentration konstant gehalten werden (Abb. 16).

Glucose wird in der postabsorptiven Phase nur von den nicht-insulinabhängigen Zellen verbraucht. Die Nervenzellen, die Zellen des Nebennierenmarks, des Blutes und der Testes verbrauchen täglich etwa 170 g Glucose. Genau soviel wird von den Leberzellen bereitgestellt (Abb. 17).

Proteine

Im Eiweißstoffwechsel fällt während der katabolen Phase der nahrungsabhängige Reiz für die Ausschüttung von gastrointestinalen Hormonen weg, so daß die Neusynthese von gastrointestinalen Proteinen (im Pankreas und der Darmschleimhaut) nicht ablaufen kann. Dagegen erfolgen die proteolytischen Reaktionen weiterhin und können so aus gastrointestinalen Proteinen Aminosäuren für den Gesamtorganismus bereitstellen („Eiweiß-Kurzzeitreserve") (Abb. 18).

Auch in Leberzellen erfolgt nur eine verminderte Eiweißsynthese. Dagegen kommt es in dieser Phase zur Neusynthese von mRNA. In der Leber überwiegen durch den Glucagoneinfluß die Endozytose von Plasmaproteinen und der Abbau von Speichereiweißen (Präproproteine in den Golgi-Vesikeln). Mikroskopisch ist dies erkennbar an dem hohen Gehalt der Leberzellen an Heterolysosomen (als Folge der „Autophagie-Welle", des „burst of endocytosis"). Die entstehenden Aminosäuren werden zum Teil für die Synthese von lebensnotwendigen Proteinen (Gerinnungsproteine, Antikörper) verwendet, zum Teil werden sie umgebaut zu Glucose. Ursache ist, daß die Aminotransferasen der Leber eine sehr hohe Aktivität haben und dadurch große Mengen an α-Ketosäuren aus Aminosäuren anfallen, die zur Glukoneogenese verwendet werden können (Pyruvat, α-Ketoglutarat). Da-

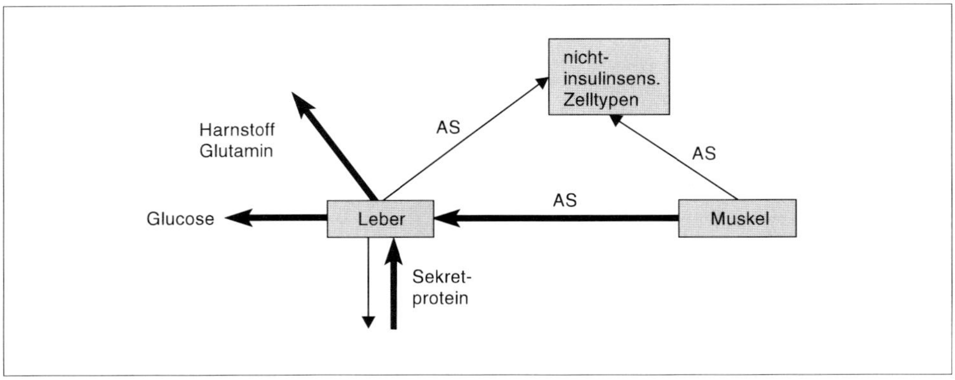

Abb. 18: Hauptrichtungen der Stoffflüsse zwischen den Organen für Produkte des Eiweißstoffwechsels in einer Hungerphase.

durch kann die Erhaltung der Glucosekonzentration im Blutplasma gesichert werden.

Die erhöhte Endozytose von Plasmaproteinen stellt sich auch während einer Abmagerungskur und bei Infektionskrankheiten ein, so daß wegen des Abbaus überschüssiger Antigen-Antikörperkomplexe, α-2-Makroglobulin-Proteinase-Komplexe, von Lipoproteinen, Gerinnungsproteinen, Albumin und Transferrin im Blut die Blutviskosität abnimmt und eine bessere Durchblutung garantiert wird. Man hat dies mit den Abbau von *„Körperschlacken"* in Verbindung gebracht. Auf jeden Fall kann sich dadurch das Befinden verbessern, weshalb kurzzeitiges Fasten als der „königliche Heilweg" bezeichnet wird.

Als Folge des erhöhten Aminosäurenabbaus fallen in der postabsorptiven Phase aber auch große Mengen an freien Aminogruppen an, die in Harnstoff und Glutamin eingebaut werden. Die Stickstoffbilanz des Organismus wird negativ und es wird vermehrt Harnstoff ausgeschieden (weshalb man in katabolen Phasen eine hohe Flüssigkeitszufuhr garantieren muß). Muskeleiweiß wird in der postabsorptiven Phase kaum abgebaut, wenn gleichzeitig Muskelarbeit geleistet wird (die postabsorptive Phase ist üblicherweise die „Phase des Tätigseins").

Bei einer längerdauernden katabolen Phase (Hungern) sinken auch die Aktivitäten der Aminotransferasen (durch fehlende Neusynthese) ab, so daß weniger Aminosäuren zu Ketosäuren und Ammoniak abgebaut werden (Abnahme der Stickstoffausscheidung). Die Aminosäuren können dann für die Synthese lebensnotwendiger Eiweiße erhalten bleiben.

Fette

Im Fettstoffwechsel kommt es durch den Insulinmangel zur eingeschränkten Fettsäurenaufnahme in Fettgewebszellen (niedrige Wiederveresterung) und zur Lipolyse (Aktivierung der cAMP-abhängigen Fettgewebslipase) (Abb. 19). Dadurch stehen die im Blutplasma enthaltenen Fettsäuren hauptsächlich der Verwertung im Skelettmuskel, Herzmuskel und der Niere zur Verfügung.

Bei länger andauerndem Hunger (und Insulinmangel, Diabetes Typ I) können

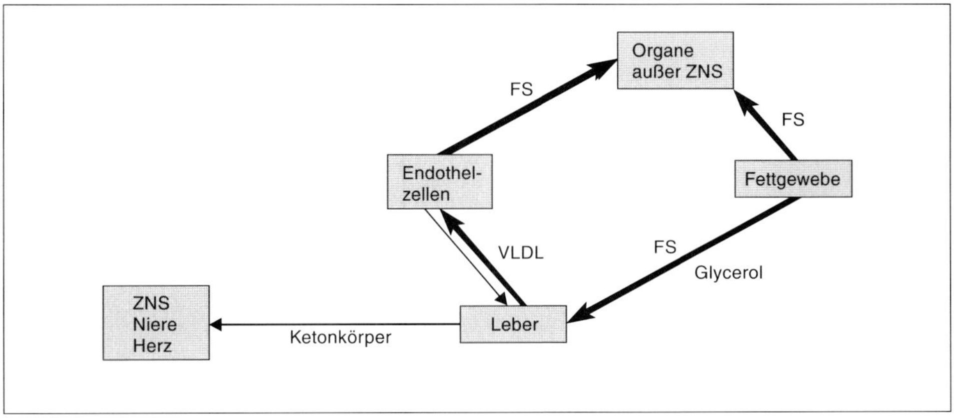

Abb. 19: Hauptrichtungen der Fett- und Fettproduktflüsse zwischen den Organen in der postabsorptiven Phase.

die Fettsäuren nicht ausreichend verwertet werden. Ihre Konzentration im Blut steigt zunächst extrem an, dann werden sie von der Leber aufgenommen. Dort entstehen aus ihnen die Ketosäuren bzw. Ketonkörper: β-Hydroxybuttersäure und Acetessigsäure. Sie werden an das Blut abgegeben und rufen eine Azidose hervor (Ketoazidose), obwohl diese Säuren auch von Niere, Herz- und Skelettmuskel verbraucht werden. Beide Säuren können nach 3 bis 4 Tagen Hungerstoffwechsel als Substrat von den Zellen des ZNS verbraucht werden (nach Induktion des Enzyms β-Hydroxybutyrat-Dehydrogenase).

2.5 Pathologie des katabolen Stoffwechsels

Diabetes mellitus

- Durch den Insulinmangel bei Diabetes mellitus Typ I erfolgt ein extrem hoher, unkontrollierter Verbrauch endogener Speicherstoffe, der auf Insulinmangel beruht. Die Fettsäuren aus dem Fettgewebe werden nicht ausreichend verbrannt, so daß es zu einem extre-men Fettsäurenanstieg im Blutplasma und zur Umwandlung von Fettsäuren zu Ketosäuren (β-Hydroxybuttersäure, Acetessigsäure) mit Azidose kommt. Andere Produkte der unkontrollierten „Vergeudung“ von endogenen Körperbestandteilen werden verstärkt ausgeschieden (Glukosurie, Kaliurie).
- Beim erblichen Diabetes mellitus Typ II beruht der katabole Leberzellstoffwechsel auf einer Insulinresistenz. Hauptmerkmal ist die Glucoseverwertungsstörung der Leber, so daß stark schwankende und erhöhte Glucosekonzentrationen auftreten. Durch sie werden extrazelluläre Proteine, wie Kollagen, Albumin, Apolipoproteine und Hämoglobin glukatiert. Glukatierte Proteine (advanced glycosylation endproducts, vgl. Abb. 45, S. 222) sind schwer abbaubar. Sie entstehen unter anderem in den LDL und in den Basalmembranen der Arteriolen.

Sie verdicken die Arteriolenintima und führen dadurch bei Diabetikern zur Mikroangiopathie in der Niere und am Augenhintergrund.
Die Hauptsäulen der Behandlung des Diabetes Typ II bestehen in der Vermeidung hoher Glucosekonzentrationsschwankungen (durch langsam absorbierbare Kohlenhydrate [Stärke] oder Hemmung der Kohlenhydratverdauung [mit Acarbose]) sowie in der Erhaltung des Körpereiweißes (durch muskuläre Aktivität).

Postaggressionsstoffwechsel
Ein kataboler Stoffwechsel stellt sich reaktiv auch nach einer extremen traumatischen oder psychischen Belastung des Organismus ein (z. B. bei Infektionskrankheiten, Fieber, nach Unfällen, Verletzungen, Verbrennungen, Blutverlusten, Herzinfarkt, Schock, Operationen, bei Schmerzen, Krebskrankheit, Hyperthyreose).

Die katabolen Reaktionen in den Organzellen werden dabei besonders durch die Prostaglandine, Leukotriene und Zytokine hervorgerufen. Prostaglandin E aktiviert das sympathische Nervensystem, so daß es zum Fieber und, durch Senkung der Insulinwirksamkeit, zu erhöhter Lipolyse, negativer Stickstoffbilanz und erhöhtem Energieumsatz kommt **(kataboler Hypermetabolismus).**

Für den Postaggressionsstoffwechsel werden zwei Phasen unterschieden:

- In der ersten Phase kommt es zur Ausschüttung von Noradrenalin und Somatostatin (dies führt zu verminderter Insulinwirkung und Hyperglykämie), zu Gefäßkontraktionen mit Hypoxie, Adenosinfreisetzung und Radikalbildung in minderdurchbluteten Organen, Bildung von Milchsäure, Lactatazidose, Bildung von Hypoxanthin aus Adenosin.*
- In der zweiten Phase des Postaggressionsstoffwechsels überwiegt die Ausschüttung von Glucocorticoiden. Sie führt zu verstärktem Abbau von Muskeleiweiß und negativer Stickstoffbilanz. Durch Glucocorticoide (bei gleichzeitigem Insulinmangel) kommt es nämlich zur Aktivitätssteigerung einer alkalischen Muskelproteinase, die in Skelettmuskelfasern induziert werden kann. Zusammen mit der verminderten Insulinwirkung sind die Glucocorticoide hauptverantwortlich für den erhöhten Eiweißabbau, die negative Eiweißbilanz und die erhöhte Fettsäurenfreisetzung aus dem Fettgewebe, so daß es außer dem Verlust von Eiweißreserven auch zum „Abschmelzen der Fettdepots" kommt. Bezüglich des Abbaus von Muskeleiweiß besteht eine Besonderheit für den Herzmuskel, in dem weder durch Glucocorticoide noch durch längeres Hungern ein erhöhter Eiweißabbau ausgelöst wird. Die Eiweißsynthese wird hier hauptsächlich durch die Muskelbelastung (Kriterium ist das Ausmaß der Fettsäuren-β-Oxidation) angeregt, so daß auch unter diesen Bedingungen eine „Herzmuskelhypertrophie" fortbestehen kann.

Die katabolen Reaktionen werden verstärkt durch eine gleichzeitige Hyperthermie (Fieber). Fieber wird ausgelöst durch Stimulierung von Leukozyten und Makrophagen, z. B. nach ihrem

* Die Adenosin-, Prostaglandin- und Katecholaminfreisetzung bewirkt auch eine Hemmung der Hungerempfindung, so daß der Appetit abnimmt (weshalb im Postaggressionsstoffwechsel die Nahrungsaufnahme durch IOET [intensivierte orale Ernährungstherapie, „Wunschnahrung"] und durch einfühlsamen Zuspruch herbeigeführt werden sollte).

Kontakt mit Endotoxinen (Pyrogenen). In Leukozyten wird dadurch das Polypeptid Interleukin-1 neu synthetisiert (diese Synthese ist hemmbar durch einen Hemmstoff der Polypeptidsynthese, das Puromycin). Die Interleukin-1-Freisetzung in das Blutplasma führt zu erhöhter Synthese von Prostaglandin E_2 in Endothelzellen, z. B. auch im Bereich hypothalamischer Neurone. Von diesen werden dadurch vermehrt Neurotransmitter, unter anderem Katecholamine, Serotonin und Somatostatin gebildet, die im Wärmezentrum eine „Schwellenverstellung" veranlassen. Das heißt, im Hypothalamus wird eine höhere Erregbarkeit von Zellen des Temperaturzentrums erreicht, so daß die Wärmebildung ansteigt und die Wärmeabgabe eingeschränkt wird.

Auch die Hungerempfindung und der Appetit nehmen durch die Prostaglandin- und Katecholaminfreisetzung ab.

Die Unterbrechung des Postaggressionsstoffwechsels erfolgt am besten durch die baldige Wiederaufnahme von Nahrung.

Anorexie

Ein katabol ablaufender Stoffwechsel bis zur Kachexie kann bei Tumorpatienten durch fehlenden Appetit oder mangelhafte Nahrungsaufnahme entstehen, aber auch bewußt herbeigeführt werden durch Nahrungsverweigerung. Bei bewußter Nahrungsverweigerung („Hungerstreik") oder triebhafter Nahrungsverweigerung („Schlankheitswahn") wird der katabole Stoffwechsel noch durch eine erhöhte Ausschüttung von Streßhormonen (unter anderem von Glucocorticoiden) verstärkt. Unter diesen Bedingungen kann ein „Ernährungsnotstand" (Schauder 1991) entstehen. Die katabolen Reaktionen (Abbau und Verlust von Eiweißen, Coenzymen und Spurenelementen) sollten möglichst rasch beendet werden. Dafür ist die Sondenernährung oder parenterale Ernährung mit hyperkalorischen bedarfsgerechten Infusionen geeignet.

2.6 Diagnostik zum Ernährungsstatus

Unter- und Fehlernährung äußern sich nicht nur in Veränderungen des Körpergewichts, sondern in Einschränkungen von Funktionen. Durch die Bestimmung des Ernährungsstatus werden diese Funktionseinschränkungen erfaßt. Bei selektiven Nährstoffdefiziten und erhöhtem Nährstoffverbrauch sind die Funktionseinschränkungen oft die einzigen Hinweise auf eine Fehlernährung, und sie stehen deutlicher im Vordergrund als Gewichtsveränderungen.

Es ist beachtenswert, daß auch Fettsüchtige für essentielle Nahrungsfaktoren Ernährungsdefizite haben und „unterernährt" sein können. Bei massiver Fettsucht liegt allenfalls eine überkalorische Ernährung, in den seltensten Fällen aber eine „Überernährung" mit allen notwendigen Nährstoffen vor. In eine „Unterernährung" mit erheblichen Bilanzdefiziten für essentielle Nahrungsfaktoren, z. B. für Vitamine, Selen, Zink, Eisen, kommen Übergewichtige, wenn sie eine einseitige Ernährung bevorzugt haben. Auch wenn Abmagerungskuren häufig wiederholt werden, treten Funktionseinschränkungen auf, während sich kaum Veränderungen im body mass index oder im Verhältnis von Taillen- zu Hüftumfang erkennen lassen.

Unter- und Fehlernährungen können durch Bestimmung von Funktionseinschränkungen erfaßt werden, weil alle

Tabelle 15: Eiweiß-Stickstoffverlust im Postaggressionsstoffwechsel.

Situation	Stickstoffverlust (g/Tag)
■ Kleine und mittlere Eingriffe	11 – 13
■ Größere Operationen	14 – 17
■ Peritonitis	14 – 17
■ Pankreatitis	14 – 17
■ Polytrauma	15 – 25
■ Schädel-Hirn-Trauma	20 – 30
■ Sepsis	20 – 30
■ Verbrennungen von über 30 % der Körperoberfläche	20 – 40

Funktionen im Organismus auf Syntheseleistungen beruhen. Syntheseleistungen erfolgen aber nach dem „Gesetz des Minimums" (nach Justus von Liebig), das heißt, bei selektiven Defiziten können Synthesen nicht mehr ausreichend ablaufen, es kommt zu einer erhöhten Stickstoffausscheidung, und es fallen verschiedene Funktionen aus (was mit dem Ernährungsstatus erfaßt wird) (Tab. 15).

Der Ernährungszustand kann mit Hilfe von Funktionsparametern ausreichend beurteilt werden. Diese Parameter stehen für Syntheseleistungen und Funktionen. Liegen sie bei einem Patienten vorwiegend innerhalb der Normwerte, kann man von einem guten Ernährungszustand ausgehen. Die einzelnen Parameter repräsentieren Teilleistungen des Organismus.

Um die Möglichkeit zu berücksichtigen, daß auch ernährungsunabhängige Verminderungen dieser Normwerte vorkommen können, werden 6 bis 7 Parameter bestimmt, von denen nicht jeder optimal zu sein braucht.

Zur Ermittlung des Ernährungszustandes wird ein **Ernährungsquotient (EQ)** aus Laborwerten sowie aus immunologischen und klinischen Daten (Tab. 16) bestimmt. Man legt für Parameter, die innerhalb der Normwerte liegen, den Wert 1 zugrunde. Werte die unterhalb der Norm liegen, erhalten den Wert Null. Nach Summenbildung aus 6 Parametern geteilt durch 6 kann maximal ein Ernährungsquotient von 1 erhalten werden, nämlich wenn alle Werte im Normbereich liegen. Minimal ergäbe sich ein Ernährungsquotient von 0, wenn für alle Parameter Werte unterhalb der Norm gemessen worden sind.

Bei Gesunden liegt der EQ zwischen 0,5 und 1,0. Werte unter 0,5 sind pathologisch. Dabei wird berücksichtigt, daß die Parameter auch unabhängig von der Ernährung unterhalb der Norm liegen können. Zum Beispiel wäre es denkbar, daß eine zu niedrige Hämoglobin-Konzentration auf einer Hemmung der Hämoglobinsynthese durch Erythropoetinmangel bei Niereninsuffizienz oder auf einer Hemmwirkung von Zytokinen bei Infektionen oder auf Blutverlust beruht und nicht nur auf unzureichender Eiweißernährung und Eisenmangel.

Ein niedriger Ernährungsquotient bei Unterernährung oder selektiven Ernährungsdefiziten beruht also auf mangelhaften Syntheseleistungen für lebenswichtige Proteine und auf der Einschrän-

Tabelle 16: Erährungsabhängige Parameter zur Beurteilung des Ernährungsstatus und für die Kalkulation des Ernährungsquotienten (nach Schmoz et al. 1987).

▪ Serumalbumin (HWZ 19 Tage):	0 = unter 31,5 g/l 1 = über 38 g/l
▪ Serumtransferrin (HWZ 7 Tage)	0 = unter 1,85 g/l 1 = über 2,7 g/l
oder Cholinesterase (HWZ 1 Tag)	
▪ Hämoglobin	0 = unter 6,5 mmol/l 1 = über 7,6 mmol/l
▪ Immuno-Hauttest mit 2 Testantigenen: (z. B. mit Candidin oder Streptokokkenantigenen)	0 = unter 1 cm Durchmesser 1 = über 1,5 cm Durchmesser
zusätzlich evtl. Erythrozyten-Rosettentest	
▪ Oberarmumfang	0 = unter 71 % der Norm 1 = bei über 94 % der Norm
▪ Trizepshautfaltendicke*	0 = unter 50 % der Norm 1 = bei über 57 % der Norm

Berechnung des Ernährungsquotienten: maximal 6/6 = 1; minimal 0/6.
Werte unter 0,5 sind pathologisch.

* Die Messung der Trizepshautfaltendicke wurde 1954 durch ein Komitee der WHO standardisiert. Es wird ein Holtain-Skinfold-Caliper benutzt (Meßzirkel), der mit einem konstanten Druck von 10 g/mm^2 die Hautfalte zusammendrückt (Zifferblatt mit 0,1 mm Genauigkeit). Die Norm für die Trizepshautfaltendicke ist bei Männern 11,3 bis 13,7 mm und bei Frauen 14,9 bis 18,1 mm.

kung lebenswichtiger Funktionen im Organismus. Im Prinzip können sowohl Patienten mit Über-, Unter- als auch mit Optimalgewicht einen ungünstigen Ernährungsquotienten aufweisen.

Bei pathologischem EQ kann zusätzlich der Ernährungsmangeltyp angegeben werden: Marasmus (ohne Fettdepots), Kwashiorkor (mit Fettdepots).

Als Maß für die noch vorhandene Muskelmasse kann der Kreatinin-Index (KI) bestimmt werden:

KI (in %) = mg Kreatinin im 24-Stunden-Harn/(Körperhöhe minus 100) · 23

Zur Beurteilung, ob zusätzlich Absorptionsstörungen bestehen (und ob eine orale Nahrungszufuhr wieder möglich ist), kann der D-Xylose-Absorptionstest durchgeführt werden.

Natürlich ist bei schlechtem Ernährungsstatus außer der Bestimmung des Ernährungsquotienten auch die spezifische klinische Diagnostik erforderlich.

Ein schlechter Ernährungsstatus kann bei okkultem Blutverlust (z. B. bei Magen- oder Kolon-Karzinom) und anderen konsumierenden Krankheiten vorkommen, aber auch bei Tumorkrankheiten, durch die die Nahrungsaufnahme behindert ist, bei Infektionskrankheiten, Magen-Darm-Erkrankungen oder Gedeihstörungen im Kindesalter.

Ein schlechter Ernährungszustand kann seine Ursache auch in sozialen

Gründen haben, in unzureichender Nahrungsaufnahme oder einer sehr einseitigen Ernährung im Alter und bei Anorexie.

Die Bestimmung des Ernährungsstatus und des Ernährungsquotienten erfolgt vor allem auch bei Patienten, für die Unterernährung wegen der erforderlichen ärztlichen Therapiemaßnahmen ein zusätzliches Risiko bedeuten würde (z. B. bei AIDS, vor Operationen) oder bei denen es durch die Therapie möglicherweise zu einem schlechteren Ernährungsstatus kommt (z. B. bei Chemotherapie, Bestrahlungen). Bei manchen chronischen Krankheiten, besonders Malignomen mit Hypermetabolismus oder schwerwiegenden Ernährungsdefiziten, ist bei niedrigem Ernährungsquotienten eine *Ernährungstherapie* noch vor der Behandlung erforderlich.

Der Ernährungsstatus eines Patienten beeinflußt in hohem Maße das Ansprechen einer Therapie, den Heilungswillen des Patienten und damit den Ausgang fast jeder Erkrankung.

Mit Hilfe des Ernährungsquotienten kann sowohl die Wirkung einer oralen und parenteralen Ernährungstherapie auf den Ernährungszustand als auch der gesamten Therapiemaßnahmen auf den Krankheitsprozeß beurteilt und verfolgt werden.

2.7 Therapie kataboler Stoffwechselzustände

Unter „Ernährungstherapie" versteht man die Ernährung Kranker, das heißt, die zweckmäßigste Zusammenstellung, Zubereitung und Zufuhr von Nahrung, die zur Erhaltung der biologischen Funktionen und zur Optimierung und Selbstheilung beiträgt.

Der Ernährungszustand kann den Ausgang jeder Erkrankung beeinflussen. Besonders bei Krebspatienten gehören Unterernährung und Kachexie zu den häufigsten Todesursachen.

Die Energiebereitstellung für den Hypermetabolismus ist bei Infektionen durch den Abbau endogener Reservestoffe nicht immer ausreichend möglich. Speziell bei Infektionen mit Colibakterien oder Pneumokokken können deren Endotoxine die Lipolyse und Glucosebereitstellung direkt hemmen, so daß bei Coli- oder Pneumokokkensepsis eine zusätzliche Energiezufuhr durch Lipid-Infusionen erfolgen sollte. Oft gelingt nur durch eine Infusionstherapie oder Sondenernährung eine signifikante Verminderung der Komplikationsraten und die Erhaltung von Restfunktionen (Immunabwehr, z. B. bei den verschiedenen Leukämieformen und AIDS).

Im Interesse einer weitgehenden Erhaltung von endogenem Eiweiß kommt es darauf an, katabole Stoffwechselzustände, besonders im Postaggressionsstoffwechsel, so schnell wie möglich zu beenden oder die katabole Stoffwechsellage zu durchbrechen. Neben der kausalen Therapie tragen dazu schon die Auffüllung des Kreislaufs, die Wiederzuführung von Nahrung oder, zur Anregung der Insulinsekretion, eine Glucoseinfusion bei.

2.7.1 Orale Ernährung (und orale Sondenernährung)

In allen Fällen sollte so lange wie möglich eine orale Ernährung versucht werden. Sie hat eindeutige Vorteile gegenüber einer parenteralen Ernährung:

Tabelle 17: Empfohlene Eiweiß- und Energiezufuhr bei Unter- und Übergewicht (bezogen auf optimale Körpermasse, OKG).

▪ 90 % OKG:	2 g Eiweiß und 50 kcal/kg Körpermasse/Tag
▪ 90 bis 100 % OKG:	1,4 g Eweiß und 35 kcal/kg Körpermasse/Tag
▪ über 110 % OKG:	1 g Eiweiß und 30 kcal/kg Körpermasse/Tag

- Sie belastet den Kreislauf weniger (sie ist nicht an ein Infusionsvolumen gebunden);
- Es entsteht keine reaktive Hyperinsulinämie;
- Es tritt keine Darmatrophie oder Verdauungsinsuffizienz ein.

Durch die orale Ernährung erfolgt eine angemessene Ausschüttung der Pankreashormone, die sowohl trophische als auch sekretorische Wirkung für die Erhaltung der Pankreas-, Magen- und Darmfunktionen hat. Außerdem:

- Durch orale Ernährung kommt es zu einer Vorglättung des Absorbats in der Leber (keine unphysiologisch hohen Aminosäuren- und Glucosekonzentrationen im peripheren Blut, keine unphysiologisch hohe Insulinausschüttung).
- Die Ausschüttung von Cholecystokinin trägt zur Auslösung der Sättigungsempfindung bei (was nur bei oraler Ernährung unmittelbar zur Geltung kommen kann).
- Durch die Abschilferung von Mukosazellen und die Abgabe von Verdauungsenzymen in das Darmlumen werden dem Nahrungsbrei stets hochwertige Eiweiße beigemischt. Auch die Enzyme können nach Abklingen ihrer Funktion im Darmlumen abgebaut werden und bei einer einseitigen Eiweißernährung kurzzeitig Aminosäurendefizite ausbalancieren sowie die kontinuierliche Aminosäurenzufuhr sichern. Dadurch ist eine ständige Bildung von Reserveproteinen in der Leber möglich.
- Oral aufgenommene Nahrungsmittel enthalten Spurenelemente und Vitamine, die in manchen Infusionslösungen fehlen können.

Von seiten der Zubereitung der oral verabreichten Krankennahrung soll bei der „intensivierten oralen Ernährungstherapie“ (IOET) eine „Wahlwunschkost“ verabreicht werden (Ollenschläger 1991), die in Abhängigkeit vom aktuellen Gewicht (bezogen auf das optimale Körpergewicht, OKG) angeboten wird (Tab. 17).

Notwendig ist in allen Fällen eine medizinische Beurteilung der Effektivität der oralen Ernährung, z. B. anhand der Kriterien für den Ernährungszustand (s. Kap. 6), anhand der Entwicklung des OKG, anhand der Hämoglobinkonzentration und anhand einer Selbsteinschätzungsskala nach einem Fragebogen („linear analogue self assessment“, LASA) (Ollenschläger 1991).

Die aufwendige Berechnung für die Nahrungszusammensetzung zur Erreichung vernünftiger Nährstoffrelationen und des konkreten Energiebedarfs erfordert heute den Einsatz von Computerprogrammen (z. B. sind in NutriLog oder dem österreichischen „Ernährungswissenschaftlichen Informationssystem“ [EWIS] die 160 Inhaltsstoffe von 6 300 Nahrungsmitteln gespeichert [aus dem Fundus der Lebensmitteldatenbank des deutschen Bundesgesundheitsministeriums]).

Akute orale Ernährungstherapie

Häufig liegen Eiweißdefizite vor einer notwendigen Operation vor. Sie müssen nach Möglichkeit rasch behoben werden, weil es einen Zusammenhang zwischen dem Ernährungs- und Immunstatus und postoperativen Komplikationen gibt. Als Indikatoren dafür dienen die Hämoglobin- und die Albuminkonzentrationen, beziehungsweise der immunologische Status – alles Parameter, die bei Ermittlung des Ernährungsquotienten mit erfaßt werden. Zum raschen Ausgleich eines Ernährungsdefizits müssen z. T. schon präoperativ Blutkonserven eingesetzt werden.

Postoperativ ist nicht in jedem Falle eine orale Ernährungstherapie möglich, z. B. nach Bauchoperationen, die unter Vollnarkose durchgeführt wurden, oder nach einem Bauchtrauma. Eine enterale Ernährung ist aber in allen möglichen Fällen angeraten.

Zur Vorbereitung der enteralen Ernährung kann *intra operationem* eine Jejunalfistel zum Einlegen einer Ernährungssonde vorbereitet werden, wenn eine längerdauernde, risikoarme künstliche Ernährung notwendig ist.

Die orale Wiederzufuhr von Nahrung nach einer Bauchoperation kann erst nach einer Nahrungskarenz von mindestens 6 Stunden post operationem beginnen. Zuerst erfolgt die Zufuhr von Tee, Zitronensaft und Traubenzuckerlösung oder eines kohlensäurearmen Mineralwassers (alle 1 bis 2 Stunden etwa 50 ml). Am Tag nach der Operation wird auf Flüssig-Brei-Diät übergegangen. 8 bis 14 Tage post operationem kann wieder Vollkost aufgenommen werden.

Auch bei allen anderen Operationen wird mit Tees begonnen. Je nach Art des Eingriffs und der Beschwerden erfolgt die weitere Zufuhr (z. B. Speiseeis nach Tonsillektomie). Wegen der (durch Ketonkörper und Lactazidämie) häufig bestehenden metabolischen Azidose sind kalter Tee oder alkalische Heilwässer (oder Obst) in allen Fällen geeignet (ebenso auch unter anderen katabolen Stoffwechselbedingungen, z. B. bei Infektionskrankheiten, während Fastenkuren, bei Lungenerkrankungen).

Die Zusammenstellung der Nahrung in der akuten Ernährungstherapie hat den kalorischen Bedarf, vor allem aber auch die akuten Stoffwechseldefizite im Wasser-Elektrolyt-Haushalt, beziehungsweise im Säure-Basen-Haushalt, zu berücksichtigen:

- Bei Niereninsuffizienz besteht z. B. eine pathologisch verminderte Stickstoff-, Phosphat-, Chlorid- und Wasserstoffionen-Ausscheidung (kompensierbar durch wenig Eiweiß, viele Kohlenhydrate).
- Bei Diarrhoen (Azidose) kommt es zu Bicarbonat-, Natrium- und Wasserverlusten (Notwendigkeit der oralen Rehydratationstherapie (ORT) und von Natrium-Citrat- oder Bicarbonat-Infusionen).

In der akuten oralen Ernährungstherapie, vor allem bei der Sondenernährung, verwendet man häufig definierte Kostformen (Formula-Diäten).

2.7.2 Parenterale Ernährung

Sie ist immer erforderlich, wenn der Patient nicht essen kann, nicht essen darf oder nicht essen will. Beispiele dafür sind:

- Mund- oder Ösophagus-Karzinom, Strikturen;
- Postoperativ nach Magen- und Darmerkrankungen, nach Perforationen, bei Fisteln;

- Inappetenz während Infektionen (Peritonitis), bei akuter Pankreatitis, bei längerer Bewußtlosigkeit;
- Bei permanenter Verweigerung, Psychosen.

Parenterale Infusionen erfolgen nach einem „Infusionsfahrplan", z. B.:
- Nur Flüssigkeitssupplementierung;
- Hypokalorische Ernährung;
- Bedarfsadaptierte Ernährungsregimes und
- Hochkalorische Ernährungsregimes.

Die Energieversorgung erfolgt vor allem durch eine Fettlösung (z. B. Lipofundin®). Täglich können so 7 000 kJ mit einem Infusionsvolumen von etwa 2 100 ml zugeführt werden.

Kohlenhydrate (als 12%ige Glucose- oder Maltoselösung) dienen vor allem zur Anregung der Insulinsekretion, Aminosäurenlösungen zur Erhaltung einer ausgeglichenen Stickstoffbilanz.

In Abhängigkeit von der erforderlichen (planbaren) Dauer der parenteralen Therapie wird entsprechend dem Vorernährungszustand infundiert (Tab. 18).

Es besteht ein signifikanter Zusammenhang zwischen katabolem postoperativem Stoffwechsel, Proteinmangel und postoperativer Morbidität (hormonelle Dysregulation, Postaggressionsstoffwechsel).

Die Infusion wird mit osmotisch wirksamen Stoffen durchgeführt. Bei Nichtbeachtung der osmotischen Toleranz der peripheren Venen kann es bei längerer Infusionsdauer zu einer Venenverödung kommen, deshalb dürfen in die peripheren Venen verabreichte Infusionslösungen nur etwa die doppelte Osmolalität wie die Blutflüssigkeit haben (Tab. 19).

Bei unterernährten Patienten und Hypermetabolismus werden Infusionen mit

Tabelle 18: Infusionslösungen in Abhängigkeit von der geplanten Dauer der Infusionstherapie und dem Ernährungszustand.

■ Bei 48stündiger Nahrungskarenz **Elektrolyt- und Flüssigkeitszufuhr:** (z. B. 3000 ml/d = Elomel salvia)
■ Bei 3- bis 5tägiger Nahrungskarenz – für nicht mangelernährte Patienten **Hypokalorische Ernährungstherapie** (800 kcal/Tag): Aminosäurenzufuhr (70 g/d), Basisbedarf an Glucose, Elektrolyten und Flüssigkeit (z. B. 2 l/d = salviamin® 3,5 % X-E) – für mangelernährte Patienten **Bedarfsgerechte Infusionstherapie** (2000 kcal/Tag): Aminosäuren (70 g/d), 10 % Fettlösung (500 ml Lipofundin®), Maltose 500 g/d, plus Spurenelementmischlösung und Vitamine: 3 l/d = intravenös, bzw. 2 l/d durch zentralen Venenkatheter – bei katabolem Hypermetabolismus **Hyperkalorische parenterale Ernährung:** 10 %ige Aminosäurenlösung (1000 ml/d), 10 %ige Fettemulsion (500 bis 1000 ml/d) sowie 50 %ige Glucoselösung (1000 ml/d) = wegen der Hyperosmolalität nur über zentralen Venenkatheter.

Tabelle 19: Lösungen für die periphere intravenöse Infusion unter Beachtung der osmotischen Toleranz peripherer Venen (600 bis 700 mOsmol/l).

– 5 % Aminosäuren-Lösung, ohne KH	= 500 mOsmol/l
– 12 % Kohlenhydrat*-Lsg., ohne Elektrolyte	= 666 mOsmol/l
– 2,5 % Aminosäuren-, 5 % Maltose-Lsg. + Elektrolyte	= 600 mOsmol/l

* KH = Glucose, Fructose oder Sorbit

hyperosmolaren Aminosäuren- und Glucoselösungen (hyperkalorische parenterale Ernährung) durchgeführt, deshalb können die Infusionslösungen nur über einen zentralen Venenkatheter verabreicht werden.

Abhängig von der Erkrankung ist auch die (planbare) Dauer und die Art der Infusionslösungen der Infusionstherapie unterschiedlich: Nach den folgenden Operationen soll eine bedarfsgerechte parenterale Infusionstherapie über 8 bis 10 Tage erfolgen: Vagotomie, Billroth-I, Gastroenterostomie, Gastrotomie, Gastrektomie, Pyloroplastik, Witzel-Fistel, Übernähung nach Magen- oder Darmperforation, Pankreastumoren, -zysten, -resektion, Duodeno-Pankreatektomie, akute Pankreatitis.

Langdauernde parenterale Ernährungstherapie

Trotz eines Risikos von etwa 10 %, daß eine Sepsis durch den Venenkatheter auftritt, ist heute die Nahrungszufuhr durch parenterale Ernährung über Jahre hinaus möglich. Die parenterale Ernährung wird durch betreuende, geschulte „Ernährungsteams“ heute schon ambulant angewandt („ambulante parenterale Ernährung“). Die Infusion kann dabei während der Nachtstunden angelegt werden, so daß die Mobilität des Patienten am Tage gewährleistet bleibt (z. B. bei Morbus Crohn, Kurzdarmsyndrom nach Bauchoperationen, Colitis ulcerosa, AIDS, Pankreatitis, maligne Tumoren; ambulante Weiterbehandlung nach Proktokolektomie).

Bei längerer parenteraler Ernährung müssen alle Nährstoffe in ausreichender Menge zugeführt werden.

Eine langdauernde parenterale Ernährungstherapie ist oft bei Tumorkranken notwendig, wenn keine orale oder Sondenernährung möglich ist. Ohne diese Behandlung kommt es bei manchen Tumortypen häufig zu lebensbedrohlicher Unterernährung („Ernährungsnotstand“; Schauder 1992).

Früher wurde nur der um 20 bis 30 % erhöhte Energiebedarf ins Auge gefaßt. Danach war man hauptsächlich an der Einstellung einer ausgeglichenen Stickstoffbilanz interessiert (Wechsler et al. 1981). Neuerdings kommt dazu die Sorge um ausgeglichene Vitamin- und Spurenelementbilanzen.

Bei allen Formen der Unterernährung sind es die negative Stickstoffbilanz, der Mangel an Zinkionen und Vitamin-A-Mangel, die zusammengenommen die Immunabwehr beeinträchtigen und das Krebsrisiko zusätzlich erhöhen.

Kontrolle der parenteralen Ernährungstherapie

Vor, während und nach der Therapie kann der Ernährungsstatus überprüft werden (vgl. Tab. 16, S. 75). In vielen Fällen erhält man gute Anhaltspunkte über den Ernährungsstatus und die Eiweißbilanz durch Verfolgung der Hämoglobin- und Albuminkonzentrationen.

Sie sollen, z. B. bei Ausgangswerten von 6,5 mmol/l Hämoglobin und 21 g/l Albumin, durch die Therapie auf die Normalwerte (8,5 mmol/l bzw. 45 g/l) gebracht werden.

Bei Infusionen soll die zuzuführende Flüssigkeitsmenge bedarfsdeckend sein (Tab. 20), aber entsprechend der ausgeschiedenen Harnmenge nicht mehr als 2,5 l betragen.

Die zugeführten Nährstoffe aus der Infusionslösung werden verbraucht, so daß Wasser übrigbleibt, das nur in Verbindung mit Elektrolyten ausgeschieden werden kann.

Die besondere Gefahr, daß eine hypoosmolare Hypervolämie (eventuell mit Hirnödem) entsteht, kann z. B. bei Nierenkranken durch Verabreichung eines hohen Volumens von Glucoseinfusionslösung auftreten. Während der parenteralen Ernährung ist deshalb die tägliche Kontrolle der Elektrolyte (besonders von Natrium und Kalium), der Harnausscheidung, des Blutzuckers und der Harnstoff- oder Kreatininkonzentration im Blutplasma notwendig.

Anhand einer akuten Abnahme der Natrium- und Hämoglobinkonzentrationen ist eine hypoosmolare Hypervolämie leicht zu erkennen.

Bei Zunahme der Natriumkonzentration im Blutplasma wäre auf hyperosmolare Veränderungen und bei Hämoglobinkonzentrationszunahme auf eine Exsikkose (hypertone Hypovolämie) zu schließen. Anhand erhöhter Natrium- und Hämoglobinkonzentrationen werden in der Klinik zu infundierende Volumina errechnet.

Nachteile einer langdauernden parenteralen Ernährung

Die parenterale Ernährung wird immer nach „vitaler Indikation" durchgeführt. Man sollte jedoch beachten, daß eine langdauernde parenterale Ernährung zu Imbalancen besonders in der Zufuhr essentieller Nährstoffe, und zu organischen Veränderungen, besonders im Magen-Darm-Trakt, führt.

Folge längerdauernder parenteraler Ernährung kann die Besiedlung des Dünndarms mit Bakterien, mit möglicher Sepsis als Komplikation, sein, vor allem aber kommt es immer zu einer Atrophie von Magen, Darm und Pankreas mit Verdauungsinsuffizienz bei späterer oraler Wiederzufuhr von Nahrung.

Die organischen Veränderungen und die Verdauungsinsuffizienz beruhen auf der Nichtausschüttung von gastrointestinalen Hormonen wegen der fehlenden oralen Nahrungszufuhr.

Die normalen Verdauungsfunktionen können unter diesen Bedingungen erst nach stufenweise ansteigender, mäßiger oraler Wiederzufuhr von Nahrung wieder aktiviert werden, wenn die Bildung und angepaßte Ausschüttung der gastrointestinalen Hormone ausgelöst werden

Tabelle 20: Altersabhängige Richtwerte für die tägliche Flüssigkeitszufuhr (physiologischer Bedarf).

▪ erste 5 Lebensmonate:	130–180 ml/kg Körpermasse
▪ im 6.–12. Monat:	120–145 ml/kg Körpermasse
▪ im 1.–3. Lebensjahr:	115–125 ml/kg Körpermasse
▪ im 4.–6. Lebensjahr:	100–115 ml/kg Körpermasse
▪ ab 7.–9. Lebensjahr:	90–100 ml/kg Körpermasse

können. Ihre Wiederausschüttung ist erforderlich für die Proliferation von Mukosa- und Pankreaszellen und danach für die Sekretion von Verdauungsenzymen (trophische und sekretionsauslösende Funktion der gastrointestinalen Hormone).

Zuständig für die Ernährungstherapie sind der für jedes Krankenhaus zu fordernde „ernährungsbeauftragte Arzt" und die Diätassistentin als Team.

Die Infusiontherapie gehört aber in vielen medizinischen Bereichen noch zur Domäne der Intensivmedizin und Anästhesiologie, außerdem häufig zu den Aufgaben in Kinderkliniken. Das Erwerben von praktischen Kenntnissen über die Anwendung, über Nachteile und Risiken der Infusionstherapie sowie die Behandlung kataboler Zustände sollte jedoch heute Bestandteil jeder Gebietsarztausbildung sein.

3 Krankheitspräventiv wirksame Nährstoffe

3.1 Nährstoffdichte

Der Begriff der „Nährstoffdichte" wurde als Wertmaßstab für den Gehalt der Nahrung an essentiellen Nahrungsfaktoren eingeführt.

Zu diesen essentiellen Nahrungsbestandteilen gehören: einige Aminosäuren, Linolsäure, die Vitamine und Spurenelemente.*

Essentiell ist die Zufuhr dieser Nährstoffe, weil sie im Organismus nicht selbst gebildet werden können. Sie unterliegen im Stoffwechsel einem geringen Verbrauch, der ständig ausgeglichen werden muß. Sonst treten Defizite auf, die zu Erkrankungen führen.

Ein weiteres Kriterium für essentielle Nahrungsbestandteile ist, daß sie im Organismus in komplexe Biomoleküle eingebaut werden, die zur normalen Struktur von Organzellen gehören und für lebensnotwendige Funktionen erforderlich sind. Sie sind zum Beispiel als Bestandteile der katalytisch wirksamen Enzyme mitverantwortlich für die verschiedenen Energie- und Stoffumwandlungsprozesse in den Organzellen, für Ausscheidungs- und Entgiftungsreaktionen und die Regenerierung des antioxidativen Potentials im Blutplasma. Ihre ausreichende Zufuhr ist auch Voraussetzung für Synthese von Rezeptoren und Trägermolekülen, durch die Arzneimittel und andere biologisch aktive Verbindungen erst wirksam werden können.

Aber auch für andere Nahrungsbestandteile können Defizite auftreten, so daß Erkrankungen auftreten, die durch eine ausreichende Zufuhr zu verhindern wären. Dazu gehören alle Stoffe, die im Organismus nicht selbst gebildet werden, die Ballaststoffe sowie sekundäre Pflanzeninhaltsstoffe wie die Flavonoide, und alle Stoffe, die unter bestimmten Belastungsbedingungen nicht ausreichend im Organismus gebildet werden können, das Carnitin sowie einige drei- und vierfach ungesättigte Fettsäuren.

Lebensmittel enthalten essentielle Nahrungsbestandteile in einem unterschiedlichen Anreicherungsgrad. Jedes einzelne Nahrungsmittel hat für die verschiedenen essentiellen Nahrungsbestandteile eine bestimmte **Nährstoffdichte** (Tab. 21).

Nährstoffdichte ist definiert als *Milligramm eines bestimmten Nährstoffs in der Menge eines Lebensmittels, die ein Mega-Joule Nahrungsenergie enthält* (mg/MJ).

Die Nahrungsdichte ist der beste Wertfaktor für Nahrungsmittel. Die Entscheidung für die Bevorzugung bestimmter Nahrungsmittel mit selektiv

* Phenylalanin, Threonin, Tryptophan, Valin, Isoleucin, Leucin, Lysin und Methionin (PheTT VILLM).

Tabelle 21: Nährstoffdichte für einige essentielle Nährstoffe in natürlichen Nahrungsmitteln (nach Kübler 1982).

	Mineralien und Vitamine (in mg/MJ)						
Nahrungsmittel	Ca	Fe	Vit.A	B_1	B_2	B_6	C
Joghurt	730	0,7	–	0,24	1,1	0,26	4
Buttermilch	727	0,7	–	0,24	1,08	0,26	4
Orangensaft	55	1,4	0,07	0,33	0,10	0,12	259
Hühnerei	81	2,9	0,43	0,17	0,41	0,14	–
Kalbsleber	7	17,8	6,98	0,43	4,28	2,06	68
Blutwurst	5	3,6	–	–	–	–	–
Weizenvollkorn	94	2,0	–	0,24	0,14	0,26	–
Haferflocken	39	2,2	–	0,24	0,10	0,45	–
Kartoffeln	37	2,5	0,01	0,29	0,14	0,62	42
Grünkohl	1143	10,4	3,63	0,53	1,55	1,20	561
Spinat	1129	69,1	8,37	0,67	2,65	1,84	491
Salat	465	25,1	8,53	0,67	1,05	2,65	238
Karotten	247	4,9	9,23	0,41	0,41	0,72	41
Tomaten	173	6,6	1,72	0,67	0,41	1,10	305
Äpfel	29	1,2	0,04	0,17	0,07	0,12	21
Bananen	22	2,0	0,06	0,14	0,17	0,91	28
Erdbeeren	136	6,5	0,04	0,19	0,45	0,26	387
Aprikosen	80	2,3	1,41	0,14	0,24	0,33	33
Honig	4	1,1	–	–	0,02	0,02	–
Nährstoffdichte-Empfehlung pro 1 Mega-Joule Mischkost:							
Erwachsene	76	2,0	0,10	0,15	0,20	0,17	8,1
Schwangere	110	2,3	0,11	0,15	0,21	0,24	9,2

hoher Nährstoffdichte ergibt sich aufgrund der Diagnostik und anamnestischen Erhebung über berufs-, umwelt- und gewohnheitsbedingte Risikofaktoren, im Alter und während der Rekonvaleszenz. Für die Benutzung geeigneter Nahrung mit selektiv hoher Nährstoffdichte sollte deshalb im Rahmen des **„Empowerment"** der Patient zunehmend selbst verantwortlich gemacht werden.

Im Rahmen einer Patientenschulung kann zur Ermittlung geeigneter Nahrungsmittel folgendermaßen vorgegangen werden:

Nach Festlegung der aufzunehmenden Kalorien kann man sich eine bedarfsdeckende Palette an Nahrungsmitteln zusammenstellen, die dem eigenen Geschmack entspricht. Will man am Tag 5 MJ aufnehmen und dabei auch die essentiellen Nährstoffe ausreichend zuführen, würden zunächst die Nahrungsmittel „festgesetzt", die man am liebsten essen möchte, zum Beispiel Joghurt, Kalbsleberwurst (mit Iodsalz) und Toastbrot.
Am Beispiel von Joghurt würde sich ergeben, daß 400 ml 240 kcal

(1 MJ) enthalten. Am Beispiel von Kalbsleberwurst würde man durch Zufuhr von 30 g ebenfalls 1 MJ aufnehmen. Durch diese beiden Nahrungsmittel und Zufuhrmengen hätte man bereits einen großen Teil des Eiweiß-, Vitamin- und Spurenelementbedarfs abgedeckt. Mit den restlichen 3 MJ bleiben Reserven für andere Nahrungsmittel, mit denen man sich noch fehlende Nährstoffe ausreichend zuführen kann (z. B. mit Müsli, Salaten, Toastbrot). Für diese Nahrungsmittel würde man ebenfalls zuerst die Menge bestimmen, die einem Mega-Joule entsprechen, dafür ist der Gehalt an einzelnen essentiellen Nahrungsfaktoren in der Tabelle festgelegt (in mg). Davon können dann Teilmengen zu den „festgesetzten" Wahlnahrungsmitteln addiert werden.

Es läßt sich mit diesen Nährstoffgehalten leicht berechnen, mit welcher Menge der oben angegebenen Nahrungsmittel oder der Mischkost der tägliche Bedarf gedeckt werden kann, ohne daß ein Zuviel an Nahrungsenergie aufgenommen wird.

Für die gesunde Ernährung sind Nahrungsdichte-Tabellen besser geeignet als Kalorien-Tabellen. Durch den Umgang mit ihnen wird erreicht, daß eine gute Beziehung zwischen dem „Kaloriendenken" und den Nährstoffinhalten der Nahrungsmittel hergestellt wird. Außerdem kann man in der Tabelle auch leicht Nahrung mit „leeren Kalorien" erkennen, die man meiden sollte. Nahrungsmittel mit „leeren Kalorien" sind solche, die nur der Energiezufuhr dienen, aber keine essentiellen Faktoren enthalten (Fett, Alkohol, Zucker). Sie haben eine Nährstoffdichte von Null!

Die *vollwertige Nahrung* ist eine Nahrung mit hoher Nährstoffdichte. Durch Zubereitung einer abwechslungsreichen **Mischkost** wird einseitige Ernährung vermieden und zumeist eine Vollwerternährung erreicht. In ihr werden Bestandteile mit nichtausbalanciertem Nährstoffgehalt aufgewertet, so daß sie Vollwertigkeit erhalten (besonders die Nahrungseiweiße; s. 3.2.1 Eiweißergänzungswert, Kofranyi-Cocktail). Das wesentliche der Vollwerternährung ist, daß sie beim Gesunden das Gleichgewicht zwischen energetischen und essentiellen Nahrungsfaktoren sichert. Sie ist das wichtigste Element der präventiven Ernährungsmedizin, aber auch der Naturheilkunde.

Auch bei einem selektiven Nährstoffmangel oder bei notwendiger Verminderung der Gesamtkalorien-Zufuhr kann

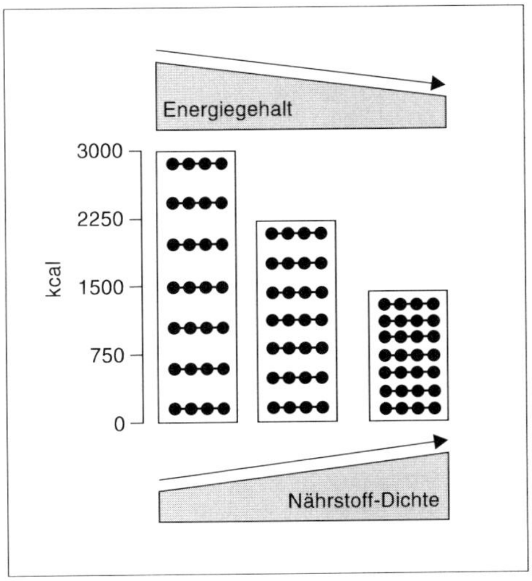

Abb. 20: Notwendige Erhöhung der Nährstoffdichte in der täglichen Nahrung bei Ernährungsumstellung zur Gewichtsreduktion (nach Wolfram 1985).

man aus Nahrungsdichte-Tabellen geeignete Nahrungsmittel mit hoher Nährstoffdichte heraussuchen, durch die Defizite behoben oder bei Kalorienreduzierung vermieden werden (Abb. 20).*

Selektive Nährstoff-Supplementierungen

Ärzte und Ernährungsberater werden häufig gefragt, ob nicht durch Nährstoff-Präparate (z. B. Vitaminpillen) die selektive Mehrzufuhr eines Nährstoffs besser und schneller erreicht werden kann. Tatsächlich kann bei selektiven Defiziten die therapeutische Anwendung von Nährstoffen wünschenswert werden – wenn eine individuelle Disposition für eine Erkrankung oder individuell hohe Belastung besteht. Auch in der Nahrungsmittelindustrie trägt man heute dazu bei, die Nährstoffdichte der natürlichen Nahrung durch selektive Supplementierungen zu erhöhen (z. B. von Säften mit β-Carotin).

Supplementierungen der Nahrung sind immer dann erforderlich, wenn durch die natürliche Nahrung keine ausreichende Bedarfsdeckung möglich wäre:

Eine festgestellte allgemeine Mangelzufuhr besteht zum Beispiel für Fluor, Iod und Selen. Deshalb wurde die Supplementierung der Nahrung oder des Trinkwassers (durch Iodierung von Speisesalz, fluoridhaltige Zahnpasten) oder zum Beispiel des Mineraldüngers in Finnland durch Zusatz von Selenoxid durchgeführt, um allgemeine Defizite zu vermeiden.

Die meisten anderen Defizite könnten aber durch die natürliche Nahrung vermieden werden. Nährstoffdichte Nahrungsmittel haben gegenüber Tabletten außerdem immer den Vorteil, daß sie in das tägliche Ernährungsregime aufgenommen werden können, daß man sie nach dem eigenen Geschmack verarbeiten kann, daß man sich daran gewöhnt und die Empfindung für den Wert der natürlichen Nahrung erhalten bleibt.

Methodik

Die Ermittlung des individuellen Bedarfs erfolgt durch Bestimmung von Leistungen und Funktionen, die nur bei Zufuhr eines bestimmten Nährstoffs ablaufen können und eine Aussage über Nährstoffbilanzen liefern. Es stehen dabei also nicht *Konzentrationsmessungen* (Blutplasma-Konzentrationsbestimmungen) im Vordergrund, sondern es werden der Sättigungsgrad von Bindungsproteinen, Enzymaktivitäten sowie Zell- oder Organleistungen und -funktionen mit organbiochemischen, enzymologischen oder molekularbiologischen Methoden untersucht. Die molekulare Wirkung von essentiellen Nährstoffen, ihre Bedeutung für den Zellstoffwechsel und den Gesamtorganismus werden mit besonderen Methoden ermittelt (vgl. Kap. 8).

Die Methoden, mit denen **Leistungen und Funktionen** untersucht werden, die nur bei Zufuhr eines bestimmten Nährstoffs ablaufen können, sind sehr unterschiedlich, wie folgende Beispiele zeigen:

- Die biologische Wertigkeit von Nahrungseiweiß wird ermittelt, indem man bestimmt, in welchem Maße das jeweilige Nahrungseiweiß für

* Beim Umgang mit Nährstofftabellen und auch Nährstoffdichte-Tabellen ist immer zu beachten, daß sich die Angaben für die Vitamingehalte in den Nahrungsmitteln auf Frischware beziehen. Man kann nicht sicher sein, ob sich die Vitamine noch in den gelagerten und zubereiteten Nahrungsmitteln befinden. Man sollte deshalb nur frische oder tiefgekühlte Produkte benutzen und sich um eine schonende Zubereitung der Nahrung bemühen (mit Ausnutzung des Kochwassers).

den Aufbau von Körpereiweiß und für Hormonsynthesen benutzt werden kann. Dies hängt davon ab, in welchem Maß das Nahrungseiweiß eine ausgewogene Zusammensetzung an essentiellen Aminosäuren besitzt.

- Die Bedeutung der ungesättigten, essentiellen Fettsäuren kann durch die Hemmung der Thromboxan- und Förderung der Prostacyclinsynthese erkannt werden.
- Die Wirkung von Carnitin läßt sich an der Förderung des Transports von Fettsäuren aus dem Zytoplasma durch die Mitochondrienmembran nachweisen.
- Die Ballaststoffwirkung kann man aus der Freisetzung von Lactulose ableiten, das die Peristaltik fördert.
- Die Bedeutung der meisten Spurenelemente und einiger Vitamine ist erst zu erkennen, seitdem die Bestandteile, der Aufbau und die Primär- und Tertiärstruktur der Zellproteine aufgeklärt worden sind (durch Röntgenstrukturanalyse, Sequenzierung). Seit man weiß, welche Spurenelemente oder welche Coenzyme in welchen Enzymen eingebaut sind, läßt sich die Wirkung von Spurenelementen und einiger Vitamine durch Enzym-Aktivitätsbestimmungen nachweisen, zum Beispiel für Kupfer durch Bestimmung der erythrozytären (Cu,Zn)-Superoxiddismutase beziehungsweise der Leber-Cytochrom-a-Reduktase, für Mangan durch Bestimmung der mitochondrialen (Mn)-Superoxiddismutase oder Pyruvatcarboxylase.
- Mit molekularbiologischen Methoden läßt sich nachweisen, daß zum Beispiel die Vitamine A, D und E mitbeteiligt sind an der mRNA-Synthese (Transkriptionskontrolle der DNA) sowie an der Synthese von Zellproteinen (Translationskontrolle). Diese transkriptionalen und translationalen Wirkungen der Vitamine A, D und K werden mit Methoden der Molekularbiologie, unter anderem mit Hilfe der Reverse-Transkriptase- und der Polymerase-Kettenreaktion, nachweisbar (vgl. Kap. 8).

Ableitung von Zufuhrkriterien

I. Physiologischer Bedarf

Der physiologische, tägliche Bedarf von essentiellen Nährstoffen ergibt sich aus den täglichen Abbau- und Ausscheidungsraten.

II. Erhöhter Bedarf („Belastungsbedarf")

Erhöhter Bedarf kann für einige essentielle Nährstoffe bei Krankheiten und Therapiemaßnahmen mit verzögerter Absorption, erhöhtem Umsatz und erhöhter Ausscheidung bestehen. Ursachen dafür können sein:

- Achylie und Störung der Eiweißverdauung mit gestörter Freisetzung von Vitaminen (z. B. Vitamin B_{12}, Folsäure) und Spurenelementen.
- Gallestauung mit gestörter oder fehlender Fettverdauung (Mangel an Vitaminen A, D, E, K).
- Diarrhoen und Dysenterien. Sie führen zur Verminderung von Colibakterien und zum Wachstum von cellulosespaltenden Kokken sowie Anaerobiern, die durch Acetat- und Butyratbildung zur Verkürzung der Darmpassage und Einschränkung der Verdauung, das heißt, zu vermindertem Aufschluß, besonders von Eiweißen (Freisetzung kovalent gebundener Vitamine und Spurenelemente) führen und dadurch Vitaminmangel hervorrufen.
- Verdauungsinsuffizienz (pankreatisch oder durch Mukosaatrophie, z. B. bei Infektionen).

- Bei einseitiger Ernährung (häufig im Alter), bei Unterernährung, „Reduktionsdiäten", unkontrollierter Diät oder parenteraler Ernährung können Mangelerscheinungen auftreten, die durch Krankheiten noch verstärkt werden.
- Orale Therapie mit Sulfonamiden und Antibiotika. Sie haben vor allem Bedeutung, weil sie die Absorbierbarkeit von Vitaminen im Dünndarm beeinträchtigen können (Sulfonamide als Folsäureantagonisten).

Wenn diese Belastungen über eine längere Zeit fortbestehen, werden Supplementierungen notwendig.

III. Therapeutische Dosierungen

Eine therapeutische Dosierung einzelner essentieller Nährstoffe läßt sich entweder mit nachweislich vorliegenden Defiziten oder damit begründen, daß durch eine **Mehrzufuhr** zusätzliche pharmakologische Effekte ausgelöst werden, die erwünscht sind (z. B. für Vitamin A und E).

Die Auslösung dieser „therapeutischen Effekte" müssen jedoch immer ins Verhältnis zu toxischen Effekten gesetzt werden, mit denen man bei einer *therapeutischen Mehrzufuhr* auch zu rechnen hat.

Bei Erwägungen über eine Mehrzufuhr von Nährstoffen sollte man außerdem danach fragen: Ist ein wirklicher therapeutischer Effekt zu erwarten? Diese Frage kann nur beantwortet werden, wenn außer der molekularen Wirkung der Nährstoffe auch ihre „Pharmakokinetik", das heißt, ihre Inaktivierungs- und Ausscheidungsmechanismen im Organismus bekannt sind.

In individuellen Fällen können therapeutische Dosierungen erforderlich werden, um bei besonderer Disposition vor Krankheiten zu schützen, zum Beispiel vor Karzinomen (mit den Vitaminen A, C), Atherosklerose (mit Vitamin E), Alters-Osteoporose (mit Vitamin D) und Vitamin B_1 und B_{12} nach chronischem Alkoholabusus zur Behandlung der Neuropathie. Die therapeutische Anwendung von essentiellen Nährstoffen ist immer auf bestimmte Risikogruppen zu beschränken.

Für die Krankheitsprävention sind also einige essentielle Nährstoffe von besonderer Bedeutung. Für sie sollen im Folgenden an einigen Beispielen ihre Wirkungen sowie ihre Bedeutung für den Gesamtorganismus dargestellt werden.

3.2 Wirkung und Bereitstellung von essentiellen Nährstoffen

Durch einen Mangel an essentiellen Nährstoffen kommt es im Organismus zu *Nährstoffdefizit-bedingten Erkrankungen.*

- Sie treten vor allem in Ländern, in denen Nahrungsmangel besteht oder die Nahrung keine hohe Nährstoffdichte zuläßt, gehäuft auf, zum Beispiel in Ländern der Dritten Welt. Besonders durch den Vitamin- und Eiweißmangel werden Infektionskrankheiten begünstigt – sie sind auch heute noch die „Krankheiten der Armut".
- Bilanzdefizite für essentielle Nahrungsfaktoren durch Ernährungsfehler können aber auch bei Fettsüchtigen auftreten, nämlich wenn die Fettsucht durch einseitige und überkalorische Ernährung mit hauptsächlich „leeren Kalorien" entstanden ist oder während Abmagerungskuren. Am Körpergewicht und an einer be-

stehenden Fettsucht kann man also grundsätzlich nicht erkennen, ob Nährstoffdefizite vorliegen. Nährstoffdefizit-bedingte Erkrankungen können sowohl bei Fettsüchtigen wie auch bei Mageren vorkommen.

- Durch unzureichende Nährstoffzufuhr kommt es auch bei gewollter oder ungewollter Anorexie (Anorexia nervosa, Tumorkrankheit ohne parenterale Therapie, bei Bulimie, im Alter) zu einem massiven Abbau von Körpereiweiß mit der Folge, daß die davon betroffenen Organleistungen immer weiter nachlassen oder ausfallen und zu Krankheiten disponieren, die sich dann therapeutisch kaum beeinflussen lassen. Anorexie kann durch Abbau von körpereigenen Funktionsproteinen und erhöhte Freisetzung und Ausscheidung von Spurenelementen erheblich zu einer „Verkleinerung" von Pools und einer negativen Bilanz für essentielle Nährstoffe beitragen. Wenn nach einer Hungerkur das Körpergewicht rasch wiederhergestellt wird, so beruht dies hauptsächlich auf einer Fetteinlagerung. Die Körpermasse wird dagegen insgesamt weniger hochwertig!
- Auch durch eine Steigerung des Nährstoffumsatzes mit erhöhtem Bedarf (z. B. im Postaggressionsstoffwechsel) oder bei einer Verschlechterung der Aufnahme durch Absorptionsstörungen, z. B. bei Alkoholismus, treten Nährstoffdefizite auf, die zu Funktionseinschränkungen, unter anderem von Nervenzellen durch den Vitamin- B_1-, -B_{12}- und Eiweiß-Mangel führen, und es kommt zu einem massiven Abbau von Leber- und Muskeleiweißen.

Die Funktionseinschränkungen durch einen erhöhten Abbau von Eiweiß werden auch klinisch sichtbar durch „Funktions- und Organinsuffizienzen" (s. Er-nährungsstatus, z. B. als Hypergie, Verdauungsinsuffizienz [Atrophie der Magen-, Darmschleimhaut und des Pankreas], Anämie, Haut- und Schleimhautschädigungen, Hypothyreose).

3.2.1 Essentielle Aminosäuren

Essentielle Aminosäuren sind solche, deren α-Ketosäuren-Skelett im Organismus nicht aufgebaut werden kann (Phenylalanin, Threonin, Tryptophan, Isoleucin, Leucin, Lysin, Valin) oder die Methylgruppen bereitstellen, z. B. für die Phosphatidsynthese (Methionin). Diese Aminosäuren sind Eiweißbestandteile im Organismus und werden daraus durch die ständig ablaufenden Prozesse des Eiweißumsatzes freigesetzt und erneut für Eiweißsynthesen verwendet oder nach Transaminierungsreaktionen abgebaut. Durch den Abbau entsteht ein tägliches Defizit, das durch die Zufuhr von hochwertigem Eiweiß ausgeglichen werden muß.

Bezüglich der Aminosäurenzusammensetzung enthält nur hochwertiges Eiweiß ein ausgewogenes Verhältnis an essentiellen Aminosäuren.

Ein Maß für den Gehalt und die Ausgewogenheit der Nahrungseiweiße an essentiellen Aminosäuren ist ihre „Biologische Wertigkeit" oder „Protein Efficiancy Ratio" (PER).

Die Biologische Wertigkeit (BW) gibt an, welcher Anteil des Stickstoffs aus einem Nahrungseiweiß nach oraler Aufnahme im Organismus verbleibt. Man hat sie experimentell bestimmt, indem man die Gewichtszunahme in Gramm pro Gramm aufgenommenem Nahrungseiweiß ermittelt (Thomas, 1909).

Sie kann maximal 1,0 sein, wenn die in ihm enthaltenen Aminosäuren vollständig im Organismus retiniert werden. Die Aminosäuren von Nahrungseiweiß mit einer biologischen Wertigkeit unter 1,0 werden zu einem Teil umgebaut und führen zu einer erhöhten Stickstoffausscheidung. In die Biologische Wertigkeit geht auch die Verdaulichkeit und Absorbierbarkeit eines Nahrungseiweißes ein.

Die Verdaulichkeit kann selektiv durch Bestimmung des „protein digestibility corrected amino acid score" (PDCAAS) ermittelt werden. Man bestimmt dabei die Rate der verfügbaren Aminosäuren nach der Verdauung bezogen auf die Gesamtaminosäuren im untersuchten Nahrungseiweiß.

Für die Absorbierbarkeit wird die „Netto Protein Utilization" (NPU) bestimmt, die jedoch keine Aussage über die Qualität eines Nahrungsproteins erlaubt.

Die höchste Biologische Wertigkeit haben Eiereiweiß und Blutplasmaeiweiße; viele Nahrungseiweiße tierischen Ursprungs haben eine höhere Biologische Wertigkeit als pflanzliche Eiweiße, bei denen die geringere Wertigkeit oft nur von dem sehr niedrigen Gehalt für eine einzige essentielle Aminosäure bestimmt wird.

Durch Kombinationen kann die geringe Wertigkeit jedoch oft ausgeglichen werden, da die Nahrungseiweiße untereinander teilweise sehr hohe *Eiweiß-Ergänzungswerte* haben. So kann Weizeneiweiß mit geringem Lysingehalt durch Zusatz von Lysin (oder Zugabe von tryptophanarmen Leguminosen-Eiweißen, die einen hohen Lysingehalt haben) vollwertig werden.

Bei der Eiweißzufuhr ist zu beachten, daß es in fast allen natürlichen Nahrungsmitteln enthalten ist. Doch auch die „eiweißreichen" enthalten kaum mehr als 20 Prozent Eiweiß (z. B. enthalten 100 g Fleisch oder Magerquark etwa 17,2 g Eiweiß, der Rest ist hauptsächlich Wasser).

Täglicher Bedarf

Eine Eiweißmangelernährung ist an der Abnahme der Blutserum-Albuminkonzentration zu erkennen (Grenzwert 35 g/l).

Der tägliche Eiweißbedarf errechnet sich aus dem Abbau von Körpereiweiß und der Stickstoffausscheidung. Es wird täglich der Stickstoff von 0,35 g Körpereiweiß/kg Körpergewicht ausgeschieden; dieser könnte durch 25 g Nahrungseiweiß mit der Biologischen Wertigkeit von 1,0 ersetzt werden (0,35 · 70 · 1 = 24,5 g Eiweiß als minimale tägliche Zufuhr). Diese Menge würde dem *„endogenen Minimum"* des Umsatzes von Stickstoffverbindungen bei Nahrungskarenz entsprechen. (Das wirkliche „endogene Minimum", das dem Nettoabbau von nur 15 g Körpereiweiß entspricht, wird nicht im Hunger erreicht, sondern dann, wenn nur Kohlenhydrate mit der Nahrung zugeführt werden. Kohlenhydrate haben einen eiweißsparenden Effekt. Dieser Effekt beruht auf der Insulinausschüttung, die zu einer Hemmung der Proteolyse, Optimierung der Aminosäurenverwertung und der niedrigsten Stickstoffausscheidung führt.)

Bei normaler Ernährung mit Mischkost wird von einer durchschnittlichen Biologischen Wertigkeit von 0,7 (Faktor 1,43) ausgegangen. Dadurch ergibt sich gegenüber dem „endogenen Minimum" die Notwendigkeit einer täglichen Zufuhr von 35 g Nahrungseiweiß als „physiologisches oder *Bilanzminimum"*.

Zur Berechnung des zuzuführenden *hygienischen Eiweißminimums* ist für praktische Zwecke bei Verwendung von beliebiger Mischkost nach WHO-Empfehlungen ein Sicherheitsfaktor von 2,0 bis 2,4 für die Eiweißzufuhr zu berücksichtigen, so daß sich daraus für den täglichen Eiweißbedarf (für 70 kg Körpergewicht) etwa 70 bis 84 g Nahrungseiweiß ableiten lassen.

Ähnliche Beziehungen zwischen physiologischem Bedarf und einem Sicherheitsbedarf mit den entsprechenden Zufuhrempfehlungen können für alle essentiellen Nahrungsfaktoren aufgestellt werden.

Eine *höhere Eiweißzufuhr* als das hygienische Minimum ist anzuraten für Kinder, für schwangere und laktierende Frauen, in der Rekonvaleszenz nach Infektionskrankheiten und Operationen (vgl. Tab. 17, S. 77), also unter Bedingungen mit hohem Zellwachstum. Die Zufuhr des hygienischen Eiweißminimums mit hochwertigem Eiweiß wird auch während einer „Reduktionsdiät" angestrebt (Wechsler, 1981), um eine ausgeglichene Stickstoffbilanz zu erreichen.

Eine *Verminderung der Zufuhr von Nahrungseiweiß* ist besonders für Nierenkranke wünschenswert, bei denen die Stickstoffausscheidung gestört ist. Dies läßt sich einerseits erreichen durch Zufuhr von sehr hochwertigem und leicht verdaulichem Nahrungseiweiß. Hochwertiges Eiweiß ist Molkeneiweiß, Eier- und Kartoffeleiweiß. Davon würde die tägliche Zufuhr von 25 g (das endogene Minimum) ausreichen. Andererseits wird die Ausscheidung von Stickstoffverbindungen durch gleichzeitige Erhöhung des Kohlenhydratanteils in der Nahrung vermindert. Dies beruht auf dem eiweißsparenden Effekt der Kohlenhydrate.

Im Eiweißstoffwechsel gibt es im Vergleich zu Kohlenhydraten und Fetten einige Besonderheiten:

1. Nahrungseiweiße sollten nicht als Kalorienträger behandelt werden, denn im Organismus ist die Energieausnutzung von Eiweiß um etwa 26 % niedriger als von Kohlenhydraten und Fetten (der „kalorische Brennwert" von Eiweiß ist 5,3 kcal/1 g). Diese hohe „spezifisch-dynamische" Wirkung (vgl. Tab. 3, S. 22) ist damit zu begründen, daß mit dem Stickstoff des überschüssigen Eiweißes unter hohem ATP-Verbrauch Harnstoff und Glutamin synthetisiert werden muß.

Deshalb wäre es unökonomisch, wollte man das „Isodynamie-Gesetz" (daß Fette, Kohlenhydrate und Eiweiße kalorisch untereinander ersetzt werden können) auf Eiweiße in der Ernährungspraxis anwenden.

2. Für die Eiweiße kann die Notwendigkeit einer *täglichen* Zufuhr damit begründet werden, daß viele essentielle Aminosäuren im Organismus nur einen kleinen Pool haben. Die Aminosäuren Tryptophan und Phenylalanin haben den kleinsten Pool.

3. Zeitlich begrenzt kann die Ernährung auch mit nichtausbalancierter Eiweißnahrung erfolgen, weil dem Speisebrei im Magen und Dünndarm täglich etwa 50 g hochwertigen Eiweißes (Enzyme, Mukosazellen) zugemischt werden.

4. Ohne Eiweißzufuhr würde eine negative Stickstoff-Gesamtbilanz entstehen, da die Eiweißspaltung überwiegen und die Eiweißneusynthese besonders in Leber und Dünndarm vermindert würde. Trotzdem können auch ohne Eiweißzufuhr Synthesen für Adaptationsprozesse (z. B. Blutzell-, Antikörperneubildung) stattfinden, aber ausschließlich mit Aminosäuren, die durch den Abbau

von vorhandenen Funktionseiweißen freigesetzt werden. Ohne Zufuhr von außen kommt es zu einer Verarmung von Zell- und Blutplasmaeiweißen, das heißt, diese „Umlenkung“ führt zu einem Funktionsverlust. Besonders ausgeprägt ist die negative Stickstoff-Bilanz im Postaggressionsstoffwechsel, wenn durch Minderzufuhr von Nahrung und Ausschüttung von Glucocorticoiden die katabolen Bedingungen verstärkt werden. Für eine Umkehrung der negativen Stickstoffbilanz ist nicht nur die Wiederzufuhr von Nahrungseiweiß, sondern auch die mRNA-Synthese durch *„Konditionierung“*, zum Beispiel durch Muskelaktivität oder durch Einwirkung eiweißbildender Hormone (Estrogene, Androgene), erforderlich.

5. Die Verwertung essentieller Aminosäuren ist abhängig von der vorangehenden Synthese von mRNA, die (wie die Proteolyse) für Leberproteine in

Tabelle 22: Tyrosin und Tryptophan als wichtige Ausgangsstoffe für Hormone u. a. biologisch aktive Verbindungen.

Metabolite des Tyrosins		
Name	**Struktur**	**Funktion**
Dopamin	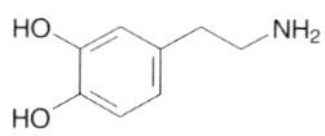	Neurotransmitter
Noradrenalin	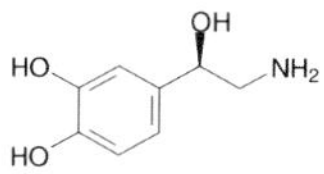	Neurotransmitter (beeinflußt u. a. den Blutdruck)
Adrenalin	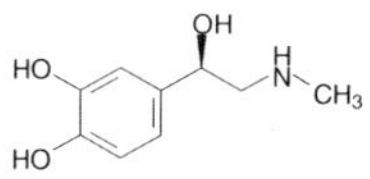	Hormon des Nebennierenmarks
Thyroxin	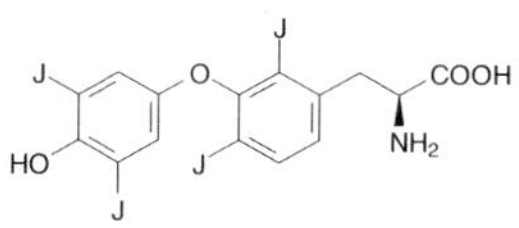	Schilddrüsenhormon
Melanin	Polymer	schwarzes Haut- und Haarpigment
Metabolite des Tryptophans		
Serotonin	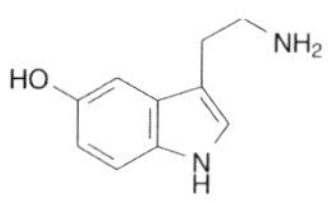	Neurotransmitter
Nicotinamid	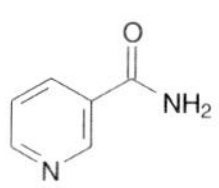	Vitamin (Baustein für das Coenzym NAD^+)

der katabolen Phase und für Muskelproteine während der Muskelarbeit stattfindet. Deshalb sind die katabole, postabsorptive Phase, beziehungsweise Muskelarbeit, Voraussetzungen für die Eiweißsynthese. Danach kann Insulin (oder eine Kohlenhydratzufuhr) die Beschleunigung des Aminosäureneinbaus bewirken. Dagegen würde Insulin allein (ohne vorangehende katabole Phase) eine Umwandlung von Aminosäuren zu Fett hervorrufen.

6. Durch eine optimale Eiweißzufuhr wird auch die Zufuhr und selektive Wirkung der einzelnen Aminosäuren gesichert:

- Histidin (und andere Imidazolderivate): Steigerung der Prostacyclinsynthese.
- Phenylalanin und Tryptophan: Ausschüttung von Cholecystokinin-Pankreozymin, dadurch kommen Sättigungsempfindung und Gallensekretion zustande.
- Phenylalanin, Tyrosin: Katecholamin-, Triiodthyronin-, Melaninsynthese (Tab. 22).
- Arginin: NO-Produktion zur Radikalentgiftung und Gefäßdilatation.
- Methionin: Phosphatid- und Ubichinonsynthese.
- Tryptophan (Grundsubstanz für das Vitamin Niacin sowie das Serotonin [s. Tab. 22])*.
- Glutamin und Glutamat sind die wichtigsten Ausgangssubstrate für den Energiestoffwechsel der Darmmukosazellen. Sie verbrauchen normalerweise das Glutamin und Glutamat aus dem Nahrungsbrei, so daß beide nicht in das Pfortaderblut gelangen.

* Hohe Tryptophanzufuhr (und Infusion von Tryptophan) führt bei manchen Menschen zu einer unerwünschten Nebenwirkung, dem Eosinophilie-Myalgie-Syndrom (EMS).

Tierisches und pflanzliches Eiweiß

Die biologische Notwendigkeit der Zufuhr von Nahrungseiweißen ist nicht nur mit dem Bedarf an essentiellen Aminosäuren zu begründen, sondern auch mit ihrem Gehalt an Spurenelementen und Vitaminen, die an die Nahrungseiweiße kovalent gebunden sind.

Milcheiweiß ist eine wichtige Quelle für Calcium; Eier, Muskelfleisch und Innereien sind die Hauptquelle für die notwendige Zufuhr von Vitamin B_{12} und Eisen, die (wie die Aminosäuren) durch die Verdauung dieses Eiweißes freigesetzt und dadurch absorbierbar werden.

Nur durch die Zufuhr von tierischem Eiweiß kann bei normaler Ernährung der Bedarf an Vitamin B_{12}, Eisen, Iod und Calcium gedeckt werden.

Die Bereitstellung tierischer Eiweißprodukte ist jedoch ökologisch und ökonomisch sehr aufwendig. Bei der Passage Pflanze → Tier erfolgt eine schlechte Ausnutzung der Nahrungsstoffe, die als Futter eingesetzt wurden. Um zum Beispiel 1 Kilogramm Rindfleischeiweiß zu erzeugen, sind 16 Kilogramm Futtereiweiß notwendig!

Es kommt also zu erheblichen Nährstoffverlusten bei der Erzeugung tierischer Nahrung für den Menschen (s. Tab. 2, S. 22). Am wenigsten Verluste treten bei der Erzeugung von Milch und Eiprodukten auf.

In vielen Entwicklungsländern besteht heute ein Mangel an tierischen Produkten. Da diese als Vitamin-B_{12}-, Eisen- und Eiweißquelle unersetzbar sind, ist es unverantwortlich, wenn aus Entwicklungsländern tierische Produkte aus Devisenmangel exportiert und in manchen Industrieländern zu Hundefutter verarbeitet werden!

Eine Möglichkeit, um den weltweiten Mangel an tierischem Nahrungseiweiß zu begegnen, wäre die Förderung und

Finanzierung von Technologien, um unerschlossene potentielle Eiweißquellen auszunutzen. In afrikanischen und arabischen Ländern kommt es zum Beispiel häufig zu einem Massenauftreten von Heuschrecken. Sie stellen potentiell eine mögliche tierische Eiweißquelle dar.

Es ist hervorzuheben, daß manche pflanzliche Nahrung Eiweiße enthält, die bezüglich ihrer Zusammensetzung an essentiellen Aminosäuren und in der biologischen Wertigkeit tierischen Eiweißen vergleichbar sind, zum Beispiel das Eiweiß unter der Schale von Kartoffeln. Eine ähnliche Bedeutung, wie früher in Europa die Kartoffel, scheinen künftig Algen als Eiweißquelle zu gewinnen. Sie wurden bereits von den Inkas verwendet. Gegenwärtig leistet Japan für die Nutzbarmachung des Eiweißes aus Algen eine Pionierarbeit. In diesem Land hat man die höchste Lebenserwartung und „Zivilisationskrankheiten" treten später auf.

An die Eiweiße pflanzlicher Nahrung sind auch Spurenelemente und Vitamine (als Coenzyme) gebunden. Pflanzliche Nahrung ist also keine „Krisenkost".

Durch eine intelligente Kombination und Auswahl von pflanzlichen Produkten zusammen mit Milch-, Eiereiweiß und Verwendung von Iodsalz kann immer eine hochwertige Eiweißnahrung zusammengestellt werden. Diese Tatsache sollte auch unter dem Gesichtspunkt gesehen werden, daß sich die Mehrheit der Menschen hauptsächlich von pflanzlicher Nahrung ernährt. Bei ihrer Anwendung ist die Inzidenz von Diabetes mellitus Typ II, Atherosklerose und Gicht stets geringer. Durch Kombination mit Ei- und Milcheiweiß verhindert pflanzliche Nahrung den Mangel an A-, B-, C-, E-Vitaminen, Spurenelementen, ungesättigten Fettsäuren und Ballaststoffen sicherer als eine Bevorzugung tierischer Produkte allein. Trotzdem wurde pflanzliche Kost lange als Nahrung der Armen betrachtet.

Der Nutzung von mehr pflanzlicher Nahrung stehen oft psychologische Barrieren und Schwierigkeiten mit der Zubereitung entgegen, und natürlich auch die Freude auf den Sonntagsbraten, möglichst täglich!

3.2.2 Essentielle Fettsäuren und Carnitin

Von den Lipidbestandteilen im Organismus ist die doppelt ungesättigte Linolsäure die einzige Fettsäure, die in den Organzellen nicht synthetisiert werden kann. Linolsäure ist im Zellstoffwechsel das Ausgangssubstrat für die Synthese der dreifach ungesättigten Linolensäure und der vierfach ungesättigten Arachidonsäure. Die Organzellen besitzen einen Pool dieser drei Fettsäuren, sie liegen nämlich in den Zellmembranen verestert vor. Bei einer Zellschädigung werden sie durch Phospholipasen freigesetzt.

Bei Synthesen und Reparaturprozessen der Zellmembranen ist die Zufuhr von Linolsäure allein oft nicht ausreichend. Unter diesen Bedingungen kann die Zufuhr von gamma-Linolensäure und Arachidonsäure wirksamer sein. Deshalb werden sowohl die Linolsäure als auch die gamma-Linolensäure und die Arachidonsäure zu den essentiellen Fettsäuren gerechnet.

PUFA

Linolsäure sowie die gamma-Linolen- und die Arachidonsäure als polyungesättigte Fettsäuren (PUFA) sind vor allem in Pflanzenölen enthalten und gehören zu

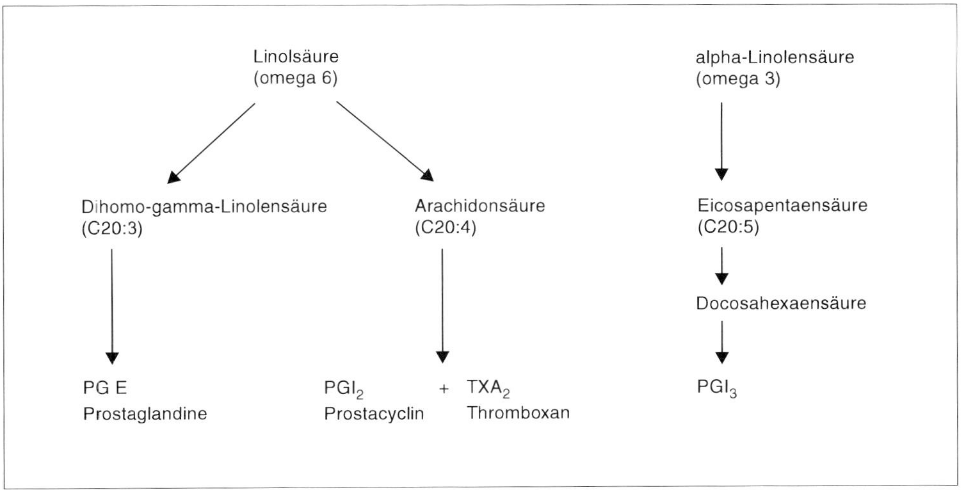

Abb. 21: Synthese von Prostacyclin (PGI_3) aus Omega-3-PUFA und von Thromboxan (TXA_2) sowie Prostacyclin (PGI_2) aus Omega-6-PUFA.

den **Omega-6-PUFA** (die Omega-Zahl ist die Position der ersten Doppelbindung vom Methylende her). Omega-6-PUFA werden nach Zufuhr entweder in fetthaltige Strukturelemente der Zellen eingebaut oder dienen als Ausgangsstoffe für die Synthese von Prostaglandinen, Thromboxan und Leukotrienen mit einer (PGE_1) oder zwei Doppelbindungen (PGI_2, TXA_2) in den Seitenketten (Abb. 21).

In Fischprodukten und Fischölen sowie in manchen Pflanzensamen kommen zusätzlich **Omega-3-PUFA** vor (Tab. 23). Sie haben den Vorzug, daß sie, nach ihrer Aufnahme in das Blutplasma, für die Synthese eines hochwirksamen Prostacyclins mit drei Doppelbindungen in den Seitenketten (PGI_3) ausgenutzt werden, das die Gefäßendothelzellen stabilisiert und vor Arteriosklerose schützt (Abb. 21).

Das Endprodukt der Prostacycline ist 6-oxo-Prostaglandin F (PGF). Es wird mit dem Harn ausgeschieden. Eskimos weisen eine etwa 3fach höhere Ausschei-

Tabelle 23: Die Ω-3- und Ω-6-polyungesättigten Fettsäuren (PUFA).

Die Ω-3-PUFA:	
■ α-Linolensäure:	C18:3 Doppelbindungen bei 9, 12, 15
■ Eicosapentaensäure:	C20:5 Doppelbindungen bei 5, 8, 11, 14, 17
■ Docosahexaensäure:	C22:6 Doppelbindungen bei 4, 7, 10, 13, 16, 19
Die Ω-6-PUFA:	
■ Linolsäure:	C18:2 Doppelbindungen bei 9, 12
■ Arachidonsäure	C20:4 Doppelbindungen bei 5, 8, 11, 14

dung auf als Europäer (durch Aufnahme von mehr Fischfett).

Die Ω-3-PUFA werden primär in Meeralgen in kalten Gewässern gebildet, von Salzwasserfischen gefressen und in deren Zellen eingebaut. Sie werden in Fischen nicht verstoffwechselt.

Den höchsten Gehalt haben deshalb Salzwasserfische und deren Öle. 100 g Frischmakrele enthalten etwa 2,5 g und 100 g Hering (Sardine, Anchovis) 1,6 g Ω-3-Fettsäuren. Ω-3-α-Linolensäure kommt aber auch in Pflanzensamen vor, zusammen mit Ω-6-PUFA, zum Beispiel in Leinsamen und im Leinsamenbrot.

Physiologische Wirkungen

Die Ω-3-Fettsäuren und PGI haben eine Blutdruck- und Triglycerid-senkende Wirkung; sie hemmen die Thromboxan- und Leukotrienbildung (Fibroblasten- und Myointimalzell-Proliferation) und aktivieren die Fibrinolyse (im Gegensatz zu Lipoprotein a [Lpa]). Auch durch Ω-6-Fettsäureninfusion (z. B. mit Linolsäure) kommt es zu einer Abnahme des systolischen Blutdrucks (korreliert mit der Prostacyclinsynthese).

In Lipoproteinen bewirken sie eine Steigerung der Lecithin-Cholesterol-Acyl-Transferase-(LCAT)-Aktivität in HDL, woraus ein erleichterter Transport zur Leber und eine Senkung des Cholesterolgehalts von LDL resultieren (Parks et al. 1989). Eine Cholesterolsenkung im Blutplasma ist aber nicht in jedem Fall nach zusätzlicher PUFA-Zufuhr nachweisbar.

In Membranen erhöhen sie die Insulin-Rezeptorkinase-Aktivität, dadurch wird die Insulinwirkung verbessert (Waldhänel 1989) und die Aktivität des insulinabhängigen Glucosetransporters gesteigert.

Anwendung der PUFA

Nach etwa 4 Wochen PUFA-Therapie (mit 1,6 g/Tag) kommt es zum Anstieg der HDL. Für die HDL-Bereitstellung ist die Kombination von erhöhter PUFA- und Vitamin-E-Zufuhr (beide sind in Keimölen enthalten), zusammen mit körperlicher Ausdauerbelastung, besonders zu empfehlen.

Zufuhr

Die Zufuhr kann mit Fischöl oder Pflanzenöl erfolgen (Eskimos nehmen mit Fischöl 20 bis 30 g PUFA/Tag auf), Südländer nehmen PUFA unter anderem mit dem Olivenöl auf.

Die Zufuhr ungesättigter Fettsäuren sollte immer im Zusammenhang mit der Zufuhr von Vitamin E betrachtet werden. Vitamin E verhindert die Zersetzung der ungesättigten Fettsäuren („Ranzigwerden“ durch Peroxidation; Abb. 22) und garantiert die PUFA-Wirksamkeit. Der Vitamin-E-Bedarf steigt deshalb mit der Menge der aufgenommenen ungesättigten Fettsäuren.

Ungesättigte Fettsäuren sollten einen Anteil von 60 % der täglichen Fettzufuhr ausmachen. Als Faustregel kann bei Fettaufnahme die „30er Regel“ angewandt werden: Das Nahrungsfett sollte 30 % gesättigte, 30 % einfach und 30 % mehrfach ungesättigte Fettsäuren enthalten.

Ein Kriterium für den Gehalt an ungesättigten Fettsäuren in Nahrungsmitteln ist das Verhältnis: ungesättigte/gesättigte Fettsäuren = P/S-Quotient. Der Quotient ist in Pflanzen- und Fischölen hoch (z. B. Sonnenblumenöl: 7) und in festen tierischen Fetten niedrig (z. B. Butter: 0,1) (Tab. 24).

Die tägliche Zufuhr von PUFA sollte im Bereich zwischen 2 und 20 g (zusammen mit ausreichend Vitamin E) liegen.

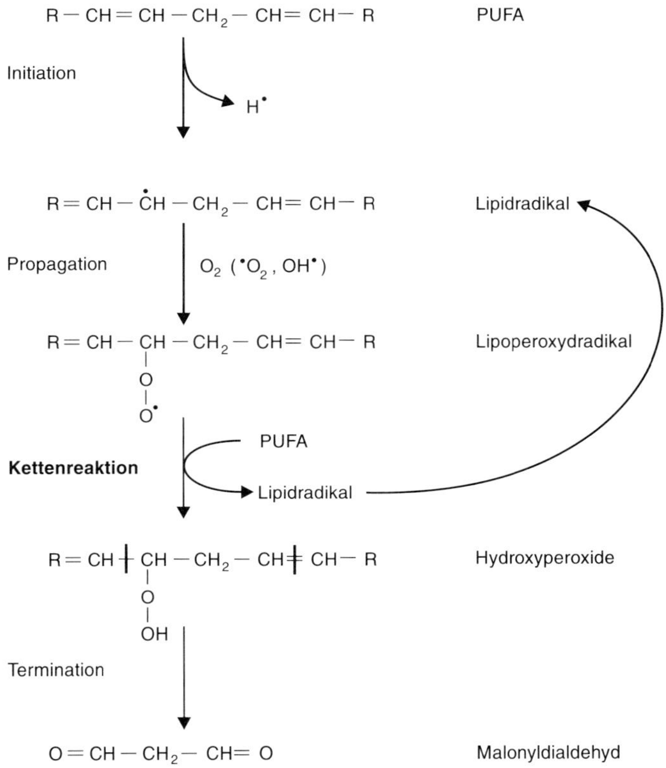

Abb. 22: Kettenreaktion von polyungesättigten Fettsäuren bei Peroxidation zu Malonyldialdehyd.

Der *besondere Wert pflanzlicher Öle* gegenüber tierischen Fetten liegt aber nicht nur im hohen PUFA-, sondern auch im hohen Vitamin-E-Gehalt sowie im Fehlen von Cholesterin. In Fischölen oxidieren die PUFA leichter, deshalb ist bei der Konservierung von Fischölen großer Wert auf eine Zumischung von Vitamin E oder auf den Luftabschluß zu legen (therapeutische Applikation in Kapseln).

Pathogenetische Bedeutung der PUFA-Aufnahme

Durch Peroxidation von PUFA in Lebensmitteln entstehen unwirksame oder sogar toxische Produkte, die auch die widersprüchlichen experimentellen Ergebnisse bei Anwendung von ungesättigten Fettsäuren erklären. Peroxidierte PUFA haben einen gegensätzlichen Effekt zu den natürlichen PUFA. Sie hemmen nämlich im Unterschied zu den unverän-

Tabelle 24: Prozentuale Fettsäuren-Zusammensetzung einiger Speisefette.

Fett oder Öl	gesätt. Fettsäuren	einfach-ungesätt. Fettsäuren	PUFA
Kokosfett	91	7	2
Butter	64	33	3
Rindertalg	52	44	4
Schweinefett	41	49	10
Olivenöl	15	76	9
Rapsöl	8	61	35
Baumwollsamenöl	31	19	50
Sonnenblumenöl	13	23	64
Sojaöl	15	21	64

derten PUFA die PGI-Synthese (Bönner u. Rahn 1989).

Durch Verfestigen und Hydrieren können ungesättigte Fettsäuren in die trans-Konfiguration übergehen. Bei einer übermäßigen Zufuhr von ungesättigten Fettsäuren in trans-Konfiguration soll das Zellwachstum begünstigt und PUFA als Kokanzerogene wirksam werden können (besonders für das Mammakarzinom).

Bei extremer Zufuhr von PUFA kann es zu Vitamin-E-Mangel kommen, der die Entstehung von Tumorzellen begünstigt.

Mittel- und langkettige Fettsäuren

In der Ernährung spielen neben den ungesättigten und polyungesättigten Fettsäuren auch die mittel- und langkettigen Fettsäuren (middle chain triglycerides [MCT], long chain triglycerides [LCT]) eine Rolle.

MCT sind vor allem in Butter, Milch und Käse enthalten.

Im Unterschied dazu enthalten die meisten anderen tierischen Fette sowie auch gehärtete Margarine hauptsächlich LCT. Der Streit um die Verträglichkeit von MCT und LCT ist der Streit, ob Butter oder Margarine das bessere Fettprodukt ist. LCT werden nach Emulgierung mit Gallensäuren durch die Chylomikronen über die Lymphbahnen in den Blutkreislauf transportiert; dagegen erfolgt die Absorption von MCT ohne vorausgehende Emulgierung und ihr Transport direkt über die Pfortader zur Leber. Aufgrund dieser Besonderheiten sind MCT unter bestimmten Bedingungen den LCT vorzuziehen.

Besonders im Säuglingsalter, bei Verdauungsinsuffizienzen, Darm-, Leber- und Gallenerkrankungen werden middle chain triglycerides (MCT) stets besser vertragen. Fette mit kurzkettigen Fettsäuren können auch bei Lipase- oder Gallemangel absorbiert werden und stehen in der Leber direkt für den oxidativen Abbau zur Verfügung. Damit sichern MCT bei katabolen Stoffwechselbedingungen eine zusätzliche Substratbereitstellung.

Trans-Fettsäuren

Trans-Fettsäuren entstehen durch bakterielle Hydrierungsreaktionen im Pansenmagen von Wiederkäuern und sind deshalb natürliche Bestandteile im Milchfett (als Vaccensäure). Sie entstehen auch bei der katalytischen Hydrierung von Ölen bei der Margarineproduktion und sind in manchen Ölfruchtsamen enthalten. Davon hat Elaidinsäure (ein Isomeres der Ölsäure) den Hauptanteil.

Trans-Fettsäuren zeigen im Organismus eine widersprüchliche Wirkung. Positive Effekte sind die Senkung von LDL-Cholesterol und die Steigerung der Lecithin-Cholesterol-Acyltransferase (LCAT-)-Aktivität in den HDL. Negative Effekte sind Veränderungen von Zellmembranstrukturen und dadurch eine mögliche proliferationsfördernde Wirkung, die sich bei einem bestehenden Tumor (z. B. bei Mammakarzinom) auswirken kann. Die mit der üblichen Ernährung täglich aufgenommenen 4 g trans-Fettsäuren werden für unbedenklich gehalten.

Carnitin

Carnitin ist verantwortlich für den Transport von Fettsäuren aus dem Zytoplasma durch die Mitochondrienmembran. Ohne Carnitin wäre die Verwertung von Fettsäuren in Mitochondrien unmöglich. Bei behinderter Fettsäurenverbrennung würden Fettsäuren wieder in die VLDL-Triglyceride eingebaut, so daß eine Triglyceridämie auftreten würde.

Carnitin dient also dem Fett- und Fettsäurenabbau und der ATP-Bereitstellung. Es trägt daneben auch zur Stabilisierung der Mitochondrienmembran bei (z. B. hat es einen positiv inotropen Effekt auf den Herzmuskel).

Carnitin kann in der Leber des Menschen, d. h. im Organismus selbst, synthetisiert werden. Es wird dem Säugling mit der Muttermilch zugeführt, was bei Supplementierung der Kindernahrung durch Milchersatz beachtet werden sollte.

Carnitinmangel

Eine Carnitinsupplementierung ist nur in wenigen Fällen sinnvoll:

- Selten ist ein genetisch bedingter Carnitinsynthese-Defekt. Er ist immer letal und kommt in 1 : 10 000 Fällen vor (so häufig wie die Phenylketonurie!). Leitsymptome für Carnitinmangel sind Myoglobinurie (dunkler Harn), Hypoglykämie, Ketoazidose, Hypotonie (wie Diabetes), Infektionen, Kardiomyopathien und extrem niedriger Carnitinspiegel im Blutplasma.
- Zu Carnitinverlusten kann es durch Dialysen kommen.
- Carnitin kann nach Verbrennungen, bei Sepsis, Schock vermindert sein, und sollte zur Sicherung der ATP-Bereitstellung und Energieversorgung zur Verbesserung der Verwertung von Fettsäuren supplementiert werden.
- Ein erhöhter Carnitinverbrauch erfolgt durch Zufuhr von ungeradzahligen Fettsäuren, an die das Carnitin gebunden und mit diesen Fettsäuren im Harn ausgeschieden wird.

Carnitin wirkt generell einer Hyperlipazidämie entgegen (z. B. bei Diabetikern, bei Alkoholismus und Fettsucht). Auch unter diesen Bedingungen werden Carnitin-Fettsäuren teilweise auch durch die Niere ausgeschieden.

Durch Carnitinsupplementierung kann man die Fettsäurenoxidation nur dann verbessern, wenn gleichzeitig ein erhöhtes Fettsäurenangebot besteht. Eine erhöhte Fettsäurenbereitstellung erfolgt durch Aktivierung der cAMP-abhängigen Fettgewebslipase, zum Beispiel nach Gabe von Phosphodiesterase-Hemmern (Coffein) oder Steigerung des Sympathikotonus. Darauf könnte die ergotrophe Carnitinwirkung unter anderem bei Fußballspielern zurückzuführen sein. Zusammen mit Coffein kann eine Carnitinsupplementierung auch zur Fettreduzierung während einer Abmagerungskur beitragen (Seim u. Remke 1991).

Die Carnitinsupplementierung erfolgt durch orale Zufuhr von etwa 2 g pro Tag, zum Beispiel als Biocarn®-Sirup.

3.2.3 Ballaststoffe (Faser- oder Füllstoffe)

Ballaststoffe fördern die Erhaltung der normalen, vitaminproduzierenden Dickdarmflora, verhindern das Aufsteigen von Dickdarmkeimen in den Dünndarm, tragen im Darm zur Ausscheidung von Cholesterol aus der Gallenflüssigkeit bei und verhindern die Reabsorption oder Anreicherung von endogenen Toxinen, kanzerogenen Aminen und Prokanzerogenen. Nahrung mit hohem Ballaststoffgehalt (Tab. 25) fördert die regelmäßige Stuhlentleerung („Darmtraining“).

Dagegen trägt die Aufnahme von „verfeinerter Nahrung“ mit zu niedriger Zufuhr von Ballaststoffen zu chronischen Verdauungsstörungen und Störungen der Pankreas- und Gallensekretion bei. Die fehlende Zufuhr von Ballaststoffen sollte früher durch die „Kunst des Klistierens“ ausgeglichen werden (wovon z. B. die Krankengeschichte Ludwigs XIV. berichtet, und womit auch heute noch manchem geholfen werden könnte, der durch Ballaststoffmangel an „irritablem Kolon“ leidet [siehe Kap. 6.2.7]).

Zu den Ballaststoffen, die in der Nahrung des Menschen eine wichtige Rolle spielen, gehören die Hemicellulosen und Heteroglykane, zum Beispiel Agar und Pektin. Aus Hemicellulosen und Pektin wird im Dickdarm Lactulose freigesetzt und Buttersäure und Essigsäure gebildet. Hemicellulosen und Heteroglykane sind u. a. in Weizenkleie, Leinsamen, Vollkornbrot enthalten. Sie kommen auch in Früchten, Getreide und Gemüse (z. B. als Polygalacturonsäure) vor, unabhängig davon, ob sie roh genossen

Tabelle 25: Nahrungsmittel mit hohem und niedrigem Ballaststoffgehalt.

wenige Ballaststoffe	viele Ballaststoffe
■ Weißbrot Brötchen Toastbrot	■ Vollkornbrot Leinsamenbrot Grahambrot
■ Kopfsalat Tomaten Gurken	■ Zuckermais Erbsen, Bohnen, Linsen, Rosenkohl, Brokkoli
■ Teigwaren polierter Reis	■ Kartoffeln Naturreis
■ Pudding Cremespeisen Schokolade	■ Beerenobst Früchtedesserts Backobst, Müsli
■ Biskuit, Baiser Waffeln, Kekse Kuchen, Torten	■ Vollkornkekse Vollkornzwieback Früchtebrot

oder hitzebehandelt wurden. Ballaststoffe binden Wasser und bilden im Dickdarm ein unverdauliches Gel. Durch diesen Volumenreiz wird die Peristaltik des Dickdarms angeregt. Für ihre Wirkung benötigen Ballaststoffe die gleichzeitige, ausreichende Zufuhr von Flüssigkeit (etwa 2,5 l pro Tag).

Völlig unverdauliche Ballaststoffe sind Cellulose, Pentosane und Lignin. Sie können im Dickdarm durch Quellung ein Füllmaterial und Nährsubstrat für Bakterien bilden.

Zusammen mit Hefepilzen sind mehr als 400 Bakterienarten am Aufbau der Darmflora beteiligt. Bis zu 80 % der Keime gehören zu den Laktobakterien (L. acidophilus sowie L. bifidus), nur 1 bis 2 % zu den Coli-Bakterien. Sie leben in einer Symbiose und beeinflussen sich gegenseitig, so daß unter physiologischen Bedingungen keiner der teils pathogenen Keime überwuchern kann. Vor allem Lactobacillus bifidus und Escherichia coli sind für die Erhaltung der physiologischen Funktionen der Darmflora notwendig.

Der Wert von Ballaststoffen kann aus ihren Wirkungen abgeleitet werden:

- Ballaststoffe, aus denen im Dickdarm des Menschen Milchsäure, Buttersäure und Essigsäure gebildet werden, erzeugen ein saures Milieu. Niedrige pH-Werte im Dickdarm begünstigen Laktobakterien, zum Beispiel Lactobacillus bifidus, die sich bei niedrigen pH-Werten vermehren. Als Substrat für ihr Wachstum dienen vor allem die Pektine. Lactobacillus acidophilus kommt auch in Joghurt und Sauerkraut vor. Die Aufnahme von ungekochtem, laktofermentiertem Kohlgemüse (Sauerkraut, Kimchi) senkt den pH-Wert der Fäzes. Milchsäure, Buttersäure und Essigsäure, die aus dem Abbau von Ballaststoffen (wie auch aus Lactose und Lactulose) entstehen, fördern die Darmmotorik. Außerdem verhindert ein niedriger pH-Wert die Freisetzung und Absorption von neutralem Ammoniak.
- Ballaststoffe tragen auch zum Wachstum der normalen Coli-Bakterienflora im Dickdarm bei. Durch das saure Milieu wird das Wachstum toxischer Bakterien und das Überwuchern des Darmes mit pathogenen Coli-Bakterien unterdrückt. Coli-Bakterien können Vitamine freisetzen (unter anderem Biotin, Folsäure, Pantothensäure, Vitamin B_6 und Vitamin K). Ballaststoffmangel und alle Faktoren, die zur Imbalance der Dickdarm-Bakterienflora führen (z. B. Durchfälle, Breitband-Antibiotika oder Sulfonamidtherapie) können für diese Vitamine Mangelerscheinungen (Polyavitaminose) auslösen.
- Ballaststoffe und die mit ihnen gemeinsam vorkommende Phytinsäure steigern die Ausscheidung von Gallensäuren, Cholesterol sowie Indol, Skatol. An die positiven Ladungen von Calciumbrücken von Komplexbildnern, zum Beispiel des Phytats, werden Gallensäuren gebunden, so daß ihr enterohepatischer Kreislauf unterbrochen und die Ausscheidung auch von Cholesterol aus der Gallenflüssigkeit begünstigt wird.
- Eine weitere Wirkung von Ballaststoffen, besonders aus laktofermentiertem Kohlgemüse, ist die Inaktivierung und Ausscheidung von Enzymen, die an der Umwandlung von Prokanzerogenen (z. B. von primären Gallensäuren) zu Kanzerogenen beteiligt sind (u. a. die 7-α-Dehydroxylase, Nitroreduktase und β-Glucuronidase; Müller et al. 1993). Damit wirken sie präventiv der Entstehung eines Dickdarmtumors entgegen.

Bedarf
Es wird die Aufnahme von täglich 30 g Ballaststoffen empfohlen.

Bei mangelnder Ballaststoffzufuhr, auch im Hunger und während Fastenkuren, werden die mit der Galle in den Darm ausgeschiedenen Produkte der Leber, zum Beispiel Indol und Skatol, reabsorbiert und anschließend durch die Nieren ausgeschieden. Bei zu geringer Flüssigkeitszufuhr werden sie aber auch durch die Haut ausgeschieden und erzeugen Körpergeruch. Deshalb sollte während Fastenkuren die Zufuhr hoher Flüssigkeitsmengen gesichert werden.

Durch eine sehr hohe Zufuhr von Pektinen (in grünem Obst) und einen Abusus von Abführmitteln können Durchfälle verursacht werden (saure Stühle nach Aufnahme von grünem Obst). Da ballaststoffhaltige Nahrung häufig auch Phytinsäure enthält, die kationische Spurenelemente fest bindet, werden zum Beispiel Eisen, Zink, Calcium und Magnesium nicht ausreichend absorbiert und mit den Fäzes ausgeschieden.

Bei Laxans-Abusus können hohe Kalium- und Spurenelementverluste eintreten, so daß u. U. Supplementierung erforderlich ist.

Therapeutische Verwendung
Ballaststoffe wirken als Laxantien und werden zur Behandlung der Obstipation eingesetzt. Auch die aus Ballaststoffen freigesetzte Lactulose ist, wie andere Laxantien (z. B. Magnesiumsulfat und bei Erwachsenen häufig auch der Milchzukker) osmotisch aktiv, so daß sie durch Volumenzunahme im Dickdarm als Abführmittel wirkt. Deshalb kann auch Lactulose allein, oder gemischt mit Plantago ovata (indischer Flohsamen, Verhältnis 1 : 1), als ein sehr wirksames Laxans eingesetzt werden.

Als synthetischer Ballaststoff wird heute Colestyramin eingesetzt. Er ist ein Anionenaustauscher, der Gallensäuren bindet und dadurch, an Gallensäuren gebunden, auch die Ausscheidung von Cholesterol begünstigt.

3.2.4 Spurenelemente und Mineralstoffe

Definition
Spurenelemente sind Mineralstoffe, die mit weniger als 5 g/70 kg Körpermasse im Erwachsenenorganismus vorkommen (0,001 bis 0,1 %).

Dazu gehören unter anderem Eisen, Zink, Kupfer, Silicium, Fluor, Bor, Rubidium, Strontium und Brom. In Milligramm-Mengen vorhanden sind außerdem Iod, Selen, Mangan, Cobalt, Molybdän, Vanadium, Lithium, Barium, Germanium, Arsen, Nickel, Cadmium, Zinn, Chrom und Blei. Es gehören also auch einige Schwermetalle zu den Spurenelementen, die im Organismus vorhanden sein müssen und eine physiologische Funktion haben.

Vorkommen
Die Spurenelemente, außer Iod, kommen vor allem in Samen (Getreide, Beerenobst, Weinbeeren, Wein) vor, sowie in Innereien (Leber). Als ernährungsphysiologisch bedeutsam kann hervorgehoben werden, daß Spurenelemente in Muskelfleisch, Milch und Eiern nur in relativ niedrigen Konzentrationen enthalten sind. In Muskelfleisch sind größere Mengen Spurenelemente nur dann enthalten, wenn Körnerfutter (Kraftfutter) für die Aufzucht verwendet wurde. In Fett (und fettem Schweinefleisch) sind nur sehr geringe Mengen an Spurenelementen enthalten.

Im Gehalt der Nahrung an Spurenelementen besteht eine breite regionale und geographische Variabilität. Sie ist bedingt durch den Gehalt der Böden, auf denen die Nahrung erzeugt wurde. In Regionen, in denen Bilanzdefizite allgemein sehr häufig vorkommen, kann eine Supplementierung der Nahrung (wie z. B. beim Iodsalz) oder eine Zumischung von Spurenelementen zum Dünger für defizitäre Böden durchgeführt werden (z. B. mit Selenoxid, wenn Nahrung auf extrem selenarmen Böden erzeugt wird, u. a. in Mecklenburg, Finnland, Schottland, China).

Mangelerscheinungen
Für einige Spurenelemente treten gegenwärtig häufiger nahrungsbedingte Bilanzdefizite in unseren Regionen auf als früher. Ursachen dafür sind unter anderem:

- Die Verfeinerung von Nahrungsmitteln und das große Angebot an Produkten, die hauptsächlich „leere Kalorien" enthalten. Um diesem Fakt Rechnung zu tragen, wird die Nahrung zwar durch Zusätze angereichert, aber meist nur mit Vitaminen, nicht mit Spurenelementen. Bei fettreicher und einseitiger Ernährungsweise (z. B. viel Schweinefleisch) und bei Benutzung von verfeinerter Nahrung werden häufig zu wenige Spurenelemente zugeführt.*
- Die Verminderung des Gehalts an Spurenelementen in Gemüse und Früchten, teilweise durch ihre Erzeugung in Gewächshäusern und teilweise auf Böden, die durch sauren Regen „ausgewaschen" sind. Auch die intensive Nutzung der Böden ohne Rezyklisierung der Pflanzenreste führt zur Verarmung an Spurenelementen, die durch Benutzung von Mineraldünger nicht ausgeglichen wird (manche Spurenelemente in den Böden werden bei der Analyse überhaupt nicht mehr ermittelt).
- Der teilweise höhere Bedarf für „unschädliche" Spurenelemente. Bei Belastung mit Schwermetallionen können die „schädlichen" durch „unschädliche" Spurenelemente verdrängt werden. Diese Verdrängung beruht auf Konkurrenzeffekten. Eine ausreichende Selenzufuhr trägt z. B. auch zur Bildung von harngängigen Schwermetallkomplexen bei, die eine effektive „Ausschwemmung" von Blei, Quecksilber, Cadmium oder Nickel aus dem Organismus herbeiführen würden.
- Der Verlust einer „bodenständigen Lebensweise".**

Spurenelement-Kompartimentierung
Jedes Mineral hat sein spezifisches Speicher-Kompartiment: Eisen, Zink, Kupfer, Iod, Selen, Mangan, Cobalt, Molybdän und Vanadium werden wie Kalium und Magnesium in den Zellen gespeichert; Natrium und Calcium dagegen im Extrazellulärraum. Eine besondere

* Bis etwa 1900 kannte man eine Mangelzufuhr an Spurenelementen kaum, weil der Gebrauch verfeinerter Nahrung höchstens elitären Kreisen vorbehalten war (die dann auch die für Ernährungsdefizite typischen „Zivilisationskrankheiten" bekamen). Schon im Altertum bestand die naturnahe Ernährung in der Bevölkerung aus Hirse und Fladen aus grobem Mehl (Vollkorn), aus einheimischen Feld- und Waldfrüchten und Fleisch von selbstaufgezogenen Haustieren. Wein und Wasser waren die Hauptgetränke (s. Diokles von Karystos: „Die gesunde Lebensweise").

** In Urzeiten bis in das Mittelalter wurde auch Steinmehl als Arznei geschätzt. Bei Tieren besteht bei selektivem Mangel an Mineralstoffen noch ein Instinkt, nach fehlenden Mineralien zu suchen. Die Ärzte Paracelsus und Agricola wurden durch Einbezug mineralischer Verbindungen in die Therapie die Begründer der Iatrochemie.

Anreicherung für Calcium besteht im Knochen, für Iod in Schilddrüse und Leber.

Für die intrazellulären Spurenelemente gilt, daß sie bei dem intensiven Eiweißumsatz in den Organzellen meist intrazellulär sofort wieder in neusynthetisierte Eiweiße eingebaut werden. Wegen ihrer Wiederverwertbarkeit und „inneren Ökonomie" ist beim Erwachsenen für die meisten Spurenelemente keine tägliche Zufuhr erforderlich. Eine wichtige Ausnahme ist das Iod. Es sollte wegen seines hohen Stoffumsatzes täglich ausreichend zugeführt werden.

Eine ausreichende Zufuhr zur Erhaltung und Auffüllung der Pools ist insbesondere von Schwangeren, Kleinkindern, in der Rekonvaleszenz, nach Anorexie und auch nach Abmagerungskuren zur Auffüllung der Pools einzuhalten. Dafür ist eine möglichst abwechslungsreiche, spurenelementhaltige (vollwertige) Nahrung geeignet.

Auch im höheren Lebensalter kommt es durch Verminderung von Körpereiweiß zur Reduzierung der Pools für Spurenelemente.

Tabelle 26: Empfehlungsgrößen für Nährstoffe sowie Erlaubnisgrößen für Gifte.

Empfehlungsgrößen:	
Recommended Dietary Intake	(RDI)
Recommended Dietary Allowance	(RDA)
Dietary Reference Intake	(DRI)
Adequate Intake	(AI)
Estimated Average Requirement	(EAR)
Erlaubnisgrößen:	
Acceptable Dietary Intake	(ADI)
Acceptable Dietary Allowance	(ADA)
Tolerable Upper Intake Level	(UL)
No Observed Effect Level	(NOEL)

Spurenelementbilanzen und -bedarf

Empirisch ergibt sich der durchschnittliche Bedarf für jedes Spurenelement aus der Zufuhrmenge, die langzeitig Mangelerscheinungen verhindert. Diese physiologischen Zufuhrmengen für die Allgemeinheit werden in Langzeitversuchen mit großen Bevölkerungsgruppen ermittelt.

Die Zufuhrempfehlungen für Spurenelemente werden von den internationalen und nationalen Gesellschaften für Ernährung, zum Beispiel dem Food and Nutrition Board. Natl. Research Council (10th edit., Washington, 1989) ausgegeben (Tab. 26). Als Empfehlungsgrößen galten bisher die sog. „empfohlene tägliche Zufuhrmenge" *(Recommended Dietary Intake [RDI])* und die *Recommended Dietary Allowance (RDA).* Heute gelten die Werte für *Dietary Reference Intakes (DRI), Adequate Intakes (AI)* und *Estimated Average Requirements (EAR).**

Bei epidemiologischen Untersuchungen werden die effektiven regionalen Zufuhrwerte in Beziehung zur Inzidenz von Erkrankungen gesetzt, die mit der Zufuhr eines Spurenelements korrelieren.

* Im Unterschied zu den Empfehlungsgrößen werden für toxische Mineralien und Schadstoffe Erlaubnisgrößen festgesetzt. Es waren dies der „Acceptable Daily Intake (ADI)" beziehungsweise die „duldbare tägliche Aufnahmemenge (DTA)" für einen Stoff, wenn dessen Aufnahme täglich und lebenslang erfolgt. Die ADI-Werte lagen noch um etwa 100 % niedriger als die Dosis, die man zuführen kann und bei der bisher noch kein schädigender Effekt beobachtet wurde („No Observed Effect Level", NOEL). Heute werden anstelle von ADI-Werten Tolerable Upper Intake Levels (UL) angegeben.

Bei Zufuhr von Nahrungsmitteln, die nach den Nährstofftabellen einen ausreichenden Gehalt an Spurenelementen enthalten, ist nicht immer gesichert, daß damit der Bedarf auch wirklich gedeckt wird. Nicht unter allen Bedingungen enthalten Nahrungsmittel die durchschnittlichen Konzentrationen an Spurenelementen. Ihr Gehalt ist unter anderem abhängig vom Boden, auf denen die Nahrungsprodukte gewachsen sind. Weiterhin ist nicht garantiert, daß die Spurenelemente aus dieser Nahrung im Darm auch ausreichend freigesetzt und absorbiert werden. Diese Freisetzungs- und Absorptionsprozesse sind davon abhängig, ob die Eiweißverdauung vollständig ist (Einschränkungen bei Verdauungsinsuffizienz), ob in der Nahrung Komplexbildner wie Phytinsäure enthalten waren, die die Spurenelementabsorption hemmen und ob ausreichend ungesättigte Spurenelement-Transportproteine vorliegen.

Bei Sättigung der Pools im Organismus werden überschüssige, oral aufgenommene Spurenelemente über den Darm wieder ausgeschieden (Tab. 27).

Anhaltspunkte über den individuellen Bedarf an Spurenelementen, über die Sättigung der Pools, über Spurenelementbilanzen und -bedarf ergeben sich ausschließlich aus den klinisch-chemischen Nachweisen über die Sättigung spezifischer Bindungsproteine im Blutplasma, die Aktivität spurenelementabhängiger Enzyme oder aus Spezialuntersuchungen (Iodausscheidung, TSH-Bestimmung für Iod, Schilling-Test).

Die chemischen und physikalischen Nachweismethoden für Spurenelemente sind heute hochempfindlich. Alle Meßergebnisse sind jedoch wertlos, wenn sie nicht im richtigen Kompartiment und unter definierten Voraussetzungen durchgeführt worden sind (s. Kap. 8).

Mit den einzelnen Analysenmethoden werden folgende Spurenelemente bestimmt (Tab. 28):

- Mit der Hybrid-Atom-Absorptions-Spektrometrie (HAAS): Antimon, Arsen, Selen, Wismut;
- Mit der elektrothermischen Atom-Absorptions-Spektrometrie (EAAS): Aluminium, Beryllium, Blei, Chrom, Cadmium, Cobalt, Kupfer, Mangan, Molybdän, Nickel, Selen, Thallium, Vanadium;
- Mit der Flammen-Atom-Absorptions-Spektrometrie (FAAS): Eisen, Zink;

Tabelle 27: Absorbierbarkeit, Bedarf und notwendige Zufuhr von einigen Spurenelementen.

Spurenelemente	Zn	Cu	Mn	Mo	Se	Iod	Cr III
▪ Absorbierbarkeit [%]	10–30	20	4	75	60	97	1
▪ Täglicher Bedarf [mg]	1,5	0,4	0,1	0,075	0,09	0,15	0,002
▪ Nährstoffzufuhr [mg/Tag]	15	2	2,5	0,1	0,15	0,15	0,15
▪ Pool [mg/70 kg Körpermasse]	1500	100	20	20	15	15	10

Tabelle 28: Analysenmethoden für den Nachweis von Spurenelementen.

Element	Material	Methode
Selen	Serum, Plasma, Blut	Elektrothermale AAS
Kupfer	Serum, Plasma	FLAAS
Zink	Serum, Plasma	FLAAS
Magnesium	Serum, Plasma	FLAAS
Iod	Iodid im Harn	kolorimetrische Messung (Cer-Arsenit-Methode)
AAS: Atom-Absorptions-Spektrometrie, **FLAAS**: Flammenphotometrie		

- Mit der differentiellen Puls-Anodic-Stripping-Voltametrie (DPASV): Blei, Cadmium, Cobalt, Kupfer, Nickel;
- Mit der radiochemischen Neutronen-Aktivierungs-Analyse (RNAA): Arsen;
- Mit der instrumentellen Neutronen-Aktivierungs-Analyse (INAA): Cobalt, Selen.

Mit den *Spurenelementkonzentrationen im Blutplasma* allein können jedoch zumeist keine verwertbaren Erkenntnisse über die Sättigung der Pools und über Spurenelementbilanzen oder -bedarf abgeleitet werden, wie in Kapitel 8 begründet werden wird. Sie sind daher wenig aussagekräftig. Für manche Spurenelemente kann es zu kurzzeitigen Mineralumverteilungen und Veränderungen der Eiweißsynthese kommen, so daß für die Konzentrationen im Blutplasma nur Mittelwerte mit *erheblichen Streubereichen* angegeben werden können (Tab. 29).

Die Streuungen sind nicht Ausdruck für einen zeitweisen Mangel oder Überschuß. Zum Beispiel besteht für die Eisenkonzentration im Blutplasma eine deutliche zirkadiane Rhythmik durch Umverteilungen. Der Einfluß von Konzentrationsänderungen durch Änderungen der Synthese für Transportproteine

Tabelle 29: Mittlere Konzentrationen einiger Spurenelemente im Blutplasma und Harn sowie deren Streubereiche (für Männer und Frauen).

	Männer		**Frauen**	
	Mittlere Konz.	Streubereiche 2,5–97,5	Mittlere Konz.	Streubereiche 2,5–97,5
Selen [µmol/l]	1,0	0,7 – 1,4	1,0	0,7 – 1,5
Kupfer [µmol/l]	15,2	9,5 – 25,0	18,2	11,5 – 33,2
Zink [µmol/l]	16,8	9,8 – 28,7	16,2	9,0 – 27,5
Magnesium [µmol/l]	773,0	645,6 –995,1	768,9	625,3 –974,2
Harnkonzentrationen				
Iod [µg/g Kreatinin]	35,8	8,66–123,4	43,21	9,45–168,8

ist daran zu erkennen, daß es bei systemischen Entzündungsreaktionen zur Abnahme von Transferrin kommt, es ist ein „Anti-Akut-Phase-Protein", so daß auch die Eisenkonzentration bei Entzündungen abnimmt. Auch die Kupfer- und Zinkkonzentrationen können bei systemischen Entzündungen verändert sein, weil ihre Bindungsproteine im Blutplasma (Coeruloplasmin bzw. α-2-Makroglobulin) zu den „Akut-Phase-Proteinen" gehören. Kurzzeitige Mineralumverteilungen finden auch während Operationen und im Postaggressionsstoffwechsel statt.

Es wäre also ein Trugschluß, wenn man in jedem Fall aus erhöhten Konzentrationen auf eine gute *Spurenelementbilanz* schließen würde. Das Gegenteil ist häufig der Fall, denn es können intrazelluläre Spurenelemente durch Zellschädigung in das Blutplasma gelangen und dadurch eine negative Bilanz herbeiführen (ähnlich wie es auch beim Anstieg der Blutkaliumkonzentration bei Azidose oder dem Anstieg der Blutglucosekonzentration beim Diabetes der Fall ist).

Ebenso gefährlich ist es, aus kurzfristigen Veränderungen der Spurenelementkonzentrationen im Blutplasma (z. B. während Narkose, Operationen, Schock) Rückschlüsse auf Bilanzänderungen zu ziehen. Falsch sein kann auch die Schlußfolgerung: „Wenn ich keine abnormalen Konzentrationen im Blutplasma finde, kann dem Patienten nichts fehlen". Auch dabei kann eine negative Bilanz für das untersuchte Spurenelement objektiv bestehen!

Bedeutung und Wirkungen einzelner Spurenelemente
Für einige Spurenelemente, die häufig zu Defiziten neigen, kann beispielhaft die Bedeutung und Wirkung dieser Nahrungsbestandteile dargestellt werden. Für Iod, Zink und Selen werden auch die molekularen Grundlagen ihrer Wirkung und die Methodik ihrer Erfassung erwähnt.

Es muß auf die Notwendigkeit einer ausgewogenen Zufuhr der verschiedenen Spurenelemente untereinander hingewiesen werden, weil durch einseitige Überzufuhr eines Spurenelementes Bilanz-Ungleichgewichte und Spurenelementkonkurrenzen auftreten. Auch die Wirkungen von toxischen Metallionen sind zu beachten.

3.2.4.1 Iod

Funktionen
Das Iod aus der Nahrung wird fast vollständig in die Schilddrüse aufgenommen und in das Schilddrüsenhormon Thyroxin eingebaut. Aus Thyroxin wird Triiodthyronin gebildet, zu etwa 80 % in der Leber. In der Leber ist dafür das selenhaltige Enzym 5'-Monodeiodase verantwortlich. Die Aktivität dieses Enzyms hängt einerseits von der Selenversorgung ab (Behne u. Kyriakopoulos 1991), und andererseits von einer ausreichenden Bereitstellung von Glucose für die NADPH+H^+-Synthese. Durch NADPH+H^+ kann Glutathion reduziert werden, das notwendig ist für die Aktivierung des Enzyms.

Die Monodeiodase-Aktivität erreicht erst bei ausreichendem Zufluß von Glucose aus der Pfortader zur Leber ihr Optimum. Dazu ist die tägliche Aufnahme von mindestens 120 g Kohlenhydraten mit der Nahrung erforderlich.

Bei zu geringer Iod-, Selen- und Kohlenhydratversorgung wird zuwenig Schilddrüsenhormon oder Triiodthyronin gebildet und es kommt zur Hypothyreose.

Die Folgen eines Jodmangels wirken sich in allen Altersgruppen aus:

- Während der Schwangerschaft kann es durch Iodmangel zu einer Doppelschädigung von Mutter und Kind kommen. Wichtig ist deshalb, daß eine ausreichende Iodversorgung der Schwangeren erfolgt, die dem Fetus zugute kommen kann.
- Bei Neugeborenen und Säuglingen kommt es vor allem zu Störungen in der Bildung der Oberflächenlipide der Lunge (Surfactant), so daß chronische Atemwegsinfekte auftreten. Bei schwerem Iodmangel können auch Hirnentwicklungsstörungen in Erscheinung treten.
- Im Jugend- und Erwachsenenalter kann es zum Kropf kommen (durch gesteigerte TSH-Freisetzung entsteht die hypothyreote Struma) und zu erhöhter Fetteinlagerung. (Bei Euthyreose und Hyperthyreose ist dagegen der Eiweißturnover und dadurch auch der endogene Energieverbrauch erhöht, womit eine „schlechte Nahrungsverwertung“ und die Möglichkeit zur „Luxuskonsumption“ erklärt wird.)
- Bei älteren Menschen entsteht vorzeitig eine Atherosklerose, Fettsucht oder ein Myxödem.

Iodmangel und seine Ursachen

Iodmangel ist in Deutschland der häufigste Spurenelementmangel. Mindestens 30 % der Bevölkerung sind in Deutschland von Iodmangel betroffen und die Häufigkeit des Iodmangelkropfes (Iodmangelstruma) liegt bei 12,4 %, so daß jährlich etwa 90 000 Schilddrüsen-Operationen erforderlich sind. Deutschland ist das einzige Industrieland, in dem die Iodmangelstruma noch eine Volkskrankheit darstellt (Pfannstiel 1993).

Die häufigsten Ursachen für die unzureichende Bildung von Schilddrüsenhormonen sind die zu geringe Iodaufnahme mit der Nahrung sowie die Hemmung der Iodverwertung (Abb. 23). Zu Iodmangel kommt es besonders bei vegetarischer Ernährung und wenn keine Milch oder Seefische verwendet werden, aber auch bei zu geringer Nahrungsaufnahme (im Hunger, während Abmagerungskuren, bei appetitlosen Kranken, bei Bulimie, Anorexie und bei Alkoholikern).

Eine Hemmung der Iodverwertung tritt zum Beispiel ein durch:

- Tabakrauchen. Beim Tabakrauchen entsteht Rhodanid (Thiocyanid).
- Hohe Zufuhr von Progoitrin (einem Glucosinolat), das in einigen Kohlarten (besonders Rosenkohl und Kohlrüben) vorkommt.
- Sehr hohen Verbrauch von Kaffee, Tee oder Melisse. Rhodanid, Progoitrin und Inhaltsstoffe der Genußmittel hemmen den Iodeinbau und die Iodverwertung.
- Selenmangel oder zu niedrige Zufuhr von Kohlenhydraten. Die Bildung des aktiven Triiodthyronins wird vermindert und der Iodmangel verstärkt.

Vorkommen, Bedarf, Nachweis

Die natürliche Iodzufuhr erfolgt hauptsächlich mit Seefisch- und Fleischprodukten (Süßwasserfische enthalten fast kein Iod!) sowie durch Milch.

Der Iodgehalt in diesen Produkten ist jedoch starken Schwankungen unterworfen.

Der Iodgehalt in der Milch beruht zu einem Teil auf dem Iod, das für die Euterhygiene benutzt wird. Dieses Iod geht bei der Milchverarbeitung, zum Beispiel zu Käse, jedoch teilweise verloren (es verbleibt in der Molke).

Von den Seefischen weisen vor allem Schellfisch, Kabeljau und Makrele einen

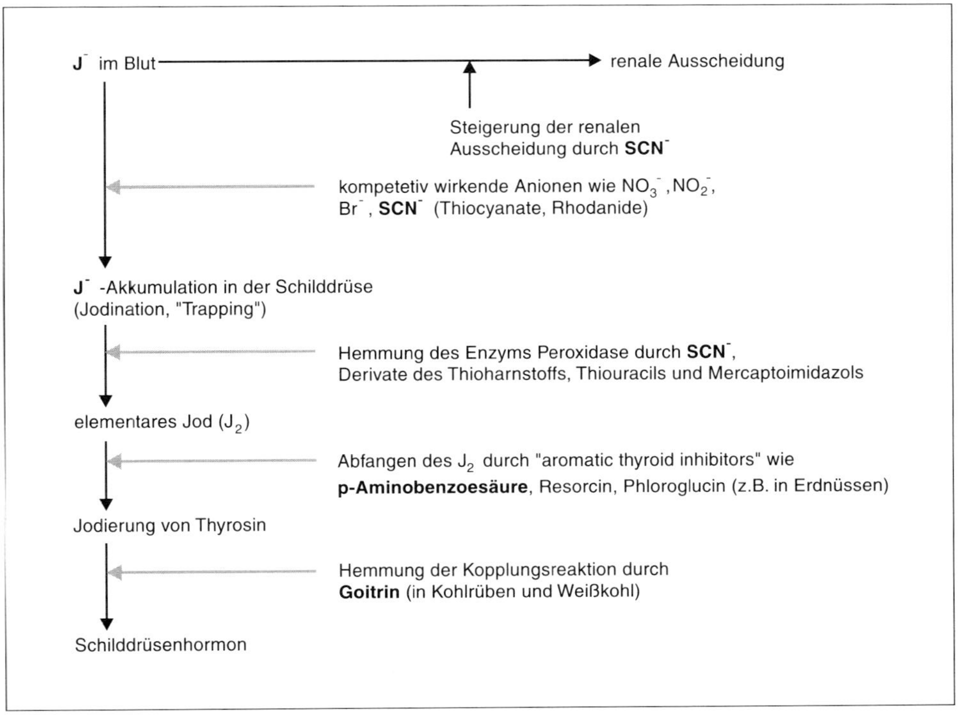

Abb. 23: Behinderung der Iodverwertung und des Iodideinbaus durch mögliche Nahrungsbestandteile.

hohen Gehalt auf, der aber ebenfalls durch die Verarbeitung vermindert wird (Iodverbindungen sind löslich und gehen in das Kochwasser über, das häufig verworfen wird).

Der Iodbedarf kann in den meisten Fällen nicht mit natürlicher Nahrung abgesichert werden. Es werden wohl selten entweder täglich 300 g Milch, 150 g Makrele oder über 500 g Hering gegessen, die den täglichen Iodbedarf abdekken würden (Tab. 30).

Ob ein Iodmangel besteht, kann aus der Iodbilanz, die durch Bestimmung der Iodausscheidung im 24-Stunden-Harn eines Menschen ermittelt wird, bestimmt werden. Die Ausscheidung entspricht im steady state der täglichen Iodzufuhr. Sie sollte beim Erwachsenen 150 bis 200 µg Iod pro Tag betragen. Bei unter 50 µg/Tag liegt eine Mangelzufuhr vor (und eine negative Iodbilanz) (vgl. Abb. 51, S. 276, und Tab. 31). Außerdem läßt sich ein Iodmangel auch an der erhöhten TSH-Konzentration im Blutplasma nachweisen.

Zufuhrempfehlungen, Supplementierung

Die Iod-Zufuhrempfehlungen richten sich nach dem Alter und der Belastung des Menschen (Tab. 31). Eine ausreichende tägliche Iodzufuhr ist notwendig, weil Iod und die Schilddrüsenhormone einen hohen Umsatz im Organismus haben. Iod wird nicht direkt an Zelleiweiße gebunden (es besteht keine „in-

Tabelle 30: Iodgehalt einiger Nahrungsmittel (nach Hötzel 1996).

Lebensmittel	Iodgehalt [µg/100 g]	erforderliche Verzehrmenge, um Empfehlung zu erreichen (je Tag)
Schellfisch	243	82 g
Kabeljau	120	166 g
Schweineleber	14	1,4 kg
Hühnerei	9,7	2,1 kg
Roggenbrot	8,5	2,4 kg
Weißbrot	5,8	3,4 kg
Edamer Käse	5,0	4,0 kg
Zitronensaft	5	4 l
Kartoffeln	3,8	5,3 kg
Äpfel	1,6	12,5 kg

Tabelle 31: Empfohlene und tatsächlich ermittelte Iodzufuhr in Deutschland (nach DGE 1996).

	empfohlene Zufuhr [µg/Tag]	Aufnahme [µg/Tag]
■ Säuglinge bis 11 Monate	50– 80	9–21
■ Kinder 1 bis 9 Jahre	100–140	39–76
■ Kinder ab 10 Jahre	180–200	30–70
■ Jugendliche und Erwachsene	180–200	30–67
■ Schwangere	230	70
■ Stillende	260	70

nere Ökonomie“ der Iodverwertung), sondern wird beim Abbau von Schilddrüsenhormonen freigesetzt. Täglich wird etwa ebensoviel Iod ausgeschieden wie mit der Nahrung zugeführt wird.

Iodsupplementierung

Bei dem extrem niedrigen Iodgehalt unserer Nahrung (Tab. 30) kann eine dauerhafte Beseitigung von Iodmangel nur durch die Verwendung von jodiertem Kochsalz erreicht werden. In Deutschland enthält das jodierte Speisesalz 32 mg Kaliumiodat pro Kilogramm (beziehungsweise 20 mg Iod pro Kilogramm Salz).

In anderen europäischen Ländern wird das Speisesalz z. T. höher angereichert (z. B. in Finnland, der Schweiz, in Frankreich).

Andere Salzprodukte (z. B. Meersalz) enthalten nur minimale Iodmengen (das im Meersalz ursprünglich vorhandene Kaliumiodid wird durch Reduktion in Iod umgewandelt und verdunstet durch die Lagerung).

Jodiertes Kochsalz sollte nicht nur im Haushalt, sondern vor allem auch in den

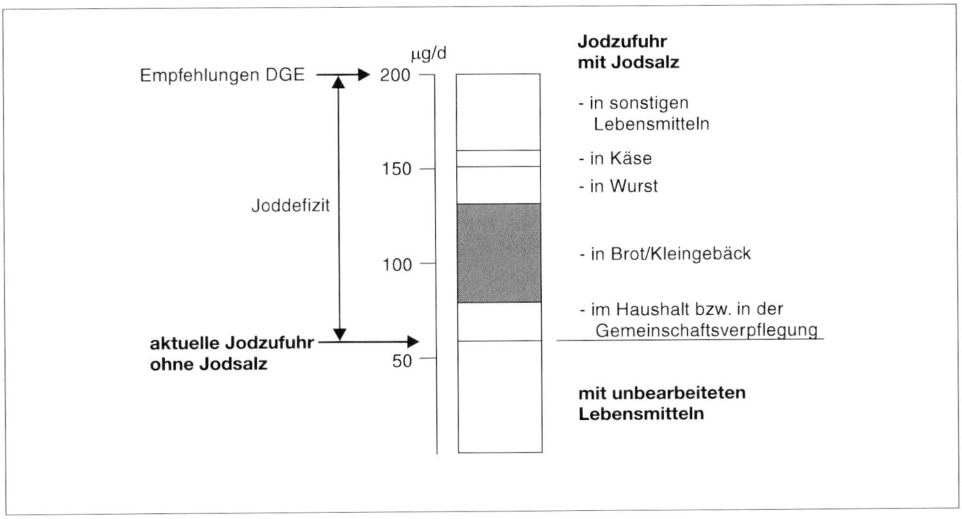

Abb. 24: Konzept zur Sicherung einer ausreichenden Iodzufuhr (nach DGE).

Großküchen, zum Beispiel im Krankenhaus, verwendet werden (Abb. 24).

In den europäischen Ländern, in denen heute die Iodunterversorgung beseitigt ist, wird jodiertes Salz bereits als **Qualitätsmerkmal** in der Backwarenindustrie und bei der Milch-, Fleisch- und Wursterzeugung verwendet. In diesen Ländern sind nicht nur die Iodmangelschäden bei Neugeborenen zurückgegangen, sondern auch die vorzeitige Arteriosklerose und vor allem die Kropfoperationen.

3.2.4.2 Zink

Der Gesamtbestand von Zink im Körper des Erwachsenen beträgt 1,4 bis 2,3 g. Im Blutplasma ist Zink spezifisch und kovalent gebunden an Metallothionin, aber auch (nicht kovalent) an α-2-Makroglobulin (6 bis 11 µmol Zink/g Protein), Coeruloplasmin, Transferrin, Haptoglobin und Albumin. Parenteral verabreichtes Humanplasma enthält zum Beispiel bis zu 80 µmol Zink/kg Eiweiß.

Funktionen

- Zink trägt zur Stabilisierung des Insulins bei (Zink-Insulin in den B-Zellen der Langerhans-Inseln).
- Zink wird im Zellkern in den *Promotor-Metallothionin-Zn-Komplex* eingebaut, durch den die DNA- und RNA-Polymerasen aktiviert werden (Kothekar 1990).
- Zink ist besonders in allen proliferierenden, germinativen Zellen (Fibroblasten, Spermatozyten, Erythroblasten, Lymphozyten, Mukosazellen) erforderlich, da es Bestandteil der Retinsäure-, Schilddrüsenhormon- und Steroidhormon-Rezeptoren im Zellkern und anderer Zinkfingerproteine ist, durch die die Transkription kontrolliert wird („transactivation", Rajavashisth et al. 1989).

Die Besetzung der zinkhaltigen Retinsäure-Rezeptoren mit Retinsäure bewirkt zum Beispiel eine Hemmung der Expression von Proto-Onkogenen (z. B. c-fos, c-ras).

Die Besetzung von zinkhaltigen Steroidhormon-Rezeptoren mit Steroiden bewirkt zum Beispiel die LDL-Rezeptor-Synthese in Leberzellen bei gleichzeitiger Hemmung der HMG-CoA-Synthase (und damit der endogenen Cholesterolsynthese (Roach et al. 1993, Kawabe et al. 1995, Shimokawa et al. 1995).

Zink hat auch eine wichtige Bedeutung für:

- die Anpassung der T-Lymphozyten-Funktion (verbesserte zellvermittelte Immunität und Erkennung von Tumorzellen);
- die B-Lymphozytenfunktion (Antikörperproduktion);
- die Proliferation germinativer Zellen (z. B. des Ösophagusepithels, das bei Zinkmangel zuerst geschädigt wird);
- die sensorischen Nervenzellen; bekannt ist eine Beeinträchtigung der Geruchs- und Geschmacksempfindung bei Zinkmangel (ähnlich wie bei Vitamin-A-Mangel);
- die Darmmukosazellen, die Epithelzellen der Haut, bei denen es durch Zinkmangel zu mangelnder Neubildung kommt und
- die Spermiogenese (bei Zinkmangel: Hypogonadismus).

Außerdem ist Zink eingebaut:

- In Verdauungsenzyme (Aminopeptidasen, Carboxypeptidase, Amylase).
- In das Enyzm, welches in Pankreas, Magen und Niere zur Sekretbildung und zum Säure-Basen-Haushalt beiträgt: die Carboanhydrase.
- In die Alkohol- und Aldehyddehydrogenase (Retina, Leber) sowie in die Glutamat- und Malatdehydrogenase.

Das Spurenelement Zink ist also Bestandteil von Enzymen aus jeder Enzymgruppe:

- Transferasen: Aspartatcarbamyltransferase;
- Oxydoreduktasen: Alkohol- und Aldehyddehydrogenase, Sulfitoxidase, zytosolische (erythrozytäre) Superoxiddismutase;
- Hydrolasen: Carboxypeptidasen, Phospholipase C, alkalische Phosphatase, Carboanhydrase, Amylase; sowie in die
- Ligasen: DNA-Polymerase und RNA-Polymerase.

Vorkommen

Zinkionen sind fest an Eiweiße und Nukleinsäuren in pflanzlicher und tierischer Nahrung gebunden. In tierischen Produkten ist Zink hauptsächlich in Innereien enthalten.

Außerdem ist Zink an die DNA von Pflanzensamen (Samenkörner) gebunden und deshalb konzentriert in Beeren zu finden. Es ist in hoher Konzentration auch in Austern enthalten (verantwortlich für deren „potenzsteigernde Wirkung").

Mangel und seine Ursachen

Bei Zinkmangel treten Verdauungsinsuffizienz, Immunschwäche, Einschränkungen des Geruchs- und Geschmackssinnes, Hypogonadismus mit Impotenz sowie Haarausfall und Fingernagelveränderungen auf. Eine spezifische Zinkmangel-Krankheit ist die Acrodermatitis enteropathica. Bei Zinkmangel kommt es zu verminderter Wundheilung und zur Exazerbation einer Psoriasis vulgaris.

Zinkmangel tritt häufig aus denselben Gründen wie Eisenmangel auf. Zink muß im Magen-Darm-Trakt auch erst durch Proteolyse freigesetzt und komplexiert werden. Phytinsäure und Gerbsäuren in Pflanzennahrung hemmen die Absorbierbarkeit.

Erhöhter Zinkbedarf kann auch durch die hemmende Wechselwirkung mit anderen Metallionen, zum Beispiel mit Kupferionen oder toxischen Metallionen, nach Cadmiumexposition, bestehen. Das sogenannte „Zinkfieber“ in Gießereien beruht hauptsächlich auf Cadmiumverunreinigungen von Zinkstaub.

Die Zinkversorgung kann erkannt werden:

- aus der freien Zinkbindungskapazität des Blutplasmas;
- aus der immunologisch bestimmbaren Plasma-Metallothionin-Konzentration;
- aus den Aktivitäten zinkhaltiger Enzyme (z. B. der Alkalischen Phosphatase) und
- aus der Thymulinkonzentration im Blutplasma (Mocchegiani 1995).

Eine verbreitete Methode, mit der Anhaltspunkte über die Zinkbilanz während einer längeren Periode erhalten werden können, ist die Zinkkonzentrationsbestimmung in den Haaren (Haaranalyse). In den Haaren, aber auch in anderen Organen, liegt nach der Geburt der prozentual höchste Gehalt vor, dann erfolgt ein Abfall während des 1. Lebensjahres, und danach ein Wiederanstieg auf ein Maximum im 15. Lebensjahr mit anschließendem Abfall bis zum Lebensende.

Zufuhrempfehlungen, Supplementierung
Die empfehlenswerte tägliche Zinkzufuhr ist aus Tabelle 27 (S. 105) zu entnehmen. Zink hat eine geringe Toxizität. Nicht absorbiertes Zink wird über den Darm ausgeschieden, endogenes, gebunden an Aminosäuren, renal (Nachweis im 24-h-Sammelurin). Zink reichert sich in Enzymen an, die im Entzündungsherd katalytisch wirksam sind.

Da das Spurenelement Zink altersbedingte Schäden verzögern kann, ist die Supplementierung (Ausgleich einer negativen Bilanz) vor dem 45. Lebensjahr und im noch gesunden Organismus ratsam („middle-man-drops“).

Verwirrung in der Bedeutung des Zinks kann zustande kommen, wenn nicht beachtet wird, daß Zink seine Schutzwirkung (durch Einbau in das Immunsystem und durch Aktivierung der zellulären Immunabwehr) nur optimal **vor** dem Auftreten von Erkrankungen entfalten kann. Zink wird z. B. auch in wachsende Tumorzellen eingebaut, so daß es durch Zugabe von Zinkionen zum Wachstumsmedium von Aszites-Tumorzellen zum schnelleren Wachstum als ohne diese Supplementierung kommen kann (Wolters et al. 1991).

Eine Zink-Supplementierung erfolgt häufig zusammen mit der zusätzlichen Zufuhr von Kupfersalzen. Therapie: 2 · 50 mg Zinkaspartat (= 9,9 mg Zink) mit Kupferaspartat (1,9 mg) pro Tag. Das Zn/Cu-Verhältnis beträgt 6 : 1.

3.2.4.3 Selen

Der Gesamtbestand an Selen im Körper des Erwachsenen beträgt etwa 15 mg. Die Selenkonzentration im Blutplasma wird entweder durch Atom-Absorptions-Spektrometrie (bei 196 nm) oder durch Neutronen-Aktivierung bestimmt.

Die Blutplasmakonzentration liegt zwischen 36,6 und 232,2 µg/l (Mittelwert: 91,3). In Deutschland beträgt die mittlere Selenkonzentration im Blutplasma der Bevölkerung nur 70 bis 75 µg/l.

Vorkommen
Selen kommt, ebenso wie Zink, in Samen von Beeren und anderen Früchten und deren Produkten vor, zum Beispiel auch im Rotwein (0,4 µg/l). Manche Pflanzen wachsen bevorzugt auf selen-

reichen Böden (z. B. die Akazien und andere Astragalus-[Tragant-] Arten in den Tropen, die von Kamelen und Giraffen als Futter bevorzugt werden).

In den Nahrungsmitteln liegt Selen überwiegend als Selenomethionin, Selenocystein und -cystin vor, das heißt, es ist in Eiweißnahrung enthalten (Abb. 25). Durch Verabreichung von selenreichem Getreide als Kraftfutter, zum Beispiel an Hühner, enthält auch tierisches Eiweiß mehr Selen, zum Beispiel Hühnerfleisch und Eiereiweiß.

Während die einheimischen Futtergetreideprodukte einen niedrigen Selengehalt haben, weisen zum Beispiel die kanadischen Hartweizensorten einen höheren Gehalt auf. In manchen Ländern, in denen ein niedriger Selengehalt der Böden vorherrscht, wird dem Dünger Selenit zugefügt, wie zum Beispiel in Finnland, wo durch diese Maßnahme die Selenzufuhr gesteigert und das hohe Erkrankungsrisiko für Atherosklerose gesenkt werden soll.

In Deutschland gibt es ein Gefälle für den Selengehalt der Böden. Selen findet sich vor allem in Schwemmlandböden, deshalb enthält zum Beispiel das angebaute Getreide in Niedersachsen und der Leipziger Tieflandbucht mehr Selen als das auf Verwitterungsböden in Mecklenburg, Brandenburg, Bayern oder Baden-Württemberg erzeugte. Ebenso lassen sich Unterschiede in der Selen-Blutplasmakonzentration nachweisen (sie sind z. B. in Leipzig höher [0,9 bis 1,0 µmol/l] als in Rostock [0,4 bis 0,5 µmol/l]).

Einbau, Funktionen

- Selen nimmt an der mRNA-Synthese als Bestandteil des „Multi-subunit-Transkriptionskomplexes" teil. Dabei entstehen mit Selen spezifische Selenotrisulfide, durch die Disulfidgruppen von Jun/Fos-Proteinen gebunden werden. Bei ausreichender Selenbeladung wird die Bindung dieser Jun/Fos-Proteine (AP-1-Proteine) an die DNA (Handel et al. 1995) gehemmt, was zur Folge hat, daß die transformierenden Schädigungen und das infiltrierende Wachstum in Tu-

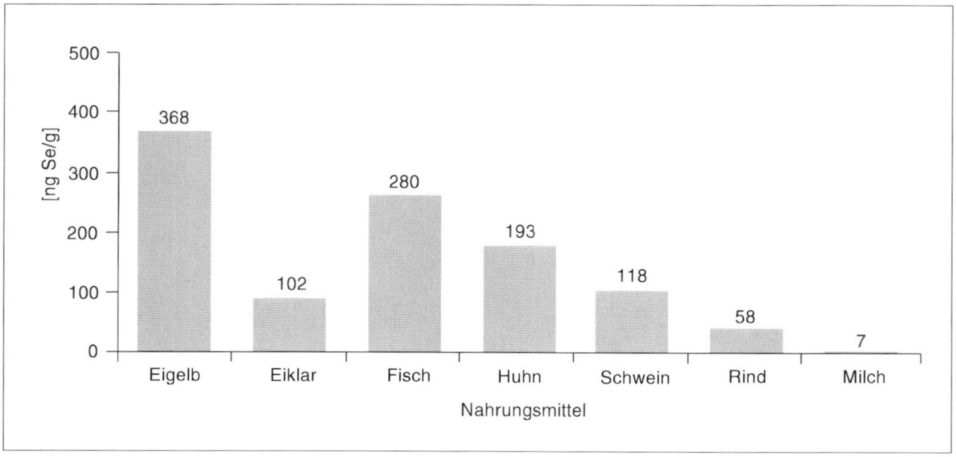

Abb. 25: Selengehalt in Eiweißnahrung (in ng Selen pro g Trockenmasse) (nach Oster 1994).

morzellen und von „stellate“-Zellen bei rheumatoider Arthritis blockiert werden können. Eine ähnliche Wirkung haben auch Goldthiolate, die in der Behandlung der rheumatoiden Arthritis schon lange eine wichtige Rolle spielen. Bei ausreichender Selenversorgung wird generell eine überschießende Zellproliferation verhindert.

- Bei jeder Proteinneusynthese wird Selen-Methionin als erste Aminosäure, gebunden an tRNA, benötigt.
- Selen verbessert die Wiederausscheidung von Schwermetallionen aus dem Organismus. R_2-Selen-Verbindungen binden Schwermetallionen fester als Sulfide. Mit Quecksilber, Blei oder Cadmium verbunden können die Dimethyl-Selenionen im Urin ausgeschieden werden. Freies Dimethylselenid wird mit der Atemluft ausgeatmet (Knoblauchgeruch). Selen kann also das Vergiftungsrisiko durch Quecksilber, Cadmium, Blei, Silber, Thallium und Antimon vermindern, weil es Schwermetallionen von Eiweißen (Schwefelverbindungen) in der Zelle aufnimmt und ausscheiden kann. Die Selenzufuhr sollte also bei Schwermetallbelastung gesteigert werden, ebenso wie bei Menschen mit belastungsabhängiger, zusätzlicher Bildung von Sauerstoffradikalen.

Bisher sind 133 Selenproteine beschrieben worden. Selen ist Bestandteil des Enzyms 5’-Monodeiodase, des Cytochrom-P-450-Systems und der Glutathionperoxidase:

- Durch seinen Einbau in die 5’-Monodeiodase in der Leber trägt es zur physiologischen Bereitstellung des wirksamen Triiodthyronins bei (Behne und Kyriakopoulos 1991).
- Durch seinen Einbau in das Cytochrom-P-450-System ist es daran beteiligt, körperfremde Substanzen wasserlöslich und harngängig zu machen. Es fördert die „Entgiftung“ (Abbau und Ausscheidung) unter anderem von Kanzerogenen, Steroidhormonen und Arzneimitteln.
- Selen wirkt durch seinen Einbau in die Glutathionperoxidase als *Antioxidans* wie die Vitamine A, C und E; deshalb kann es Mangelerscheinungen für diese Vitamine teilweise kompensieren. Gegenüber den Vitaminen hat es Vorzüge, weil es nicht, wie die Vitamine, als Antioxidans verbraucht wird. Durch die Eiweißbindung hat es eine lange Halbwertszeit im Organismus („innere Ökonomie“) und wird nicht verbraucht. Außerdem hat es als Antioxidans eine etwa 1000fach stärkere Wirksamkeit als Vitamin E. Das in den Erythrozyten enthaltene Selenenzym Glutathionperoxidase kann (über Glutathion) sowohl oxidiertes Vitamin C als auch Vitamin E wieder reduzieren (reaktivieren), so daß es bei gesättigtem Selenpool auch bei erhöhter Radikalbildung nicht zu einer schnellen Inaktivierung dieser Vitamine kommen kann.

Antioxidative Selenwirkung

Bei massiver Entstehung von Sauerstoffradikalen kommt es zu einem raschen Verbrauch der antioxidativ wirksamen Vitamine bis zur Erschöpfung des antioxidativen Potentials im Blutplasma (z. B. durch Altershypoxie, Schock, erhöhte Radikalbildung nach Kanzerostatika, Ozon-Einwirkung nach O_2-Insufflation).

Die Sauerstoffradikale entstehen bei Hypoxie und durch Anhäufung von Granulozyten (Myeloperoxidase). Außerdem entsteht (als Maß für die Radikalentstehung) das Hypoxanthin, das sich nach der Zellschädigung aus dem freigesetzten Adenosin bildet (durch die Xanthinoxidase-Aktivität).

Die Bildung von Sauerstoffradikalen kann erheblich vermindert werden, wenn die selenhaltige Glutathionperoxidase (GP) sowie die zink-, kupfer- und manganhaltige Superoxiddismutase (SOD) eine hohe Aktivität haben. Die Aktivität der selenhaltigen Glutathionperoxidase trägt zum „antioxidativen Potential" im Organismus bei.

Antioxidatives Potential im Blutplasma: Es kann formal aus der Summe der Konzentrationen von β-Carotin, Vitamin E, Vitamin C und Selen im Blutplasma errechnet und bezogen werden auf die Cholesterolkonzentration:

$$\frac{[\beta\text{-Carotin}] \cdot [\text{Vit E}] \cdot [\text{Vit C}] \cdot [\text{Selen}]}{\text{Cholesterolkonzentration im Blutplasma}}$$

[ ] = Konzentrationen der Vitamine beziehungsweise von Selen, im Blutplasma

Selenmangel

Bei Selenmangel kommt es zu Wachstumsretardierung, Süßhunger, Fettsucht und zu Krankheiten, die auf der Entstehung von Lipidperoxiden beruhen (Pankreatitis, Atherosklerose). Selenmangel begünstigt auch eine Hypothyreose.

Durch eine ausreichende Selenzufuhr kann das Auftreten dieser Krankheiten verhindert oder gehemmt werden.

Bei ausgeglichener Selenbilanz und hoher Glutathionperoxidase-Aktitvität können vor allem Zellschädigungen durch Sauerstoffradikale verhindert werden; zum Beispiel:

- die Apolipoprotein-B-Peroxidation. So bleibt die Struktur von LDL erhalten und ihr normaler, Apo-B-Rezeptor-vermittelter Abbau kann stattfinden (kein LDL-Anstieg im Blutplasma und kein unkontrollierter Scavenger-Abbau).
- Membranschädigungen. Durch ausreichende Selenzufuhr werden Sauerstoffradikale und Lipidperoxide reduziert. Bei Selenmangel kann es dagegen zu Membranschäden im Herzmuskel kommen („mulberry heart disease" = Blutungen im Herzmuskel, auch Blutungen in der Lunge, Darm). In einer in den USA durchgeführten Studie führte Hypertonie nicht zu einer vorzeitigen Herzinsuffizienz, wenn die Selen- und Vitamin-E-Zufuhr ausreichend war (Krause 1980).
- Pankreasnekrose kann durch einen guten Selenstatus vermieden werden. Sicher ist, daß eine Pankreatitis (so wie auch ein Herzinfarkt) leichter und prognostisch komplikationsloser abläuft.
- Das Krebsrisiko kann bei ausreichender Zufuhr von Selen, ebenso wie durch Vitamin A-, E- und C-Zufuhr, vermindert werden. Diese essentiellen Nährstoffe sind Bestandteile des antioxidativen Potentials im Organismus und wirken der Entstehung mutationsauslösender Sauerstoffradikale entgegen (Pauling 1991).
- Selen hat außerdem eine direkte Wirkung bei der Verhinderung von transformierenden Schädigungen und infiltrierendem Wachstum von Tumorzellen und „stellate"-Zellen bei der Rheumatoid-Arthritis (Handel et al. 1995).

Selennachweis

Zur Ermittlung des *Selenstatus* wird entweder die Selenkonzentration im Gesamtblut oder die selenhaltige Glutathionperoxidase im Gesamtblut, in Serum oder Plasma mit Hilfe eines Enzymimmunoassays bestimmt. Durch diese

Bestimmung können Selenmangelzustände besser ermittelt werden (da sich das Selenenzym Glutathionperoxidase auch in Erythrozyten befindet). Es werden dabei Normalwerte von etwa 4,5 units/mmol Hämoglobin gemessen.

Ein Selenmangel kann auch mit Hilfe eines H_2O_2-Hauttests erkannt werden:

7,5%ige frisch bereitete H_2O_2-Lösung wird auf der Fingerbeere aufgebracht. Nach 2 Minuten zeigt die Weißfärbung eine ausreichende Selenversorgung, keine Weißfärbung dagegen Selenmangel an.

Bedarf, Zufuhrempfehlungen, Supplementierung

In Deutschland besteht in manchen Bundesländern ein *Selendefizit*. Auch in Finnland bestand ein Defizit mit noch niedrigeren Mittelwerten für Selen im Blutplasma als in Deutschland. Dort wird neuerdings eine Zufuhrverbesserung durch Selenanreicherung des Düngers für die ursprünglich selenarmen Böden erreicht. Man erzielt jetzt einen ausreichenden Selengehalt der Pflanzennahrung (Getreide) für Tier (Kraftfutter) und Mensch.

In Israel oder in der Schweiz liegen die Blutplasmakonzentrationen durch eine höhere Selenzufuhr bei 1,1 bis 1,4 µmol/l. In diesen Ländern ist auch die frühe Sterblichkeit an Herz-Kreislauf-Erkrankungen niedriger als in Deutschland und in Finnland. Bemerkenswert ist die hohe Selenaufnahme in Japan, wo auch die geringste Inzidenz von Herz-Kreislauf-Erkrankungen gefunden wird (Tab. 32).

In den USA wird vom US National Research Council (1989) eine Aufnahme von 1 µg Selen pro kg Körpergewicht und Tag empfohlen. Von der DGE wird eine tägliche Selenzufuhr von 0,15 mg für optimal gehalten (s. Tab. 27, S. 105, sowie Kap. 8.1).

Tabelle 32: Nicht bedarfsdeckende Selenaufnahme in Deutschland (nach Oster 1994).

Land	Selenaufnahme pro Tag [µg]
Japan	208
Kanada	98–224
USA	60–150
Großbritannien	60
Deutschland	47 (Männer) 38 (Frauen)

Besonders älteren Menschen und Risikopatienten wird diese optimale Zufuhrmenge von Selen empfohlen. Meist besteht (besonders im Alter, bei Abbau von Depots) ein kombinierter Mineralstoffmangel, so daß auch die kombinierte Zufuhroptimierung für mehrere Spurenelemente gleichzeitig durchgeführt werden sollte. Weil besonders die Spurenelemente Selen, Zink und Iod altersbedingte Schäden begrenzen können, ist für sie der Ausgleich einer negativen Bilanz noch im gesunden Organismus, vor Auftreten morphologischer Schäden, ratsam.

Selen ist fest in Zelleiweiße eingebaut. Durch zelluläre Proteolyse freigesetztes Selen kann sofort wieder in neusynthetisierte Eiweiße eingebaut werden (es besteht für Selen eine „innere Ökonomie"). Bei einer generellen Minderzufuhr sind auch die Aktivitäten der Selenenzyme (z. B. der Glutathionperoxidase) niedriger. Es sollte also schon im mittleren Lebensabschnitt ein Ausgleich der Selenbilanz, noch vor Beginn von Atherosklerose, Atrophien oder Immundefekten, erfolgen.

Verwertbar ist Selen als Selenit und in Form von Selenomethionin, wenn es in Eiweißen enthalten ist. Zur Selensupplementierung wird Na-Selenit empfohlen, das exakt dosierbar ist. Für Selenit ist aber, wegen seiner geringen therapeutischen Breite, eine Überdosierung zu vermeiden. Eine Selenüberdosierung wird zuerst am Auftreten einer Gastroenteritis erkennbar. In Selenhefe kann der Selengehalt schwanken. Sie enthält das Selen bis zu 90 % als Selenomethionin gebunden. Beispiele für Selenpräparate, in denen aber der Selengehalt nicht immer exakt angegeben wird, sind: Cell-Life Selenium (Selen-Hefe), Selenium-ACE-Tabletten, selenase®.

Pathogenetische Bedeutung
Bei Einhaltung der optimalen Selenversorgung wurde eine Abnahme von Tumoren des Gastrointestinaltrakts gefunden. Nicht eindeutig bewiesen ist, ob in Metallstäuben, zum Beispiel in Metallbetrieben, das Selen zusammen mit Cadmium nicht auch kanzerogen wirksam ist.

3.2.4.4 Eisen

Der Körper enthält 60 mg Eisen pro Kilogramm Körpermasse. Als Speicher- und Transporteisen sind beim Mann 1 000 mg und bei der Frau 500 mg Eisen an Ferritin und Transferrin gebunden, der Gesamt-Eisen-Bestand im Organismus beträgt 3,5 bis 4,5 g. Ein atypisches Speicherprotein ist das Hämosiderin, es lagert sich bei massivem lokalem Blutzerfall ab.

Das an funktionelle Zelleiweiße gebundene Eisen ist katalytisch am Sauerstofftransport und an der Energiegewinnung durch Oxidationen beteiligt („aerobes Leben"). Spuren von freiem Eisen können zur Entstehung von Sauerstoffradikalen beitragen und dadurch zur Schädigung von Makromolekülen durch Autoxidationen und Peroxidationen führen (z. B. durch die Fenton-Reaktion). Deshalb wäre auch eine parenterale Zufuhr von zweiwertigem Eisen tödlich toxisch.

Neben den Eisentransportproteinen sind die wichtigsten eisenhaltigen Eiweiße Hämoglobin sowie die Cytochrome und die Katalasen und Peroxidasen als Enzyme.

Bei besonderen Belastungen kann Eisen für die Hämoglobinsynthese kurzzeitig durch die Mobilisierung von Ferritin-gebundenem Speichereisen bereitgestellt werden. Die Erhaltung oder Auffüllung dieser Speicher ist nur durch die Eisenmehrzufuhr zu erreichen.

Vorkommen
Eisen ist in tierischen Produkten, aber auch in pflanzlicher Nahrung enthalten (z. B. in Nüssen, Getreideprodukten; s. Tab. 33). Der Aufschluß von Eisen aus pflanzlicher Nahrung ist eingeschränkt. Phytat in pflanzlicher Nahrung bindet im Darm bei alkalischem pH-Wert anstelle von Magnesium andere zwei- und dreiwertige Kationen (Calcium, Eisen, Zink) mit so hoher Affinität, daß sie nicht absorbierbar sind. Deswegen kann es durch hohe Phytatkonzentrationen in der Nahrung, besonders bei ausschließlich vegetarischer Ernährung, auch zu Eisenmangel kommen. Die Vorbehandlung (Fermentation) pflanzlicher Nahrung mit Phytase aus Aspergillus-Pilzen oder das Ansäuern der Nahrung kann diese Hemmwirkung aufheben.

Absorption
In der Dünndarmschleimhaut wird zweiwertiges Eisen absorbiert und an intrazelluläres Ferritin gebunden. Nach Oxidation zum dreiwertigen Eisen (mit Hilfe von Coeruloplasmin) wird es an Transferrin im Blutplasma gebunden. Transferrin gibt das Eisen für die Synthese

Tabelle 33: Eisengehalt in einigen Nahrungsmitteln.

Produkt	Eisengehalt [mg pro 100 g eßbarer Ware]
Fleisch:	
■ Rindfleisch, mager	2,6
■ Lammfleisch, mager	1,6
■ Kalbfleisch	1,6
■ Schweinefleisch	1,6
■ Truthahn	1,6
Fisch:	
■ Stockfisch	4,3
■ Kaviar	1,4
■ Hummer	1,0
■ Rotbarsch	0,7
Getreide und Hülsenfrüchte:	
■ Sojamehl, vollfett	12,1
■ Linsen, getrocknet	6,9
■ Bohnen, getrocknet	6,1
■ Erbsen, getrocknet	5,0
■ Haferflocken	4,6
■ Weizenmehl, Typ 405	2,0
■ Roggenvollkornbrot	3,3
■ Weizenvollkornbrot	2,0
Pilze und Gemüse:	
■ Pfifferlinge	6,5
■ Spinat	4,1
■ Mangold	2,7
■ Grünkohl	1,9
■ Champignons	1,3

von Hämoglobin und Enzymen an die Organzellen ab.

Sowohl aus tierischer als auch aus pflanzlicher Nahrung muß also das enthaltene Eisen durch Proteolyse im Darm aus seiner Verbindung mit Eiweißen freigesetzt und in die absorbierbare zweiwertige Form umgewandelt werden.

Für die Ausnutzung des Eisens aus der Nahrung sind deshalb die Magensalzsäure und der enzymatische Aufschluß von Eiweißen durch die Magen- und Darmproteinasen notwendig.

Nicht an Häm gebundenes Eisen (in Fleisch etwa 60 %, in pflanzlicher Nahrung 100 %) wird nur zu etwa 3 % absorbiert. Die Absorptionsrate von Häm-gebundenem Eisen aus Fleischnahrung kann 23 bis 35 % betragen.*

Bedarf und Nachweis

Eisen wird vor allem für die Hämoglobinsynthese benötigt („Blutbildung“). Der tägliche Eisenbedarf wird mit 1,5 mg angegeben. Es müssen täglich aber etwa 15 mg Nahrungseisen aufgenommen werden, weil davon nur 6 bis 10 % absorbiert werden. Generell kann der tägliche Bedarf von 1,5 mg nach Zufuhr von 15 mg Nahrungseisen (ADI) mit rein pflanzlicher Nahrung unter keinen Umständen gedeckt werden.

Die individuelle Eisenbilanz und der Eisenmangel werden definiert durch die prozentuale Eisensättigung des Transferrin im Blutplasma (s. Kap. 8).

Aus der Eisenkonzentration im Blutplasma lassen sich jedoch kaum Schlüsse auf die Versorgung ziehen. Es ist zu beachten, daß für die Konzentrationen im Blutplasma deutliche zirkadiane Biorhythmen bestehen. So findet man für die Eisenkonzentration morgens 2- bis 3fach höhere Werte vor als abends. Ein interindividueller Vergleich kann deshalb nur für Werte vorgenommen werden, die zur gleichen Tageszeit bestimmt worden sind.

Risikogruppen

Eisenmangel gilt (zusammen mit Iodmangel) als häufigstes, in Industriestaaten auftretendes Spurenelementdefizit.

11 bis 18 % der menstruierenden Frauen weisen eine erniedrigte Transferrinsättigung auf. Während der Menstruation gehen etwa 25 mg Eisen verloren, die durch die Absorption von täglich 1 mg Eisen gerade ausgeglichen werden. Männer haben dagegen nur selten (zu etwa 2 Prozent) unter Eisenmangel zu leiden.

Problemgruppen mit einem erhöhten Bedarf:

- Sportler/innen und Senioren haben wegen einer verminderten Darmdurchblutung meist erniedrigte Absorptionsraten und können eher in einen Eisenmangel gelangen.
- Eisenmangel entsteht häufig gegen Ende der Schwangerschaft und während der Laktation.
- Eisenmangel ist häufig bei unterkalorischer Ernährung und bei Proteinmangelernährung („Schlankheitsdiäten“), Eßstörungen mit Erbrechen (Bulimie). Verminderte Nahrungsaufnahme ist die häufigste Ursache von Eisenmangel bei jungen Frauen.
- Auch bei einseitiger Ernährung kommt es zu Eisenmangel (z. B. bei überwiegender Aufnahme von Milchnahrung [„Pudding-Vegetarismus“] tritt z. B. die „Milchtrinker-Krankheit“, das Burnett-Syndrom, auf).
- Mangel an Eisen kann außerdem eintreten bei Verdauungsinsuffizienz mit Achylie und bei hohem Gehalt an Phytinsäure (in pflanzlicher Nahrung).

Bedarfsdeckung

Von Risikogruppen müßten unbedingt Fleisch- und Wurstwaren als notwendige Eisenquellen genutzt werden, um eine weitere Verminderung von Speichereisen zu vermeiden. Für Männer kann vegetabile Nahrung als Eisenquelle ausreichend sein.

Eine Verbesserung der Eisenlöslichkeit im Magen-Darm-Kanal kann durch Zusätze von absorbierbaren Komplexbildnern zur Nahrung (z. B. Citronensäure oder Ascorbinsäure in Fruchtsäf-

---

* Bei Eisenmangel ist die Absorptionsquote höher. Eine „Überladung mit Eisen“ kann auch bei überhöhter Eisenzufuhr nicht auftreten. Dafür ist die Ferritinsättigung mit Eisen verantwortlich, so daß es zum „Mukosa-Block“ für die Eisenabsorption kommt.

ten) erreicht werden, mit denen auch die Hemmwirkung von Phytat überwunden werden kann (Ingelmann 1993). Neben der Komplexbildung begünstigt die Ascorbinsäure außerdem die Umwandlung von dreiwertigem zu absorbierbarem zweiwertigem Eisen. Bei Anwesenheit von Ascorbinsäure kann der Anteil des absorbierbaren Eisens aus pflanzlicher Nahrung auf 8 % erhöht werden. Leicht absorbierbar ist deshalb Eisen aus allen Gemüsen mit hohem Gehalt an Ascorbinsäure, zum Beispiel Grünkohl, Salat, Petersilie.

Leicht absorbierbares Eisen enthält vor allem Leber und myoglobinreiches („dunkles") Fleisch.

Eisenmangelerkrankungen

Bei Eisenmangel kommt es zur **hypochromen Anämie**, und die Eisensättigung des Transferrins ist vermindert. Die Verminderung der Eisensättigung von Transferrin tritt früher auf als die Anämie.

Eine hypochrome Anämie kommt aber nicht nur bei Eisenmangel vor, sondern auch bei Eiweiß- und Hämoglobinsynthesestörungen. Während Entzündungsreaktionen findet außerdem eine Umverteilung von Eisen statt. Bei systemischen Entzündungsreaktionen sind die Eisen- und Transferrinkonzentrationen vermindert (Transferrin ist ein „Anti-Akut-Phase-Protein"). Auch kann bei systemischen Entzündungsreaktionen sowie bei Tumorerkrankung die Hämoglobinsynthese durch die erhöhten Zytokine Interleukin-1 und -6 sowie den Tumornekrosefaktor-α gehemmt werden, was ebenfalls in einer hypochromen Anämie resultiert. Nicht ernährungsabhängige hypochrome Anämien treten bei Nierenerkrankungen durch Erythropoietinmangel auf.

Supplementierung

Die Zufuhr von täglich 30 mg Eisen (z. B. während der Schwangerschaft), durch die der erhöhte Bedarf langfristig

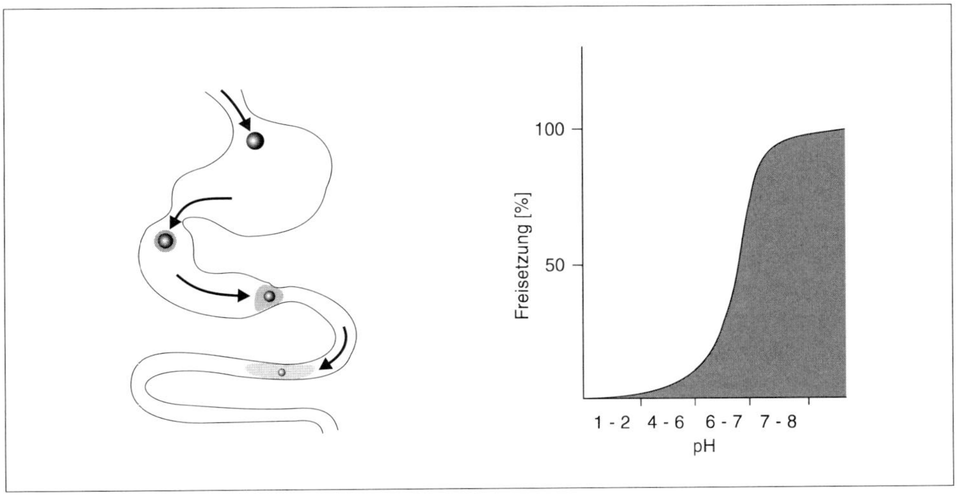

Abb. 26: Verzögerte Eisenfreisetzung im Dünndarm aus Dragees mit guter Magenverträglichkeit.

abgesichert wird, kann nur durch Supplementierung erreicht werden.

Es gibt eine breite Anerkennung für die Supplementierung mit Eisenpräparaten. Die Behandlung hat über mehrere Monate zu erfolgen. Obwohl Präparate, die dreiwertiges Eisen enthalten, magenverträglicher sind, werden wegen der besseren Absorbierkeit zumeist Präparate benutzt, die zweiwertiges Eisen enthalten.

Im Magen führt zweiwertiges Eisen zu Schleimhautreizungen und kann nach längerer Applikation zu Gastritis führen. Es wird deshalb in Form von magenfreundlichen Dragees verabreicht, aus denen die zweiwertigen Eisenkationen erst im Duodenum freigesetzt werden (z. B. Eisen-Diasporal®-Dragees) (Abb. 26).

Der Effekt der Eisensupplementierung kann anhand der Transferrinsättigung kontrolliert werden. Die Transferrinsättigung ist aussagekräftiger und sie zeigt auch früher die Auffüllung des Eisenpools an als Hämoglobinkonzentration und Färbeindex der Erythrozyten.

3.2.4.5 Lithium

Auch Lithium ist ein Spurenelement. Es wird aber nicht kovalent an Eiweiße gebunden, verhält sich ähnlich wie Natrium und hat im Organismus nur eine kurze Verweilzeit. In der Nahrung ist Lithium kaum enthalten. Es kommt in Milch und Obst, in manchen Mineralwässern und auch in manchen Limonaden vor, zum Beispiel in Coca Cola.

Im Organismus werden nur wenige Milligramm gefunden. Lithium kann im Blutplasma durch Flammenphotometrie oder Atom-Absorptions-Spektrophotometrie nachgewiesen werden.

Täglich werden mit der üblichen Mischkost etwa 0,2 bis 0,5 mg aufgenommen. Über den physiologischen Lithiumbedarf liegen keine Informationen vor.

Mangelerscheinungen sind für Lithium nicht bekannt. Es ist wenig toxisch. Lithium hemmt den Polyphosphatidylinositol-Zyklus, der durch Noradrenalin und andere α-1-adrenerge Agonisten aktivierbar ist. Es erregt Zellen des Nucl. tractus solidarii im Nachhirn und erhöht den *Vagotonus* und die basale Insulinsekretion. Eine häufige Folge der Langzeitbehandlung mit Lithiumpräparaten ist deshalb die Fettsucht.

Lithium hemmt außerdem die TSH-Sekretion.

In der Naturheilkunde wird Lithium zur Gichttherapie und bei Harnsäuresteinen angewandt (weil es mit Bicarbonat ausgeschieden wird und einen alkalischen Harn erzeugt, in dem die Harnsäure löslich bleibt).

Bei therapeutischer Dosierung (etwa 1 bis 2 Gramm pro Tag) hat es eine sedierende Wirkung, weshalb es unter anderem zur Therapie manischer Patienten und bei Schizophrenie eingesetzt wird.

3.2.4.6 Kupfer, Mangan, Cobalt, Molybdän, Chrom

Die Wirkung dieser Spurenelemente soll hier nicht ausführlich beschrieben, sondern nur auf mögliche Defizite und Spurenelementmangel-Kombinationen hingewiesen werden, die zu Erkrankungen oder Ausfallserscheinungen führen.

Kupfermangel

Der Gesamtbestand an Kupfer im Körper des Erwachsenen beträgt 0,08 bis 0,12 g.

Kupfer ist unter anderem in die erythrozytäre (Cu-, Zn-haltige) Superoxiddismutase (Erythrocuprein) und die Leber-Cytochrom-a-Reduktase eingebaut.

Aus der Bestimmung ihrer Enzymaktivitäten sowie durch Bestimmung der Blutplasma-Coeruloplasmin-(Ferrooxidase I)-Sättigung mit Kupfer werden Anhaltspunkte über individuelle Kupferbilanzen und den Bedarf abgeleitet. Die einfache Kupferbestimmung im Serum ist nicht ausreichend. Bei Kupfermangel kommt es zur mikrozytären Anämie.

Kupfer kommt in den gleichen Produkten vor wie Zink (Getreide, Samen, Blattgemüse). In tierischen Produkten schwankt der Gehalt erheblich in Abhängigkeit vom Kupfergehalt des Futters. Die Aufnahme soll täglich etwa 1,5 bis 2 mg betragen. Eine Mangelzufuhr hat oft die gleichen Ursachen wie bei Zink- oder Eisenmangel. Bei einer zu hohen Zinkzufuhr kann die Kupferabsorption gehemmt werden (Spurenelement-Konkurrenz). Die Coeruloplasmin- und Kupferkonzentrationen sind bei systemischen Entzündungsreaktionen erhöht (Coeruloplasmin ist ein „Akut-Phasen-Protein").

Manganmangel

Der Gesamtbestand an Mangan im Körper des Erwachsenen beträgt 12 bis 20 mg.

Mangan ist in die Enzyme Arginase, Pyruvatcarboxylase, Superoxiddismutase (mitochondriale Mn-SOD) eingebaut. Es trägt, wie Selen, zur Verhinderung von Lipidperoxidationen und der Mitochondrienschädigung bei. Es sichert dadurch die ATP-Bereitstellung. Ein Mangel und spezifische Erkrankungen sind selten. Bei Morbus Alzheimer soll der Mangangehalt in bestimmten Gehirnregionen erniedrigt sein. Mangan ist (wie Magnesium) ein Aluminium-Antagonist.

Für Mangan (wie auch für Kupfer, Selen oder Chrom) sind die vorliegenden Erkenntnisse über den Bedarf gesunder Menschen noch nicht ausreichend gesichert, so daß die Empfehlungen für die Zufuhr von täglich etwa 2 bis 5 mg geschätzte Werte sind. Mangan ist in Getreide, Samen, Blattgemüse enthalten, besonders in schwarzem Tee (deshalb haben Teetrinker nie Manganmangel) – in tierischen Produkten ist der Mangangehalt vergleichsweise niedrig.

Cobaltmangel

Die einzige cobalthaltige Substanz im Organismus und auch in der Nahrung ist das Cyanocobalamin (Vitamin B_{12}). Deshalb braucht man nicht das Cobalt, sondern nur das Vitamin nachweisen (s. Schilling-Test, Kap. 3.2.5.6 u. 8.2.3).

Das Cobalt im Vitamin B_{12} trägt durch seine Beteiligung an Methylgruppenübertragungen zur Thymidinsynthese bei. Thymidin ist zur DNA-Replikation notwendig, deshalb sind Zellteilungen bei Vitamin-B_{12}-Mangel gehemmt. Die wichtigste Mangelerkrankung ist die perniziöse Anämie (Megaloblastenanämie). Cobalt trägt auch zur Phosphatidsynthese für die Myelinscheiden der Axone und Nervenzellen sowie zur „Entgiftung" von Homocystein bei. Bei Vitamin-B_{12}-Mangel kann es zur Leberverfettung kommen.

Molybdänmangel

Molybdän ist in die Enzyme Xanthinoxidase, Aldehyddehydrogenase und Dopamin-β-Hydroxylase eingebaut. Molybdän trägt dadurch unter anderem zum *Abbau des Alkohols* bei. Der tägliche Bedarf wird auf 25 µg geschätzt. Mit der üblichen Mischkost werden tatsächlich zwischen 50 und 350 µg/Tag aufgenommen. Molybdänmangel kann bei längerer parenteraler Ernährung und Anorexie auftreten. Bei Molybdänmangel können Xanthinsteine und gehäuft Nasopharyngeome auftreten.

Chrommangel
Bei Chrommangel treten aus bisher unbekannter Ursache gehäuft Insulinresistenz, Neuropathie und Diabetes mellitus Typ 2 auf.

3.2.4.7 Magnesium

Magnesium ist **kein** Spurenelement. Es gehört aber zu den Mineralien, für die häufig Defizite auftreten. Magnesium hat zwar im Knochen einen großen Speicher (etwa 20 bis 30 g/70 kg), aber es liegt dort, wie Calcium, relativ fest gebunden an Phosphat vor. Die Mobilisierung in das Blutplasma erfolgt durch Parathormon und bei Azidose. Magnesium kann auch aus den Speichervesikeln im Nebennierenmark abgegeben werden, wenn durch Sympathikuserregung Adrenalin ausgeschüttet wird. In den Adrenalin-Speichervesikeln liegt es, gebunden an ATP in einer Konzentration von 20 mmol/l vor.

Zwischen Blutplasma und Intrazellulärraum austauschbar und wirksam ist nur das dissoziierte Magnesiumion. Magnesium wird im Harn als Tripelphosphat ausgeschieden.

Physiologische Wirkungen
Magnesium löst Spasmen der glatten und quergestreiften Muskulatur und führt zur verbesserten Durchblutung durch Dilatation der Arteriolen, zum Beispiel der Herzkranzgefäße. Es verhindert bei Hypoxie Krämpfe der quergestreiften Muskulatur.

In den Organzellen wird Magnesium gebunden an ATP. ATP soll nur als Magnesiumsalz wirksam sein. Magnesium kann aus dieser Verbindung durch Aluminiumionen verdrängt werden (konkurrierendes Metallion), wodurch die ATP-Spaltung gehemmt wird. Magnesiummangel oder eine hohe Aluminiumbelastung sollen zum Beispiel in Nervenzellen einen Energiemangel bewirken und Symptome hervorrufen, wie sie auch beim Morbus Alzheimer auftreten.

Zufuhr und Bedarf
Die natürliche Magnesiumzufuhr erfolgt mit tierischer und pflanzlicher Vollwerternährung sowie durch magnesiumhaltige Mineralwässer. Der Magnesiumbedarf liegt im Bereich von 50 bis 300 mg/Tag. Es existieren bisher jedoch noch keine allgemein akzeptierten Zufuhrempfehlungen.

Magnesium wird therapeutisch angewendet in Form von Mg-Aspartat zur Dilatation der Herzkranzgefäße sowie bei Krämpfen und Spasmen.

Mangel
Es muß unterschieden werden zwischen der Verminderung von ionisiertem Magnesium im Blutplasma und einer negativen Magnesiumbilanz im Organismus.

Ionisiertes Magnesium im Blutplasma kann abnehmen bei Alkalosen, zum Beispiel durch Aufnahme ausschließlich alkalisierender (pflanzlicher) Nahrung.

Eine zu niedrige Fraktion des wirksamen dissoziierten Magnesiums im Blutplasma kann beim Menschen zu Wadenkrämpfen führen und eine Hypertonie begünstigen. Bei Tieren führt dieser Magnesiummangel zu Tetanie (Rindertetanie).

Die Magnesium-Gesamtbilanz wird durch zu niedrige Magnesiumzufuhr negativ. Dies ist häufig der Fall bei Menschen, die sich zu einseitig fett- und kohlenhydratreich ernähren.

Eine zu geringe Zufuhr von Magnesium kann aber auch durch vollwertige Nahrung zustande kommen, wenn sie aus Produkten zusammengestellt wird, die auf sauren, ausgewaschenen Böden erzeugt wurden. Der Magnesiumgehalt darin ist vermindert.

Magnesiummangel tritt auch bei zu geringer Nahrungszufuhr, zum Beispiel bei älteren Menschen und Patienten mit Nierenerkrankungen (mit sekundärem Hyperparathyreoidismus), Vitamin-D-Mangel und Rachitis auf. Unter diesen Bedingungen kann die Fraktion des ionisierten Magnesiums im Blutplasma trotzdem normal sein.

3.2.4.8 Ionen-Ungleichgewichte und -Konkurrenzen

Manche Spurenelemente können sich bei ihrer Absorption oder in ihrer Wirkung gegenseitig hemmen. Diese Ionenkonkurrenz ist bei der Zufuhr, Supplementierung und bei der Beurteilung von Belastungssituationen zu berücksichtigen. zum Beispiel konkurrieren

- mit Zinkionen: Calcium-, Eisen-, Kupferionen und Selen;
- mit Selenionen: Kupferionen;
- mit Magnesiumionen: Mangan- und Aluminiumionen.

Eine *einseitige Mineralsupplementierung* birgt deshalb immer die Gefahr in sich, daß Defizite für andere Spurenelemente und Mineralien hervorgerufen werden, obwohl für sie eine ausgeglichene Bilanz bestanden hat.

Die Konkurrenzwirkung zwischen Spurenelementen drückt sich entweder in einer Verdrängungsreaktion beim Absorptionsmechanismus oder vom Bindungsprotein aus. Am Wirkort (ATP) kann zum Beispiel Magnesium durch Aluminium verdrängt werden.

Von einem besonderen Typ der Spurenelement-Verdrängungsreaktionen ist das *Iod* betroffen: Durch Belastung mit Nitrit in der Nahrung, durch Rhodanid (entsteht bei Rauchern) und Glucosinolate (in Kohlarten bzw. Pflanzen, die zu den Kreuzblütlern gehören) wird der Einbau von Iod in die Schilddrüsenhormone gehemmt, so daß es verstärkt ausgeschieden wird (s. Abb. 23, S. 109).

Diese Konkurrenzen können entweder durch Ausschaltung der Belastungen, durch eine höhere Iodzufuhr oder durch Inaktivierung der Belastungsfaktoren (z. B. von Nitrit durch höhere Vitamin-C-Zufuhr) überwunden werden.

Auch durch hohe *Phytinsäure*konzentrationen in der Nahrung können Mangelerscheinungen ausgelöst werden. Bei Eisen-, Zink- oder Calciummangel wäre ein niedriger Phytatanteil in der Nahrung empfehlenswert, der durch Bevorzugung von Fleischprodukten erreicht werden kann.

Ein besserer Weg ist die Ausschaltung der Phytatwirkung auf die Spurenelementabsorption. Sie kann durch den Abbau des Phytats durch die Phytase (Ingelmann 1993) oder durch Zusatz von Säuren und verwertbaren Komplexbildnern zu pflanzlicher Nahrung erreicht werden, also zum Beispiel durch Zusätze von Ascorbin- oder Citronensäure. Dieser Weg ist der Gesundheit zuträglicher, weil das Phytat in der Nahrung auch eine Schutzwirkung vor der Entstehung eines Dickdarmkarzinoms hat. An das Phytat werden besonders Eisen-III-Ionen so fest gebunden, daß sie nicht mehr wie die freien Eisenionen die Fenton-Reaktion katalysieren können, bei der aggressive Sauerstoffradikale entstehen.

An diesem Beispiel wird deutlich, daß bei der Wahl der Nahrungsmittel immer im Vordergrund zu stehen hat, was mit einer selektiven Zufuhr individuell erreicht werden soll!

Nicht immer kommt es aber durch Verdrängungsreaktionen zu einer „Ausschwemmung" und zum Verlust des Metallions, das in der niedrigeren Konzentration vorliegt. Im Darm werden in einigen Fällen erst durch die Präsenz von Phytat die verdrängten Metallionen verfügbar und könnten absorbiert werden. So werden Zink- und Calciumionen an das Phytat fester gebunden als Kupferionen. Aber Kupferionen werden durch Zink- und Calciumionen im Darm freigesetzt. Die Präsenz von Phytat in der Nahrung würde somit die Zink- und Calciumverwertung hemmen, aber die Freisetzung, Verfügbarkeit und Absorption von Kupfer begünstigen.

3.2.5 Vitamine

Definition
Vitamine sind organische Verbindungen, die in den Zellen des menschlichen Organismus nicht synthetisiert werden können, so daß die Zufuhr kleiner Mengen der Vitamine oder ihrer Provitamine (z. B. der Carotine) mit der Nahrung notwendig ist.

Die Vitamine A, D, E und K sind lipophil und lipotrop. Diese fettlöslichen Vitamine erfordern für ihre Absorption aus der Nahrung im Dünndarm das Vorhandensein von Fetten, mit denen sie dann in die Chylomikronen eingebaut und über die Lymphe in den Blutkreislauf transportiert werden. Die Vitamine A, D und K werden in die Körperzellen eingebaut und entfalten dort ihre Hauptwirkung. Vitamin A kann in den Kupffer-Stern-Zellen der Leber gespeichert und bei Bedarf auch entspeichert werden. Überschüssige fettlösliche Vitamine werden meist in der Leber oxidiert, mit Glucuronsäure oder Sulfat verbunden und über die Galle ausgeschieden. Das Vitamin E ist ein bleibender Bestandteil der Lipoproteine des Blutplasmas. Es kann zwischen den Lipoproteinen ausgetauscht, aber auch in Zellmembranen eingebaut werden.

Die B-Vitamine sowie Vitamin C, Folsäure, Pantothensäure und Biotin sind wasserlöslich. Die meisten von ihnen (außer Vitamin C) werden in den Organzellen als Coenzyme von Enzymen gebunden, so daß sie mit dem Konzentrationsgradienten aus dem Blutplasma aufgenommen werden und sich in den Organzellen anhäufen. Vitamin C wird in Zellen der Nebennierenrinde geringfügig gespeichert. Überschüssige wasserlösliche Vitamine werden durch die Niere ausgeschieden.

Vorkommen
Der Vitamingehalt von Nahrungsmitteln kann aus Nahrungsmitteltabellen, oder noch effizienter, aus den Tabellen für die Nährstoffdichte entnommen werden (s. Tab. 21, S. 84). Dabei hat man zu beachten, daß die in diesen Tabellen angegebenen Vitamingehalte sich auf Frischware beziehen und keinen Anhalt liefern, wieviel Vitamine sich noch in gelagerten und zubereiteten Nahrungsmitteln befinden.

Außerdem bestehen für den Vitamingehalt der Nahrungsmittel saisonale und regionale Unterschiede, und für Gemüse und Früchte erhebliche Unterschiede, ob sie im Freiland (jahreszeitgerecht) oder im Gewächshaus angebaut worden sind. Zur Deckung des Vitaminbedarfs ist deshalb die Verwendung von jahreszeitgerecht angebautem Gemüse zu bevorzugen.

Vitaminbilanzen und -bedarf
Durch Bestimmung von Vitaminkonzentrationen mit analytischen Methoden allein können häufig keine Anhaltspunkte über die Sättigung der Pools und über Vitaminbilanzen gegeben werden.

Die chemischen und physikalischen Nachweismethoden für Vitamine sind

Tabelle 34: Mittlere Konzentrationen einiger Vitamine im Blutplasma und ihre Streubereiche.

Vitamine	Männer		Frauen	
	Mittelwerte	2,5– 97,5	Mittelwerte	2,5– 97,5
▪ β-Carotin [μmol/l]	2,0	1,2– 3,3	1,8	1,0– 3,0
▪ Retinol [μmol/l]	0,4	0,1– 1,6	0,6	0,4– 2,2
▪ Vitamin E [μmol/l]	29,0	17,4– 55,0	29,0	18 – 53
▪ Vitamin D_3 [nmol/l]	130	10 –440	128	10 –480
▪ Cobalamin [pmol/l]	270	115 –530	275	128 –569
▪ Folsäure [nmol/l]	13	6 – 23	13	6 – 26
▪ Vitamin C [μmol/l]	69	22 –116	82	33 –125

heute hochempfindlich. Sie sind im Kapitel 8.2.4 beschrieben.

So wird die high-performance liquid chromatography (HPLC) zum Beispiel für den Nachweis der Vitamine A, B_1, B_6, C, D, E, Folsäure und Pantothensäure eingesetzt. Mit Radioimmun-Tests oder Enzymimmun-Tests können Vitamin B_{12}, Folsäure und Biotin nachgewiesen werden.

Alle Konzentrationsbestimmungen sind jedoch wertlos, wenn sie nicht im richtigen Kompartiment und unter definierten Voraussetzungen durchgeführt worden sind. Die Konzentrationsbestimmungen erfolgen meist im Blutplasma. Nur in wenigen Fällen besteht jedoch eine Proportionalität zwischen Blutplasmakonzentrationen und der Vitaminzufuhr (s. Kap. 8.2.1).

In Tabelle 34 ist die große Variabilität der durchschnittlichen individuellen Blutplasmakonzentrationen für einige Vitamine bei Männern und Frauen angegeben.

Die Blutplasmawerte geben nur für wenige Vitamine (nur für Vitamin E und die Folsäure) einen verläßlichen Orientierungsparameter für den Bedarf.

Genauere Anhaltspunkte über die Vitaminsättigung der Pools kann man aus Aktivitätsbestimmungen von Enzymen ableiten, die Vitamine als Coenzyme enthalten (Tab. 35). Diese Aktivitätsbestimmungen erfolgen mit und ohne Vitamin-(Coenzym-)zusatz, zum Beispiel für die Glutathionreduktaseaktivität in Erythrozyten (Vitamin-B_2-Status).

Der Vitaminbedarf kann sich an den Zufuhrempfehlungen der Deutschen Gesellschaft für Ernährung oder des Food and Nutrition Board. Natl. Research Council (10th edit., Washington, 1989) orientieren.

Tabelle 35: Analysenmethoden für den Nachweis von Vitaminen.

Vitamin	Methode
▪ Vitamin A	HPLC
▪ β-Carotin	HPLC
▪ Vitamin D	HPLC
▪ Vitamin E	HPLC
▪ Vitamin C	Photometrisch
▪ Folsäure	Radioimmunoassay
▪ Vitamin B_{12}	Radioimmunoassay
▪ Thiamin	Enzymassay (EIA)
▪ Riboflavin	Enzymassay (EIA)
▪ Pyridoxin	Enzymassay (EIA)

Diese allgemeinen Empfehlungen für die Zufuhr zur Deckung des physiologischen Bedarfs für Vitamine werden auch von den internationalen Gesellschaften für Ernährung angegeben. Bisher waren dies die „empfohlenen täglichen Zufuhrmengen“ (Recommended Dietary Intakes [RDI] und Recommended Dietary Allowances [RDA]).

Empirisch wurde der durchschnittliche tägliche Bedarf für jedes Vitamin, wie bei den Spurenelementen, aus der täglichen Zufuhrmenge abgeleitet, bei der langzeitig keine Mangelerscheinungen auftreten und die im Durchschnitt für die gesamte Population zutreffen. Sie sind aber für konkrete Belastungsbedingungen und vitaminkonsumierende Erkrankungen oder Achylie nach oben zu korrigieren.

Bei Festlegung des individuellen Bedarfs muß neben der Zufuhrmenge beachtet werden, daß Vitamine täglich zugeführt werden sollten. Vitamine haben als organische Verbindungen einen höheren Stoffumsatz (turnover) als die Spurenelemente.

Bei den heute üblichen Belastungen und Ernährungsgewohnheiten können Vitaminmangelerscheinungen vor allem für die Vitamine B_1, A und E aufgrund ihres erhöhten Verbrauchs auftreten.

Im Alter, bei Achylie und bei Alkoholikern kommen auch Folsäure- und Vitamin-B_{12}-Mangel vor.

Kriterien für die individuelle Vitaminzufuhr

Um eine ausgeglichene Bilanz zu erhalten, muß die tägliche Zufuhrmenge mit der Abbau- und Ausscheidungsrate im Gleichgewicht stehen. Der individuelle Vitaminbedarf kann mit klinisch-chemischen Methoden erfaßt werden (s. Kap. 8).

Üblicherweise besteht ein erhöhter Vitaminbedarf bei Krankheiten und bei Therapiemaßnahmen mit verzögerter Vitaminabsorption, erhöhtem Vitaminumsatz und erhöhter Vitaminausscheidung:

- Infolge Gallestauung mit gestörter oder fehlender Fettverdauung (Mangel an den Vitaminen A, D, E, K).
- Infolge Diarrhoe und Dysenterien. Sie führen zur Verkürzung der Darmpassagezeit sowie zur Einschränkung der Verdauungsleistung, so daß Vitamine nicht freigesetzt und absorbiert werden können.
- Bei Achylie und Störung der Eiweißverdauung kommt es zu gestörter Vitamin-B_{12}- und Folsäurefreisetzung (z. B. auch nach Magenoperationen).
- Infolge Verdauungsinsuffizienz (pankreatisch oder durch Mukosaatrophie, Infektionen).
- Infolge einseitiger Ernährung (häufig im Alter), bei Unterernährung, strengen Reduktionsdiäten, unkontrollierter Diät oder parenteraler Ernährung können Mangelerscheinungen auftreten, die durch Krankheiten noch verstärkt werden.

In allen diesen Fällen kann eine dosierte zusätzliche Vitaminzufuhr zur Erhaltung der normalen Vitaminwirkungen erforderlich sein. Eine Supplementierung zur Erhaltung ausgeglichener Vitaminbilanzen ist immer auch erforderlich, wenn wegen Dysenterien vom Arzt oral applizierte Sulfonamide und Antibiotika über eine längere Zeit verordnet werden. Die Sulfonamide wirken außerdem als Folsäureantagonisten.

Die therapeutische Verabreichung pharmakologisch wirksamer Vitamindosen wird nicht nur zum Ausgleich nachgewiesener Vitamin-Bilanzdefizite angewendet, sondern kann den für einige Vitamine nachgewiesenen therapeuti-

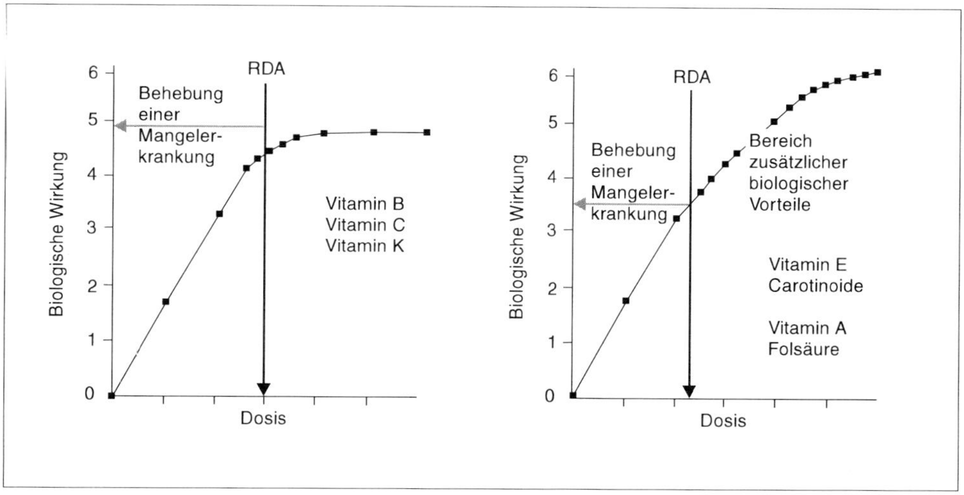

Abb. 27: Biologische Wirkung und therapeutische Effekte einiger Vitamine in Abhängigkeit von der Zufuhr (nach Kappus u. Diplock 1991) (RDA: Recommended Dietary Allowance).

schen Effekt ausnutzen, der bei erhöhten Vitaminkonzentrationen im Blutplasma zustande kommt (Abb. 27).

Eine Verabreichung pharmakologisch wirksamer Vitamindosen kommt folglich entweder nur für die Vitamine in Frage, für die eine therapeutische Wirkung nach Mehrzufuhr tatsächlich nachgewiesen werden kann (z. B. für Vitamin A bei Akuter Myeloischer Leukämie), oder in anderen Fällen, wo man mit therapeutischen Dosierungen ein Bilanzdefizit ausgleichen will, zum Beispiel für die Vitamine B_1 und B_{12} nach chronischem Alkoholabusus zur Behandlung der Neuropathie oder für Vitamin D nach verminderter Eigenbildung bei Nierenerkrankungen.

Bedeutung und Wirkungen einzelner Vitamine

Für einige Vitamine, die häufig zu Defiziten neigen, soll im Folgenden ihre Bedeutung und Wirkung dargestellt werden. Besonders hervorgehoben wird für das Vitamin A seine Umwandlung zu Retinsäuren und deren molekulare Wirkung als Liganden von Suppressorproteinen.

3.2.5.1 Vitamin A

Vorkommen

Vitamin A ist das all-trans-Retinol. Seine Zufuhr mit der Nahrung erfolgt vor allem durch Aufnahme von Leber, Eigelb, Milch, Butter. Die Vitamin-A-Zufuhr kann auch mit pflanzlichen Produkten erfolgen, die das Provitamin β-Carotin enthalten. Bei Spaltung von β-Carotin werden im Organismus durch eine Dioxigenase (im Darm, der Leber oder der Lunge) zwei Retinolmoleküle freigesetzt.

β-Carotin ist vor allem in grünen und einigen roten Früchten enthalten (Salat, Spinat, Grünkohl, Petersilie, Möhren, Aprikosen; s. Tab. 36).

Im Organismus wird Vitamin A vor allem in der Leber gespeichert. Aus Retinol werden im Organismus als verwertbare Derivate das Retinal und die Retinsäuren gebildet. Sie haben jedes für sich

Tabelle 36: β-Carotingehalt in pflanzlicher Nahrung.

Nahrungsprodukt	β-Carotin [mg pro 100 g Frischware]
Löwenzahnblätter	8
Petersilie	7,3
Grünkohl	7,3
Möhren	7
Spinat	6
Mangold	5
Fenchel	4,7
Porree	2
Aprikosen	1,8
Honigmelonen	1,8
Grüne Bohnen	1,5
Tomaten	0,8
Erdbeeren	0,1
Apfelsinen	0,1

eine Reihe spezifischer und unspezifischer Wirkungen, die aber nur bei einer ausreichenden Vitamin-A-Zufuhr wirksam werden können.

Absorption und Verteilung

Das mit der Nahrung aufgenommene β-Carotin aus pflanzlicher Nahrung wird beim Menschen entweder direkt absorbiert oder durch die Dioxigenase in der Darmschleimhaut in Retinol umgewandelt. Absorbiertes β-Carotin wirkt im Blutplasma selbst als Radikalfänger bei Hypoxie (z. B. im Alter, bei hämorrhagischem Schock) und wird dabei durch Oxidation verbraucht (Mehrbedarf).

Das freigesetzte Retinol wird im Dünndarm mit Fettsäuren verestert und zusammen mit diesen absorbiert. Bei völligem Fehlen von Fett in der Nahrung (z. B. in vitaminhaltigen Säften) sowie bei Störungen der Fettabsorption, der Gallensekretion und Fettverdauung ist auch die Retinolaufnahme erniedrigt.

Ein Großteil der Retinylester wird in die Chylomikronen eingebaut und mit ihnen zusammen über die Lymphbahn in den Blutkreislauf eingespeist, wo sie sich auf LDL, HDL, VLDL und in fetthaltige Organzellen (Fettgewebe, Gehirn) verteilen. Wenn eine Spaltung der Ester erfolgt, wird das Retinol an das Retinol-bindende-Protein (Apo-RBP) im Blutplasma gebunden, freies Retinol wird von zytoplasmatischen Retinol-bindenden Proteinen (CRBP) gebunden. Der Gesamtpool an Retinol im Menschen beträgt bei normaler Ernährung 100 bis 150 mg (meßbar mit ^{2}H-Retinol).

In den Kupffer-Stern-Zellen der Leber und in Perizyten, aber auch in Fettzellen, wird Retinol anschließend wieder verestert und als Retinylester gespeichert. Daraus kann Retinol bei Bedarf freigesetzt werden. In anderen Organzellen wird Retinol durch Oxidation zu Retinal und zu Retinsäuren umgewandelt, die dann an eigene zelluläre Rezeptoren gebunden werden (Abb. 28).

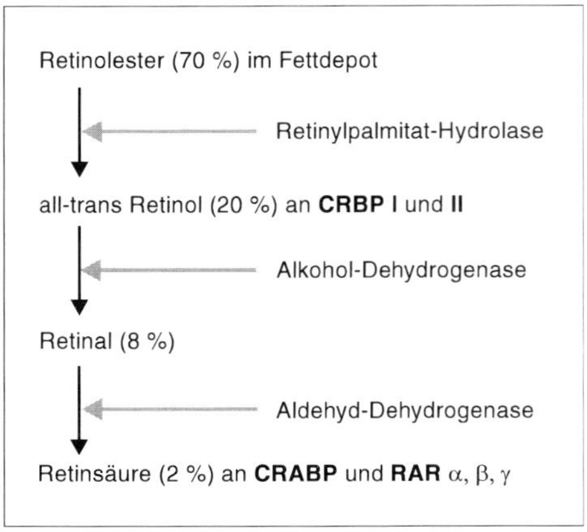

Abb. 28: Umwandlung von Vitamin A in Derivate und deren Anteil am Gesamtpol (100 %) der Retinoide im Organismus.

Die all-trans-Retinsäure (ATRA, RA) in den Organzellen liegt gebunden an die zellulären Retinsäure-Bindungsproteine (CRABP-1 und CRABP-2 [K_d = 0,4 bzw. $2 \cdot 10^{-9}$ mol/l]) vor.

13-cis-RA (Isotretinoin) wird unter physiologischen Bedingungen weniger fest an zelluläre RA-Bindungsproteine (CRABP) gebunden, ebenso wie auch 9-cis-RA ($K_d = 200 \cdot 10^{-9}$ mol/l). Diese beiden RA-Isomere werden deshalb heute bei therapeutischer Anwendung von Retinsäuren bevorzugt.

Für die Retinoide im Blutplasma können folgende mittlere Konzentrationen und biologische Halbwertszeiten (HWZ) ermittelt werden:

- Für all-trans-Retinol im Blutplasma: 490 ng/ml (1,71 µmol/l).
- Für all-trans-Retinsäure im Blut: 1,8 ng/ml (6 nmol/l); HWZ: 45 min.
- Für die 13-cis-Retinsäure-Konzentration im Blut: ebenfalls 1,8 ng/ml; HWZ: 12 bis 24 Stunden.
- Für das β-Carotin im Blutplasma: 40 bis 120 µg/dl beziehungsweise 0,75 bis 2,23 µmol/l.

Steuerung der Retinolkonzentration im Blutplasma

Die Retinolbereitstellung kann einerseits durch Absorption aus dem Darm und andererseits durch Freisetzung aus den Kupffer-Stern-Zellen beeinflußt werden:

- Nach Zufuhr von Retinol oder β-Carotin kann die Retinolkonzentration im Blut ansteigen. Dadurch wird kurzzeitig die Bereitstellung von Retinol für die Organzellen verbessert, so daß bei hohem lokalem Retinolverbrauch (z. B. in der Lunge oder in der Haut) bei täglicher, regelmäßiger Zufuhr keine lokalen Defizite auftreten können. Dabei kommt es zu folgenden Regelungsvorgängen: Nach β-Carotinaufnahme kommt es zum Anstieg der β-Carotinkonzentration im Blutplasma. Nach Freisetzung von Retinol durch Dioxigenasen wird Retinol an das Retinol-bindende Protein (Apo-RBP) gebunden und teilweise in der Leber zu Retinylestern umgewandelt. Im Blutplasma ist der Hauptteil des Retinols an das Retinol-bindende Protein (Apo-RBP) gebunden.
- Freies Retinol gelangt durch Diffusion in alle Organzellen und wird durch Oxidasen zu Retinal und zu Retinsäuren oxidiert. Die Retinsäuren reagieren mit zellulären Rezeptoren. Ein besonders hoher Retinolumsatz findet im Lungengewebe statt.
- An den Isoprenylresten peroxidierte und überschüssige Retinsäuren können in der Leber glukuronidiert und danach über die Galle ausgeschieden werden. Die Ausscheidung steigt mit zunehmendem (auch bei einem therapeutischen) Angebot.
- Unter postabsorptiven Bedingungen wird die Retinolkonzentration im Blut relativ konstant gehalten. Im Kompartiment der Kupffer-Stern-Zellen wird die *Retinolfreisetzung aus den Speichern durch die Konzentration der freien Retinsäure gesteuert.* Dabei kommt es zu folgenden Regelungsvorgängen: In den Speicherzellen der Leber hemmen ungebundene Retinsäuren die Freisetzung von Retinol aus Retinylestern. Umgekehrt wird bei Absenkung der Konzentration (hohem Retinsäureverbrauch) diese Retinolfreisetzung erhöht. Auf diese Weise wird die Retinolbereitstellung an den Bedarf angepaßt und die Retinolkonzentration im Blutplasma geregelt (Jones et al. 1994).
- Auch die Apo-RBP-Konzentration im Blutplasma kann die Retinolkonzentration beeinflussen. Bei chronischer

Niereninsuffizienz sind sowohl die Steady-state-Konzentration von RBP als auch von Retinol erhöht, weil die Clearance für das RBP herabgesetzt ist. Eine Erhöhung der Retinolkonzentration kann also auch krankheitsbedingt sein.

Zur Beurteilung der Retinolkonzentrationen läßt sich ableiten:

Die Vitamin-A-Bilanz drückt sich nicht proportional im Blutplasma-Retinol oder im β-Carotinspiegel aus (Abb. 29). Einerseits kann aufgenommenes Vitamin A sofort in der Leber gespeichert werden. Andererseits können zum Beispiel hohe Retinolkonzentrationen im Blutplasma sowohl eine hohe exogene Retinolzufuhr (und eine gute Bilanz) anzeigen, als auch eine hohe Entspeicherung, zum Beispiel bei erhöhtem Retinsäureumsatz und zellulärem Retinsäuremangel.

Für die Retinolbilanz aussagekräftiger als Blutplasmakonzentrationen sind die Retinolkonzentrationen im Fettgewebe.

Einbau und Funktionen

1. Von den **spezifischen Wirkungen** von Vitamin A wird meist in erster Linie die Verwendung von Retinol/Retinal (Rhodopsin) für den Sehvorgang ge-

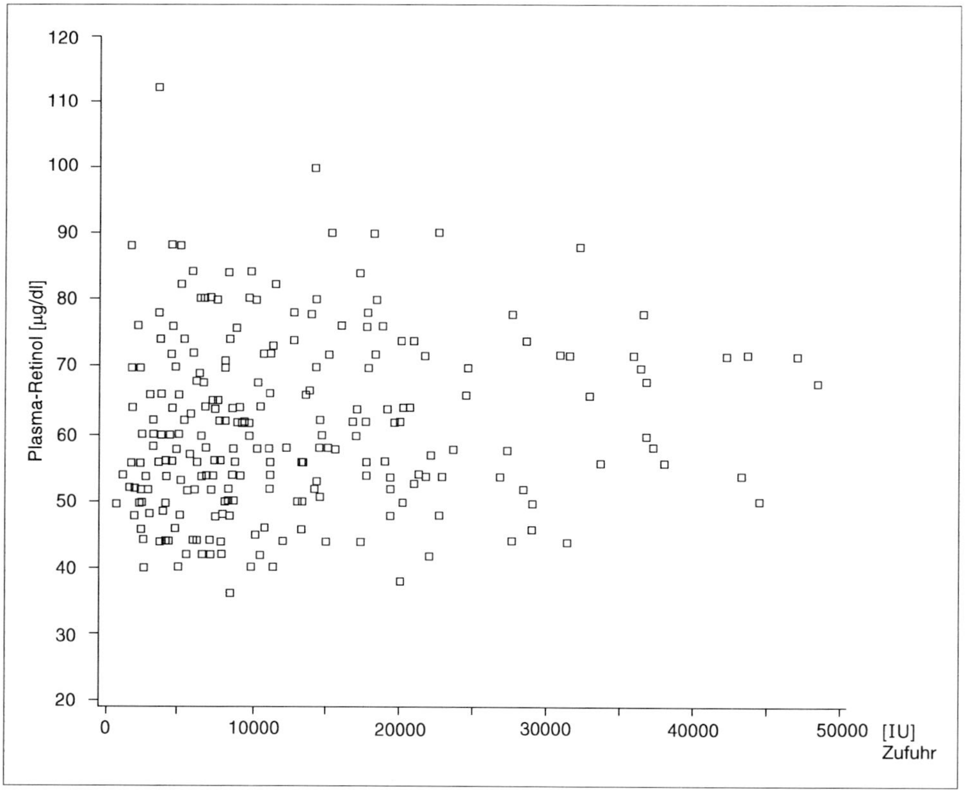

Abb. 29: Vitamin-A-Konzentration im Blutplasma in Abhängigkeit von der Vitamin-A-Zufuhr (nach Garry et al. 1986).

nannt. Als wichtig ist in den letzten Jahren die Rolle von Retinsäuren erkannt worden, die als Liganden von Suppressorproteinen für die Wirkung des Vitamins A als „Zell- und Epithelschutzvitamin" und „Differenzierungshormon" verantwortlich sind.

2. Zur **unspezifischen Wirkung** der Retinoide gehört, daß sie in den Organzellen und im Blutplasma unter bestimmten Bedingungen antioxidativ wirken, aber nur dann, wenn auch die Vitamine C und E sowie das Glutathion zu einem hohen „antioxidativen Potential" beitragen (Abb. 30). (Ohne diese Voraussetzungen wirken die Retinoide als Oxidationsmittel.)

Beide, die spezifischen und unspezifischen Wirkungen der Retinoide, stellen sowohl wegen der Bindung und Anreicherung der Retinsäure im Zellkern als auch, weil sie (bei gleichzeitig guter Vitamin- und Selenversorgung) zur Entgiftung intrazellulärer Radikale beitragen, einen Schutz vor maligner Transformation und Krebszellwachstum dar. Insgesamt kann Vitamin A chemopräventiv die Entstehung von Tumorzellen und Mutationen verhindern.

3. **Lokale** Vitamin-A-Anwendung: Derivate des β-Carotins werden in der Dermatologie lokal bei proliferierenden Ekzemen und *Acne vulgaris* angewendet.

4. Retinol/Retinsäure wirken **„Schilddrüsenhormon-ähnlich".** Retinsäuren werden ebenso wie Triiodthyronin an Kernrezeptoren (RXR) gebunden. RXR-β kann in der Leber sowohl durch 9-cis-Retinsäure als auch durch Schilddrüsenhormone induziert werden, so daß einerseits Schilddrüsenhormone die Voraussetzung für die Vitamin-Wirkung und andererseits Vitamin A die Voraussetzung für die Schilddrüsenhormonwirkung schaffen können (eine „permissive Wirkung" haben).*

Der ähnliche Rezeptor für die Bindung läßt erkennen, daß die Schilddrüsenhormone ebenso wie Vitamin A als Zell- und Hautschutz fungieren und sich gegenseitig in der Förderung von Differenzierungsprozessen und bei der Unterdrückung von Entdifferenzierungen, Metaplasien und Tumorwachstum unterstützen.

Dosis-Wirkungsbeziehungen von Vitamin A

Die Retinsäuren werden in Organzellen, die einer hohen Belastung ausgesetzt sind, besonders rasch verbraucht. Der akut erhöhte Verbrauch kann häufig nicht durch Nachlieferung aus dem Blut bei gleichbleibender Retinolmobilisierung aus der Leber abgesichert werden.

Besonders das Lungenepithel und die Haut haben einen sehr hohen Retinsäureumsatz. Sie reagieren bei unzureichender Nahrungszufuhr (wenn nur die Retinolmobilisierung durch die Leber möglich ist) bei gleichzeitig hoher Belastung (bei Rauchern und nach Sonnenexposition) mit Metaplasien.

Daraus erklärt sich, daß durch die regelmäßige Zufuhr von verfügbarem β-Carotin und Retinol aus der Nahrung ein zusätzlicher Schutz vor Defiziten für Retinsäuren (unabhängig von der Bereitstellung von Leberretinol) gewährleistet wird (Abb. 27, S. 129).

Retinsäure-Kernrezeptoren

Retinoide können ihre Wirkung verstärken, indem sie die Synthese ihrer intra-

* In hypothyreoten Ratten steigern Retinsäuren (RA) die Triiodthyronin(T_3)- und RA-Kernrezeptor-Bindungskapazität. In hyperthyreoten Ratten dagegen vermindert Retinsäure die T_3-Bindungskapazität in Leberzellen (Pallet et al. 1994). Das bedeutet, Retinoide haben nur für hypothyreote Patienten eine „Schilddrüsenhormon-ähnliche Wirkung".

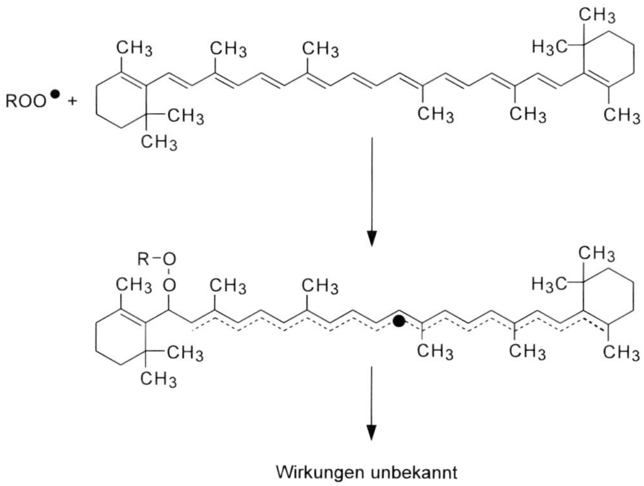

Abb. 30: Redoxreaktion von *β*-Carotin mit Peroxiden (ROO•).

zellulären Bindungsproteine vervielfachen (up-regulation). Das Vitamin A wirkt dabei nicht unmittelbar, sondern erst nach Umwandlung in Retinsäuren (RA).

In einem ersten Schritt lösen die Retinsäuren konzentrationsabhängig die Neusynthese von messenger-RNA für RA-Kernrezeptor-β (RAR-β) beziehungsweise RAR-γ aus. Dieser Effekt ist deutlich nachweisbar bei ausreichender Vitamin-A-Versorgung und wird abgeschwächt bei ungenügender Vitamin-A-Zufuhr.

Wenn danach in den Organzellen ausreichend Kernrezeptoren gebildet worden sind, können Vitamin-A-Derivate durch Bindung an diese Kernrezeptoren auch Einfluß auf andere Transkriptions- und Translationsprozesse in den Organzellen nehmen.

Retinsäuren bewirken erst durch die Bindung an Kernrezeptoren eine Hemmung der Entwicklung von schnellwachsenden Zellen. Jede Zelle kann diese Retinsäure-Kernrezeptoren (RXR, RAR, Zinkfinger-Proteine) bilden. Jede Zelle hat ein Muster von RARs, die Strukturähnlichkeiten mit anderen Steroidhormonrezeptoren haben.

Es gibt 6 verschiedene RA-Rezeptorgruppen (RXR-α, -β, -γ und RAR-α, -β, -γ), die unterschiedliche Funktionen haben und in allen Zellen vorkommen. Jeder Rezeptortyp ist noch in zelltypische Isotypen untergliedert.

Die Neusynthese von RA-Rezeptoren und damit die Wirksamkeit von Retinsäurederivaten wird hauptsächlich durch das Retinsäureangebot kontrolliert (Taketa et al. 1994, Jones et al. 1994, Wu et al. 1992, Elder et al. 1993).

Zellspezifische Wirkung von Retinsäuren

Nach Verabreichung der verschiedenen Retinsäuren konnte man folgende spezifische Wirkungen, besonders auf verschiedene Tumorzellarten, feststellen.

all-trans-Retinsäure (ATRA):

- Rückbildung von Promyelozyten-Leukämiezellen
- Rückbildung von Leukoplakien (Rachen, Ösophagus, Zunge)
- Hemmung von c-myc im Tracheal-Epithel
- Umwandlung des malignen Neuroblastoms in ein Ganglioneurom (durch Anwendung einer Toleranzdosis: 60 mg ATRA/m^2/Tag intravenös)
- Hemmung der UV-induzierten Hypermelanosis der Haut und der Melaninsynthese.
- Hemmung der (TPA-induzierten) Ornithin-Decarboxylase-Expression in allen Organzellen
- Induzierung der Transglutaminase in Hautepithelzellen (auf das 75fache durch $3 \cdot 10^{-6}$ mol/l ATRA)
- Hemmung der Entstehung von Anthrochinon- und TPA-induzierten Hautepithel-Karzinomen (durch 30 mg ATRA/kg Futter).

9-cis-Retinsäure (9cRA):

- Wird selektiv an RXR gebunden
- Suppression von (Nitroso-Methyl-Harnstoff-bedingten) Mamma-Karzinom (Ratten: 60 mg 9cRA/kg Futter).

13-cis-Retinsäure (Isotretinoin):

- Erhöht RXR-mRNA
- Suppression des Prostata-spezifischen Antigens (PSA)
- Suppression der Metastasenbildung von Rachen-, Kehlkopf-, Lungen-Karzinomen (und anderer „Tabacco-related diseases“, Szarka et al. 1994).

Zufuhrempfehlungen

Bei Angaben über den Vitaminbedarf kann unterschieden werden zwischen:
1. dem physiologischem Bedarf;
2. dem erhöhten Bedarf, zum Beispiel bei Krankheiten wie Achylie, Diarrhoen oder bei peroraler Medikation von Antibiotika und Sulfonamiden und
3. der pharmakologischen Dosierung zur Therapie (s. Abb. 27, S. 129).

Der Bedarf richtet sich nach der beabsichtigten Wirkung:

A. Für die Verhinderung von Nachtblindheit und für den Sehvorgang reicht eine Zufuhr von 0,25 mg Retinol, beziehungsweise 1,5 mg β-Carotin, pro Tag aus. Dadurch wird auch die Keratomalazie der Augenhornhaut verhindert.*

Allerdings ist zu beachten, daß bei Zufuhr dieser Menge mit natürlicher Nahrung Oxidationsverluste und Verluste durch saure pH-Werte im Magensaft auftreten, so daß die Nahrung die zweifache Menge enthalten sollte. In der täglichen Nahrung sollen also mindestens 0,4 mg Retinol oder 2,4 mg β-Carotin (Recommended Dietary Intake [RDI]) enthalten sein (von Reinersdorf und Kübler 1991).

Im Blutplasma wird bei dieser Zufuhr eine β-Carotinkonzentration von 0,4 µmol/l (21,3 µg/dl) erreicht.

B. Für die Epithelschutzwirkung wird, ebenso wie für den durchschnittlichen allgemeinen Bedarf, die Zufuhr von 4,8 mg β-Carotin oder 0,8 mg Retinoläquivalent pro Tag für optimal gehalten (physiologische Zufuhr, „prudent diet“). Durch sie können Epithelmetaplasien (z. B. der Verlust des Flimmerepithels in den Bronchiolen) verhindert werden. Durch 4,8 mg/Tag wird eine Blutplasma-β-Carotinkonzentration von etwa 50 bis 60 µg/dl erreicht.

* Infolge Vitamin-A-Mangel und zu geringer Fettzufuhr erblinden jährlich in den Entwicklungsländern 250 000 Kinder und sterben 100 000 Kinder. 12 Pfennig pro Tag könnten jedem Kind das Leben retten. Entwicklungshelfer sollten den Anbau von Vitamin-A-haltigen Feldfrüchten vorrangig fördern.

Die tägliche Zufuhr sollte also für die Allgemeinheit bei etwa 8,9 µmol (4,8 mg) β-Carotin oder 2,8 µmol (0,8 mg) Retinol liegen. Diese Zufuhr ist mit einer geeigneten Nahrungsmittelauswahl möglich.

Bei ausreichender Vitamin-A-Zufuhr wird auch in Nichtepithelzellen (z. B. in Bindegewebszellen und Blutzellen) die Neusynthese von Retinsäure-Kernrezeptoren (RAR-β, RAR-γ, RXR) ausgelöst. Somit hat das Vitamin nicht nur eine „Epithelschutzwirkung", sondern es ist **das** Zellschutzvitamin.

C. Retinoide tragen zur Differenzierung besonders von Epithelzellen bei und hemmen Schleimhaut-Metaplasien. Sichtbarer Ausdruck der differenzierungsfördernden Wirkung von Retinoiden in unreifen Geweben ist die Zunahme charakteristischer gap-junctions, die im gesunden Epithel-Zellverband für die Zell-Zell-Kommunikation verantwortlich sind und bei Tumorzellen fehlen. Retinoide, wahrscheinlich die Retinsäure, führen die Neubildung von Connexin, dem Hauptprotein in den gap-junctions, herbei.

Die Zellschutzwirkung läßt sich im gesunden Organismus schon bei einer physiologischen Vitamin-A-Zufuhr nachweisen (Tab. 37).

Aber eine weitere Funktion der Retinoide, die zur Zelldifferenzierung beiträgt, ist die *Onkogen-Suppression*. Dadurch kann Vitamin A (und die daraus entstehende Retinsäure) als chemopräventiver Nahrungsbestandteil gegen die Tumorzellentstehung angesehen werden (s. Kap. 6.2.13). Für die Prävention der Tumorzellentwicklung (z. B. bei vorliegender Epithelmetaplasie) wird die Zufuhr von 2 bis 4 mg Retinol/Tag (15 bis 25 mg β-Carotin), zusammen mit anderen Antioxidantien als „chemopräventive" Dosierung empfohlen (entsprechend der Deklaration von Saas-Fee).

Auf dem 10. ISFE-Symposium (1994) wurde als wünschenswerte Konzentration, die sich im Blutplasma einstellen soll, 2,3 µmol/l (gegenüber dem üblichen Mittelwert von 1,7 µmol/l) für Retinol empfohlen, besonders für Raucher als Risikogruppe sowie für ältere Menschen.

D. Durch seine molekulare Wirksamkeit hat Vitamin A eine hervorragende Stellung innerhalb der Vitamine auch für die präventive Medizin gewonnen. Für die chemotherapeutische Wirkung ist die ausreichende Retinoidzufuhr mit der üblichen empfohlenen Nahrung nicht erreichbar. Dafür wäre eine parenterale Retinsäurezufuhr erforderlich (s. Kap. 6.2.12 u. 6.2.13).

Ernährungskompaß

Mit der normalen Ernährung (und unter Berücksichtigung der Zubereitungsver-

Tabelle 37: Beziehung zwischen Retinoid-Wirkung und Retinoid-Bedarf.

- **Retinol/Retinal** = Sehvorgang
  0,4 mg Retinol/Tag (Recommended Dietary Intake, RDI)
- **alle Retinoide** = antioxidative Wirkung
  0,8 mg Retinol/Tag (prudent diet)
- **Retinsäuren** = Anti-Tumorwirkung
  1 bis 4 mg Retinol/Tag (vgl. Deklaration von Saas-Fee 1992)

luste durch Oxidation) ist maximal eine durchschnittliche tägliche Zufuhr von 1,5 mg Retinol/Tag (oder 9 mg β-Carotin) zu erreichen.

Eine erhöhte Aufnahme von Retinol ist auch nur sinnvoll, wenn ein hohes „antioxidatives Potential" schon vorliegt.

Obwohl Multivitaminsäfte häufig mit β-Carotin angereichert sind, kann das β-Carotin aus diesen wäßrigen Lösungen nur unzureichend absorbiert werden. Für seine Ausnutzung wäre gleichzeitig ein Fettanteil in der Nahrung nötig. Supplementierte Produkte sind v. a. älteren Menschen und bei besonderer Gefährdung des Epithels (besonders bei Rauchern, bei erhöhter Sonnenexposition) zu empfehlen.

Probleme bei der Anwendung hoher Vitamin-A-Dosierungen

Eine täglich erhöhte Retinol-Zufuhrmenge ist nicht unproblematisch.

Durch hohe Vitamin-A-Zufuhr oder häufigen, hohen Verzehr von Leber kann es zu extremer Speicherung von Retinoiden in den Kupffer-Stern-Zellen der Leber kommen, die zur Zellzerstörung, Hepatitis und Zirrhose führt. Bei normaler Ernährung kommt diese Überspeicherung nicht vor.

Weil Vitamin A die Zelldifferenzierung fördert und die Zellteilungen hemmt, darf es während den ersten beiden Trimestern der Schwangerschaft nur in der empfohlenen physiologischen Dosierung (0,8 mg/Tag) aufgenommen werden, und eine erhöhte Zufuhr (auch Zufuhr von Leber) ist zu vermeiden. (Beachte: In 100 g Leber sind 20 bis 50 mg Vitamin A enthalten!) Durch eine erhöhte Zufuhr könnten das Wachstum und die Differenzierung fetaler Zellen untypisch ablaufen.

Eine langzeitige Vitamin-A-Überzufuhr kann hauptsächlich bei Kleinkindern zu Symptomen wie Knochenschmerz, Ödemen, Kopfschmerzen, Übelkeit und Diarrhoen führen.

Therapeutischer Retinsäuren-Einsatz

Retinoide (und Aretinoide) werden heute nicht nur chemopräventiv, sondern als echte Alternative zu den klassischen Chemotherapeutika bei Tumorerkrankung eingesetzt. Auch bei Myelodysplasie (AIDS) werden Retinsäuren aufgrund ihrer positiven Wirkung auf die Leukopoese eingesetzt (sie wirken dabei synergistisch mit dem Granulozytenkolonie-Stimulierungsfaktor [G-CSF] zusammen auf die Differenzierung und Proliferation).

Revolutionär war die Entdeckung, daß es durch RA allein zu einer kompletten Remission der Akuten Promyeloischen Leukämie (APL) kommt, wie die Konseishu-APL-Studie von 1990 bis 1993 belegt (Kubo et al. 1994).

Zur Tumorbehandlung wurde die all-trans-Retinsäure in einer Dosierung von 45 mg/m^2/Tag angewandt (s. Kap. 6.2.13, Tumorverhütung).

Heute wird, besonders in Japan und den USA, eine „kombinierte Chemotherapie" mit Retinsäure (30 mg/m^2/Tag) und anderen Zytostatika durchgeführt. Der Vorteil dieser Behandlung ist, daß als Nebeneffekte keine Blutungen und Infektionen auftreten, wie bei Anwendung der konventionellen Zytostatika.

Wichtig ist RA heute auch in der Nachbehandlung (gegen Metastasen und Remissionen, zur Bekämpfung der *minimal residual disease*) von Tumorerkrankungen.

Die proliferationshemmende und differenzierungsfördernde Wirkung von Retinoiden ist auch einsetzbar:

- Zur Hemmung der Fibroblastenproliferation bei Rheumatoid-Arthritis (vgl. Tab. 55, S. 269). In Synovioblasten hemmen sie die Expression der mRNA von invasiv und destruierend wirksamen Metalloproteinasen (Rost et al. 1995). Retinsäuren hemmen die bei Rheumatoid-Arthritis auftretende Entdifferenzierung und Proliferation von Synovioblasten und Fibrozyten (Handel et al. 1995).
- Zur Hemmung des Leukämiezellenwachstums bei bestehender Zytostatika-Resistenz („multidrug resistance", MDR).

Probleme bei der Anwendung therapeutischer Retinsäure-Dosierungen

Die Anwendung therapeutischer Retinsäuredosen kann mit folgenden Komplikationen verbunden sein:

- Retinsäure-Syndrom (Leukozyten-Aktivierungs-Syndrom): Hyperleukozytosis durch erhöhte Sekretion von hämatopoetischen Faktoren (z. B. GM-CSF). Sie kann durch die erwähnte „kombinierte Chemotherapie" beherrscht werden.
- Retinsäure-Resistenzen: Pharmakokinetische Untersuchungen zeigen, daß der Blutspiegel der Retinsäuren im Laufe einer über 7 Tage währenden Therapie (mit 45 mg RA/m^2/Tag) abnimmt. Eine Ursache dafür ist die durch Retinsäuren induzierte Bildung von hochaffinen RAR, RXR und CRABP, so daß eine Anhäufung in den Organzellen und verstärkte Clearance aus dem Blutplasma zustande kommt. Retinsäuren können die Neusynthese der „drug-pump" in Zellmembranen begünstigen, und dadurch ihre Wirksamkeit durch Entwicklung einer „multi-drug-resistance" verlieren. Weiterhin könnte ein erhöhter Abbau von RA ausgelöst worden sein. Ihr erhöhter Abbau durch Cytochrom-P-450 kann durch Ketoconazol gehemmt werden.

Weil man mit diesen Wirkungseinschränkungen der Retinsäuren bei therapeutischer Dosierung rechnen muß, sind ganz neue Stoffgruppen, die **Aretinoide** sowie die Phthalsäure- und Benzoesäurederivate der Retinoide, entwickelt worden. Diese synthetischen Verbindungen haben eine Reihe wichtiger Vorteile gegenüber den metabolisierbaren natürlichen Retinoiden:

- Sie werden kaum gespeichert und sind deshalb für eine Langzeittherapie geeignet.
- Bedeutungsvoll ist besonders für die Tumorbehandlung, daß die Aretinoide, im Gegensatz zu vielen Chemotherapeutika, zum Beispiel bei Mamma-Karzinom oder bei Leukämie (Louvet et al. 1994) weniger toxisch und besser dosierbar sind.

Die Aretinoide werden auch an zytoplasmatische oder Kern-Rezeptoren gebunden. Mit ihnen ist eine längere Zufuhr, auch in einer größeren (therapeutischen) Dosis, möglich, wobei die toxischen Wirkungen durch Überspeicherungen, die zu einer Zerstörung von Kupffer-Stern-Zellen der Leber führen (und dadurch eine Leberzirrhose auslösen), ausgeschlossen sind. Aretinoide sind in einigen Fällen bis zu 1000fach wirksamer als natürliche Retinoide. Sie werden unter anderem auch in der Dermatologie angewendet. Sie können, wie Retinol oder β-Carotin, zur Krebs-Vorbeugung, zum Beispiel zur Behandlung von Leukoplakien und Epithelmetaplasien, sowie zur Tumorbehandlung eingesetzt werden.

3.2.5.2 Vitamin D_3

Vorkommen

Vorstufen des aktiven Vitamins D_3 (1,25-Cholecalciferol) werden als Provitamine D mit der Nahrung (tierischen Ursprungs) aufgenommen. Vitamin D_3 und seine Vorstufen werden in der Leber aller Tiere gespeichert. Eine hohe Zufuhr erfolgt durch den Genuß von Fischleber (Dorsch, Kabeljau) und Lebertran.

Die Vorstufen können aber auch endogen vom Menschen in der Haut gebildet werden. Deswegen wird Vitamin D auch als „hormonähnliches Vitamin" bezeichnet. Vitamin-D-Vorstufen entstehen in der menschlichen Haut durch die kurzzeitige Einwirkung von Sonnenlicht. (Beachte: Eine längerdauernde Sonnenlichtexposition führt zur Bildung von unwirksamen Lumisterol, Tachysterol.)

Einbau und Funktionen

Das *aktive* Vitamin D_3 entsteht beim Menschen in den gesunden Nieren. Verantwortlich ist dafür eine Hydroxylierung an Position 1 des Cholecalciferols (Abb. 31). Das dafür zuständige Enzym, die 1-Hydroxylase, wird durch das Parathormon aktiviert (Berdal 1992). Bei Niereninsuffizienz kann Parathormon das Enzym nicht aktivieren. Unter diesen Bedingungen kommt es zu Calciumverlusten durch den Harn. Dadurch würde die Parathormonkonzentration ansteigen (sekundärer Hyperparathyreoidismus) und eine massive Calciummobilisierung aus dem Knochen bewirken, was die Calciumverluste erhöhen und den Abbau der Knochensubstanz (Osteomalazie) beschleunigen würde. Es käme zur *renalen Rachitis*.

Vitamin D_3 ist erforderlich für:

- die Differenzierung von Knochen-Stammzellen zu Osteoklasten,
- die Neubildung (Induktion) der Calcium-ATPase. Sie ist der Transporter für die Absorption von Calciumionen (im Darm und in den Nieren).
- Die Calciumreabsorption in den Nieren ist Vitamin-D-abhängig und bewirkt die Ergänzung und Erhaltung des Calciumspiegels im Blut. Es wird dadurch eine überschüssige Freisetzung von Calcium aus den Knochen verhindert. Wenn Vitamin D_3 fehlt, tritt Rachitis auf (durch Parathormonausschüttung).

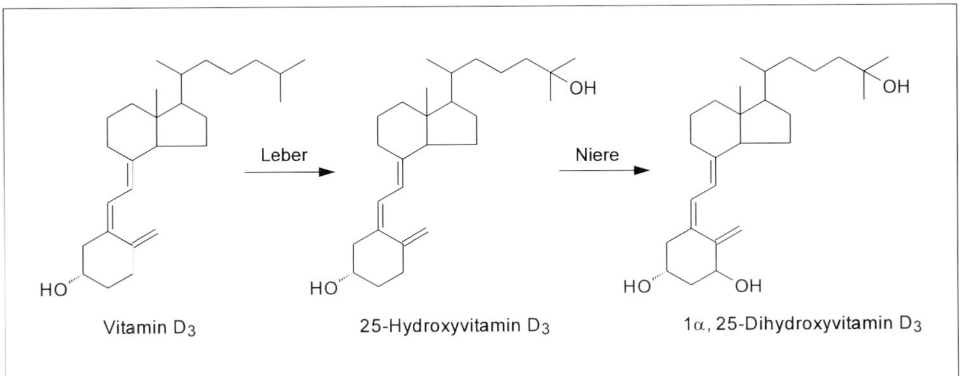

Abb. 31: Umwandlung von Vitamin D in die aktive Form (1,25-Dihydroxycholecalciferol).

- Vitamin D soll dem estrogenstimulierten Wachstum von Zellen in der Brustdrüse entgegenwirken, weil es die Estrogenbindung an Kernrezeptoren hemmt (Berdal 1992, Davoodi et al. 1995). Durch diesen Effekt wird auch das Wachstum von Mamma-Tumorzellen gehemmt. Dies bedeutet, daß Vitamin D (oder mäßige, regelmäßige Einwirkung von Sonnenlicht) chemopräventiv gegen das Wachstum des Mamma-Karzinoms eingesetzt werden kann.

Vitamin D greift nicht in die Bildung der Knochenmatrix ein oder in den Mineralisierungsprozeß. Bei vorliegenden Osteoklasten könnten die Bildung der Knochenmatrix und der Mineralisierungsprozeß auch ohne Vitamin D_3, aber mit hohen Calcium-Blutplasmakonzentrationen (z. B. nach parenteraler Calciumzufuhr) erfolgen.

Vitamin D_3 wird im Blutplasma durch einen Enzym- oder Radioimmuntest sowie durch HPLC nachgewiesen (Satomura et al. 1988).

Bedarf

Der physiologische Bedarf liegt bei täglich 3 µg Vitamin D. Das Vitamin kann entweder im Organismus selbst gebildet oder durch Nahrung zugeführt werden. Vitamin D ist vor allem in Fisch enthalten. Hering enthält in 100 g Frischgewicht etwa 30 µg. In Butter, Käse, Schlagsahne ist Vitamin D zu etwa 1,2 µg in 100 g enthalten.

Mangel und seine Ursachen

Eine Vitamin-D_3-Supplementierung kann erforderlich werden bei Nieren- oder Leberinsuffizienz sowie nach Nieren- oder Lebertransplantation (Ziegler 1994) durch den Ausfall der 25- oder 1-Hydroxylasen in den geschädigten Zellen. Verminderte Vitamin-D-Wirkung besteht:

- bei Überschuß von Glucocorticoiden oder Parathormon. Durch sie wird Calcium aus dem Knochen mobilisiert, und sie sind direkte Gegenspieler des Vitamins D_3.
- bei Mangel an Sonnenlicht (früher bei Kindern in Slums und bei „Wickelkindern", die häufiger eine Rachitis bekamen).
- bei Alkoholikern und starken Rauchern, bei denen es zu einem zusätzlichen Knochenabbau und verminderter Synthese von aktivem Vitamin D kommt. Eine moderate Kaffeezufuhr hat diesen Effekt nicht (Laitinen et al. 1993).
- im Alter, beziehungsweise bei Mangel an Estrogenen und Testosteron. Diese Hormone wirken synergistisch zu Vitamin D_3 auf die Erhaltung der Calciumbilanz. Bei Mangel kann eine Verbesserung des Calciumstoffwechsels durch niedrige Estrogenzufuhr (Minisistron® im Alter bei Frauen) erreicht werden. Von besonderer Bedeutung ist Vitamin D_3 im Alter auch deshalb, weil es dem estrogenstimulierten Wachstum von Zellen in der Brustdrüse und auch von Brustdrüsen-Tumorzellen entgegenwirkt (Davoodi et al. 1995).

Bei der Supplementierung von Vitamin D ist jedoch zu beachten, daß ein Vitaminüberschuß auch die Calciumeinlagerungen in die Gefäßwand fördert (eine erhöhte Calciumzufuhr hat diesen Effekt nicht!). Eine erhöhte Vitamin-D-Zufuhr wirkt toxisch.

Alternativ sollten zur Verbesserung der Calciumbilanz im Knochen die regelmäßige Sonnenlichtexposition, Belastung des Bewegungsapparates, eine ausreichende (im Alter erhöhte) Calciumzufuhr und auch Calcitonin mit einbezogen werden.

3.2.5.3 Vitamin E

Vorkommen, Nachweis

Vitamin E ist das freie D-α-Tocopherol (Abb. 32). Es wird in allen fetthaltigen Strukturen des Organismus konzentriert.

Vitamin E ist enthalten in Weizenkeimen, Ölen (besonders in Keimölen), in Margarine und Nüssen. Die natürliche Zufuhr erfolgt mit Getreide (Mais, Vollkornbrot) sowie mit Speiseölen (Tab. 38).

Vitamin E ist eines der wenigen Vitamine, dessen Konzentration im Blutplasma proportional der Zufuhr ist (Abb. 33). Zur Ermittlung der Vitamin-E-Bilanz ist es jedoch zweckmäßiger, das Tocopherol quantitativ im Fettgewebe zu bestimmen. Aus dem Fettgewebe wird das Vitamin E nur unter katabolen Bedingungen (Fettabbau) mobilisiert.

Die mittlere Blutplasma-Konzentration soll im Bereich von 30 µmol/l liegen. Vitamin E wird im Vollblut durch HPLC nachgewiesen.

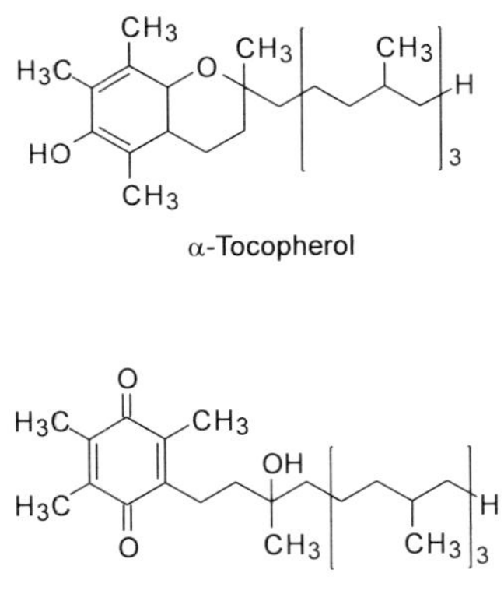

Abb. 32: Formeln von *α*-Tocopherol und Tocochinon.

Einbau und Funktionen

Vitamin E schützt einerseits Nahrungsbestandteile vor Peroxidation (0,6 mg Vitamin E/g ungesättigte Fettsäuren in Ölen verhindert das Ranzigwerden des Speiseöls). Andererseits ist Vitamin E im Blut und in Zellmembranen als Radikalfänger wirksam.

Es ist eingebaut in die Lipoproteine des Blutplasmas, zum Beispiel enthält ein LDL-Partikel 6 bis 14 Moleküle Vitamin E*.

Die Derivate des Tocopherols, Ubichinon und Coenzym Q_{10} sind aufgrund ihrer Redoxeigenschaften Bestandteile der Atmungskette in der inneren Mitochondrienmembran.

Vitamin E kann, ebenso wie Vitamin C, zur Inaktivierung von nitrosierenden Verbindungen beitragen (s. Abb. 38b, S. 151). Beide Vitamine haben jedoch einen unterschiedlichen Wirkort (hydrophiles bzw. hydrophobes Milieu), so daß sie nicht austauschbar sind und beide zugeführt werden müssen.

Antioxidatives Potential

Vitamin E reagiert mit Sauerstoffradikalen und Ozon, so daß es diese außerordentlich aggressiv wirksamen Verbindungen „entgiftet", bevor weitere Makromoleküle geschädigt werden. Das α-Tocopherol mit seinem Chromanring und der Isoprenoid-Seitenkette wird dabei zu **Tocochinon** oxidiert.

Tocochinon kann anschließend durch Vitamin C (Ascorbat) im Blutplasma oder durch Glutathion (GSH) in den Organzellen wieder regeneriert werden, so

* Außer Tocopherolen transportieren die Lipoproteine auch andere fettlösliche Vitamine sowie in der Therapie auch lipotrope Arzneimittel. Bei einseitig hoher Zufuhr dieser Komponenten können Konkurrenzerscheinungen im Transport auftreten, zum Beispiel mit Digitoxin, Phenylbutazon, so daß es zu Vitaminmangel kommt.

Tabelle 38: Vitamin-E-Gehalt in einigen Nahrungsmitteln.

Nahrungsmittel	Vitamin-E-Gehalt [mg/100g]
■ Weizenkeimöl	160
■ Leinsamen	57
■ Sonnenblumenöl	50
■ Haselnüsse	27
■ Mandeln	25
■ Sonnenblumenkerne	22
■ Margarine	14
■ Sojabohnen	13
■ Getreidekeime	13

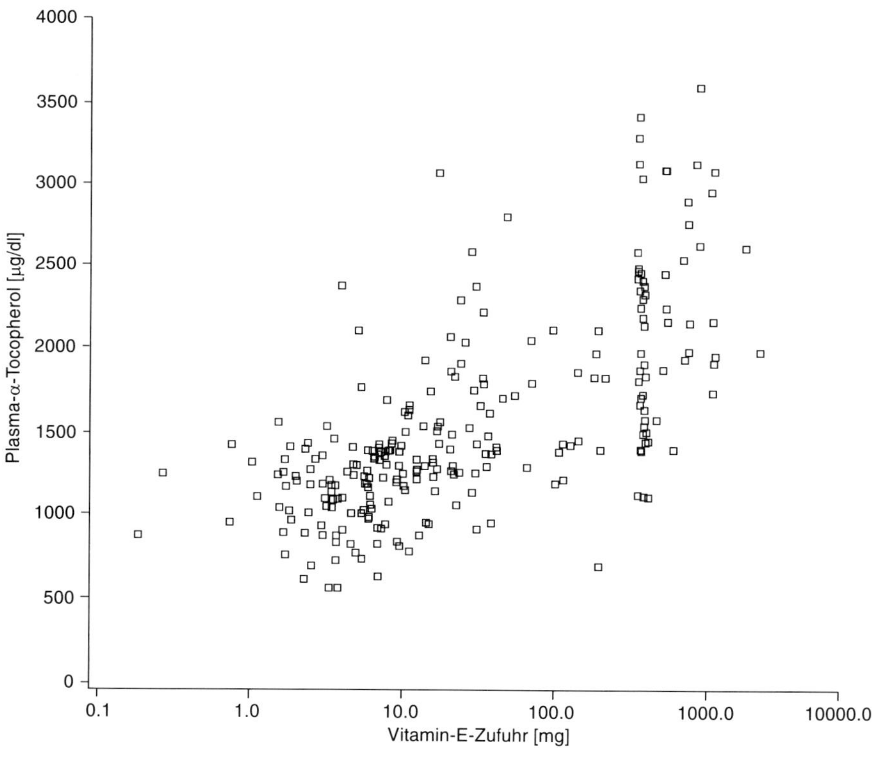

Abb. 33: Vitamin-E-Konzentration im Blutplasma in Abhängigkeit von der peroralen Vitamin-E-Aufnahme (nach Garry et al. 1986).

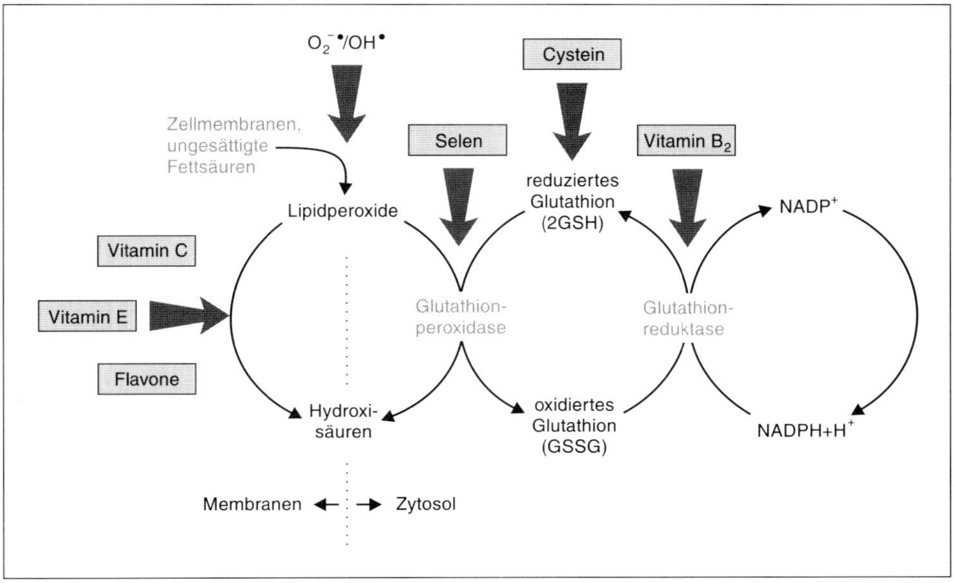

Abb. 34: Antioxidativ wirksame Nahrungsbestandteile und deren Zusammenwirken in Redoxketten bei der Inaktivierung von Sauerstoffradikalen (nach Luppa 1991).

daß es für die Sicherung der Vitamin-E-Wirkung wünschenswert ist, daß die Vitamin-C- und die Glutathionbereitstellung gleichzeitig ausreichend sind. Vitamin E, Vitamin C und das zur Erhaltung von GSH verantwortliche selenhaltige Enzym Glutathionperoxidase in Erythrozyten können sich gegenseitig „abpuffern" und ergänzen (Abb. 34).

Bedarf
Der Vitamin-E-Bedarf wird meist auf die Menge der zugeführten ungesättigten Fettsäuren bezogen: Es sollen 0,4 bis 0,8 mg α-Tocopherol/g PUFA aufgenommen werden.

Bei einer durchschnittlichen PUFA-Zufuhr von 21 g/Tag wäre also die Zufuhr von 12 mg Vitamin E erforderlich. In Deutschland erfolgt bei Normalkost im Durchschnitt eine tägliche Aufnahme von 14,8 mg. Der individuelle Bedarf kann jedoch um einen Faktor 5 variieren, so daß individuell statt 12 mg ein Bedarf von 60 mg bestehen könnte.

Mangel und seine Ursachen
Mangel tritt auf bei Aufnahme nicht vollwertiger Nahrung mit geringem Vitamin-E-Gehalt. Vitamin-E-Mangel kann nach einer WHO-Studie auch in Industrieländern vorkommen. Er wurde besonders bei 40- bis 49jährigen Männern gefunden und in Regionen, in denen auch Selen- und Vitamin-C-Mangelzufuhr vorherrscht (in Regionen Mecklenburgs wurden mittlere Blutplasmakonzentrationen um 15 µmol/l [gegenüber dem wünschenswerten Mittelwert von 26 µmol/l] gemessen; Kuklinski et al. 1990). Besonders niedrige Tocopherol-Werte wurden auch in Finnland und Schottland nachgewiesen. Dies sind Länder mit einem frühen Auftreten und einer hohen Mortalität an Herz-

Hypoxische Zellen: Adeninfreisetzung

$$\text{Adenin} + O_2 + \text{FADH+H}^+ \xrightarrow{\text{Xanthinoxidase}} O^{\bullet}_2 + \text{FAD} + \text{Hypoxanthin}$$

Abb. 35: Entstehung von Sauerstoffradikalen im Organismus bei Hypoxie.

Kreislauf-Erkrankungen (vgl. Tab. 53, S. 245).

Bei hoher Zufuhr von polyungesättigten Fettsäuren (PUFA) steigt der Bedarf an Vitamin E. Bei extremer Zufuhr von PUFA kann es somit zu Vitamin-E-Mangel kommen.

Als weitere Ursachen für einen Vitamin-E-Mangel kommen die häufigen Belastungen mit Sauerstoffradikalen und Ozon in Frage, durch die Membranlipide peroxidiert und Organzellen geschädigt werden. Sauerstoffradikale werden verstärkt gebildet bei Rauchern, chronischen Lungenerkrankungen mit Hypoxie, „Reperfusionsschock“ nach Organtransplantationen, Bestrahlungen, aber auch längere O_2-Insufflation, zum Beispiel zur Beatmung von Neugeborenen. Bei Belastung mit hohem Sauerstoffpartialdruck entstehen Peroxidradikale direkt, bei Hypoxie dagegen entstehen sie infolge der Zellschädigung, Abbau von ATP und Aktivierung der Xanthinoxidase (Abb. 35). Die außerordentlich aggressiven Peroxidradikale werden durch Vitamin E neutralisiert. Dabei wird α-Tocopherol in das träge reagierende Tocochinon überführt und somit in größerem Umfang verbraucht.

Pathogenetische Bedeutung des Vitamin-E-Mangels

Werden Peroxide nicht „entgiftet“, so reagieren sie mit Proteinen und ungesättigten Fettsäuren in Zellmembranen:

- Es kommt zur Hypercholesterolämie durch eine gestörte LDL-Cholesterolaufnahme. Es erfolgt dann keine kontrollierte Verwertung mehr über einen LDL-Rezeptor. Ursache dafür sind oxidativ veränderte Lysylreste im Apolipoprotein B. Die oxidierten LDL führen zur Aktivierung (Rekrutierung) von Makrophagen (in der Gefäßwand), in denen sie den Scavenger-Mechanismus und die Bildung von Schaumzellen auslösen. Dies und der dadurch bedingte LDL-Anstieg, der u. U. zur Atherosklerose führt, kann durch erhöhte Vitamin-E-Zufuhr verhindert werden. Vitamin E wirkt dadurch antiatherogen.
- Es kommt zur erhöhten Bildung von Malondialdehyd, das als Indikator für erhöhte Peroxidbildung nachweisbar ist (s. Abb. 22, S. 97), sowie zu Ablagerungen peroxidierter Produkte (Lipofuscin).
- Bei Vitamin-E-Mangel kommt es nach dem WHO-MONICA-Projekt* (Esterbauer 1990) bei Herzinsuffizienz häufiger zum Herztod. Auch nach Untersuchungen von Gey (1991) besteht eine negative Korrelation zwischen Plasma-Tocopherol und Herztod (vgl. Tab. 53, S. 245).

Neben Rauchen ist Vitamin-E-Mangel eine wichtige Ursache für Herzinfarkt.

* MONICA: Monitoring Trends and Determinants in Cardiovascular Diseases

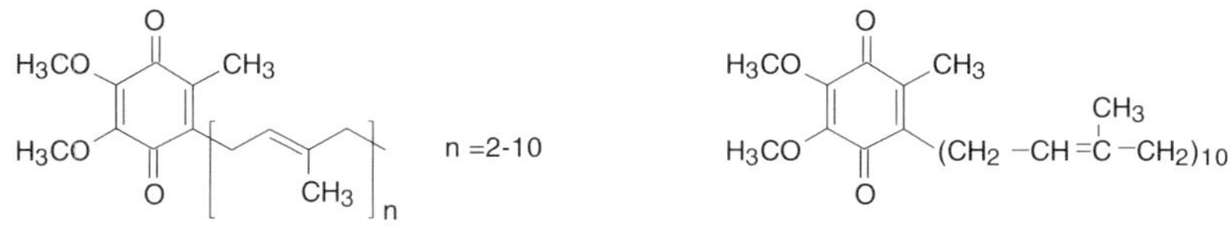

Abb. 36: Formeln von Ubichinon (links) und Coenzym Q_{10} (rechts).

Deshalb wurden dem Vitamin E auch hohe Aufmerksamkeit und Schlagzeilen gewidmet, zum Beispiel: „Mais macht das Herz stark!" – „Tanken Sie täglich den Superkraftstoff Vitamin E, dann bleibt Ihr Herz bis ins hohe Alter jung!"

Vitamin E als Chinon mit der Isoprenoid-Seitenkette hat Ähnlichkeit mit den Ubichinonen und dem *Coenzym Q_{10}*. Sie sind Bestandteile der Atmungskette.

Im Unterschied zu Vitamin E können Ubichinone, einschließlich Coenzym Q, in den Organzellen aus Tyrosin, Acetat und Methionin selbst synthetisiert werden. Eine verminderte Synthese wird aber bei Anwendung von HMG-CoA-Reduktase-Hemmern (z. B. bei Hypercholesterolämie) beobachtet.

Coenzym Q_{10} enthält 10 Isoprenbausteine wie die im Organismus vorkommenden Ubichinone (Abb. 36). Coenzym Q_{10} wurde als Nahrungsergänzungsmittel empfohlen, obwohl es bisher keinerlei spezifische Wirkung gezeigt hat. Es könnte eine ähnliche Wirkung wie Vitamin E haben. Eine mögliche Supplementierung erscheint nur bei Anwendung von HMG-CoA-Reduktase-Hemmern gerechtfertigt.

Zufuhrempfehlungen

A. Physiologischer Vitamin-E-Bedarf: Durchschnittlich 12 mg/Tag sind zur Erhaltung des „antioxidativen Potentials" im Blutplasma (zusammen mit Vitamin C und Selen) notwendig. In der VERA-Studie* werden im Mittel 15 mg/Tag empfohlen.

Im Blutplasma entsprechen dieser Zufuhr Normalwerte, die über 26 µmol pro Liter liegen. Vom 10. Internationalen ISFE-Symposium (1994) wurden durchschnittliche Werte von 30 µg/l als Normwert empfohlen.

B. Erhöhter Vitamin-E-Bedarf: Bei zusätzlicher Belastung, wie bei Rauchern, und für ältere Menschen mit Emphysem ist die Zufuhr von etwa 50 mg täglich zu empfehlen. Unter diesen Bedingungen wird mehr Tocopherol verbraucht und abgebaut, denn durch Hypoxie und Xanthinoxidase-Aktivität entstehen mehr Peroxidradikale, die durch Vitamin E neutralisiert werden.

Weiterhin sollte auch während Infektionskrankheiten durch Leukozytenaktivierung, vor ungewohnter körperlicher Belastung, sowie bei verminderter Vitamin-E-Absorption (z. B. bei Gallestauung, Pankreasinsuffizienz und Diarrhoen) die erhöhte Zufuhr angestrebt werden.

* VERA: Verbundstudie Ernährungserhebung und Risikofaktoren-Analytik

Die Vitamin-E-Konzentration im Blutplasma nimmt proportional der perоralen Vitamin-E-Aufnahme zu, so daß dadurch ein höheres „antioxidatives Potential" erreicht werden kann (vgl. Abb. 27, S. 129 u. Abb. 33, S. 142). Deshalb kann diese Dosierung auch bei disponierten Personen zur Verhinderung einer Atherosklerose und im Alter bei chronischen Lungenerkrankungen (Hypoxie) berechtigt sein.

C. Therapeutische Vitamin-E-Dosierung: Für Vitamin E sind keine toxischen Wirkungen selbst nach Aufnahme von 1 g/Tag bekannt. Präventive therapeutische Dosierungen sind bei massiver Freisetzung von aggressiven Sauerstoffverbindungen (unter anderem im hypoxischen Schock und zur Prävention des „Reperfusionsschocks" nach Organtransplantationen, aber auch bei ungewohnter körperlicher Belastung) zu erwägen.

3.2.5.4 Vitamin K (Phyllochinon)

Vorkommen

Das Vitamin K hat eine hohe Nährstoffdichte in pflanzlicher Nahrung sowie in Milch und Butter, so daß bei der üblichen Ernährung eine Mangelzufuhr selten ist. Vitamin-K-haltige Nahrungsmittel sind zum Beispiel auch Spinat, Kohlgemüse und Leber. Auch Darmbakterien können Vitamin K bilden, so daß eine echte Bilanzbestimmung erschwert ist.

Das fettlösliche Vitamin wird, wie das β-Carotin und die Vitamine A und E, durch fetthaltige Nahrung in Chylomikronen eingebaut. Mit den Remnants der Chylomikronen wird es in Leberzellen aufgenommen. Dort entfaltet Vitamin K intrazellulär seine Wirkung.

Einbau und Funktionen

Vitamin K als Naphthochinonderivat mit Isoprenoidseitenkette wirkt, wie Vitamin A und die Steroide (Vitamin D, Glucocorticoide, Sexualhormone), als *Transkriptionsfaktor* auf definierte DNA-Abschnitte ein, so daß die mRNA für die Synthese von Proteinen freigesetzt wird (Abb. 37). Es induziert selektiv die Neubildung von Gerinnungsproteinen in Leberzellen. Durch eine erhöhte Vitamin-K-Zufuhr kann aber die Blutgerinnung nicht so gesteigert werden, daß bei Gesunden Thrombosen auftreten würden. Vitamin-K-Supplementierung ist bei einem Vitamin-K-Mangel (oder bei einer Antiko-

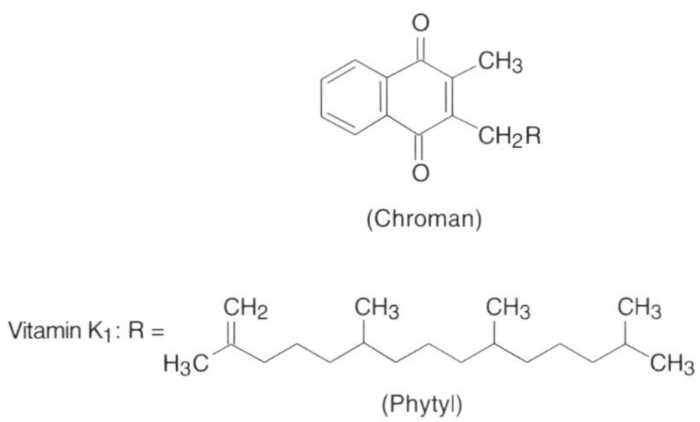

Abb. 37: Formel von Vitamin K.

agulantien-Therapie z. B. mit Marcumar®) für die Wiederherstellung der normalen Gerinnung erforderlich.

Mangel und seine Ursachen
Als Ursache für Vitamin-K-Mangel kommt häufig die verminderte Vitamin-K-Absorption in Frage. Eine verminderte Wirkung hat das Vitamin bei einer Leberzellschädigung. Auch bei Frühgeburten sind die Leberfunktionen noch nicht vollständig ausgeprägt, so daß u. U. Gerinnungsstörungen auftreten, die in manchen Fällen durch Vitamin K kompensiert werden können.

Während einer Antikoangulantien-Therapie wird zeitweise die Vitamin-K-Funktion als Induktor von Gerinnungsproteinen aufgehoben, da Dicumarolderivate als spezifische Antagonisten von Vitamin K wirken.

Supplementierung
Bei Durchführung einer Antikoagulantien-Therapie (als Thromboseprophylaxe) sollte stets auch ein Vitamin-K-Präparat verordnet werden, damit bei auftretenden Blutungen (durch Überdosierung von Dicumarolderivaten) die Neubildung von Gerinnungsfaktoren wieder angeregt wird.

Bei Leberzirrhose kann es zur Beherrschung von Gerinnungsstörungen und Blutungen supplementiert werden.

Eine zusätzliche Zufuhr ist erforderlich bei Gallestauung, Pankreasinsuffizienz (Fettstühlen) und Diarrhoen.

3.2.5.5 Vitamin B_1 (Aneurin, Thiamin)

Von allen Vitaminen treten für Vitamin B_1 am häufigsten Mangelerscheinungen auf. Es ist, zusammen mit Vitamin B_{12}, ein neurotropes Vitamin.

Vorkommen, Nachweis
Vitamin B_1 hat eine hohe Nährstoffdichte in Vollkornbrot, Haferflocken, Hefe, Hülsenfrüchten, Müsli und ungeschältem Reis. Zu beachten ist, daß Vitamin B_1 gegenüber Hitzebehandlung und alkalischen Lösungen sehr empfindlich reagiert und bis zu 80 % Kochverluste eintreten können.

Vitamin B_1 wird durch die Bestimmung der Transketolase-Aktivität in Erythrozyten (Gesamtblut) nachgewiesen (α-ETK ist der Aktivierungskoeffizient für die Erythrozyten-Transketolase mit und ohne Thiamin [-pyrophosphat]).

Häufig wird Thiamin im Vollblut auch mikrobiologisch bestimmt (wie die Vitamine B_2, B_6, Niacin, Biotin und Pantothensäure).

Bedarf
Als täglicher Bedarf werden 20 mg angegeben. Der Bedarf steigt mit der Kohlenhydrataufnahme (Williams-Zahl). Ein erhöhter Vitamin-B_1-Bedarf besteht für Schwangere und während der Laktation*.

Einbau und Funktionen
Das Vitamin B_1 ist die Vorstufe für das Coenzym Thiaminpyrophosphat. Es ist das Coenzym der Transketolase und der Pyruvatdehydrogenase, zwei Enzymen aus der Glykolyse- und dem Pentosephosphatweg. Vor allem Nervenzellen sind auf diese Stoffwechselwege besonders angewiesen, weil sie ihre gesamte Energie aus der Glucoseverwertung beziehen. In ihnen wirkt sich Vitamin-B_1-Mangel zuerst aus. Diese Stoffwechselwege werden bei hoher Kohlenhy-

* Der Intelligenzquotient von Kindern soll erhöht werden können, wenn die Mutter während der Schwangerschaft ausreichend Vitamin B_1 zu sich genommen hat.

dratzufuhr besonders belastet, so daß auch der Thiaminverbrauch erhöht ist. Das Vitamin sollte täglich ausreichend zugeführt werden. Es ist wasserlöslich. Überschüsse werden über den Harn ausgeschieden.

Mangelerscheinungen
Sie äußern sich in Einschränkungen der zentralen und peripheren Nervenleistungen und der Herzfunktion: Es kann zu neural bedingten Störungen im Gleichgewichtssinn, zu Störungen der Sensomotorik, vegetativen Störungen und schmerzhaften Polyneuropathien kommen. Bei schweren Defiziten treten Gedächtnisschwund (Korsakow-Syndrom) und Lähmungen auf sowie Störungen in der Erregungsleitung des Herzens (Arrhythmien).

Die Mangelerscheinungen können entweder durch eine verminderte Bereitstellung und Absorption oder erhöhten Verbrauch auftreten.

Die *Bereitstellung* ist vermindert bei zu niedriger Zufuhr (Ernährung mit „Süßigkeiten" ohne Vitamin-B_1-Gehalt, Hunger, Bulimie, parenterale Ernährung). Die Absorption ist eingeschränkt bei Achylie und HCl-Mangel (er führt zur Zerstörung von Vitamin B_1), bei Verdauungsinsuffizienz mit vermindertem Nahrungsaufschluß sowie bei Absorptionsstörungen und Diarrhoen.

Ein Vitamin-B_1-Defizit besteht häufig bei Alkoholikern wegen einer Achylie.

Eine therapeutische Wirkung hat Vitamin B_1 bei Diabetikern und bei Schmerzsyndromen sowie bei Dyskinesien (Seekrankheit). Es kann präventiv bei erhöhter Nervenbelastung (Autofahrern) empfohlen werden.

Zufuhrempfehlungen, Supplementierung
Eine ständige, ausreichende Zufuhr ist durch tägliche Verwendung von komplexen Kohlenhydraten (Müsli, Vollkornbrot) zu erreichen. Das Vitamin ist nicht toxisch. Ein Überschuß wird entweder nicht absorbiert oder durch den Harn ausgeschieden. Die Wirkung einer erhöhten Dosierung ist gering, weil das Vitamin wasserlöslich und harngängig ist. Eine verbesserte Verwertung ist durch membrangängige, lipidlösliche Derivate möglich, zum Beispiel Benfotiamin, bei dem Vitamin B_1 an Allicin gekoppelt ist (*Allithiamine*, sie riechen nach Knoblauch!).

Durch sie sind höhere Plasmaspiegel und eine bessere Zufuhr in Nervenzellen möglich (150 mg/Tag bei erhöhtem Bedarf, am besten zusammen mit Vitamin B_{12} (z. B. als milgamma®-Dragees).

Eine intravenöse Supplementierung ist notwendig bei Magen-Darm-Erkrankungen mit Diarrhoen und bei Erbrechen.

3.2.5.6 Vitamin B_{12} (Cyano-Cobalamin)

Vorkommen, Nachweis
Vitamin B_{12} kommt nur in tierischen Produkten vor. In vegetabiler Nahrung ist es dagegen überhaupt nicht enthalten.

Seine Zufuhr erfolgt v. a. mit Leber in der Nahrung, es wird aber auch mit Fisch und Eiern aufgenommen (so daß die „ovo-vegetabile Kost" eine Vollwertkost sein kann). Rohe Leber war die Hauptquelle, auf die früher bei Vitamin-B_{12}-Mangel zurückgegriffen wurde.

Vitamin B_{12} enthält das gesamte im Organismus vorkommende Cobalt.

Der Nachweis erfolgt heute im Vollblut durch einen Enzym- oder Radioimmuntest. Mit dem Schilling-Test kann auf die Vitamin-B_{12}-Bilanz rückgeschlossen werden (im Kap. 8 wird beschrieben, daß mit ihm auch eine Differenzierung zwischen Vitamin-B_{12}-Mangel und -Absorptionsstörung möglich ist).

Absorption
Vitamin B_{12} liegt im Nahrungseiweiß kovalent an Eiweiß gebunden vor. Es kann nur durch Einwirkung von HCl und Pepsin aus dem Nahrungseiweiß freigesetzt werden. Vor der Aufnahme in den Organismus wird Vitamin B_{12} nach der Pepsinverdauung im Magen gebunden an:

1. R-Proteine aus Speichel, Magensaft.
2. Im Jejunum wird es durch tryptische Proteolyse des R-Proteins wieder freigesetzt und
3. an den intrinsic factor (aus dem Magenpylorus) gebunden (IF-Vitamin-B_{12}-Komplex).
4. Im Ileum erfolgt die spezifische Bindung des IF-B_{12}-Komplexes und die aktive Vitamin-B_{12}-Absorption.

Das reine, oral verabreichte (nicht-eiweißgebundene) Vitamin B_{12} kann auch bei Magenatrophie noch absorbiert werden, nicht aber eiweißgebundenes. Um bei Magenatrophie die orale Verwertbarkeit von Vitamin-B_{12}-haltigen Lebensmitteln wieder herzustellen, kann die Gabe von Schweinepyloruspulver (intrinsic factor) sowie HCl- und Pepsinsupplementierung erfolgen.

Einbau und Funktionen
Vitamin B_{12} spielt als Coenzym eine wichtige Rolle im Stoffwechsel der Methylgruppen (zusammen mit Folsäure). Besonders notwendig ist es für die Synthese von Phosphatiden (z. B. in den Markscheiden der Neuriten), die „Entgiftung" von Homocystein sowie für die Thymidin- und DNA-Synthese, zum Beispiel der Retikulozyten bei der Erythropoese. Aus diesen Wirkungen ergeben sich als Folgen von Vitamin-B_{12}-Mangel die Perniziöse Anämie (Megaloblastenanämie), frühzeitige Atherosklerose sowie bei längerdauernden Defiziten Markscheidendefekte der Nerven mit therapieresistenter Polyneuritis.

Mangel und seine Ursachen
Defizite treten besonders bei Absorptionsstörungen sowie bei *Achylie* (häufig im Alter und bei Alkoholikern) auf, sowie bei konsequenten *Vegetariern*, bei Malabsorption infolge Tumor, chronischen Diarrhoen, nach Darmresektion, bei Bandwurmbefall und bei Schmerzpatienten.

Vitamin-B_{12}-Supplementierung
Sie ist erforderlich bei Perniziöser Anämie sowie bei nachgewiesener negativer Vitamin-B_{12}-Bilanz, die besonders bei den Krankheiten zu erwarten ist, die zu einem Vitamin-Defizit führen. Vitamin-B_{12}-Mangel tritt häufig gekoppelt mit Iod-, Eisen-, Vitamin-B_1- und Folsäuremangel auf. Eine organisch fixierte Vitamin-B_{12}-Mangel-Polyneuritis ist meist therapieresistent. Die Vorbeugung erfolgt mit Kombinationspräparaten (z. B. milgamma® o. ä.).

3.2.5.7 Vitamin C (Ascorbinsäure)

Vitamin C ist enthalten in rohem Blattgemüse, Kohl (Sauerkraut) und in sauren Früchten. Auch in Kartoffeln ist Vitamin C enthalten. Es kommt aber durch den Übergang des Vitamins in das Kochwasser und durch längeres Stehen in Wasser zum Vitaminverlust, der besonders nach dem industriellen Schälen (mit Lauge) zu einer völligen Zerstörung des Vitamins führen kann. Das Vitamin ist in saurem Milieu stabiler. Kartoffeln sollten nur mit wenig Wasser gegart werden.

Mangel und seine Ursachen

Vitamin-C-Mangel tritt am häufigsten bei fehlender Zufuhr pflanzlicher Nahrung und unangemessener Nahrungszubereitung auf. Durch den Zubereitsprozeß (insbesondere durch die Zerkleinerung pflanzlicher Nahrung) wird auch die Ascorbinsäureoxidase freigesetzt, durch die ein rascher Vitamin-C-Abbau eingeleitet wird. Begünstigt wird dieser Prozeß durch Metallionen (z. B. Kupfer- oder Eisenspuren). Nach vollständigem Abbau von Vitamin C in pflanzlicher Rohkost tritt eine Braunfärbung auf (z. B. enthält stark brauner Apfelsaft kein Vitamin C mehr!).

Vitamin C bleibt durch Erhitzen in luftleeren Gefäßen (Konserven) fast vollständig erhalten, während es bei längerer Exposition an Luft oxidiert wird.

Es ist auch zu berücksichtigen, daß Vitamin C nur in sauren Lösungen stabil ist. (Als Faustregel gilt: Saure Früchte enthalten immer mehr Vitamin C als ausgereifte, süße Früchte.)

Einbau und Funktionen

Die **spezifischen** biochemischen Funktionen von Vitamin C bestehen in der Beteiligung an Hydroxylierungsreaktionen, zum Beispiel:

- bei der Kollagensynthese (Lysin, Prolin);
- bei der Glucocorticoidsynthese;
- bei der Synthese von Carnitin;
- bei Vitamin-C-Mangel kann es zum Syndrom der „lazy leucocytes" kommen, wodurch die Ausbreitung bakterieller Infektionen begünstigt wird.

Umgekehrt kann eine ausreichende Vitamin-C-Versorgung zur Aktivierung von Leukozyten und Überwindung von Bagatellinfekten beitragen.

Eine große Bedeutung haben die **unspezifischen** Wirkungen von Vitamin C. Bereits verwiesen wurde darauf, daß es

- ein wichtiger Komplexbildner für Eisen und für andere essentielle Spurenelemente im Magen ist und dadurch deren Absorbierbarkeit fördert; daß es
- am „antioxidativen Potential" im Blut beteiligt ist. Es „entgiftet" zusammen mit dem Vitamin E, der selenhaltigen Glutathionperoxidase und Flavonoiden die Sauerstoffperoxide.
- Weiterhin stellt es einen Schutz vor der Nitritwirkung (Mutationsschutz) dar. Vitamin C ist von allen Nahrungsbestandteilen einer der besten Inaktivatoren von nitrosierenden Verbindungen, die bei der Nahrungszubereitung entstehen oder als Nitrit in der Nahrung enthalten sind beziehungsweise mit der Atemluft als NO_x, besonders in Großstädten und beim Tabakrauchen, aufgenommen werden.

Nitrosierende Verbindungen reagieren bei sauren pH-Werten auf den Schleimhäuten und im Verdauungskanal mit Aminogruppen und bilden N-Nitrosoverbindungen (NNV, Nitrosamine), die kanzerogen wirksam sind.

Nitrosamine sollen den größten Anteil an der Entstehung nahrungsabhängig induzierbarer Karzinome haben.

Bei ausreichender Konzentration im Blut oder im Magensaft reagiert Vitamin C mit nitrosierenden Verbindungen schneller als die Aminosäuren (Prolin), Guanidin, Propylamin, Ethanolamin, Pyrrolidin (im gebratenen Speck), so daß Vitamin C das kanzerogene Risiko entscheidend vermindern kann, weil die NNV-Bildung unterdrückt wird. Aus nitrosierenden Verbindungen entsteht durch Ascorbinsäure, wie auch unter Einfluß von Vitamin E,

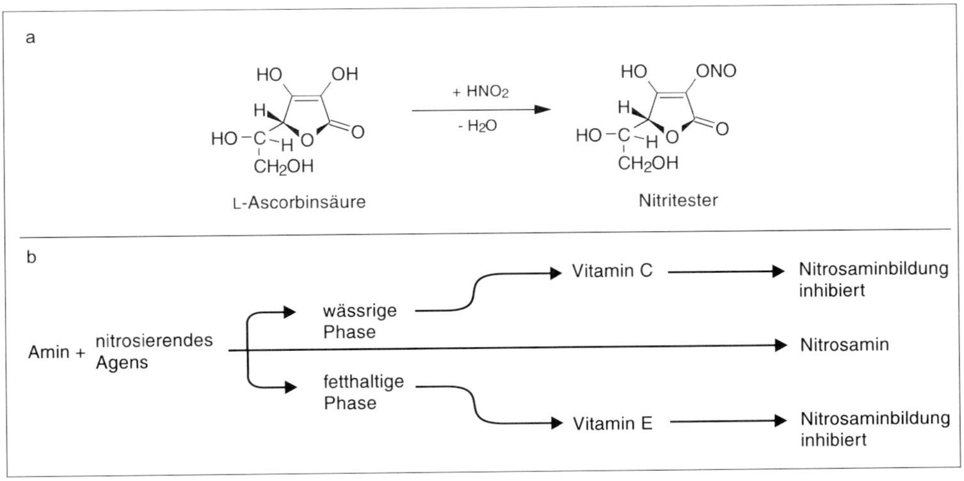

Abb. 38: a) Reaktion von L-Ascorbinsäure mit nitrosierenden Verbindungen (z. B. NO_2) zum Nitritester, später zum Semichinon und zur Dehydroascorbinsäure unter Freisetzung von Stickstoffmonoxid; b) Hemmbarkeit der Entstehung kanzerogener N-Nitrosoverbindungen durch antioxidativ wirksame Vitamine.

das harmlose Stickstoffmonoxid (NO) beziehungsweise Stickstoff (Abb. 38).

Bedarf und Zufuhrempfehlungen

Die tägliche Vitamin-C-Mindestzufuhr sollte 60 mg betragen (aus der VERA-Studie wurden als Mittelwert 77 mg/Tag abgeleitet und vom 10. Internationalen ISFE-Symposium [1994] wurden als Maximalwert 200 mg/Tag empfohlen). Die Konzentration im Blutplasma ist nicht proportional der Zufuhr (Abb. 39). Sie soll über 30 µmol/l betragen (nach dem 10. Internationalen ISFE-Symposium sollte der Normalwert bei 50 µmol/l liegen).

Die Vitamin-C-Konzentration im Blutplasma erreicht aber auch bei jedem Menschen einen individuellen Maximalwert aufgrund einer unterschiedlichen „Nierenschwelle". Eine höhere Konzentration kann sich nicht einstellen, wenn für die Vitamin-C-Ausscheidung durch die Nieren eine niedrige „Schwelle" eingestellt ist. Ein kleiner Teil des Vitamin C wird in Zellen der Nebennierenrinde gespeichert.

Supplementierung

Die Vitamin-C-Supplementierung kann in den Wintermonaten und im Frühjahr notwendig werden, wenn weniger Vitamin-C-haltige Nahrung aufgenommen wird.

Erhöhter Vitamin-C-Bedarf (etwa 100 bis 150 mg/Tag) liegt auch bei erhöhtem Verbrauch vor:

- Bei gesteigerter Leukozytenaktivität und Kollagenbildung (z. B. während des Wachstums und der Wundheilung, nach Operationen, bei Kokken-Infektionen, aber auch bei Rauchern);
- Bei erhöhter Bildung von Nebennierenhormonen und gesteigerter Peroxidbildung (z. B. bei Streß, nach Dialyse, bei Urämie, Tumorkrankheit, Verbrennungen);
- Bei verminderter Salzsäureproduktion (Achylie).

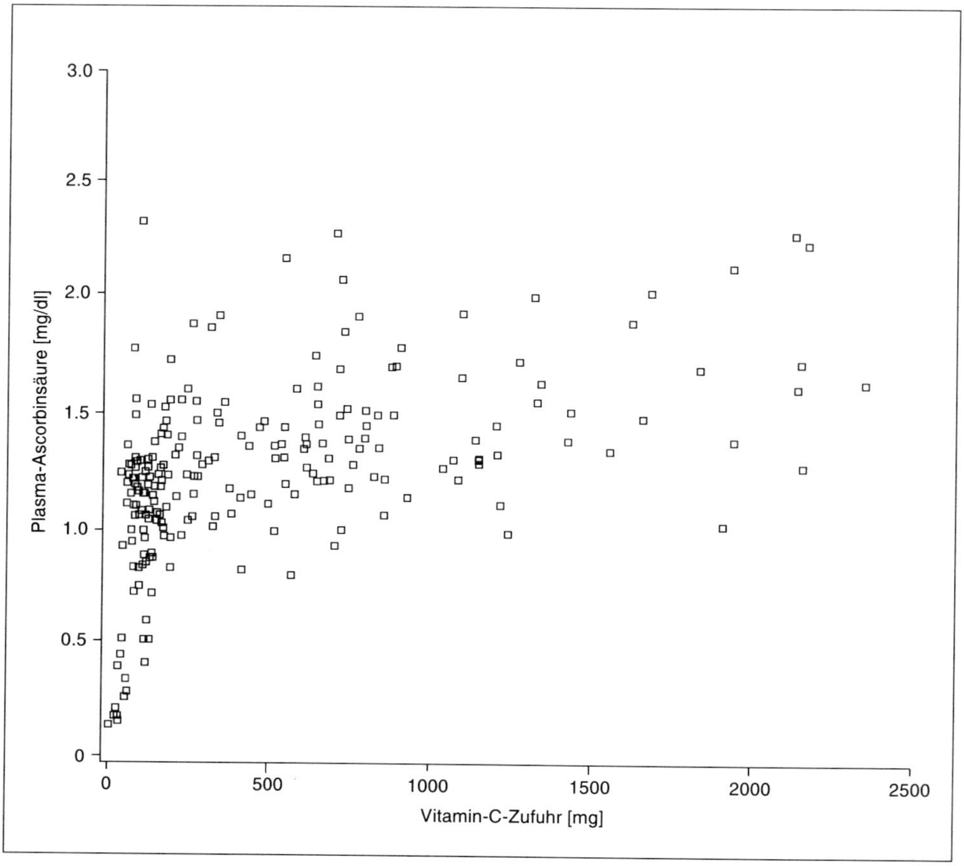

Abb. 39: Vitamin-C-Konzentration im Blutplasma in Abhängigkeit von der Vitamin-C-Zufuhr (nach Garry et al. 1986).

Das Problem der Überdosierung hat für Vitamin C nur eine untergeordnete Bedeutung: Überschüssiges Vitamin C wird entweder über die Niere ausgeschieden oder bei hoher Zufuhr auch (bis zu 50 %) zu Oxalat umgebaut. Eine überhöhte Vitamin-C-Zufuhr kann aber bei disponierten Personen zu Nierensteinen führen. „Megavitamindosierungen" von Vitamin C sind therapeutisch also weder sinnvoll noch effektiv.

3.2.5.8 Folsäure (Pteroyl-Glutaminsäure)

Vorkommen

Die Folsäurezufuhr erfolgt beim Menschen fast ausschließlich mit der Nahrung*. Folsäure ist in allen tierischen und pflanzlichen Produkten enthalten.

* Folsäure und einige andere Vitamine können von Darmbakterien gebildet werden (zum Beispiel Biotin, Vitamin B_6, Pantothensäure, Vitamin K). Sie werden aber im Dickdarm des Menschen nur minimal absorbiert (die endogene Folatproduktion wird aber bei Koprophagie, zum Beispiel von Ratten, ausgenutzt).

Es treten jedoch hohe Verluste bei Lagerung und thermischer Behandlung durch Oxidation sowie durch Übergang ins Kochwasser auf (wie bei Vitamin C). Folsäure ist in tierischer Nahrung (Milch, Leber) als Folat-Monoglutamat und in pflanzlicher Nahrung sowie in Hefen und im Bier als Polyglutamat enthalten.

Das Folat-Polyglutamat wird pH-abhängig in Monoglutamat umgewandelt und durch einen aktiven Transportmechanismus aufgenommen. Monoglutamat entsteht im Darm des Menschen mit einer Ausbeute von etwa 20 % aus den Polyglutamaten durch Dekonjugasen. Auch Penicillium-Arten in Milchprodukten und die Dekonjugasen in Gemüse und Obst können bei Verwendung von Rohkost das Poly- in Monoglutamat-Folat umwandeln. Dadurch ist Rohkost und vorbehandelte Nahrung (Joghurt, Sauerkraut, Bier, Wein) mit einem Anteil Monglutamat-Folat (Pteroylglutamat) von über 50 % für die Versorgung auch bei Achylie geeignet. Folsäure wird daneben auch im Dickdarm durch Bakterien erzeugt, die auf „Ballaststoffen“ wachsen.

Nachweis
Die Folatkonzentration im Blutplasma ist proportional der Folatzufuhr (Abb. 40). Deshalb kann aus seiner Abnahme (auch bei noch normaler Konzentration im Erythrozytenhämolysat) auf Folatmangel geschlossen werden. Ein Folatmangel kann auch durch Bestimmung der Homocysteinkonzentration im Blut erkannt werden.

Mangel und seine Ursachen
Ein Mangel tritt bei längerer Behandlung mit Methotrexat und Sulfonamiden auf.

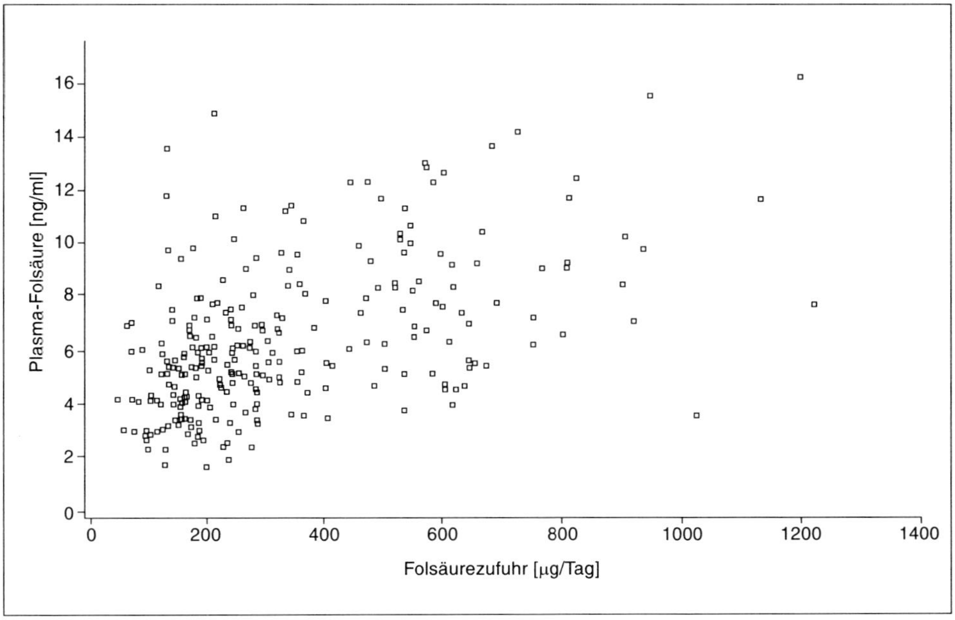

Abb. 40: Folatkonzentrationen im Blutplasma in Abhängigkeit von der peroralen Folatzufuhr (nach Garry et al. 1986).

Sulfonamide stellen wegen ihrer Strukturähnlichkeit ein spezifisches Folat-Antivitamin (Folatantagonismus) dar.

Zum Folsäuremangel kommt es durch Achylie. Bei älteren Menschen und bei Alkoholikern ist deshalb auch der Folsäuremangel häufig. Des weiteren tritt Folsäuremangel bei Anorexie und Bulimie auf.

Einbau und Funktionen
Folat wird unter Mitwirkung von Vitamin B_{12} zu Tetrahydrofolsäure (THF) reduziert. In dieser Form ist es für Methyl- und Formyl-Gruppenübertragungen verantwortlich. Diese Gruppenübertragungen sind vor allem für die Neubildung von Erythrozyten notwendig. Folat ist auch notwendig für die Umwandlung von Homocystein in Methionin und von Phenylalanin zu Tyrosin.

Folatmangel wirkt sich im Blutbild wie Vitamin-B_{12}-Mangel aus – es kommt zur Perniziösen (megaloblastären) Anämie (im Unterschied zu Vitamin-B_{12}-Mangel tritt bei Folatmangel aber keine Polyneuritis [funikuläre Myelose] auf).

Bei Folatmangel liegt häufig eine erhöhte Homocysteinkonzentration im Blut vor, wodurch Endothelzellen geschädigt werden und das Atheroskleroserisiko ansteigen soll.

Bedarf und Zufuhrempfehlung
Für gesunde Erwachsene wird die Zufuhr von 300 bis 400 µg/Tag empfohlen, der Minimalbedarf ist 100 µg/Tag.

Supplementierung bei erhöhtem Bedarf
Eine Supplementierung ist notwendig:

- bei vermindertem Nahrungsaufschluß,
- bei Verdacht auf megaloblastäre Anämie,
- bei Achylie, Eßstörungen und anderen gastrointestinalen Erkrankungen.
- Im Alter besteht bei 6 % der Population ein Folatmangel, deshalb sollte eine erhöhte Zufuhr erreicht werden, zum Beispiel durch den Genuß von Joghurt, Wein oder Bier.

Supplementierung ist außerdem notwendig bei längerer oraler Sulfonamid- und Antibiotikatherapie.

3.2.6 Vitaminmehrzufuhr

Wichtig ist es für den Arzt, die Krankheiten und besonderen Belastungen genauer zu kennen, bei denen ein erhöhter Bedarf und häufige Defizite nachgewiesen worden sind, so daß eine Supplementierung oder Ernährungsumstellung auf Nahrung mit höherem Vitamingehalt notwendig ist.

Zur optimalen Bedarfsdeckung mit Vitaminen sind in Tabelle 39 für einige der in unseren Regionen häufig defizitären Vitamine die Zufuhrempfehlungen aufgeführt.

Es ist zweckmäßig und müßte deutlicher hervorgehoben werden, daß sich besonders unter den Bedingungen der höheren Lebenserwartung die Wichtigkeit einzelner Vitamine verändert, wie man am Beispiel von Vitamin A und Folsäure zeigen kann:

Unter den meisten Bedingungen (z. B. für alle Männer) und bei Zufuhr von natürlicher Nahrung ist *Vitamin A* und β-Carotin nicht toxisch. Auch bei einer vorübergehenden Überzufuhr stehen die geringen Nebenwirkungen, die eine erhöhte Vitamin-A-Aufnahme hat, in keinem Verhältnis zur mutationshemmenden Wirkung in Epithelzellen, zur kanzeroprotektiven Wirkung im Alter, bei Rauchern und bei hoher Ozonbelastung. So ist für diese „Risikogruppen"

Tabelle 39: Bedarfsdeckende tägliche Zufuhr und therapeutische Dosierungsmöglichkeiten (toxische Toleranz) für einige Vitamine.

Vitamin	Bedarfsdeckende tägliche Zufuhrempfehlung (DGE) (Frauen/Männer)	Verwertung	Erhöhter Bedarf bei	Kurzzeitige therapeutische Dosierung
Vitamin A	0,8–1,0 mg	Retinsäuren Retinal	erhöhtem Verbrauch (Metaplasien)	10- bis 50fache Dosis (Depotwirkung) (selektiv Retinsäuren und Arotinoide u. a. bei Akuter Myeloischer Leukämie)
		Retinolester	Fettabsorptionsstörungen	
β-Carotin	4,8 mg	Vitamin-A-Vorstufe	wie Vitamin A	keine Nebenwirkungen bekannt
Vitamin D	0,3 μg	1,25-Dihydrocholecalciferol	Nephrosklerose, UV-Lichtmangel, Hautatrophie (Alter)	geringe Toleranz (Depotwirkung)
Vitamin E	12 mg	Einbau in Lipoproteine	Hypoxie, Fettabsorptionsstörungen	bis 100fach ohne Nebenwirkungen
Vitamin K	0,6/0,7 mg	Expression der Gerinnungsproteine	Frühgeborene, Antikoagulantien-Therapie	etwa 50fache Tagesdosis (Depotwirkung)
Vitamin B_1	1,2 mg	Thiamin-Pyrophosphat (Coenzym von Glucoseverwertungsenzymen)	Nervenerkrankungen, Eiweißverdauungsstörungen, Alkohol	etwa 50- bis 100fache Tagesdosis
Vitamin B_{12}	3 μg	Methylgruppenüberträger (Phosphatid-, Hämoglobinsynthese)	Vegetarier, Homocysteinüberproduktion	etwa 100fache Tagesdosis
Folsäure	0,3 mg	Methylgruppenüberträger (Phosphatid-, Hämoglobinsynthese)	Verdauungsinsuffizienz (Alkohol); Homocystein (Alter)	über das 100fache der Tagesdosis
Vitamin C	75 mg	Hydroxylierung von Kollagen, NNR-Hormonen	Bindegewebserkrankungen, Entzündungen, Streß	über das 100fache der Tagesdosis

für Vitamin A und besonders β-Carotin nach Empfehlungen der Deklaration von Saas-Fee (1992) eine Höherdosierung auf das Doppelte wünschenswert und ungefährlich. Als zusätzliche Bedingung muß an diese Empfehlung aber geknüpft werden, daß im Organismus auch die anderen Komponenten des „antioxidativen Potentials" ausreichend vorhanden sind, damit das Vitamin A nicht als Oxidationsmittel wirken kann und, wie in den CARET- und ATBC-Studien, unerwartete Effekte hat (vgl. Kap. 8.2).

Eine weitere Situation, für die das Vitamin A als „toxisches und gefährliches" Vitamin einzustufen ist und keinesfalls überdosiert zugeführt werden darf, sind die ersten zwei Trimester der Schwangerschaft.

Bezüglich der *Folsäure* wird manchmal noch davon ausgegangen, daß sie im Darm bei „normaler" Ernährung vom Organismus ausreichend selbst gebildet werden kann und eine Supplementierung nicht nötig wäre. Doch bei alten Menschen tritt häufig für dieses Vitamin ein Defizit auf, das sich unter anderem in einer Erhöhung der Homocysteinkonzentration im Blut auswirken kann, die atherogen wirkt. Im Alter wird sie durch Achylie, die Vermeidung folsäurehaltiger Nahrungsmittel und die Reduzierung der Nahrungsmenge meist nicht ausreichend zugeführt, so daß eine zusätzliche Zufuhr oder Supplementierung wünschenswert ist.

4 Vollwerternährung und Ernährungsgewohnheiten

Mit der Ernährung können folgende Zwecke beabsichtigt werden:

- Bedarfsdeckung,
- Krankheitsprävention,
- Bedarfsgerechte Ernährung bei besonderer Belastung und zur Auffüllung von Pools (Zielessen).

Wie bereits dargestellt, kann die für den „Durchschnittsmenschen" empfohlene tägliche Energiezufuhr in Abhängigkeit vom Körpergewicht und der täglichen Belastung leicht berechnet und aus Tabellen entnommen werden (vgl. Tab. 5, S. 26 u. Tab. 6, S. 35).

Es stimmt, daß „der Mensch ist, was er ißt". Trotzdem ist zu berücksichtigen, daß zum Beispiel in der Nahrungsenergieverwertung Unterschiede bestehen und deshalb speziell die Nahrungsenergie-Zufuhr nicht für jedes Individuum gleich zu sein braucht. So würden gute Nahrungsenergie-Verwerter mit der für die Allgemeinheit empfohlene Kalorienzufuhr dick werden. Um dies zu vermeiden, sollten gute Nahrungsenergie-Verwerter individuell frühzeitig mit der Aufnahme von weniger, aber nährstoffdichterer Nahrung reagieren (Ernährungsumstellung). Abmagerungskuren allein würden auf Dauer unwirksam bleiben.

Wer zum Fettansatz neigt, erkennt dies in der Regel frühzeitig aus der eigenen Reaktion auf die Nahrung, aus der Familienanamnese oder auch durch Tests bei Messung der hohen/ geringeren postprandialen Wärmeproduktion.

Durch **„Empowerment"**, durch eine sanfte Ernährungserziehung und kulturvolle Familienatmosphäre, können bereits Kinder dazu erzogen werden, energiereiche Nahrungsmittel mit geringer Nährstoffdichte zu erkennen und zu meiden, dafür aber wenig belastende Produkte mit hoher Nährstoffdichte zu bevorzugen: Milch, Joghurt, Äpfel, Haferflocken mit Rosinen, Nüsse, Müsli, Orangensaft, Cornflakes, Tomatensaft, Trockenfrüchte, Möhren, Apfelsinen.

Ein Grundsatz ist dabei: Kinder essen mit den Augen, sie verhalten sich wie die Eltern („Fettsucht wird öfter anerzogen als vererbt").

Die Ernährung soll in erster Linie sättigen und Vergnügen bereiten. Es kann aber auch das gesundheitsfördernde Potential einer vernünftigen Ernährung ausgenutzt werden. Es wird bei Zusammenstellung des Angebots oft nur unzureichend ausgeschöpft, vor allem vor dem Hindergrund

- eines geringeren Energiebedarfs, aber eher steigendem Bedarf an essentiellen Nahrungsfaktoren;
- einer höheren Umweltbelastung und von mehr Streßfaktoren;
- des Wissens über den unterschiedlichen Bedarf bei Schnittstellen im Lebenszyklus (Wachstum/Pubertät, Adoleszenz/Erwachsenenalter, Menopause/Alter);
- durch das Wissen, daß „prudent diet", die Ernährung, sinnvoll als Schutz vor

chronischen Erkrankungen eingesetzt werden kann.

Vernünftige Ernährung ist kein Opfer: Mit der bewußten, angepaßten, gesundheitsfördernden Ernährung (prudent diet) kann man mit dem „Umweltschutz im eigenen Körper" beginnen. Dies ist zum Beispiel die Devise der KBV-Aktion „check ab 35", in der die „vernünftige Ernährung" empfohlen, aber Askese abgelehnt wird.

Durch Empowerment und die Akzeptanz der „prudent diet" wurden in manchen Schichten der USA-Bevölkerung schon deutliche Fortschritte auch bei der Krankheitsprävention erzielt. Und nach Prof. Heyden (Durham, USA) ist „es undenkbar, daß die Deutschen weniger einsichtig wären als die Amerikaner".

Es gibt keine speziell für den Menschen geschaffene Nahrung, außer der Muttermilch. Es sollen hier einmal die Vorzüge der Muttermilch zusammengestellt werden, weil an ihnen auch andere Nahrungsmittel zu messen sind:

Muttermilch enthält

- alle lebensnotwendigen Nährstoffe, als Eiweiße hauptsächlich Casein und Albumin; als Kohlenhydrat Lactose; an Fettsäuren Linolsäure,
- Sättigungsfaktoren (die Eiweiße sind Phenylalanin- und Tryptophan-haltig und führen zur Cholecystokinin-Ausschüttung) und
- wichtige Schutzfaktoren, die im Darm des Säuglings kaum abgebaut werden und Infektionen und Allergien wirkungsvoll unterdrücken, zum Beispiel:
  - Sekretorisches Immunglobulin A (sIgA) und Lactoferrin (eisenbindendes Protein), die allein etwa 40 % des Gesamtproteingehaltes der Muttermilch ausmachen. Enthalten sind weiterhin
- antibakterielle Proteine wie Lysozym, Lactoperoxidase, Komplementkomponenten (C3,C4), Bifidus-Faktor (fördern das Wachstum des pH-senkenden Bacterium bifidum) und
- neuraminsäurehaltige Ganglioside (hemmen toxische E. coli und Vibrio cholerae);
- ungesättigte Fettsäuren (die Coronaviren zerstören sowie Parasiten wie Giardia lamblia, Entamoeba histolytica) und
- Carnitin sowie
- Makrophagen, Lymphozyten, Leukozyten, die Prostaglandin E_2 produzieren, das die Allergen-Durchlässigkeit der Darmschleimhaut hemmt.

Milch enthält aber nur wenig Eisen und kein Vitamin B_{12}. Auch der Iod- und Vitamin-C-Gehalt ist niedrig, hängt aber von der Versorgung der Mutter ab.

Für den Säugling wird das Stillen nicht nur aus immunologischen und Ernährungsgründen empfohlen. Von unersetzlicher Bedeutung ist das Stillen für die psychische Prägung des Säuglings. Außerdem kann es durch Muttermilch nicht zu Intoleranzen kommen, sie enthält Antikörper, α-Amylase, Glucuronidase, GIP, VIP, Enteroglucagon, wodurch sie zur Vermeidung von Verdauungsinsuffizienzen beiträgt. Muttermilch enthält auch immer weniger Schadstoffmetalle als Kuhmilch (z. B. weniger Blei-, Cadmium-, Quecksilbermetallionen, vgl. Bergmann u. Bergmann 1991).

Außer Muttermilch wird für die Säuglingsernährung aber auch die ⅔-Kuhmilch eingesetzt. Die Unterschiede in der Kohlenhydrat-, Fett- und Eiweißzusammensetzung zwischen ⅔-Kuhmilch und Muttermilch gibt Abbildung 41 wieder.

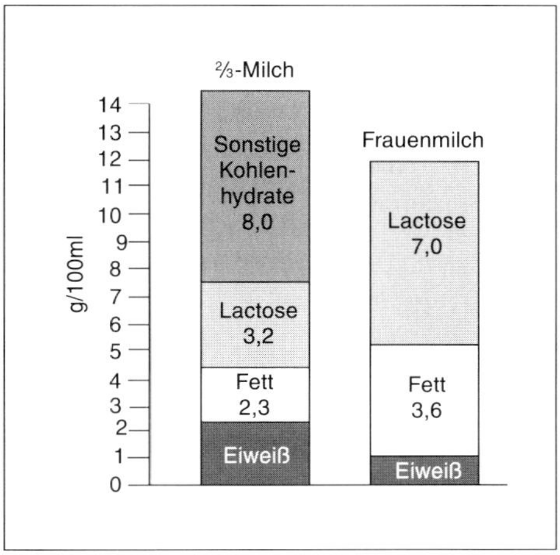

Abb. 41: Unterschiede in der Zusammensetzung von Frauenmilch und der ⅔-Kuhmilch.

Im Unterschied zur Muttermilch werden die Schutzproteine und Zellen in Kuhmilch bereits im Darm abgebaut, so daß sie nicht in verwertbarer Form vorliegen.

Für den Erwachsenen sind andere Milchprodukte immer eine wertvolle Ernährungsbeimischung. Doch manche Menschen können die in ihr enthaltene *Lactose* nicht abbauen. Es treten Kuhmilchintoleranzen auf. Vorbehandelte Kuhmilchprodukte sind häufig besser verträglich, besonders Joghurt. In Joghurt, der in seinen verschiedenen Varianten mit Hilfe des von Metchnikoff entdeckten Lactobazillus bulgaricus hergestellt wird, erfolgt durch die Vorbehandlung der Abbau der Lactose zu Milchsäure und die Denaturierung der Eiweiße.

So ist Joghurt einerseits verträglicher als die Kuhmilch; er enthält jedoch Calcium und alle hochwertigen Milcheiweiße (im Unterschied zu Käse) und ist deshalb auch für ältere Menschen von hohem Gebrauchswert.

Andererseits könnte man ihn auf Grund seiner Wirkungen auf die Verdauung als „die Muttermilch im Alter" bezeichnen. Sein gesundheitsfördernder Wert besteht darin, daß er die Darmflora optimiert und (z. B. bei Achylie) die Bedingungen für Verdauung und Absorption auch anderer Nährstoffe verbessert. Die Milchsäure wird im Dünndarm absorbiert und kann eine pH-Senkung im Pfortaderblut bewirken, so daß auf Grund des „Bohr-Effekts" die Sauerstoffversorgung von Leberzellen verbessert wird. Joghurt kann dadurch zur Abwendung von nicht organischen Verdauungs- und Befindensstörungen beitragen, die bei älteren Menschen häufig sind.

Joghurt hat durch seinen hohen Gehalt an essentiellen Aminosäuren, die im Dünndarm freigesetzt werden und die Cholecystokininsekretion anregen, auch eine sättigende Wirkung.

Richtlinien für eine vernünftige Ernährung

Die Frage, welche Nahrung die für den Menschen geeignetste ist, kann weder für die Menschen aller Regionen noch für jede Alters- und Belastungsgruppe allgemeingültig beantwortet werden.

Tiere und auch manche Kleinkinder haben für den Bedarf sowie für die Verwendbarkeit und Unschädlichkeit natürlicher Nahrungsprodukte häufig noch einen Instinkt. Wenn Kleinkinder mehrere Auswahlmöglichkeiten zur Deckung ihres Hungers haben, so würden sie nur anfangs „wohlschmeckende" Gerichte (z. B. Schokoladenpudding) auswählen. Ihren Hunger stillen sie bei verschiedenen Auswahlmöglichkeiten über eine längere Zeit durch Aufnahme jener Gerichte, die zur Auffüllung der lebenserhaltenden Elemente führen.

Erwachsene dagegen stürzen sich aufs „Kalte Büffet“ und dort oft zuerst auf das, was teuer ist, einem „Sozialprestige“ entspricht und Raritäten darstellt:

Übersalzener Lachs, nukleinsäurereicher Kaviar, gepökelte Zunge, nitratreiches „Kassler“-Fleisch, geräucherten Aal, gegrilltes Schwein, Alkohol.

Bei der Nahrungsauswahl läßt sich das Verhalten des Erwachsenen zumeist mit drei Strategien beschreiben:

1. Man ißt viel, was schmeckt, und an was man sich gewöhnt hat. Dadurch wird gewöhnlich auch der Bedarf an essentiellen Faktoren befriedigt. Hauptnachteil ist dabei, daß es dadurch bei disponierten Personen zur Fettsucht kommt.
2. Man ißt „mit der Waage“ oder man entscheidet sich für eine Sonderform der Ernährung („Diät“), die die höchste gesundheitsfördernde Wirkung haben soll und erhebt diese Ernährungsform zu seinem „Glaubensbekenntnis“.
3. Man ißt kalorienbewußt und nimmt auch solche Nahrungsmittel auf, die „nicht so schmecken“, weil sie essentielle Faktoren enthalten und den Bedarf decken.

Die Ernährung in den westlichen Ländern wird oft als **„Überernährung“** gekennzeichnet. Hier steigt die Lebenserwartung ständig. Die „Ernährung kann also nicht so schlecht sein“.

Richtig ist, daß bei den gegebenen Ernährungsmöglichkeiten „Überernährung“ meist auch zu einer ausreichenden Zufuhr essentieller Nährstoffe führt. Aber die damit verbundene *kalorische* Überernährung ist schädlich. Sie führt zum frühzeitigen Auftreten von Hypertonie, Atherosklerose, Diabetes und anderen ernährungsbedingten Krankheiten (Polymorbidität), die eine teure medizinische Behandlung erfordern, aber dadurch auch nur teilweise kompensiert werden können.

Vieles spricht gegen die verbreitete Ansicht, daß es „jedem selbst überlassen“ bleiben sollte, ob er bevorzugt Speck, Kekse, Schokolade oder Bonbons ißt. Es wird für Produkte mit „leeren Kalorien“ leider noch mehr geworben als für eine vollwertige Nahrung. Häufig mangelt es an der Befähigung zur richtigen Auswahl. Nur durch Erlangen dieser Befähigung (Empowerment) könnte man sich vom reinen Kaloriendenken abwenden und würde die **Nahrung bewußt nach ihrer Nährstoffdichte auswählen,** um sich alters- und belastungsgerecht, „orthomedizinisch“, zu ernähren (L. Pauling et al. 1986, Hauser 1988).

Natürlich können allein durch bestimmte Ernährungsregimes und Vermeidung von kalorischer Überernährung keine genetisch bedingten Stoffwechselerkrankungen oder Abnutzungserscheinungen, die während des Lebens auftreten, verhindert werden. Aber für diese Erkrankungen würde nicht bedarfsgerechte und kalorische Überernährung einen zusätzlichen Risikofaktor darstellen.

Erwachsene sind in ihrem Ernährungsverhalten extrem beeinflußbar und relativieren häufig die sich widersprechenden „neuesten Erkenntnisse der Ernährungsforscher“ gar nicht:

Zum Beispiel gab es in den USA 1992 einen „run“ auf Haferflocken und die Lebensmittelkonzerne kamen nicht nach, ausreichend Haferflocken bereitzustellen, weil „herausgefunden worden war, daß sie die Gefahr einer Krebserkrankung senken“. Kurz danach fand aber ein Doktorand, daß Haferflocken häufig von Pilzen befallen sind und Mangelerscheinungen auslösen können. Der Flokkenabsatz sank daraufhin ins Bodenlose.

Ähnlich ist es bei der Diskussion, ob Butter oder Margarine besser sei, ob Fleisch oder vegetabile Nahrung zu bevorzugen wäre, ob Alkohol oder nicht Alkohol die Arteriosklerose fördere. Es gibt wohl kein Lebensmittel, in dem nicht irgendwer schon Kanzerogene oder zumindest schädigende Faktoren gefunden hätte.

4.1 Grundanforderungen an die Nahrung

Ausgangspunkt für die Orientierung auf Ernährungsprophylaxe bildeten Analysen zum ernährungsabhängigen Gesundheitszustand der Bevölkerung:

- Fehlernährung ist Auslöser für 80 % der Todesfälle (besonders von Diabetes mellitus Typ II, Atherosklerose).
- Die Behandlung ernährungsabhängiger Erkrankungen kostet derzeit in Deutschland über 100 Milliarden DM im Jahr.
- „Die Liste der Erkrankungen, zu deren Prophylaxe und Therapie ernährungsmedizinische Maßnahmen einen anerkannten Beitrag leisten können, wird ständig länger“ (Schauder 1991).

Von der Deutschen Gesellschaft für Ernährung werden „Nationale Verzehrstudien“ erarbeitet. 1991 wurden dabei 24 632 Haushalte bezüglich ihrer Ernährungsgewohnheiten ausgewertet:

- Danach ist die überhöhte Aufnahme energieliefernder Nährstoffe nach wie vor das wichtigste Fehlernährungsproblem.
- Weiterhin liegt ein zu einseitiger und zu hoher Konsum tierischer Lebensmittel vor (und dadurch eine zu niedrige Kohlenhydrataufnahme).
- Der Alkoholkonsum, insbesondere bei über 36jährigen, ist weiter gestiegen.
- Eine Änderung in Richtung bedarfsgerechter Ernährung ist bisher nur für Frauen zwischen 19 und 35 Jahren und 15- bis 18jährige männliche Jugendliche festzustellen. Weibliche Jugendliche fallen durch die Tendenz zu bewußter Unterernährung (mit Nährstoffdefiziten) auf.
- Im Alter über 65 Jahren haben mehr Männer als Frauen eine Fettsucht.

Im Ernährungswissen der Bundesbürger gibt es große Defizite. So konnten in Umfragen nur 20 % den Energiebedarf eines Erwachsenen richtig einschätzen. Über den Bedarf an essentiellen Faktoren gab es nur sporadisches Wissen. Auch über die Herstellung der Nahrung selbst gab es noch offene Fragen: **Wie soll die Nahrungsbereitstellung erfolgen, welche Nahrung sollte produziert und aufgenommen werden?**

Für die Gesamtbevölkerung gültig ist als leicht nachvollziehbarer Bewertungsmaßstab:

- „Je abwechslungsreicher die Nahrung, desto gesünder ist sie“.

Ein hohes Risiko liegt immer in der Bevorzugung einzelner Lebensmittel, das heißt, in einseitiger, unausgewogener Ernährung. Eine abwechlungsreiche Ernährung ist heute in Deutschland überall möglich, wird aber durch Produktwerbung unterlaufen (z. B. die Keks- oder Schokoladenwerbung; die Werbung ist um so intensiver, je unphysiologischer das Nahrungsmittel ist).

- Ein zweiter Maßstab ist: „Je natürlicher und frischer die Nahrung, desto gesünder ist sie“.

Ernährung und Ökologie bilden heute eine Einheit und die Bezeichnung für die neuzeitliche Ernährungswissenschaft ist: „Ökotrophologie“. Die Nahrung

Tabelle 40: Wertigkeitsgrundsätze der Nahrung nach dem Herstellungsverfahren.

▪ **Sehr empfehlenswert sind:** Unerhitzte Nahrung, gekeimtes Getreide (Müsli), kaltgepreßte Öle, Mineralwasser, Kräuter
▪ **Empfehlenswert sind:** Vollkornprodukte, Pellkartoffeln, erhitzte Nahrungsmittel, Margarine, Butter, Fisch, Eier, Kaffee, Kakao, Meersalz, jodiertes Salz, Säfte, Bier
▪ **Weniger empfehlenswert sind:** Auszugsmehlprodukte (Nudeln, Weißbrot), Konserven, H-Milch, Wurstwaren (wegen hohem Gehalt an Kochsalz und verdeckten Fetten), Gewürzextrakte
▪ **Nicht empfehlenswert sind:** Reiner Zucker, Süßigkeiten, Kekse, Schokolade, Stärke, Innereien, Schmalz, Colagetränke, Spirituosen, Kochsalz, Süßstoffe

soll so produziert werden, daß ihre wertvollen Inhaltsstoffe erhalten bleiben und zu einer Vollwertkost beitragen (Tab. 40).

Das Entscheidende ist, daß durch eine ökologische, giftfreie Nahrungsproduktion auch ein Optimum an essentiellen Nahrungsstoffen bereitgestellt und zur Aufnahme empfohlen wird.

Die gesunde Ernährung ist somit eine Naturheilkraft.

Damit die Ernährung als Naturheilkraft zur Stärkung der Selbstheilkräfte genutzt werden kann, gibt es eine dreifache Verantwortlichkeit:

1. Die Verantwortlichkeit der Nahrungsproduzenten. Nahrung soll produziert werden:
   - **Gesundheitsverträglich:** Ausschaltung von Giften, Erhaltung von essentiellen Inhaltsstoffen.
   - **Umweltverträglich:** geringerer Energie- und Chemieaufwand für Tierhaltung und Landwirtschaft, weniger Transporte, Entsorgung, keine Zerstörung von Böden durch schwere Maschinen, keine Verwendung von Fremdstoffen (Herbizide, Insektizide, Pestizide, Hormone). Die schonende Ernte, Lagerung, Abtrennung von giftigen Beiprodukten sind wesentliche Voraussetzungen für die Herstellung von Nahrung zur Vollwerternährung.
   - **Sozialverträglich:** billiger, weniger Aufwand, weniger Importfutter (Verteilungsproblem), weniger Monokulturen, keine Überproduktion, keine Vernichtung von Lebensräumen.

2. Die Mitverantwortung der Verbraucher. Angesichts der weiter steigenden Nahrungs-Auswahlmöglichkeiten und Verführungen ist Wissen notwendig („Empowerment"), um Einseitigkeiten in der Verwendung von Nahrung zu vermeiden. Auch für die sachgerechte Zubereitung (Kochen, Backen, Ausnutzung des Kochwassers) sind hauptsächlich die Verbraucher verantwortlich. Erst durch die Zubereitung, das kulturvolle Essen, wird hochwertige Nahrung für die vernünftige Ernährung nutzbar.

3. Als dritte Verantwortlichkeit ist die des Arztes zu nennen, der in den Augen von Patienten immer noch als der

Tabelle 41: Ernährungsempfehlungen der Deutschen Gesellschaft für Ernährung (DGE).

1. Strikte Vermeidung von kalorischer Überernährung.
2. Vollwerternährung: Nahrung mit hoher Nährstoffdichte, optimalem Gehalt an essentiellen Nähr- und Wirkstoffen.
3. Verminderung von Nahrungsmitteln, die reine Kalorienträger sind (Zucker, Weißmehlprodukte);
   Verwendung von Naturprodukten (Pellkartoffeln, Haferflocken, Vollkornbrot).
4. Verminderung von (viel Fett und NaCl enthaltenden) Fleisch- und Wurstwaren.
5. Verwendung von Pflanzenprodukten, besonders von kaltgepreßten, ungehärteten Ölen mit hohem Vitamin-(A-, C- und E-)Gehalt.
6. Verwendung von fettarmen Eiweißträgern (Milch-, Geflügel- oder Fischprodukte).
7. Schonende Zubereitung (keine Zerkleinerungsgeräte aus Metall, besser Dünsten statt Kochen, Wässern vermeiden).
8. Ergänzung der Nahrungsmittelzufuhr durch Sauermilchprodukte, Tees, Grünsäfte, Most, Salate, Sauerkraut.
9. Einschränkung kanzerogenbildender Zubereitungsformen, z. B. Überhitzen, Räuchern, Pökeln.
10. Verwendung von mehr Gewürzen statt Kochsalz (Paprika, Kümmel, Knoblauch, Petersilie, Zwiebel, Majoran, Zitronensaft, Weinessig, Glutamat).

kompetenteste Ratgeber auch für Ernährungsfragen gilt. Diese Funktion sollte von den Ärzten und Studenten wieder erkannt, realisiert und gegenüber den reinen Naturwissenschaften, der technischen Medizin und der Naturheilkunde verteidigt werden.

Ernährungsrichtlinien der DGE
Als Ergebnis ständiger Diskussionen unter Ernährungswissenschaftlern und für die wissenschaftliche Argumentation in Ernährungsfragen wurden als Empfehlungen für eine gesunderhaltende Ernährung von der Deutschen Gesellschaft für Ernährung (DGE) die 10 Ernährungsrichtlinien erarbeitet (Tab. 41).

Ergänzt werden sollte dazu:

- eine ausreichende Wasser- und Elektrolytzufuhr (mehr als 2 Liter/Tag als Mineralwasser, Tee, Saft, Kaffee, vgl. Tab. 20, S. 81) und
- es ist nicht nur die Ernährung selbst zu berücksichtigen, sondern auch die „Eßkultur“ und das Ernährungsverhalten (Häufigkeit, Verteilung über den Tag).

Die Deutsche Gesellschaft für Ernährung stellt Regeln für die Ernährung der gesunden Gesamtbevölkerung auf. Die Befolgung dieser Regeln ist immer sinnvoll. Dabei sollte jedoch beachtet werden: Die Ernährungsempfehlungen der Deutschen Gesellschaft für Ernährung sind Grundregeln zur Orientierung.

Oft genügt es intelligenten Menschen nicht, daß sie sich nach Regeln ernähren sollen. Sie fordern deshalb individuell die Begründung, warum gerade sie sich nach diesen Regeln ernähren sollen. Tatsächlich sind z. B. für jüngere und ältere Menschen und aufgrund einer individuellen Disposition und Belastung bestimmte essentielle Nahrungsinhaltsstoffe wichtiger oder weniger wichtig, aber das kann nur der Arzt beurteilen.

4.1.1 Vollwerternährung

Die beste Möglichkeit zur Krankheitsverhütung und Lebensverlängerung bietet die Vollwerternährung. Sie enthält möglichst wenig veränderte, natürliche Produkte und einen hohen Anteil Ballaststoffe. Sie ist fett- und allergenarm. Sie setzt sich, auch bei üblicher Zubereitung, aus den für den menschlichen Bedarf geeigneten, unschädlichen Naturprodukten zusammen.

Die sieben wichtigsten Nahrungsmittel- und Nährstoffgruppen werden als die sieben Säulen der Ernährung in einen **„Ernährungskreis“** eingegliedert, aus dessen Struktur bereits optisch hervorgeht, welche Anteile für eine Vollwerternährung notwendig sind (Abb. 42).

Eine Vollwerternährung liegt vor, wenn die Nahrung hohe Anteile von Produkten in den 1. bis 5. Segmenten enthält.

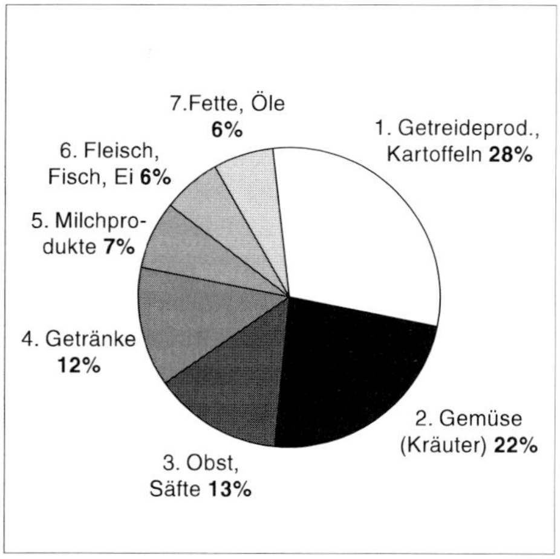

Abb. 42: Ernährungskreis mit den empfohlenen Nahrungs-Masseanteilen für eine Vollwerternährung (nach DGE).

Die Nahrungsmittelanteile aus den Segmenten 6 und 7 sollten insgesamt keinesfalls höher sein, aber sie können untereinander nach persönlichem Geschmack variiert werden.

Eine Vollwerternährung kann auch mit ovo-lacto-vegetarischer Nahrung (z. B. nach Kollath, durch „Reformkost“ und mit dem Grunddiätsystem nach Anemüller sowie durch die Max-Otto-Bruker-Vollwertkost und in Form der antroposophischen Kost nach Steiner) zusammengestellt werden.

Es gibt inzwischen verschiedene Computerprogramme, in denen die Inhaltsstoffe der meisten Nahrungsmittel gespeichert vorliegen. Großküchen können diese Informationen abrufen und zur bedarfsdeckenden Vollwerternährung die Nahrungszusammenstellung variieren (z. B. sind im „Ernährungswissenschaftlichen Informationssystem“ [EWIS] 160 Inhaltsstoffe von 6 300 Nahrungsmitteln aus dem Fundus der Lebensmitteldatenbank des deutschen Bundesgesundheitsministeriums enthalten).

Die bedarfsgerechte Vollwerternährung sollte Bestandteil der gesunden Lebensweise sein (so ist „dieta“ definiert). Sie sichert die Anpassung an individuelle Belastungsbedingungen und verhindert den frühzeitigen Beginn und schweren Verlauf häufiger Stoffwechselerkrankungen. Vollwerternährung wird auch als die vernünftige Ernährung („prudent diet“) bezeichnet. Sie ist in den meisten Fällen auch für Kranke geeignet (es gibt davon nur wenige Ausnahmen: z. B. Niereninsuffizienz, Pankreasinsuffizienz).

Am ehesten wird mit der Vollwerternährung „Heilnahrung“ zugeführt, die zur Gesundheitsprophylaxe beiträgt und Abnutzungserscheinungen vermindert.

4.1.2 „Heilnahrung“

Der Begriff „Heilnahrung“ wird in mehrfacher Bedeutung gebraucht:

Einerseits können vitaminsupplementierte, kalorienreduzierte Ernährungsformen darunter verstanden werden. Sie werden auch als Abmagerungskuren angewendet.

Andererseits werden als „Heilnahrung“ auch Extrakte von Pflanzeninhaltsstoffen (z. B. Knoblauchperlen) bezeichnet. Diese Zusätze (s. Kap. 4.6) sind nicht-essentielle, pharmazeutisch aktive Nahrungsbestandteile, die dazu beitragen sollen, Befindlichkeitsstörungen zu kompensieren (die z. B. den Gallenfluß anregen, beruhigen oder Schlafstörungen bekämpfen). In vielen Fällen dienen diese Zusätze der Beruhigung, „daß man etwas für seine Gesundheit tut“. Sie können morphologische Organveränderungen, zum Beispiel bei Atherosklerose, Diabetes mellitus und Krebs, nicht verhindern, wenn nicht gleichzeitig ungünstige Ernährungsgewohnheiten (wie überkalorische Ernährung, einseitige Ernährung) aufgegeben werden.

Unter „Heilnahrung“ kann man auch das *Weglassen* von gewohnten, belastenden Nahrungsbestandteilen verstehen (z. B. von Fleisch mit hohem Sulfat- und Phosphatgehalt bei Gicht, oder Fett und leeren Energieträgern bei Hypertonie). Man kann bei einer bestimmten individuellen Disposition bestimmte Lebensmittel vermeiden, um gesund zu bleiben (z. B. sind bei Migräne Rotwein [Sulfit], Fisch und andere Allergene häufig auslösend für die Erkrankung). Die Nahrungsauswahl kann auch wesentlich zur Senkung der Aufnahme von Nahrungsgiften und Schwermetallen beitragen und ist ebenso Bestandteil der „dieta“, wie ein niedriger Nicotin-, Medikamenten- und Alkoholkonsum.

Als „Heilnahrung“ wird auch die Zufuhr von vegetabiler Nahrung bezeichnet. Sie kann älteren Menschen mit Azidose bei Lungenerkrankungen oder Herzinsuffizienz Linderung bringen, weil sie kaum zusätzlich Sulfate oder Phosphate enthält und durch ihren hohen Gehalt an Kaliumionen zur Erhöhung der „Alkalireserve“ beiträgt.

Fasten oder kohlenhydratfreie Nahrung wurden früher zur Heilung von Infektionskrankheiten und bei Befindlichkeitsstörungen angewandt. Fasten wurde bei gutem Ernährungszustand sogar als der „Königsweg“ zur Heilung angesehen.

Fasten oder Diätformen, die keine Kohlenhydrate enthalten, führen nicht zur Insulinausschüttung. So haben auch Diätformen, die kohlenhydratarm sind und hauptsächlich aus Fetten oder Eiweißen bestehen, eine katabole Wirkung (z. B. Atkins-Diät, Felix-Diät, Mayo-Diät, Lutz-Diät). Die aufgenommen Fette können nicht gespeichert werden, sie werden zu Ketonkörpern umgewandelt, und es kommt zusätzlich zum Abbau von Fettdepots und von Plasmaproteinen, zur Verringerung der Blutviskosität, zur Aktivierung von Phagozytosereaktionen und „Entschlackung“ sowie zur Neusynthese von Immuneiweißen („verbesserte Anpassung“).

Leider wird diese Form der „Heilnahrung“ heute von Wunderheilern auch für chronisch Kranke und Tumorpatienten als Dauerdiät angepriesen, um einen „Tumor auszuhungern“. Auch wenn diese „Heilnahrung“ zu einer Linderung der Beschwerden führt, dürfen Fasten und katabole Sonderdiäten nur für wenige Tage eingehalten werden, wenn es nicht zu bleibenden Schäden (Kachexie) kommen soll.

4.2 Bioverfügbarkeit der Nahrungsstoffe

In den einzelnen Naturprodukten, die als Nahrung verarbeitet werden, ist eine charakteristische Palette von Inhaltsstoffen enthalten. Die meisten dieser Inhaltsstoffe sollen verfügbar bleiben. Deshalb werden die Naturprodukte verarbeitet und konserviert. Konservierungsprozesse können entscheidend sein für den Wert der Nahrung.

Durch Lagerung, Exposition gegen Luft und Sonnenlicht und Bearbeitung an Metalloberflächen kann ein Teil der Vitamine oxidiert sein. Ein anderer Teil der natürlichen Nahrungsinhaltsstoffe kann verloren gehen durch die „Verfeinerung", durch Ausmahlen des Getreides, Schälen oder Extrahieren. Unsere Nahrung besteht zumeist aus verarbeiteten Misch-Produkten (z. B. Backwaren, Teigwaren, Wurst), die aber einer strengen Lebensmittelgesetzgebung unterliegen.

Speziell die gewerbliche Zubereitung von Nahrungsmitteln unterlag schon früher einer strengen Kontrolle:

Die **Lebensmittelgesetzgebung** gab es bereits 1000 v. Chr. bei den Phöniziern. Im Mittelalter bezog sie sich vor allem auf die Herstellung von Wein, Bier und die Fleischverarbeitung. 1120 heißt es im Soester Stadtrecht: „Daß derjenige, der faulen mit gutem Wein mischt, sein Leben verwirkt hat". 1677 wird in Leipzig den Fleischern Strafe angedroht, „die Fleisch verschiedener Tierarten vermischen, fälschen und (mit Kochsalzlösung) aufblasen".

In Deutschland gibt es mehr als 100 Gesetze und Verordnungen zur Herstellung von Lebensmitteln, zusammengefaßt im „Gesetz über den Verkehr mit Lebensmitteln, Tabakerzeugnissen, kosmetischen Artikeln und sonstigen Bedarfsgegenständen" vom 15. August 1974. So gibt es zum Beispiel Verordnungen über die Angabe des Mindesthaltbarkeitsdatums, das Zutaten-Verzeichnis und geschützte Begriffe (beispielsweise „Saft", „Honig"; Kunsthonig ist zum Beispiel „Invertzuckercreme") oder die „Verordnung über Hackfleisch, Schabefleisch und anderes zerkleinertes rohes Fleisch" vom 10. 5. 1976 (nach der zur Herstellung nur sehnenarmes oder grob entsehntes Skelettmuskelfleisch ohne jeden Zusatz verwendet werden darf. Der Fettgehalt von Hackfleisch darf bei Schweinehackfleisch zum Beispiel 35 % nicht übersteigen, bei Schabefleisch 6 %).

Ziel der Lebensmittelgesetzgebung ist auch die schmackhafte und nährstoffschonende Zubereitung.

Nahrungsvorbehandlung und Zubereitung

Die Vorbehandlung biologisch erzeugter Nahrungsmittel ist häufig notwendig, damit die Bestandteile für den Menschen leichter verdaulich werden oder damit in der Nahrung enthaltene Toxine inaktiviert werden (z. B. Mutterkornalkaloide, Phasin oder Solanin).

Hitzebehandlung (Kochen, Backen) führt zu Denaturierung von Eiweiß, dadurch zu verbesserter Verdaulichkeit, sowie zur Zerstörung einiger Pflanzengifte.

Säuern („Hase in Buttermilch") führt zur Aktivierung von Kathepsinen im Rohprodukt und zu einem Voraufschluß. Auch manche Bakterien und Pilze können eine Vorverdauung einleiten (Sauerkraut, Buttermilch; Käse).

Nahrungskonservierung
Grundsätzlich gilt immer, daß zur Konservierung und Zubereitung kaum Zusätze verwendet werden sollten, außer den klassischen Konservierungsmitteln Zucker, Alkohol, Milchsäure, Essigsäure, Gewürzen und Salz. Innerhalb der Europäischen Union werden künftig auch weitere chemische Konservierungsstoffe erlaubt sein (Tab. 42).

Die Konservierung der Nahrung ist notwendig für Lagerung und Transport von Nahrungsmitteln. Als Konservierungsstoffe werden nur solche Verbindungen erlaubt, die in den angewandten Konzentrationen bei Dauergebrauch keinerlei Gesundheitsschädigung hervorrufen. Es sind unter anderem Sorbinsäure, Benzoesäure, Essigsäure, Propionsäure, Kohlendioxid, Milchsäure, Nisin und Sulfite. Sie sind in Lebensmitteln mit EG-Nummern von E200 bis E290 bezeichnet. Sie können jedoch in seltenen Fällen auch zu Nahrungsmittelallergien beitragen.

Die Nahrungsmittel können prinzipiell den in Tabelle 43 aufgeführten Konservierungsarten unterzogen werden.

Bei Verwendung von erntefrischen Produkten sind die Vitaminverluste zum Beispiel in Vakuumkonserven nicht höher als 50 % und liegen damit meist unter den Verlusten nach üblicher Küchenzubereitung von „Frischprodukten" (nach Lagern, Kochen, Braten).

Wegen der kontroversen Diskussionen um die Strahlenkonservierung sollen hier die Bedeutung und die Risiken

Tabelle 42: Nomenklatur für Konservierungsstoffe, die in der Europäischen Union zugelassen sind.

EG-Nummer	Konservierungsstoff
E 200–E 203	Sorbinsäure und Sorbate
E 210–E 213	Benzoesäure und Benzoate
E 214–E 219	Ester der p-Hydroxybenzoesäure
E 220–E 227	Schwefeldioxid und Sulfite
E 230–E 232	Biphenyl- und Orthophenylphenol
E 234	Nisin
E 235	Natamycin, Pimaricin
E 236–E 238	Ameisensäure und Formiate
E 239	Hexamethylentetramin
E 242	Dimethyldicarbonat
E 249–E 250	Nitrite
E 251–E 252	Nitrate
E 260–E 263	Essigsäure und Acetate
E 270	Milchsäure
E 280–E 283	Propionsäure und Propionate
E 290	Kohlendioxid
E 1105	Lysozym
	Borsäure und Borax

Tabelle 43: Konservierungsmethoden.

- Tiefkühlen von Nahrung
  (Nachteil: Fördert Nitritbildung aus Nitrat)
- Erhitzen der Nahrung
  (Nachteil: Oxidation der Vitamine A und C)
- Vakuum-Hitze-Sterilisierung (Sauerstoffabschluß, keine Bakterien)
- Zucker- und Alkoholkonservierung (Kandierung)
- Milchsäure-Vergärung (Sauerkraut, Einlegegurken)
- Essigkonservierung
- Salzkonservierung (Pökeln)
- Zusatz von Konservierungsstoffen
- Strahlenkonservierung

der *Lebensmittelbestrahlung* kurz dargestellt werden:

Grundsätzlich werden speziell Pflanzen während ihres gesamten Wachstums auch mit kurzwelligem Licht „bestrahlt". Die gezielte „Bestrahlung" zur Konservierung hat den Sinn, Lebensmittelverderber, wie Pilze und Bakterien, abzutöten. Dabei erfolgt auch die Abtötung der noch lebenden Zellen in der Rohkost. So kann man die Strahlenkonservierung als eine Sterilisierungsform der Nahrung ansehen. Es entstehen dabei denaturierte Eiweiße und teilweise auch Lipidperoxide, die im Darm vollständig abgebaut werden können und nicht in den Körper gelangen; vor allem aber keine anderen „giftigen" Stoffe, wie zum Beispiel Acrolein beim Grillen oder Braten. Die Strahlenkonservierung erfolgt mit Gamma-Strahlung (Cobalt-60). Das Nahrungsprodukt wird dabei nicht radioaktiv (das wäre nur bei Neutronenbestrahlung der Fall).

Im Gebiet der Europäischen Union erfolgt heute eine Strahlensterilisierung von Erdbeeren, Gewürzen (gegen Schimmelbildung), Zwiebeln, Kartoffeln (gegen das Auskeimen), Hühnern (gegen Salmonellen) und Zuchtchampignons.*

Strahlensterilisierte Nahrungsmittel sollen mit der „Sterilisationsrosette" gekennzeichnet werden. Für die Kennzeichnung strahlensterilisierter Produkte sind zur Zeit einheitliche Gesetze der Europäischen Gemeinschaft in Vorbereitung.

Bei hoher Gefährdung und rascher Zersetzung der Nahrungsmittel durch Befall mit Bakterien, Pilzen und anderen Parasiten, besonders in tropischen Ländern, sollten auch das Getreide und andere Frischware strahlensterilisiert werden, um einerseits hohe Nahrungsmittelverluste und andererseits die Aufnahme von Mykotoxinen und Darmbakterien zu verhindern.

* Mit Zuchtchampignons kann ein Test, ob Strahlensterilisierung durchgeführt worden ist, erfolgen, indem man den Pilzhut auf weißes Papier legt: Schwarze Sporen auf weißem Papier bedeuten: nicht sterilisiert. Bei Sterilisiation findet man keine Schwärzung.

4.3 Abstände zwischen den Nahrungsaufnahmen

Die Ernährungsphysiologie hat auch Stellung zur Frage zu beziehen: Wann und in welchen Abständen sollte die Nahrungsaufnahme erfolgen?

Nach jeder Nahrungszufuhr kommt es zur Insulinausschüttung, zur Sekretion von Pankreassaft, zur Auslösung der Sättigungsempfindung und zur nahrungsinduzierten Wärmebildung.

Eine echte Begründung für **häufige Mahlzeiten** gibt es jedoch nur bei wenigen Krankheiten: Bei Pankreatitis trägt die häufige Aufnahme *kleiner* Mahlzeiten zur Schonung des erkrankten Organs bei und unterstützt den Heilungsprozeß. Kohlenhydrate führen zur Insulinausschüttung, deshalb wird Typ-I-Diabetikern empfohlen, die noch vorhandene Insulinausschüttung mit kleinen Mahlzeiten ökonomisch auszunutzen.

Dennoch wird heute vielfach auch Gesunden die häufige Aufnahme vieler kleiner Mahlzeiten empfohlen:

- Zur Dämpfung der Hungerempfindung.
- Zur Steigerung der Wärmeproduktion aus Nahrungsenergie.

Grundsätzlich gilt: Viele kleine Mahlzeiten erzeugen eine höhere endogene Thermogenese (Energieverschwendung durch nahrungsbedingte, sympathische Erregung). Wird die Nahrung bei gleichem Kaloriengehalt in mehreren Mahlzeiten aufgenommen, setzt die Nahrung weniger an („Mach' weniger aus der Nahrung"). Nahrungsenergie wird verschwendet.

Besonders in Ländern, in denen eine kalorische Überernährung Gewohnheit geworden ist, werden viele kleine Mahlzeiten zur Unterstützung von „Luxuskonsumption" empfohlen.

Bei Nahrungsmangel ist dagegen eher eine *seltenere* Zufuhr (täglich 1- bis 2malige Nahrungsaufnahme) angemessen. Sie führt zu einer höheren Ausnutzung der Nahrungsenergie.

Häufige Mahlzeiten sind jedoch nicht nur mit Vorteilen verbunden: Die häufige Insulinausschüttung führt zur Besetzung der Insulinrezeptoren und zu einer vorübergehenden „Insulinresistenz", weil die Insulinrezeptoren in den Zellmembranen vermindert werden. Bei jungen Menschen ist diese Herabsetzung der Insulinwirkung nur von kurzer Dauer. Im Alter oder nach Einschränkung der Eiweißsynthese kann es jedoch bei disponierten Personen zu einer längerdauernden Insulinunempfindlichkeit kommen, wenn die Insulinrezeptoren zu langsam erneuert werden. Folge davon ist eine verminderte Anpassungsfähigkeit der Leberzellen an die Glucosezufuhr, wodurch die Entstehung eines Diabetes mellitus Typ II begünstigt wird.

Deshalb ist die Gewohnheit von zu häufigen Mahlzeiten auf Dauer nicht optimal. Zumindest sollten die üblichen sogenannten „Fernsehmahlzeiten" vermieden werden. Wenn als Grund für häufige Mahlzeiten nur der Sättigungseffekt im Vordergrund steht, sollte hauptsächlich eiweißhaltige Nahrung aufgenommen werden, durch die der Hunger rasch unterdrückt und nur wenig Insulin ausgeschüttet wird.

4.4 Regionale Ernährungsgewohnheiten

Regionale Ernährungsprobleme kann es nicht nur durch die lokal unterschiedliche Qualität der Nahrung (durch Bodenbeschaffenheit, Witterungsverhältnisse, Konservierungsmethoden) geben, sondern auch durch unterschiedliche Ernährungsgewohnheiten und unterschiedliche Zubereitungsarten.

Bezüglich der *Böden*, auf denen Nahrung erzeugt wird, gibt es erhebliche Unterschiede zwischen den einzelnen Regionen. Nahrung von selenhaltigen Schwemmlandböden (Niedersachsen, Leipziger Tieflandsbucht) enthält einen höheren Selengehalt als Nahrung, die auf Verwitterungsböden, „ausgelaugten Böden“ (Mecklenburg) erzeugt worden ist. Saure Böden enthalten, wie auch die darauf erzeugte Nahrung, weniger Magnesium. Dagegen erfolgt in diesen Gegenden eine höhere Schwermetallionen-Aufnahme in die Pflanzen.

Es ist also nicht dasselbe, in welcher Region vegetabile Produkte aufgezogen wurden, beziehungsweise tierische Produkte hergestellt worden sind. Damit läßt sich teilweise erklären, warum in bestimmten Regionen für Spurenelemente die Häufigkeit von Mangelerscheinungen höher ist. Ein Ausgleich dieser Unterschiede ist nur durch Verwendung von Spurenelement-angereichertem Dünger (z. B. selenithaltigem Dünger für Futtergetreide) möglich.

Regional und klimatisch bedingt ist auch, welche Hauptnahrungsmittel zur Verfügung stehen. Die „Handvoll Reis“ ist zum Beispiel die einzige ständig und allen zur Verfügung stehende Nahrungsquelle in China.

Weiterhin ergeben sich regionale Ernährungsgewohnheiten durch eine *Subventionierung* bestimmter Lebensmittel. In den östlichen Ländern gab und gibt es durch die Bereitstellung einer weniger vielseitigen Nahrung häufiger Fettsucht. Traditionell werden dort, weil hochkalorische Nahrung billig ist, mehr Fett, Eiweiß und Alkohol und weniger Obst und Gemüse aufgenommen. Daraus resultiert eine hohe Inzidenz der Fettsucht (Fettsucht bei 55 % der Frauen, 30 % der Männer), 3 Jahre geringeres Lebensalter, frühere Atherosklerose.

In den Industriestaaten kommt es dagegen zum verbilligten Import von Südfrüchten und Fleisch, so daß kaum Probleme mit der Vitaminversorgung auftreten.

Schwierig kann die Bereitstellung essentieller Nahrungsfaktoren (in einem Mangelgebiet) werden, wenn dahinter kein marktwirtschaftliches Interesse mit einer finanzstarken Lobby steht. Dies galt in Deutschland lange Zeit für die Iodbereitstellung. Die Iodversorgung kann nur durch eine Iodsupplementierung zur natürlichen Nahrung verbessert werden; durch Verwendung von jodiertem Salz im Haushalt, bei der Backwaren- und Wurstwarenherstellung. Dafür gab es bisher wenig Akzeptanz, obwohl durch Iodsupplementierung alle Iodmangelstrumen, eine vorzeitige Atherosklerose und frühkindliche Hirnentwicklungsstörungen beseitigt werden könnten.

Vernünftigerweise wurde 1993 wenigstens die damals psychologisch ungünstige Kennzeichnungspflicht bei Verwendung von Iodsalz zur Backwaren- und Wurstherstellung aufgehoben. Notwendig wäre heute, daß die Verwendung von Iodsalz als ein wichtiges Qualitätsmerkmal akzeptiert würde.

Die *Nahrungsauswahl* erfolgt einerseits nach individuell-psychologischen Kriterien und wird von der Werbung beeinflußt, aber andererseits beruht sie auch auf traditionellen, regionalen Unterschieden. Auch für die Nahrungsbereitstellung, Nahrungszubereitung und Verarbeitung gibt es regionale Unterschiede. Deswegen kann man in unterschiedlichen Regionen für die Ernährung bessere oder schlechtere Bedingungen antreffen:

- Durch unausgewogene Ernährung aufgrund von Nahrungsmangel sind Infektionskrankheiten heute noch in den Entwicklungsländern die beherrschende Ursache für eine niedrige Lebenserwartung. In diesen Ländern ist dafür das Auftreten von Herz-Kreislauf-Erkrankungen auch bei älteren Menschen eher selten.
- In Deutschland ist die häufige hyperkalorische „Ernährung" mit „leeren Kalorien" (Schokolade, Kekse, Alkohol, Fett) die Ursache von Fettsucht, Atherosklerose, Diabetes mellitus, Gicht und Verdauungsbeschwerden. Es besteht aus Gewohnheit die Neigung, durch dauerhaft „gutes Essen" die Familienstimmung zu erhalten oder zu verbessern, also möglichst täglich ein „Großes Essen" zu haben. Daraus resultieren „Essen ohne Hunger", die Luxuskonsumption von Nahrung.

Auch auf die **Eßkultur** wird in einzelnen Regionen, aber auch in den sozialen Schichten, ein unterschiedlicher Wert gelegt. Begründen lassen sich Mäßigkeit ebenso wie Luxuskonsumption teilweise mit durchlebten Notzeiten und überkommenen, altehrwürdigen „Volksweisheiten", an denen man auch festhält, selbst wenn sie unzeitgemäß geworden sind: „Liebe geht durch den Magen", „Iß deinen Teller ab!", „Wer arbeitet soll auch essen!", „Werdende Mütter müssen für zwei essen!"

Essen wird auch noch zum Abreagieren benutzt, zur Ablenkung („Kummerspeck", „Schlingen, nicht Genießen"). Zum Lustgewinn durch Essen und Trinken gehört jedoch „Lebensart" (zu der besonders Franzosen traditionell eher neigen als Deutsche).

Schädigung durch die Art der Nahrungszubereitung

Durch die Art der Nahrungszubereitung kann positiv, aber auch negativ Einfluß auf die Bioverfügbarkeit der Nährstoffe genommen werden. Ein negatives Beispiel ist der Kontakt von Nahrung mit alkalischen Lösungen sowie der Kontakt mit Metalloberflächen. Dadurch werden z. B. die Vitamine A und C (Schälkartoffeln) oxidiert und zerstört.

Eine schädigende Wirkung auf den Organismus kann besonders von manchen, *traditionell* bevorzugten, Zubereitungsprozeduren ausgehen. Dafür sind nicht immer toxische Verbindungen verantwortlich, sondern auch unphysiologische Verzehrsitten:

- In arabischen Ländern wird Trockenfleisch in Öl genossen, was eine starke Reizung des Ösophagus hervorruft.
- In den Küstenregionen Chinas kommt es durch den hohen Fischkonsum (Amine) und durch gepökeltes Schweinefleisch (mit Nitrit) im oberen Gastrointestinaltrakt häufig zu erhöhter Nitrosaminbildung.
- In der Mongolei wird häufig Butter in kochendem Tee getrunken.

In allen diesen Regionen sind Karzinome des Pharynx und Ösophagus von besonderer Häufigkeit.

Aber auch toxische Produkte können bei der Nahrungsbehandlung entstehen. So werden in Fleisch oder Kaffee *Röstprodukte* gebildet (z. B. Aldehyde), die schleimhautreizend sind (bei Kaffee wird ihre Wirkung in Kauf genommen, z. B. als Geschmacksstoff und zur Bekämpfung der Obstipation). Acrolein, das besonders beim Grillen entsteht, kann eine kanzerogene Wirkung haben.

Auch durch **unsachgemäße Lagerung** können in der Nahrung Gifte von Bakterien, Einzellern (Parasiten) oder Pilzen (Endotoxine oder Exotoxine, z. B. Botulinustoxin in Bohnenkonserven, Aflatoxine) enthalten sein (s. Kap. 5.1).

Inhaltsstoffe mit schädigenden Wirkungen können auch durch unsachgemäße Herstellungsverfahren in Lebensmitteln vorkommen. Ein Beispiel dafür ist die Entstehung von schwefliger Säure bei unsachgemäßer Weinherstellung. Außerdem können dabei auch Formyl-, Ethyl-, Amyl-Ester (Amylvaleriat, Amylacetat), Acetaldehyd sowie Methanol und Pentanole („Fusel") gebildet werden.

Diese Verbindungen führen bereits in kleinen Mengen zu Kopfschmerz. Methanol und Pentanole führen zu Nervenschädigung (sie bleiben bis zu 15 Stunden in Zellmembranen gelöst).

Lebensmittelzusatzstoffe
Zu den Lebensmittelzusatzstoffen gehören Farbstoffe, Süßstoffe und Konservierungsstoffe. Dies sind genehmigte, toxikologisch untersuchte Verbindungen, die als Zusatz in Lebensmitteln durch eine EG-Nummer gekennzeichnet werden müssen. Wenn sie mit der Nahrung in den Organismus aufgenommen worden sind, werden sie abgebaut. Ein großer Teil der Farb- und Süßstoffe wird mit Hilfe des mikrosomalen oxidativen Systems (MOS) in der Leber abgebaut und in wasserlösliche Verbindungen umgewandelt, so daß sie nach Abgabe an das Blut harnfähig werden („Entgiftung").

Die Genehmigung der **Farbstoffe** für eine Färbung von Lebensmitteln erfolgt durch die „Farbstoff-Kommission" im Ringbuch „Farbstoffe für Lebensmittel" (1989). In Lebensmitteln sind sie mit EG-Nummern zwischen E102 bis E151 bezeichnet.

Süßungsmittel (synthetische Süßstoffe und Zuckeraustauschstoffe, Tab. 44) sind keine Kohlenhydrate und führen nicht zur Insulinausschüttung. Sie werden verwendet, um Lebensmitteln einen süßen Geschmack zu verleihen.

Tabelle 44: Süßungsmittel (Zucker, Zuckeraustauschstoffe und Zuckerersatzstoffe).

Zucker	Zuckeralkohole (kalorienhaltig)	Süßstoffe (kalorienfrei)
Saccharose (1)	Sorbit (0,5)	Saccharin (300)
Glucose (0,7)	Mannit (0,7)	Cyclamat (30)
Fructose (1,2)	Xylit (1,0)	Aspartam (200)
Maltose (0,4)	Isomalt (0,5)	Acesulfam-K (200)
Lactose (0,3)	hydrierter Glucosesirup (0,7)	Neohesperidin-Dihydrochalcon (300)
Glucosesirup (0,7)	Maltit (0,7)	Thaumatin (2500)
	Lactit (0,4)	
Zahlen in Klammern = relative Süßkraft im Vergleich zu Saccharose		

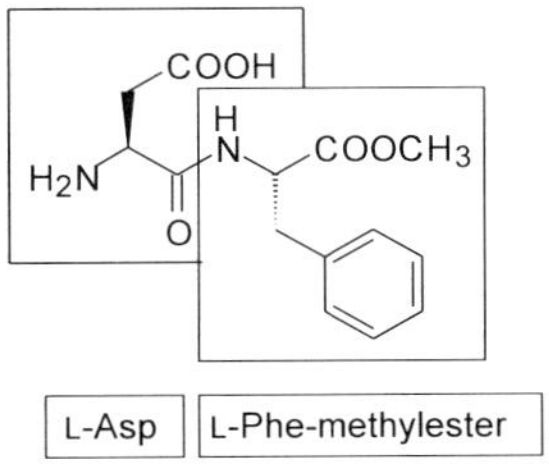

Aspartam
Süßkraft ca. 200-fach von Rohrzucker

Abb. 43: Zuckerersatzstoffe (Süßstoffe) als Derivate der Asparaginsäure (L-Asp).

Zuckeraustauschstoffe sind Sorbit, Mannit, Isomalt, Malzit, Lactid und Xylit.

Süßstoffe sind Acesulfam K, Aspartam, Cyclamat, Saccharin, Thaumatin und Neohesperidin DC. Einige der Süßstoffe sind Derivate der Asparaginsäure (Abb. 43) und haben eine mehrfach höhere „Süßkraft" bei Einwirkung auf die Geschmackszellen der Zunge als Saccharose. Aspartam wird im Organismus zu Methanol abgebaut.

Süßstoffe können zu erhöhter Energieaufnahme verführen, weil sie das Bedürfnis nach süßer Nahrung nicht vermindern. Durch Süßstoffe kann Fettsucht nicht verhindert werden. Es wäre besser, bewußt alle Süßigkeiten in der Nahrung zu reduzieren.

Ein interessanter Lebensmittelzusatz ist das Glutamat. Glutamat ist der wesentliche Bestandteil der Maggi-Würze und des besonders in Japan verwendeten Umami. Beide dienen als **Geschmacksverstärker** (Fondor), besonders in Fleischgerichten.

Auch in der chinesischen Küche wird Glutamat direkt als Aroma-Zusatz oder als Hydrolysat von Sojaeiweißen in reichlichem Maße verwendet.

Glutamat kann bei manchen Menschen das **„China-Restaurant-Syndrom"** auslösen. Empfindliche Menschen reagieren nach den Mahlzeiten bis zu 2 Stunden lang mit Schwindel, Schweißausbruch, Taubheit im Nakken, Kollaps, Schwäche und Somnolenz.

4.5 Alternative Ernährungsformen

Für einzelne Nahrungsmittel und Ernährungsregimes gibt es in unterschiedlichen Ländern unterschiedliche Auffassungen über ihren Wert. Einige Ernährungsregimes stehen, ebenso wie einige Nahrungsmittel, im „Kreuzfeuer der Kritik".

A. Für **Nahrungsmittel** läßt sich das unter anderem am Beispiel von Schweinefleisch, Saccharose, gentechnisch veränderter Nahrung, aber auch für „Leichtprodukte" verdeutlichen.

Schweinefleisch
Schweinefleisch ist Juden und Moslems (nach der 16. Sure des Koran) verboten: „Er hat euch verwehrt Schweinefleisch. Wer aber aus Not getrieben wird, siehe, dann ist Allah allverzeihend", sowie: „Die nach den Gesetzen des Islam lebende Bevölkerung ist gesund, während die nach westlichen Prinzipien lebende Bevölkerung alle typischen durch Schweinefleischgenuß bedingten Zivilisationskrankheiten aufweist".

Letztere Aussage wurde bekräftigt durch Erkrankungen, die deutsche Soldaten im Afrikafeldzug 1942 erlitten: Es waren Allergien, Ulcera cruris, Gallenblasenentzündungen, Akne, Angina, Arthrose, Furunkulose, Fettsucht.

Durch solche „Folgeschäden“ soll Schweinefleisch das „teuerste Fleisch überhaupt“ sein.

Obwohl im Schweinefleisch keine „Sutoxine“ oder „Homotoxine“ enthalten sind, begünstigt es besonders das Bakterienwachstum, mit ihm erfolgt eine erhöhte Zufuhr an Cholesterol, Fett, und außer Aminosäuren enthält es nur eine relativ geringe Menge anderer essentieller Nahrungsfaktoren.

Schweinefleisch ist, wie Fisch, in der südlichen Sonne (und ohne Kühlhäuser) leicht verderblich, und es kann (bei fehlender tierärztlicher Begutachtung) Trichinen und Schweinefinnenbandwürmer enthalten (im Unterschied zum Hammelfleisch).

Der geringe Gehalt an Ballaststoffen, Spurenelementen und Vitaminen könnte eine wesentliche Ursache für Defizite bei alleinigem Genuß von Schweinefleisch als Eiweißquelle sein.

Eine besondere Problematik ergibt sich auch, wenn aufgrund der Zucht von Tieren mit größerer Fleischmasse PSA-Schweinefleisch angeboten wird. Das Fleisch ist pale (blass), solute (wässrig) und acid (sauer). Dadurch wird die Qualität dieses Fleisches weiter herabgesetzt.

Saccharose

Auch Saccharose, die in großen Mengen bereitgestellt werden kann und in den meisten „Süßwaren“ enthalten ist, muß als ein „Problemnahrungsmittel“ angesehen werden. Saccharose ist ein „reines Kohlenhydrat“ und enthält nur „leere Kalorien“.

Die Aufnahme von Saccharose (in Form von Süßwaren, Zuckergebäck, Zuckerriegeln, Schokolade) sollte deswegen stark reduziert werden, auch wenn dies „jeder selbst entscheiden kann“ und „jeder essen sollte, was ihm schmeckt“, denn „es kommt ja auf die Menge an“ (und „jedes Produkt kann schädlich sein“). Die meisten Menschen kennen jedoch kein Maß und essen, was süß schmeckt und in guter Verpakkung mit schöner Werbung angeboten wird.

Saccharose führt zu einem raschen Anstieg der Blutglucosekonzentration und begünstigt Insulinausschüttung, Fettsucht und Diabetes. Sie unterhält durch Milchsäurebildung und Plaquebildung auf den Zähnen die Zahnkaries. Wenn schon auf Süßes nicht verzichtet werden kann, sollte die Zufuhr möglichst über frische oder getrocknete Früchte erfolgen.

Früchte enthalten meist mehrere unterschiedliche, schnellabsorbierbare Zucker (vor allem Fructose und Glucose), die zwar auch die Insulinsekretion auslösen, aber keine Karies hervorrufen. Für Diabetiker sind diese schnell absorbierbaren Zucker in Früchten zwar nicht geeignet, für den Gesunden ist es aber ein erheblicher Unterschied, ob er Saccharose oder süße Früchte bevorzugt. Der wesentliche Unterschied besteht darin, daß die Früchte neben dem Zucker auch essentielle Spurenelemente und Vitamine enthalten, während man sich mit Saccharose nur leere Kalorien zuführt (s. Kap. 3.1, Nährstoffdichte).

Die Aufnahme von Obst, natürlichen Fruchtsäften oder Müsli ist zum Beispiel für Kinder zur Gesunderhaltung zu empfehlen. Ein „Müsli-Erlaß“, der das Weglassen saccharosehaltiger Snacks als Pausenfrühstück in Schulen vorschreibt (für Schulkinder in Niedersachsen, Rheinland-Pfalz), hat also seine Berechtigung, wenn vorausgesetzt werden kann, daß die ernährungsphysiologischen Zusammenhänge plausibel erklärt werden und die Diskussion um gesunde Ernährung in der Schule ständig aufrecht erhalten wird.

Gentechnisch veränderte Nahrung (novel food)
In transgenen, oder gentechnisch veränderten, Pflanzen kann durch Einbau oder Verdoppelung eines vorhandenen Gens oder Promotors z. B. eine Mehrproduktion von normalen Inhaltsstoffen erreicht werden (z. B. von Vitaminen, Stärke oder Fettsäuren).

Des weiteren kann durch den Einbau eines Fremdgens auch die Produktion eines zusätzlichen Proteins induziert werden, das zum Beispiel vor Befall mit Viren, Pilzen oder Bakterien schützt.

Ein Prinzip der Veränderung von Nutzpflanzen ist also, daß mit Hilfe von Plasmiden ein neues Gen eingebaut wird, das auch abgelesen wird und zur Produktion eines zusätzlichen Eiweißes in den Pflanzenzellen führt.

Andererseits ist es auch möglich, durch Deletion eines Gens im Genom der Wirtspflanze ein Enzym auszuschalten, so daß Stoffwechselwege blockiert und zum Beispiel Pflanzentoxine oder Proteinasen, Glycosidasen nicht mehr gebildet werden, die für einen raschen Pflanzenabbau („Matschigwerden") verantwortlich waren. Man kann also durch gentechnische Veränderungen einen höheren Gebrauchswert, eine bessere Haltbarkeit und Lagerungsmöglichkeit erzeugen.

In der gentechnisch veränderten Tomate *„Flavr Savr"*, die in den USA gezüchtet worden ist, sind die Enzyme vermindert worden, die nach der Ernte für den Abbau der Zellwände verantwortlich sind, so daß die Tomate länger „frisch" bleibt.

Desweiteren ist es durch Gentechnik gelungen, in Tomatensamen ein Gen einzubauen, das für die Bildung eines Enzyms verantwortlich ist, das *Dianthin* produzieren kann (es wurde in Nelkenpflanzen entdeckt). Dianthin wird nach Virusbefall von Pflanzenzellen in eine toxische Verbindung umgewandelt, die nur die Virus-befallenen Pflanzen abtötet und dadurch die Vermehrung des Virus und die Übertragung auf andere Pflanzen unterbindet (Hartley et al. 1991, Batelli et al. 1992).

In ähnlicher Weise wurde in *Kartoffelpflanzen* mit Hilfe eines Plasmids von Agrobacterium tumefaciens ein Gen eingebaut, das die Kartoffel vor dem Pilzbefall schützt.

In beiden Fällen enthält die Nutzpflanze jetzt ein oder mehrere zusätzliche Eiweiße. Die Hoffnung ist, daß sie, wie die anderen Zellproteine durch die Zubereitung denaturiert, im Magen in Aminosäuren zerlegt und dadurch (ebenfalls wie die anderen Zellproteine) kein allergenes Potential haben und die Früchte ihren gewohnten Geschmack und ihre Gebrauchseigenschaften behalten (Abb. 44).

Bei Erzeugung transgener Pflanzen steht dem Anspruch der Verbraucher (unter anderem nach hochwertigen, haltbaren, ungiftigen und durch Erregerbefall unverdorbenen, preiswerten und ökologisch erzeugten Produkten) das Risiko gegenüber, daß ein oder zwei neue Inhaltsstoffe in der pflanzlichen Nahrung enthalten sind.

Die Hauptprobleme sind dabei, daß von einigen der neuen Inhaltsstoffe das allergene Potential (oder die Erfahrung zur Ausschaltung dieses Potentials) noch nicht ausreichend bekannt ist. Außerdem wird in die Zellen transgener Pflanzen oft ein antibiotikaresistentes Gen mit eingebaut. Bei Übernahme eines solchen rekombinanten Gens in Darmbakterien kann eine *Antibiotika-Resistenz* übertragen werden, so daß

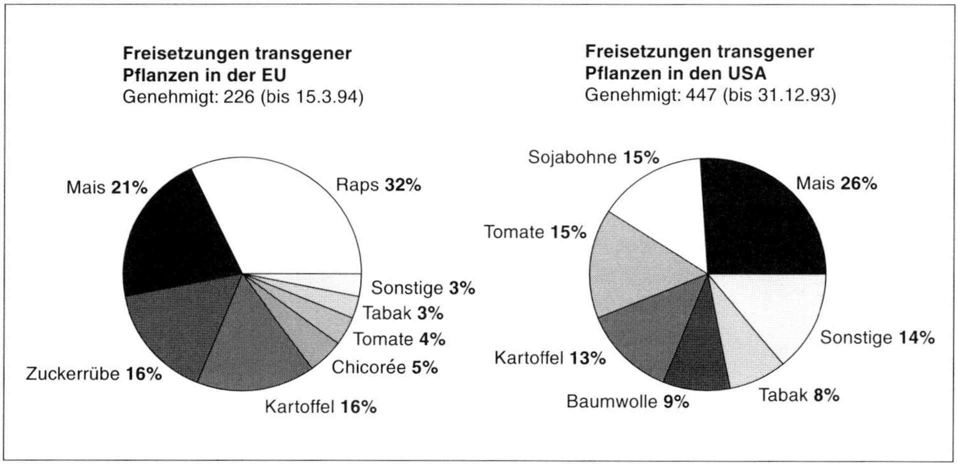

Abb. 44: Für den Anbau und Verzehr genehmigte transgene Pflanzen in Europa und den USA (nach: Friends of the Earth, Clearing house Mail-out No. 20, Brüssel, 1994; USDA Biotechnology Notes, Feb. 1994).

ein entsprechendes Antibiotikum nicht mehr wirksam wäre.

Die Wahrscheinlichkeit dafür ist allerdings sehr gering, denn auch rekombinante DNA wird im Magen und Dünndarm zerlegt, und Darmbakterien kommen in diesen Teilen des Magen-Darm-Kanals nicht vor (sie sind aber möglicherweise unter pathologischen Bedingungen vorhanden, z. B. Heliobacter pylori).

Leichtprodukte

Da es nicht möglich ist, bei Reduzierung der üblichen Nahrungszufuhr auf die Hälfte den Bedarf an essentiellen Nahrungsfaktoren zu sichern („Friß die Hälfte" macht krank!), wurden Leichtprodukte entwickelt. Das erste Ziel der Herstellung von „Leichtnahrung" sollte die Bereitstellung von Nahrung mit *hoher Nährstoffdichte* sein, die eine kalorienreduzierte Ernährung unterstützen kann. Energiereduzierte Leichtnahrung enthält alle im ursprünglichen Nahrungsmittel vorhandenen essentiellen Nahrungsstoffe, beziehungsweise sie wurde zusätzlich mit Extraktivstoffen, Vitamin-Spurenelement-Präparaten angereichert.

In einer anderen Gruppe von Leichtprodukten ist nicht nur der Anteil an „leeren Energieträgern" (Fett, Zucker) vermindert, sondern auch der Anteil an Genußmitteln (Coffein, Alkohol), wobei der Geschmack typischer Produkte möglichst erhalten wird.

Die Tendenz zur Herstellung von „light products" (fettarm, salzarm, alkohol- und coffeinfrei) wird auch auf der ANUGA deutlich (Treffpunkt der internationalen Ernährungswissenschaft), ebenso wie die Fortführung der „Bio-Welle" und die Tendenz zu qualitätsgesicherten Markenprodukten.

Im industriellen Gesundheitsmarkt in Deutschland werden jährlich für mehrere Milliarden Mark (6,6 Milliarden DM, 1989) Diätkost verkauft. Sie werden hauptsächlich für die Leichtprodukte ausgegeben, wie eine Aufstellung zeigt:

- 0,35 Milliarden DM für Vollwertkost

- 0,548 Mrd. für Sportlernahrung
- 1,596 Mrd. für kalorienreduzierte Produkte
- 4,065 Mrd. für „light products" (Leicht-Bier, Leicht-Kaffee, Leicht-Cola, Leicht-Zigaretten).

Für die Bevölkerung der Erde kann Leichtnahrung kein Ersatz für natürliche Nahrung sein. Durch ihre Verwendung ist zwar prinzipiell eine vollwertige Ernährung möglich, problematisch ist aber, daß die Ernährung zunehmend von einer Industrie bestimmt wird, die ihre Produkte (um der Produkte willen) anpreist und vermarkten will.

Ein neuer Trend ist die Ergänzung von Leichtnahrung durch die Kreation von Synthetic Food, Pharma- und Functional-Food, Brain Food, Gen-Food und Convenience-Food.

Synthetic Food besteht aus reinen Labor- und Designerprodukten, in denen die Grundnährstoffe mit beliebigen Geschmacksstoffen kombiniert worden sind (z. B. „Card-Food" in Japan, Tubenkost für Raumfahrer).

In *Pharma-Food* sind den natürlichen Lebensmitteln zusätzliche biologisch aktive Wirkstoffe (Nutriceuticals) oder „gesundheitsfördernde Bakterien" beigemengt (z. B. in Benecol-Margarine, LC-1-Joghurt).

Brain Food enthält zusätzlich anregende oder beruhigende Additive („Antidepressions-Riegel oder -müsli").

Gen-Food enthält das verarbeitete Produkt von gentechnisch-veränderten Pflanzen (z. B. Tomatenpürree von Safeway).

Convenience-Food sind vorbereitete Gerichte, die im Kühlschrank gelagert werden und jederzeit abrufbar sind.

Alle diese Produkte entsprechen teilweise der neuen Lebensweise von Singles und beruflicher Dauerbelastung, die nicht mehr ein „kulturvolles Essen" und eine aufwendige Essenszubereitung erlauben. Für sie wird außerdem geworben, weil sie industriell gefertigt werden können mit Parolen wie „Sportlichkeit" und „Fitneß". Dadurch wird die Argumentation unwissenschaftlich und ist nicht mehr weit von der Werbung für andere „wohlschmeckende Produkte" entfernt, wie zum Beispiel: „Jeder soll doch essen, was ihm schmeckt" (z. B. Alkohol, Kekse, Schokolade, Produkte mit „leeren Kalorien"), so daß sie das Anliegen einer gesunden Ernährung nicht fördert.

Der hauptsächliche Gebrauch von Leichtnahrung führt zu einem schwindenden Empfinden für den Wert der natürlichen Nahrungsmittel, fördert Bevorzugungen und kann zu einseitiger Ernährung führen.

B. Auch **Ernährungsregimes** hatten seit jeher Befürworter und Kritiker. Gegenüber der üblichen Mischkost gehören zu den unkonventionellen oder alternativen Ernährungsformen unter anderem:

- Vegetarismus (vegetarische Ernährung mit vegetabiler Nahrung);
- Makrobiotische Ernährung;
- Megavitamin-„Diäten".

1. Vegetarische Ernährung

Sie wurde von Pythagoras eingeführt als ethisches Prinzip, „daß der Mensch nicht das Recht hat, Produkte von getöteten Tieren zu essen". 1847 wurde sie in England durch Newton erneut empfohlen, richtete sich als Prinzip „gegen Völlerei", gegen Tierquälerei (der neue Inaugurator wohnte neben einem Schlachthof).

Der strenge Vegetarismus mit viel Rohkost wurde von Theodor Hahn (1824 bis 1883) als Heilmethode eingeführt. Doch bereits Hufeland hatte eine vorwiegend vegetarische Ernährung medizinisch-wissenschaftlich im Rahmen seiner „Makrobiotik“ als Lehre von der Lebensverlängerung zur Stärkung der individuellen Lebenskraft empfohlen, denn sie half bei „Wohlstandskrankheiten“: Gicht, „Schlagfluß“, Fettsucht sowie gegen Rheuma und Allergien. Diese Wirkung läßt sich auch rationalwissenschaftlich begründen, nicht nur empirisch und nicht nur für die „Naturheilkunde“.

Die vegetarische Ernährung, die nur pflanzliche Nahrung zuläßt mit viel Rohkost, wird unter anderem als Schnitzer-, Bircher-Benner- und Waerland-Kost angewendet. Die lacto-ovo-vegetarische Ernährung steht bei der Max-Otto-Bruker-Vollwertkost im Mittelpunkt.

Vorteile

Die streng vegetabile (vegane) Nahrung ist kalorien-, purin-, cholesterol- und fettarm, aber reich an den Vitaminen E, A, K und C. Sie enthält viel Ballaststoffe und Kalium und trägt zur Ausscheidung der im Organismus gebildeten Säuren bei (dies sind besonders CO_2, Milchsäure, Ketonkörper) durch ihren hohen Gehalt an Kaliumcitrat und -malat.

Das Wirkungsprinzip dieser pflanzlichen Kaliumsalze besteht darin, daß ihre organischen Säureanionen in den Organzellen abgebaut werden können (Citrat und Malat im Citratzyklus), dagegen bleiben die Kaliumionen erhalten und stehen zusätzlich der „Alkalireserve“ zur Verfügung. Dies kann zum Beispiel zur Kompensation einer Azidose beitragen. Bei übermäßiger Zufuhr pflanzlicher Nahrung werden „alkalische Äquivalente“ ausgeschieden und führen zur Alkalisierung des Harns (Anwendung bei Gicht). Die Erhöhung der Alkalireserve bietet vor allem einen Schutz vor Altershypoxie und den verschiedenen Azidoseformen, zum Beispiel bei Diabetes.

Ein weiterer Vorteil vegetabiler Nahrung ist ihr hoher Gehalt an den Vitaminen A, E, C und B_1 sowie Spurenelementen und Magnesium, die unter anderem einen Schutz vor Atherosklerose bieten. Die **vegetarische Ernährung ist deshalb für ältere Menschen geeignet.**

Nachteile

Nachteile der vegetabilen Nahrung sind: Sie enthält kaum Vitamin B_{12}, kein Iod und kein Carnitin. Eisen und Calcium sind gebunden an Phytat und andere Komplexbildner, die eine Freisetzung im Darm und die Absorbierbarkeit behindern. Bei alleiniger Anwendung vegetabiler Nahrung können leicht Ernährungsdefizite auftreten.

Als gravierender Nachteil ist vor allem der Iodmangel in der Nahrung zu beurteilen, durch den es zu einer Begünstigung der Atherosklerose kommen kann. Auch der Eisen- und Calciummangel kann bedenklich werden. Es ist jedoch möglich, die Eisen- und Calcium-Absorbierbarkeit durch zusätzliche Verabreichung von Vitamin C und Zitronensaft sowie durch zusätzlich Milchprodukte zu verbessern.

Über die „Heilungsversprechen“ der verschiedenen vegetarischen Kostformen (z. B. Darmreinigung [Waerland], Rheuma, Diabetes [Schnitzer], Atherosklerose [Bruker], Vitaminmangelkrankheiten [Bircher-Benner], „eat to win“ [Top-Haas-Diät]) läßt sich erst sprechen, wenn bestimmte zusätzliche Voraussetzungen (Diagnostik, Alter des Patienten, Dauer der Diät, Supplementierung von fehlenden Nährstoffen) erfüllt sind.

Bei Zumischung von Milchprodukten spricht man von der *lacto-vegetarischen Ernährungsform.*

Die vegetarische Ernährung ist zusammen mit Milch und Eiklar stets vollwertig. Deshalb sind lacto-vegetarische Ernährung und lacto-ovo-vegetarische Ernährung als Varianten der vegetarischen Ernährung im Alter besonders zu empfehlen. Bei allen Formen der vegetarischen Ernährung bleiben jedoch der geringe Carnitin-, Vitamin-B_{12}- und Iodgehalt problematisch (so daß zumindest Iodsupplementierung mit dem jodiertem Kochsalz erforderlich ist). Außerdem kann es durch den hohen Phytatgehalt der vegetabilen Nahrung zu Calcium- und Eisendefiziten kommen.

Praktisch wichtig ist, daß viele ältere Menschen eine Aversion gegen Milch haben, und daß bei der Aufnahme der (voluminösen) vegetabilen Kost Kauprobleme auftreten können.

Als Dauernahrung für die Gesamtbevölkerung kann nur die *lacto-ovo-vegetarische* Ernährung, nicht aber die streng vegetabile Kost akzeptiert werden.

Auch wenn neben vegetabiler Nahrung als einziges tierisches Eiweiß nur Milcheiweiß aufgenommen würde, kann es, ähnlich wie bei reiner Milchdiät (Puddings), zu Eisenmangel und zur sogenannten „Milchtrinkerkrankheit“ (Burnett-Syndrom bzw. Milch-Alkali-Syndrom) kommen. Die Milchtrinkerkrankheit ist charakterisiert durch erhöhte Absorption von Ca^{2+} mit den Fettsäuren der Milch, erhöhter Ausscheidung von Na^{+} und Nephrolithiasis. Dagegen treten bei hauptsächlicher Deckung des Eiweißbedarfs mit Eiern weder diese Nachteile noch Vitamin-B_{12}-, Iod- und Eisenmangel auf.

Rohkost

Rohkost gehört zu den wichtigsten Elementen der vegetarischen Ernährung, aber auch zu der von der DGE empfohlenen Vollwerternährung.

Vegetabile Nahrung als Rohkost und Bestandteil einer gemischten Nahrung ist unter allen Bedingungen zu empfehlen und trägt wesentlich zur Vollwerternährung bei. Bei ihrer Zubereitung ist zu beachten, daß keine Geräte, die Schwermetalle freisetzen, verwendet werden, und daß sie aus „unproblematischen Nahrungsmitteln“ hergestellt wird. Unproblematische Nahrungsmittel enthalten keine endogenen Toxine, es sind dies zum Beispiel Obst, Beeren, Möhren, Paprika, rote Tomaten, Gurken, Kohl, Petersilie, Zwiebeln, Knoblauch, Sonnenblumenkerne, Öl, Haferflocken.

Vorteile

Ernährungsphysiologisch hat die Verwendung von Rohkost den Vorteil, daß in ihr vor allem die Vitamine besser erhalten bleiben und diese auch nicht durch das Kochwasser verloren gehen können. Bei längerer Marinade oder Silage von Rohkost kann Phytinsäure abgebaut werden, so daß auch Spurenelemente leichter verfügbar sind.

Ein weiterer Vorteil ist, daß die in Rohkost enthaltenen Kathepsine einen Zellaufschluß und eine Eiweiß-Vorverdauung ermöglichen (vor allem bei saurer Zubereitung), ohne daß Bakterien dabei mitwirken.

Die Verwendung von Rohkost wurde schon im vorigen Jahrhundert besonders durch Bircher-Benner propagiert, der die wünschenswerte Rohkostbeilage damit erklärte, daß in der Nahrung die „Sonnenenergiestruktur erhalten bleiben“ müsse.

Diese Begründung für Rohkost ist heute unakzeptabel. Nach Entdeckung der *Vitamine* kann heute die „enthaltene Sonnenenergie" in Rohkost im wesentlichen auf den meist hohen Gehalt an Vitaminen und Spurenelementen zurückgeführt werden, die früher durch Kochen in Kupferkesseln und auch heute nach „Verfeinerung" von Nahrungsprodukten (ausgemahlenes Mehl, Salzkartoffeln, Weißzucker) oder bevorzugter Verwendung von Nahrungsmitteln aus Produkten, die „leere Kalorien" enthalten (Speck, Fett, Schokolade, Kekse) zu wenig aufgenommen werden.

Auch die „Struktur" der Rohkost, außer der von Balaststoffen, kann im Verdauungskanal vollständig zerstört werden, und sie unterscheidet sich dann nicht mehr von gekochter Nahrung.

Nachteile

Ebenso, wie in rein pflanzlicher Nahrung, sind auch in Rohkost nicht alle essentiellen Nährstoffe enthalten. Zu beachten ist weiterhin, daß pflanzliche Rohkost endogene Pflanzentoxine und hohe Konzentrationen an Phytinsäure enthalten können. Zur Vermeidung von Pflanzentoxinen sollen zur Rohkostherstellung nur geeignete Gemüsearten eingesetzt und ungeeignete ausgeschlossen werden.

Folgende Naturprodukte sollten *nicht als Rohkost* verwendet werden:

- Busch- und Stangenbohnen: wegen ihres Gehalts an Phasin und anderen Hämagglutininen, Lektinen (die durch Kochen inaktiviert werden);
- Kartoffeln, Sojabohnen: wegen ihres hohen Gehalts an Antiproteasen (die durch Kochen inaktiviert werden);
- Unbestrahlte Walnüsse, Erdnüsse: evtl. Pilzbefall, Aflatoxine;
- Rohe Speisepilze: wegen nicht-denaturierter Eiweißantigene.

Natürlich sollten auch tierische Produkte in der Regel nicht roh genossen werden, zum Beispiel:

- Nicht pasteurisierte, rohe Milch: Es können Bakterien, zum Beispiel Helicobacter pylori (der eine chronische Gastritis hervorruft) oder auch enterohämorrhagische E. coli (EHEC) enthalten sein (die blutige Diarrhoen und Nierenschädigungen herbeiführen können);
- Rohe Eier: Es können Salmonellen enthalten sein. Problematisch ist auch ihr hoher Gehalt an Antiproteasen, Eiweißantigenen;
- Rohes Hackfleisch: Bei längerem Stehen können sich leicht Salmonellen vermehren, eventuell kommen auch Bandwurmeier vor.

2. Makrobiotische Ernährung

Der Begriff „Makrobiotik" wurde in Europa von Hufeland eingeführt. Heute beruhen die makrobiotischen Ernährungsformen vor allem auf alten japanischen und chinesischen Traditionen, neuerdings modifiziert von Michio Kushi.

Diese Ernährungsform beruht vornehmlich auf Getreideprodukten und dem seltenen Genuß von tierischen Produkten.

Die makrobiotische Ernährung ist in China und Japan eine aus den natürlichen Bedingungen und Resourcen abgeleitete, übliche, zum Teil auch ideologisch begründete Ernährungsform.

In den asiatischen Ländern war die Makrobiotik früher in 10 Stufen aufgebaut:

Für das gemeine Volk galten Stufe 7 bis 10, d. h. es war nur die Aufnahme von Reis erlaubt. In den weiteren Stufen (3 bis 6) wurden dazu Gemüse, Meeresalgen und Obst erlaubt. Erst in den Stufen 1 bis 3 durften auch Fett, Fleisch und Fisch hinzugenommen werden. Religiös und staatlich vorgeschrieben, wurden Milchprodukte und importierte Früchte (Kartoffeln, Tomaten, Honig, Kaffee) abgelehnt.

Vorteile

Abgesehen davon, daß die Ernährung der Bevölkerung immer auch an die regionalen Möglichkeiten und Resourcen gebunden ist, ist durch die vegetarische und makrobiotische Ernährung eine hohe Verwertung der bereitgestellten Nahrung, aber auch eine ausreichende Zufuhr der meisten essentiellen Nährstoffe möglich. Es ist eine natürliche, nicht hochkonzentrierte alkalisierende Nahrung. Nur der in asiatischen Ländern verwendete *ungeschälte* Reis enthält nahezu alle Nährstoffe. Reis bietet auch einen Schutz gegen die zusätzliche Säureproduktion bei häufigen Stoffwechselerkrankungen dar (z. B. bei Diabetes mellitus, Nierenerkrankungen, Darmerkrankungen, Lungenerkrankungen) und fördert damit die Hämoglobinsättigung und Sauerstoffbereitstellung in den Organen.

Die vegetabile Nahrung enthält zu über ⅔ Basenbildner (im Unterschied zur Aufnahme von Eiweißnahrung, die zu ⅔ als Säureproduzent anzusehen ist (SO_4^{2-}, PO_4^{3-}, Harnsäure).

Nachteile

Extreme und unberechtigte Zuspitzungen der makrobiotischen und vegetarischen Ernährung sind die einseitige Ernährung mit anderen Produkten aus Monokulturen (Mango, Mais) oder der „Pudding-Vegetarismus" und manche „Reduktionsdiäten". Diese unphysiologischen Ernährungsformen können rasch zu Eiweißmangel, Mangel an Iod, Eisen, Folsäure, Vitamin B_1, Vitamin B_{12} und Vitamin C führen.

Diese Nachteile können bei erhöhter Belastung und in Aufbauphasen (Säuglingsalter, Wachstum, Schwangerschaft) zu schweren Defiziten führen.

Besonders in Europa kann es bei strenger Einhaltung dieser Ernährungsform (vor allem wegen der Verwendung von verfeinerten Produkten) zum Mangel für die Vitamine B, C, A und D sowie zu Eisen-, Calcium-, Selen- und zu Magnesium-Mangelerscheinungen kommen.

Auch die makrobiotische Ernährung wäre mengenmäßig sehr voluminös (zur Deckung des Energiebedarfs sind mittags 6 bis 8 Kartoffeln, abends 400 g Brot erforderlich). Dadurch können Probleme bei der Konservierung (Kühlkapazität), Lagerung und täglichen Bereitstellung auftreten, die sich auch auf die Kosten auswirken.

3. Megavitamindiäten

Unter Megavitamindiäten versteht man Ernährungsformen, bei denen außer der Nahrung, die nicht näher definiert ist, zusätzlich Vitamin- und auch Spurenelementpräparate aufgenommen werden, so daß davon mehrfach höhere Mengen aufzunehmen sind, als es dem Bedarf entspricht. Die Vitamin-Supplementierungen beruhen auf der Furcht vor Defiziten. Sie werden durch Zufuhr von Dragees oder Multivitaminsäften (nicht mit natürlichen Nahrungsmitteln) in ständig hoher Dosierung realisiert.

Eine vernünftige Mehrzufuhr ist nur bei erhöhtem Verbrauch sinnvoll, oder unter Bedingungen, die bei erwiesener Mangelzufuhr eingetreten sind.

Ein erhöhter Verbrauch findet während Regenerationsprozessen statt (z. B. während Infektionskrankheiten, nach Operationen) sowie bei zusätzlicher Belastung (Rauchen, Bestrahlungen, Joggen).

Die Mehrzufuhr ist auch berechtigt, wenn zu Poolvergrößerung beitragende Lebensbedingungen bestehen. Zu Poolvergrößerungen kommt es während des Wachstums, während der Laktation. **Diese „Konditionierung" kann den Mehrbedarf erforderlich machen.**

Im Normalfall wird ein Überschuß an (wasserlöslichen) Vitaminen ohne Einbau in die Zellen und ohne Wirkung rasch wieder ausgeschieden (Vitamin C, B).

Andererseits kann aber für den gesunden Erwachsenen eine übermäßige Dauerzufuhr von Vitaminen auch schädlich werden:

Eine übermäßige Zufuhr von Vitamin C kann bei disponierten Personen zu Nierensteinbildung (Oxalatbildung) führen, eine übermäßige Zufuhr von Vitamin D zu Kalzifizierungen.

Die erhöhte Vitamin-A-Zufuhr ist insbesondere für Schwangere toxisch.

Mit Vitaminen oder Mineralien supplementierte Nahrung wird auch für „Entschlackungs-(„Blutreinigungs-")-Kuren" empfohlen. Die Vorstellung dabei ist, daß zum Beispiel das Vitamin C die Phagozytose von Leukozyten aktiviert, Selen die Ausscheidung von inkorporierten Schwermetallen fördert, Vitamin A der Entstehung von Akne vulgaris entgegenwirkt und einige Vitamine und Spurenelemente, die zur Erhaltung des antioxidativen Potentials beitragen, der Entstehung von Lipidperoxiden und einer Hypercholesterolämie vorbeugen könnten.

Für eine Elimination körpereigener und inkorporierter Gifte ist immer auch die erhöhte Zufuhr von Ballaststoffen und von Flüssigkeit erforderlich, damit die von der Leber mit der Galle ausgeschiedenen Stoffe im Darm nicht wieder reabsorbiert, sondern ausgeschieden werden können.

Problematische Ernährungsregimes

Im Folgenden sollen verschiedene Ernährungsregimes beschrieben werden, die eher Heilsbotschaften als Beispiele für eine alternative Ernährung darstellen.

Zur Verbreitung dieser Kostformen hat beigetragen, daß sie von ihren Inauguratoren selbst bei eigenen Krankheiten angewandt worden sind und *unter bestimmten Bedingungen* auch geholfen haben können.

Leider ist die Wirksamkeit dieser Kostformen (oft erst später) zu stark verallgemeinert und mit **„Heilungsversprechen"** überfrachtet worden.

Dazu gehören auch manche „Abmagerungsdiäten" und Methoden zum „Heilfasten", die teilweise in die Kategorie der alternativen Ernährungsformen eingeordnet werden (Trenndiäten, Schroth-Kur, Psycho-Diät, Dr.-Atkins-Diät). Fatalerweise betreffen die „Heilungsversprechen" heute vor allem die Alters- und „Zivilisationskrankheiten", und es wird gesagt: „Es kommt nur darauf an, eine Diät lange und konsequent genug durchzuhalten."

Die Heilungsversprechen sind dann für extreme „alternative Ernährungsformen" geradezu global; sie werden um so umfangreicher, je blühender der Unsinn ist, der für sie als Begründung dient (z. B. die *Gurwich-Strahlung* in „Nahrung als Information"). In manchen Fällen wird die Nahrung sogar in die Rituale des Wunderglaubens eingebunden und an ihre rein spirituelle Benutzung ein „Heilungsversprechen" geknüpft (Öltherapie; Schlürfen und Saugen), was in der Konsequenz heißen würde „man muß nur mit der Nahrung richtig umgehen, man braucht sie nicht zu essen!".

Ganz unakzeptabel ist in vielen Fällen die *Begründung*, auf welche Weise diese alternativen Ernährungsformen wirken sollen. Die Ablehnung der meisten alternativen Dauerdiätformen durch die Ernährungsphysiologie beruht heute darauf, daß bei vielen alternativen Ernährungsformen immer noch von überholten, unphysiologischen Grundannahmen ausgegangen wird.

So kann zum Beispiel die Verwendung von Rohkost nicht mit der „erhaltenen Sonnenstruktur der Nahrung" begründet werden, wie es im vorigen Jahrhundert von Bircher-Benner oder T. Hahn, aber neuerdings auch für die Ernährung mit „Sonnenkost" (Wandmaker) angenommen wird.

1. Sonnenkost

Unter Sonnenkost wird hier die Rohkost verstanden. Man geht davon aus, daß Nahrung nur wertvoll ist, wenn die von der Sonne erzeugte Struktur der pflanzlichen Nahrung und ihre „Strahlung" möglichst unverändert bleibt. Die Struktur soll als die eigentlich wichtige Form der Sonnenenergie für die biologischen Funktionen des Menschen notwendig sein (vgl. D. O. Weise 1990).

Heute kennt man den hohen Vitamingehalt der Rohkost und weiß auch, daß diese Nährstoffe unter dem Einfluß des Sonnenlichts erzeugt worden sind. Sie werden aber im Organismus vom Verdauungssystem aufgeschlossen, herausgelöst und danach absorbiert. Ebenso werden auch die von der Sonne erzeugten Strukturen in der Pflanzenrohkost abgebaut. Nur dadurch können Vitamine, Kohlenhydrate, Eiweiße und Fette freigesetzt und im Organismus verwertet werden.

Die „Struktur" der Nahrung hat darauf keinerlei Einfluß.

Ignoriert wird bei der Vorstellung vom Nutzen strukturierter pflanzlicher Sonnenkost außerdem, daß Pflanzen eine andere Zusammensetzung und Struktur als der tierische Organismus haben, so daß für ein langes Leben mit ausschließlich pflanzlicher Rohkost zum Beispiel NaCl, Iod, Eisen und Vitamin B_{12} supplementiert werden müßten.

Die „Struktur" der Nahrung muß also im Verdauungskanal vollständig zerstört werden, damit sie nutzbar wird. Auch der Sinn der in Jahrtausenden entwickelten *Methoden zur Nahrungszubereitung* besteht darin, daß die morphologischen Strukturen erst zerstört werden können, damit man die in Nahrung enthaltenen Nährstoffe gewinnen und ausnutzen kann. Ihrer Einführung liegt ein langer kulturgeschichtlicher Prozeß von „trial and error" zugrunde.

Der einzige wahre Kern an dieser „informationstheoretischen" Ernährung ist nur, daß pflanzliche Nahrung möglichst erntefrisch in der eigenen Küche verarbeitet werden sollte, damit die in ihr enthaltenen essentiellen Vitamine möglichst vollständig erhalten bleiben (und daß man zum Beispiel von gekochter Nahrung das Kochwasser nicht wegschütten sollte).

2. Leben ohne Brot

(Ernährung nach Wolfgang Lutz)

Ebenso wie die fleischlose vegetarische Ernährung wird, genau entgegengesetzt, auch eine „Ernährung ohne Brot" empfohlen. Sie wurde ursprünglich für einen Patienten mit Neurodermitis entwickelt, bei dem sich dadurch zumindest keine Krankheitsverschlimmerung einstellte.

Bei der Ernährung ohne Brot wird jedoch von der falschen Annahme ausgegangen, daß Kohlenhydrate im Stoffwechsel zu Essigsäure umgewandelt werden, die an Haut und Schleimhäuten eine Neurodermitis auslösen könnte. In den Zellen entsteht aber keine freie Essigsäure, nur im Darm durch Bakterien oder ausgeschieden mit dem Schweiß, unabhängig von den verwertbaren Kohlenhydraten. Wenn eine Säuerung (Azidose) im Organismus auftritt, wird sie niemals durch Essigsäure, sondern zum Beispiel durch CO_2, Milchsäure, Ketonkörper, H_2PO_4- oder SO_4^{2-}, unabhängig von der Ernährung verursacht.

Tatsächlich könnten Ballaststoffe bei **Neurodermitis** eine Zunahme der Beschwerden hervorrufen, wenn eine Mitbeteiligung des Darmes besteht.

Man kann diese Ernährungsform jedoch nicht verallgemeinern und erst recht nicht (wie versucht) auch noch damit begründen, daß bei der Verdauung von Getreideprodukten „Verdauungs-Kräfte" verschwendet werden, die man bei Aufnahme von nur tierischen Produkten einsparen kann, „weil tierische Produkte in der Zusammensetzung denen im menschlichen Organismus ähnlicher sind". Das Gegenteil wäre richtiger: Eine hohe Eiweißzufuhr bedeutet keine „Kräfteeinsparung", sondern führt immer zu einer höheren Energieverausgabung des Organismus (wegen der hohen spezifisch-dynamischen Wirkung der Eiweißnahrung).

Eine längere kohlenhydratarme, fleisch- und fettreiche Ernährung ist **keine Ernährung für Gesunde. Sie kann auch für Kranke gefährlich sein,** weil sie Azidosen begünstigt, die bei vielen Erkrankungen sowieso schon als Begleiterscheinung bestehen.

In „Reduktionsdiäten" muß der hohe Eiweißanteil dagegen aus einem anderen Blickwinkel gesehen werden: Der Sinn ist hier, daß durch die kurzzeitige Anwendung hochwertigen Eiweißes eine negative Stickstoffbilanz vermieden wird und eine Dämpfung der Hungerempfindung eintritt (z. B. in Modifast, im Dresdner Schlankheitstrunk, in der Mayo-Diät).

3. Fettdiät und Ölkost
(nach Felix bzw. nach Atkins)
Sie wurde als Abmagerungsdiät propagiert aufgrund der Tatsache, daß die alleinige Zufuhr von Fett keine Insulinausschüttung hervorruft und deshalb das aufgenommene Fett auch nicht gespeichert werden kann. Es kommt im Gegenteil zu einem katabolen Stoffwechsel, durch den auch endogenes Fett abgebaut wird. Durch eine sehr hohe Fettsäurenkonzentration soll es auch zur Aktivierung von Entkopplerproteinen (UCP-1, UCP-2 bzw. Thermogenin im braunen Fettgewebe) kommen und vom Körper mehr Wärme abgestrahlt werden.

Der Preis für eine ständig erhöhte Fettsäurenkonzentration im Plasma ist jedoch die Bildung von Ketonkörpern in der Leber und eine *Azidose*. Sie hat einen hohen Kalium- und Calciumverlust zur Folge sowie eine ständige Schläfrigkeit (Senkung der neuromuskulären Erregbarkeit). Außerdem wird die Manifestation eines latenten Diabetes mellitus und der Gicht begünstigt.

4. Antroposophische Ernährung
(z. B. Haysche Trennkost)
Von dem amerikanischen Arzt Dr. Howard Hay werden Mahlzeiten unterschieden, bei denen nur „basische" Nahrung (pflanzliche = Obst; morgens), zusammen mit Fetten und Gemüse aufgenommen werden soll, oder nur „saure" Nahrung, das heißt tierische Eiweiße (Milch, Fleisch, Ei, Fisch) zusammen mit Fetten und Gemüse (abends).

Als Begründung dafür dienen Dr. Hays eigene „chemische Verdauungsgesetze", die besagen, daß Kohlenhydrate und Fette einerseits und Eiweiße andererseits nicht gleichzeitig optimal verdaut werden können.

Seine Annahmen bestehen vor allem darin, daß kohlenhydratreiche Nahrung nur durch den alkalischen Mundspeichel verdaut wird – er dürfe nicht durch sauren Magensaft verdünnt werden. Andererseits nimmt er an, daß die Eiweißverdauung durch den sauren Magensaft stattfindet, weshalb er nicht durch Speichel verdünnt werden darf. Bei Vermischung von Eiweiß mit Kohlenhydraten würde zusätzliche „Verdauungsarbeit" erforderlich, die man durch die Trennkost vermeiden könne.

Die „chemischen Verdauungsgesetze" sind heute überholt: Für die „Verdauungskraft" sind weder der neutrale Speichel noch der saure Magensaft unverdünnt erforderlich, und es ist für die Verdauung auch nicht unbedingt eine Schichtung der Mahlzeiten im Magen notwendig. Im Darm wirken die Verdauungsenzyme für Kohlenhydrate, Fette und Eiweiße stets gleichzeitig ein.

Außerdem kann zum Beispiel das Nahrungseiweiß im Stoffwechsel nur bei Anwesenheit von Kohlenhydraten mit hoher Effizienz verwertet werden (denn das von Glucose ausgeschüttete Insulin steigert die endogene Eiweißsynthese in der Leber).

Obwohl die Haysche Trennkost von falschen Abläufen bei der Verdauung ausgeht, erscheint besonders für ältere Menschen eine stärkere Entlastung der azidotischen Stoffwechsellage am Tage (nach Aufnahme basischer Kost am Morgen) einleuchtend, jedoch wird durch die ergänzende Eiweißzufuhr am Abend eine zusätzliche Säurebelastung ausgelöst. Bei ständig kombinierter Zufuhr pflanzlicher und tierischer Nahrung (mit Betonung der pflanzlichen Anteile, wie bei der Vollwerternährung) könnten sich dagegen die Basen- und Säurezufuhr gegenseitig kompensieren.

In neuerer Zeit ist die Haysche Trennkost durch ein Buch („Fit for Life" von H. und M. Diamond) wiederbelebt worden, das aber hauptsächlich die alten, unphysiologischen Annahmen wiederholt, ohne neue Beweise, die eine Bewertung dieser Kost als sinnvolle alternative Ernährungsform zulassen würden.

5. Entschlackungs- und Eliminationskuren (Schroth-Kur, Semmel-Milch-Kur nach Mayr)

Als Formen der „Trenndiät" werden auch Entschlackungs- oder Eliminations-Diäten (als Kuren zum Heilfasten) inauguriert. Sie sollen besonders bei chronischen Stoffwechselkrankheiten und fettsüchtigen Patienten wirksam sein, weil sich die „Verdauungsorgane erholen und Schlackenstoffe angegriffen und verbrannt werden würden".

Eliminationskuren werden häufig zusammen mit Fasten und Megavitamin-Diäten angewandt. Es gibt jedoch auch Eliminationskuren ohne spezielle Zufuhr von Vitaminen.

Eine besonders rigorose Form einer Entschlackungs- oder Eliminationsdiät ist die *Schroth-Kur*. Bei dieser Kur wechseln sich Fasten- und Trockentage mit Trink-(Wein-)Tagen ab. Zum Essen gibt es nur Stärke in Form von altbackenem Gebäck und wenig Rohkost.

Bei der *Semmel-Milch-Kur* nach Mayr, die als Heilkur vor allem bei Reizdarm und „chronischem Darmschaden" empfohlen wird, soll vor allem Mundspeichelamylase für die Stärkeverdauung ausgeschüttet werden, die sonst bei der üblichen Kautechnik kaum zur Wirkung kommt.

Vorteile: Bei diesen Ernährungsregimes werden extrem katabole Stoffwechselbedingungen im Organismus eingestellt, so daß es zu einem endogenen Fett- und Eiweißabbau kommt. Durch die katabole „Umstimmung“ werden auch mRNA-Synthesen (die unter katabolen Bedingungen ablaufen) begünstigt, so daß sich die Anpassungsbreite (und Heilung) verbessern kann.

Nachteile: Mit dieser Entschlackungs- oder Eliminationsdiät wird keine höhere „Gift-Ausscheidung“ herbeigeführt. Es werden auch bei katabol wirksamer Ernährung Ausscheidungsprodukte über die Galle in den Darm abgegeben. Sie können aber nicht über den Darm ausgeschieden werden, da Ballaststoffe in der Nahrung fehlen. Indol, Skatol und andere Produkte der Leber werden danach reabsorbiert und über Nieren, Haut und Lunge eliminiert, so daß der Patient „stinkt“ und es den Anschein hat, als würde mehr Gift ausgeschieden.

Die Eliminationsdiäten sind nur unter Extrembedingungen kurzzeitig vertretbar, aber generell als gesundheitsschädigend abzulehnen.

4.6 Ernährungspharmazie, Functional-Food

In den USA und in Japan wurde ein neues Gebiet der Ernährungswissenschaft, die Ernährungspharmazie, eröffnet, das sich mit dem präventiven Einsatz von essentiellen und nichtessentiellen Nahrungsfaktoren beschäftigt, die aus pflanzlichen Produkten gewonnen werden können.

Die Erkenntnisse über bioaktive Pflanzenstoffe haben ihre Wurzel in der mittelalterlichen Medizin, wo Pflanzen in großem Umfang als Heilmittel verwendet wurden. Einige Pflanzeninhaltsstoffe (oder **„Phytochemicals“**) sind in reiner Form isoliert worden und werden als Pharmaka eingesetzt.

Für einige Phytochemicals wurde vom Foundation for Innovation in Medicine (USA) der Begriff *Nutriceuticals* geprägt. Nutriceuticals sind in *Functional-Food* enthalten.

Manche von ihnen stehen in dem Ruf, „lebensverlängernd“ zu wirken. Ein solches Functional-Food ist in Europa vor allem *Knoblauch*. Auch ihm geht der Ruf voraus, Altern aufhalten zu können. Doch Pharmaka oder Nährstoffe zur Sicherung ewiger Gesundheit und Jugend gibt es nicht. Am wenigsten kann man mit der Praxis einverstanden sein, daß man sich von Knoblauch nach der Völlerei alles erhofft und zur Pillenschachtel greift, um „für die Gesundheit etwas zu tun“.

Pflanzliche Nutriceuticals

Nutriceuticals sind ernährungsrelevante Phytochemikalien aus Pflanzen, die üblicherweise für die Ernährung und für den Verzehr bestimmt sind.

Zu den *Nutriceuticals* werden einige (Nicht-Vitamin-)Carotinoide, Saponine, Glucosinolate, Flavonoide (Polyphenole, Terpene), Phytosterine, Phytoestrogene, Sulfide, die Phytinsäure und Proteaseinhibitoren gerechnet, die in Gemüse und Getreide vorkommen. Sie können aus pflanzlichen Produkten durch besondere Zubereitungsverfahren extrahiert werden, so zum Beispiel die Wirkstoffe von Zwiebeln, Knoblauch und anderen Gewürze, Wirkstoffe in einigen Tees und Getränken, oder „Immunstimulantien“ in Tinkturen.

Andere Nutriceuticals entstehen in größerer Menge erst sekundär durch die Lagerung von Pflanzen *(bioaktive sekundäre Pflanzenstoffe)* oder bei der Verarbeitung, zum Beispiel die Flavonoide im Wein und anderen pflanzlichen Produkten. Häufig enthalten Pflanzen oder Pflanzenteile eine Mischung verschiedener verträglicher Nutriceuticals.

Nutriceuticals können entzündungshemmende, bakterizide, antioxidative, kanzerostatische, immunstimulierende oder choleretische Eigenschaften haben (Tab. 45).

Einen hohen Gehalt an Nutriceuticals haben grüner und schwarzer Tee, Brokkoli, Citrusfrüchte, Sojabohnen und Rotwein. Nutriceuticals kommen vor allem unter der Schale von Gemüse und Obst vor, weshalb Schälen ihren Gehalt verringert. Es ist nicht notwendig, spezielle Obst- und Gemüsearten zu essen. Entscheidend ist die Gesamtzufuhr.

Die angestrebte hohe Obst- und Gemüsezufuhr nach den 10 Regeln der DGE ist also nicht nur wegen des Ballaststoff-, Vitamin- und Spurenelementgehaltes anzustreben, sondern auch wegen der Mehrzufuhr von Nutriceuticals mit gesundheitsfördernder Wirkung.

Standardisierung

Nutriceuticals in Functional-Food wirken unspezifisch und sind für den Organismus nicht unbedingt notwendig. Sie können über- oder unterdosiert werden, ohne daß dadurch großer Schaden entsteht.

Eine biologische Wirkung haben Nutriceuticals erst ab einer Minimaldosierung und bei bewußter Anwendung. Auch im Falle von Knoblauch oder Knoblauchdragees sind die nachgewiesenen, günstigen physiologischen Effekte erst bei ausreichend hoher Zufuhr erreichbar.

Das Hauptproblem bei der Ausnutzung pflanzlicher Nutriceuticals ist die Schwierigkeit, sie in Extrakten wirksam zu standardisieren. Sowohl die Relation der häufig in einem Gemisch vorkommenden Phytochemikalien in einer Pflanze ist unterschiedlich (warme/kalte Sommer), als auch die Ausbeute in Abhängigkeit von der Extraktionsart und der Vorbehandlung (Trocknung) ist wechselhaft. Durch Extraktion und Trocknung des Extrakts aus der gleichen Pflanzenmenge erhält man somit nicht immer die gleiche Wirkstoffmenge. Deshalb gibt zum Beispiel die Angabe „mg Extrakt“ oder „Einheiten“ in den verschiedenen Anwendungsformen (Pillen, Dragees) kein wahres Bild über den Gehalt an wirksamen Inhaltsstof-

Tabelle 45: Pflanzenprodukte, die antikanzerogen wirksame Nutriceuticals enthalten.

Nutriceuticals	**Pflanzliche Produkte**							
	Grünkohl	Karotte	Tomate	Zitrone	Knoblauch	Zwiebel	Leinsamen	Weizen
Phenolsäuren	+	+	+	+	+	+	+	+
Flavonoide	+	+	+	+	+	+	+	
Carotinoide	+	+	+					
Terpene	+	+	+	+	+	+		
Glucosinolate	+				+	+		
Phytosterine							+	+

fen. Durch Wirkstoffe von gleichen Pflanzen, aber aus unterschiedlichen Kulturen, kann so durch die gleiche Menge Extraktivstoff nicht immer ein reproduzierbarer biologischer Effekt erzeugt werden, bedingt durch eine nicht exakte Dosierbarkeit. Eine exakte Beurteilung der Wirksamkeit wäre nur durch die genaue Angabe der Konzentration des Hauptwirkstoffs möglich, wegen dem das Präparat eingenommen wird.

Das Prinzip der Standardisierung für Pflanzenpharmaka mit Empfehlung zur Durchführung bei Nutriceuticals hat sich noch nicht ausreichend durchgesetzt, deshalb werden auf Grund einer Unterdosierung die erwünschten Wirkungen oft nicht erzielt.

Eine Überdosierung ist bei der Aufnahme von Nutriceuticals, die meist unspezifisch wirken, nicht zu erwarten.

Wirkungen von Nutriceuticals

Zu den Nutriceuticals, die ausführlich untersucht worden sind, gehören die Inhaltsstoffe von Teeblättern, Kaffee- und Kakaobohnen, Knoblauch, Zwiebeln, Süßholzwurzeln, Kohlgewächsen, Sojabohnen und einigen Gewürzkräutern:

- **Adenosin, Ajoen sowie Flavonoide, Garlicin, Methylallyltrisulfid, Scordinine** sind in Zwiebeln, aber auch im Knoblauch enthalten. Sie tragen zur Erhaltung der normalen Bakterienflora im Dickdarm bei (Wachstum von Coli-Bakterien) und beugen damit Verdauungsstörungen vor (wie die Muttermilch für den Säugling!). Knoblauch und Zwiebeln gehören zu den Gewürzpflanzen mit dem höchsten Adenosingehalt. Auf den Adenosingehalt wird die Verbesserung der Organdurchblutung zurückgeführt.
- **Allicin und Aliin** sind Senföle und in Zwiebeln und Knoblauch die geruchsaktiven ätherischen Öle. Sie wirken entzündungshemmend (z. B. als Zwiebelsaft bei einem Katarrh) und senken die Triglyceridwerte im Blutplasma. Placebokontrollierte Studien für den Menschen haben ergeben: Zur Senkung wäre die Aufnahme von 5 g frischem Knoblauch pro Tag oder von 900 mg standardisiertem Knoblauchpulver notwendig. Die handelsüblichen Präparate sind meist nicht auf Aliin oder Allicin standardisiert, und deshalb ist die empfohlene Dosierung zu niedrig (z. B. enthält ein Ilja-Rogoff-Dragee etwa 10 mg Allicin, ein Kwai®-Dragee 0,01 BE). Allicin entsteht erst beim Aufbereiten des frischen Knoblauchs durch Einwirkung der zelleigenen Allinase. Allicin wirkt im Darm auch antibiotisch. Es wird durch Hitze- und Essigbehandlung oxidativ zerstört.
- **Apiol**, ein Amphetamin-ähnlicher Wirkstoff, ist in Petersilie enthalten. Er hat bei ausreichender Zufuhr eine euphorisierende Wirkung („Aufputschmittel“).
- **Azulene** im Kamillenöl sind stark bakterizid wirksam. Kamillenextrakte finden deshalb sowohl bei Schleimhautentzündungen (Gastritis, Zystitis, Balanitis, Laryngitis, Tonsillitis) als auch bei Wunden und Entzündungen der Haut eine breite medizinische Anwendung. Als Besonderheit gilt, daß sie nie bei einer Konjunktivitis (Entzündung des Auges) eingesetzt werden sollen.
- **Calendulin** ist ein Inhaltsstoff von Calendula officinalis (Ringelblume), zusammen mit β-Carotin, Xanthophyll, Saponinen, Salicylsäure und ätherischen Ölen. Es ist wirksam bei allen offenen Hautwunden (besonders Brandwunden, Ulcus cruris). Zur Salbenzubereitung wird empfohlen, zu 250 g heißem Schweinefett

etwa eine Handvoll frische Blätter, Blüten und Stengel zu geben. Nach einem Tag Stehen sollen die Pflanzenbestandteile abfiltriert werden.

- **Capsaicin** ist das scharfschmeckende Alkaloid in Paprika und Cayennepfeffer (Chili). Es wird zur Hautreizung im Senfpflaster benutzt. Hohe Dosen in der Nahrung führen zu Schleimhautreizung und Anregung der Sekretion. Im Pfeffer ist als scharfschmeckendes Alkaloid das Piperin enthalten. Die Wirkung soll in der Erregung Endorphin-ausschüttender Neurone bestehen.
- **Carotinoide**, die nicht spezifisch wirken wie das β-Carotin oder das daraus entstehende Retinol, haben nach Aufnahme in den Organismus einen unspezifischen antioxidativen Effekt. Echte Carotine sind das Lycopin in Tomaten, das Neurosporin, Phytofluen und Phytoen. Zu den Carotinoiden gehören aber auch die Xanthophylle, zum Beispiel Lutein, Capsorubin, Fucoxanthin, Rubixanthin. Sie sind Pigmentfarben im Pflanzen- und Tierreich und werden hauptsächlich mit den Früchten und dem Blattgemüse in der Nahrung aufgenommen.
- **Cynarin** in Artischockenextrakt und *Chelidonin* aus Schöllkraut sind Derivate der Caffeoylchinasäure. Sie wirken als Choleretika. Zur Erreichung der wirksamen Dosis sind etwa 420 g Artischocken zu verzehren (Kupke 1991).
- Sonnenhutkraut- **(Echinaceen-) Präparate** sollen die zelluläre Immunabwehr verbessern und vor Folgeschäden einer Chemotherapie bei Tumorpatienten schützen. Sie werden im Rekonvaleszenzstadium nach einer Tumorbehandlung erfolgreich angewendet.
- Auch die **Lektine** im Mistelsaft (Lektine M 1 bis 3) stimulieren in höheren Dosierungen nachweislich das zelluläre Immunsystem und werden deshalb zur Überwindung einer Immunschwäche nach Krebsoperationen eingesetzt. Lektine aus Kürbiskernen (zusammen mit Phytoestrogenen) oder der Brennessel werden als Phytotherapeutika ohne Nebenwirkung bei Prostatahypertrophie und Miktionsstörungen angewendet.
- **Ginkgolide** sind im Ginkgoblatt die wirksamen Verbindungen (Rökan). Durch sie wird in entsprechend hoher Dosierung eine Verbesserung der Hirndurchblutung erreicht.
- **Ginseng-Inhaltsstoffe** werden als Anti-Streß-Präparate vertrieben. Sie sind ab einer täglichen Aufnahme von 2 bis 3 g Ginseng-Pulver oder 500 mg Ginseng-Extrakt wirksam. Keinesfalls sind sie spezifisch wirksam als „potenzsteigernde“ oder „lebensverlängernde“ Wirkstoffe.
- **Glucosinolate** kommen in Pflanzen vor, die zu den Kreuzblütlern gehören. Im Spektrum der verschiedenen Glucosinolate überwiegen diejenigen mit einer gesundheitsfördernden Wirkung. In der Ernährung sind Weißkohl, Rotkohl, Brokkoli, Kohlrabi und Blumenkohl auch wegen ihres hohen Ballaststoffgehaltes unbedingt zu empfehlen. In ihren Glucosinolaten ist Glucose über Schwefelbrücken (z. B. Thiocyanat) mit einem Aglucon verbunden. Nach Abspaltung der Glucose durch Einwirkung von β-Thioglucosidasen (Myrosinase) entstehen im Darm die Thiocyanate und Isothiocyanate. Sie wirken gegenüber atypischen Erregern im Darm antibakteriell und fungistatisch. Sie haben dadurch eine krebshemmende Wirkung, denn es besteht die Vermu-

tung, daß eine Fehlbesiedlung des Gastrointestinaltraktes mit Bakterien und Viren eine Ursache für Tumorentstehung ist (z. B. durch Helicobacter pylori, Papillomaviren, Pseudo-Tuberkulosebakterien). Einige Glucosinolate können auch dadurch antikanzerogen wirken, daß sie eine Hemmung von Cytochrom P-450 herbeiführen und dadurch anwesende Prokanzerogene nicht aktiviert werden. Glucosinolate werden durch Kochen nicht zerstört. Pflanzliche Produkte, in denen vor allem Thiocyanate (Rhodanide) und Isothiocyanate enthalten sind, können in größeren Mengen unbedenklich aufgenommen werden. Sie haben nicht nur durch die antibakterielle und fungistatische Wirkung ihrer Glucosinolate ernährungsphysiologische Bedeutung. Im Sauerkohl bleibt außerdem (aufgrund des sauren Milieus der Milchsäurebildung) das Vitamin C erhalten. Für pflanzliche Nahrung, die einen höheren Anteil *toxischer Glucosinolate* enthält, wird besonders in Iodmangelgebieten eine eingeschränkte, dosierte Zufuhr empfohlen, zum Beispiel für Rosenkohl und Kohlrübe.

- **Glycyrrhetinsäure** kommt in der Lakrize (Süßholzwurzel) vor, die ursprünglich aus China stammt. Glycyrrhetin-Aglykone sind spezifische Proteinase-Aktivatoren, die bei Aufnahme in die Blutbahn u. a. das „angiotensin converting enzyme" aktivieren und dadurch zu Hypertonie und erhöhter Natriumreabsorption und Kaliumausscheidung (erhöhte Aldosteronausschüttung) führen. Andererseits steigern sie bei Hypotonie den Blutdruck. In der Lakrize sind außerdem Flavonoide, Liquiritin und Cumarine enthalten, die entzündungshemmend und antiallergisch wirken, sowie Licochaline A. Dem letzteren wird eine Anti-HIV-Aktivität zugeschrieben.
- **Hopein** sowie Methylbutenol sind im Hopfen und im Bier enthalten und haben eine schlaffördernde Wirkung.
- **Hypericin** ist der Inhaltsstoff von Blüten des Johanniskrauts. Es wirkt in Tees als Antidepressivum und Psychotonikum. Es wird bei Verstimmungen, innerer Unruhe oder Angstzuständen empfohlen. In der Haut steigert es die UV-Licht-Empfindlichkeit.
- **Rutin** (früher Vitamin P, Fagorutin) ist im Buchweizenkraut ebenso wie in der Schale von Citrusfrüchten konzentriert. Es senkt die Kapillarpermeabilität und wirkt synergistisch mit Vitamin C (bei Skorbut, diabetischer Mikroangiopathie). Buchweizen enthält auch einen Wirkstoff, der die Lichtsensitivität der Haut erhöht (Fagopyrismus).

Eine besonders interessante Gruppe von Nutriceuticals, die in größerer Menge erst sekundär durch die Lagerung von Pflanzen als *bioaktive sekundäre Pflanzenstoffe* entstehen, sind die Polyphenole, Terpene, Flavonoide und Katechine.

- Polyphenol-Flavonoide sind als Schutzfaktoren unter anderem gegen Sauerstoffradikale wirksam (als **Flavonole, Flavone, Flavonone**). Sie können extrahiert werden oder in Pflanzen, Pflanzensäften, Fruchtsäften und im Wein angereichert sein. Nach ihrer Aufnahme in den Organismus haben sie eine antioxidative Wirkung. Sie unterstützen also die Wirkung von Vitamin E, C, den Carotinen und der selenhaltigen Glutathionperoxidase. Besonders konzentriert sind sie im Rotwein enthalten. Sie werden auch von „verrottenden"

Pflanzen gebildet, können daraus isoliert und möglicherweise in Zukunft als Arzneimittel oder Extraktivstoffe der normalen Nahrung zugefügt werden.

- Auch die **Polyphenole** Hydroxy-Zimtsäure, Kaffeesäure, Chlorogensäure und Vanillinsäure wirken antioxidativ. Sie sind unter anderem für die antioxidative und präventive Wirkung von Wein auf die Atherosklerose-Entstehung verantwortlich gemacht worden. Sie bestimmen außerdem die Geschmacksrichtung von Obst, Gemüse und Getreide. Bei der Lagerung (oder Verrottung) von Pflanzen sind sie für die „Bräunung" verantwortlich, die zum Beispiel in Äpfeln erst dann auf einer Schnittstelle beginnt, wenn das Vitamin C vollständig verbraucht ist (durch die „Verletzung" des Apfels wird die Ascorbinsäureoxidase freigesetzt, die zum raschen Vitamin-C-Abbau beiträgt. Je dunkelbrauner zum Beispiel Apfelsaft ist, desto weniger Vitamin C ist enthalten!).
- **Auron-Flavonoide** und polyphenolische Cinnaminsäurederivate in Pflanzenextrakten (z. B. **Rosmarin-, Ellagin-, Luteolin-Säure sowie Phloretin**) hemmen die Umwandlung von Thyroxin zu Triiodthyronin. Zu den Auron-Flavonoiden gehören zum Beispiel die Inhaltsstoffe der Melisse (Klosterfrau Melissengeist), oder Pflanzenextraktivstoffe aus Lycopus virginicus, Lithospermum officinale (Volksmedizin). Alle diese Verbindungen hemmen die T_3-Bildung durch Hemmung der 5'-Monodeiodase in der Leber und wirken als „Antihormon" beruhigend, aber auch kropfbildend (hypothyreote Struma).
- **Flavonglykoside (ätherische Öle)** in Likören haben Reizwirkung auf Schleimhäute, fördern die Magensaftsekretion und wirken antioxidativ, wie die Polphenole, zum Beispiel im Wacholder, Gin, Genever, Steinhäger, Wermut.
- Klassische **Aromastoffe** sind die Terpene. Mit Hilfe ihres Terpenmusters können die Weinsorten charakterisiert werden.
- **Bitterstoffe** haben eine unterschiedliche chemische Grundlage. Die Bitterstoffe in Grapefruitsaft, Gurken, Aperitifs, Magenbitter sind unter anderem Triterpene und Epikatechine, Glucosinolate, aber auch verschiedene Aminosäuren (Leucin, Phenylalanin, Valin, Tyrosin) sowie Mannose, Ölsäure und andere ungesättigte Fettsäuren. Bitterstoffe regen reflektorisch über die Geschmacksnerven und den Vagusnerv die Magen-, Pankreas- und Darmsekretion und Peristaltik an. Aperitifs sollen deshalb etwa 20 Minuten vor dem Essen getrunken werden. Bitterstoffe entstehen auch durch Oxidation der Nahrung bei längerer Lagerung oder Kontakt mit Schwermetallen (z. B. Limoninbildung in Chicoree, Äpfeln, Säften) oder sie können Kennzeichen für den Nahrungsverderb sein, besonders für Pilzbefall.
- In der Aleuronschicht von Getreide, in Vollkornbrot und in der Kleie kommt die **Phytinsäure** vor. Diese polyanionische Verbindung ist ein Kationenaustauscher, der zwei- und mehrwertige Metallionen fest binden kann und sie dadurch der Absorption im Darm entzieht. Phytinsäure wird zu den Nutriceuticals gerechnet, weil Phytate auch therapeutische Effekte haben:
  1. Phytat hemmt im Dünndarm die Wirksamkeit der Pankreasenzyme

Amylase und Lipase. Es verzögert dadurch die Glucoseabsorption (ähnlich wie die therapeutisch verwendete Acarbose). Wegen dieser Wirkung wird *Diabetikern* die Zufuhr von phytathaltigen Hafer-, Bohnen- oder Linsenprodukten empfohlen.
2. Phytat hat auch eine hohe Bindungsaffinität für *Schwermetallionen.* Durch Phytat und phytathaltige Nahrung können mit der Nahrung aufgenommene Blei-, Aluminium- und Cadmiumionen oder radioaktive Elemente (wie Strontium) fest gebunden und rasch ausgeschieden werden.
3. Phytat bindet besonders Fe-III-Ionen sehr fest, so daß sie im Darm nicht freigesetzt werden. Es entstehen dadurch im Darm keine aggressiven Sauerstoffradikale (durch die Fenton-Reaktion). Wegen dieser „antioxidativen Wirkung" stellt Phytat einen Schutz vor Entstehung eines Kolon-Karzinoms dar.
4. Über Calciumbrücken kann Phytat auch Gallensäuren binden, zur Ausscheidung von Cholesterolmizellen beitragen und so den enterohepatischen Cholesterolkreislauf unterbrechen. Damit läßt sich die *cholesterolsenkende Wirkung* von Ballaststoffen erklären.

Auch einige Genußmittel und Inhaltsstoffe des Kaths, Kaffees, Kakaos und Schwarztees können zu den Nutriceuticals gerechnet werden:

- **Katin** ist ein Inhaltsstoff der Blätter des Kath-Strauches. Es ist ein Genußmittel und wirkt als Weckamin und als Appetitzügler mit leichtem Suchtpotential.
- **Coffein (Thein),** Theophyllin und Theobromin sind Purinalkaloide. Sie gehören zu den natürlichen Pflanzeninhaltsstoffen und zählen zu den Genußmitteln. Sie kommen in Kaffeebohnen, Teeblättern und Kakaobohnen vor. Diese enthalten außerdem noch Gerbstoffe, ätherische Öle sowie „Rubigene und Flavine" (die durch längere Extraktionszeit zunehmend herausgelöst werden). Wie alle Purinalkaloide aus Tee, Kaffee und Kakao hemmt Coffein den cAMP-Abbau (Phosphodiesterase-Hemmer) und wirkt dadurch fördernd auf die Durchblutung. Beachte aber: Purinalkaloide vermindern nicht die Alkoholwirkung! Für Kaffee ist zu beachten, daß beim Rösten der Kaffeebohnen bei 210 bis 230 °C Karamelisierungsprozesse zwischen Aminoverbindungen und Polysacchariden auftreten. Mit 85 bis 95 °C heißem Wasser werden sie wie die Alkaloide herausgelöst. Bei höheren Temperaturen werden auch Kaffeeöl und Trigonellin herausgelöst, die Unverträglichkeitserscheinungen (Gallenblase) und Blutdruckanstieg auslösen können.
- **Serotonin** und 5-Hydroxy-Tryptamin sind in Schokolade, aber auch in Tomaten beziehungsweise im Käse, enthalten und bewirken Entspannung und die Empfindung „Wohlbefinden", möglicherweise durch die Ausschüttung von Enkephalinen.
- **Theophyllin** ist das Hauptalkaloid im schwarzen Tee. Der beste Tee wird aus den Blattknospen (Pekko) des Teestrauches gewonnen. Die Blätter werden für schwarzen Tee durch die eigenen Enzyme fermentiert und anschließend kurz bei Temperaturen zwischen 95 und 200 °C getrocknet. Sie enthalten neben den typischen Alkaloiden noch Gerbstoffe. Diese wirken bei Magen- und Darmaffektionen adstrin-

gierend: *Man soll daher schwarzen Tee bei Durchfällen verabreichen!*

- **Theobromin** ist sowohl im Tee als auch in der Kakaobohne enthalten. Die Gerbstoffe des Kakao verlangsamen ebenso wie die des Tees die Darmmotilität, weshalb beide verstopfend wirken. In Kakao (Schokolade) sind außer dem Serotonin u. a. Stoffe enthalten, die zu Abhängigkeit mancher Menschen vom Schokoladenverzehr führen können.

Die Purinalkaloide werden im Organismus zu 1-Methylharnsäure umgewandelt und so mit dem Harn ausgeschieden. 1-Methylharnsäure trägt aber nicht zur Nierensteinbildung bei.

4.7 Orthomedizinische Ernährung

Zielessen beinhaltet die gezielte zusätzliche, zeitweise (nicht für alle Lebensbedingungen erforderliche) therapeutische oder präventive Zufuhr ausgewählter Vitamine, Spurenelemente und Nutriceuticals bei besonderen *Belastungssituationen* und Krankheitsdispositionen.

Für das präventive Zielessen werden häufig ausgewählte Nahrungsmittel favorisiert, die einen hohen Gehalt an Inhaltsstoffen aufweisen, die zur Sicherung bestimmter Organfunktionen benötigt und dabei rasch verbraucht werden.

Zielessen ist keine Diät, sondern eine ergänzte Vollwerternährung. Aber der Arzt sollte eine zeitlich begrenzte Mehrzufuhr begründen können, zum Beispiel, weil ein erhöhter Bedarf durch erhöhten Nährstoffumsatz in Belastungssituationen besteht, oder weil man die therapeutische Wirksamkeit der zugeführten Vitamine und Spurenelemente ausnutzen will.

Dosis-Wirkungsbeziehungen von Nährstoffen

Durch hohe Konzentrationen essentieller Nährstoffe kann in manchen Fällen ein über die physiologische Wirkung hinausgehender pharmazeutischer (therapeutischer) Effekt erreicht werden. Unter Belastungssituationen reicht die *Mobilisierung endogener Pools* nicht aus, um hohe Blutplasma- und intrazelluläre Konzentrationen einzustellen, die einen therapeutischen Effekt sichern.

Dieser Effekt kann nur durch eine befristete höhere Zufuhr (oder die Anlage zusätzlicher Depots) eines Nährstoffs erreicht werden (s. Abb. 27, S. 129).

Dies wurde unter anderem nachgewiesen für Vitamin A und Retinsäure sowie für einige Nährstoffe, die zum antioxidativen Potential im Organismus beitragen.

Durch *therapeutische Zufuhr* kann zusätzlich zur endogenen Bereitstellung eine erhöhte lokale Bereitstellung erzielt werden, so daß ein hoher Verbrauch ausgeglichen wird. Durch die höhere lokale Bereitstellung kann die Neusynthese der Funktionsproteine erfolgen, die für die spezifische Wirkung essentieller Nahrungsstoffe verantwortlich sind (z. B. von Retinsäurerezeptor-β [RAR-β] durch Vitamin A oder Glutathionperoxidase durch Selen). Daraus ergibt sich eine verbesserte Kapazität (durch Neusynthese), zum Beispiel für Schutzreaktionen.

Zielessen erfüllt jedoch nur dann seinen Zweck, wenn die organischen Leistungen durch Tabak, Drogen und Alkohol nicht schon vor seiner Anwendung zu weit abgefallen sind.

Ein präventives Zielessen mit bestimmten Nahrungsmittelkombinationen wird unter anderem vorgeschlagen für folgende Zielgruppen:

- Gegen frühzeitige Demenz und Atherosklerose: Es soll übermäßige Radikalbildung verhindert werden durch Vitamin E (Mais, Bohnen, Weizenkeime) und durch Selen (Wein). Eine geringere Speicherung von Cholesterin wird auch durch erhöhte Aufnahme von Iod, Cholin und polyungesättigten Fettsäuren (große Portionen Fisch) erreicht. Erforderlich ist eine höhere Kohlenhydrat- und Vitamin-B_1-Aufnahme (Bierhefe, Haferflokken) und geringere Fettaufnahme.
  Erhöhte Vitamin-B_1-Zufuhr bei Kleinkindern steigert den Intelligenzquotienten!
- Für Raucher und gegen Tumoren: Als Schutz gilt eine Auffüllung von Nahrungsfaktoren, die zum antioxidativen Potential beitragen, sowie gleichzeitig die erhöhte Zufuhr von Vitamin A (**„A carrot a day keeps cancer away!“**) durch Genuß von Leber, Möhrensaft. Erforderlich ist auch Zink (in Beeren, Getreideprodukten, Nüssen) für die Bindung von Retinsäure an die zinkhaltigen Kernrezeptoren. Dadurch werden die Suppressorgene als wichtige intrazelluläre Barriere und die Lymphozytenabwehr (zelluläre Immunität) gestärkt. Überschüssige Zufuhr von Eiweiß und Fett (Trans-Fettsäuren in Margarine) sind zu meiden.
- Für Alkoholiker: Aufgrund einer chronischen Atrophie der Magenschleimhaut kommt es nicht nur zur geringeren Salzsäure- und Pepsinfreisetzung, sondern auch zum Mangel an intrinsic factor (IF). Dadurch kann als (inkurable) Spätfolge eine Perniziöse Anämie mit schweren Nervenschädigungen (Parästhesien, Ohrensausen, Radixschmerzen der Rückenmarksnerven) auftreten. Häufige Folge ist auch eine Pankreatitis. Es ist also eine hohe Eiweiß- (und Vitamin-B_{12}-) Zufuhr, die Zufuhr des neuroprotektiven Vitamins B_1 und die erhöhte Selenzufuhr (Schutz vor Pankreatitis) erforderlich.
- Für sexuelle Potenz, zur Steigerung der *potentia generandi:* Zufuhr der Vitamine C und E; von Iod, Zink zur Anregung der Spermatozoen-Proliferation und Prostata-Sekretbildung (Früchte, Gemüse, Artischocken, Fisch, Austern); oder der *potentia coeundi:* Knoblauch, Spargel, Trüffel, wenig Fleisch, viel Fisch.*

Auch früher schon wurden mineral-, vitamin- oder hormonhaltige Leckerbissen zur Kompensation bei bestimmten Ausfallerscheinungen gesucht und zugeführt (siehe z. B. Maupassant: Austern für ältere Herren an der Nordsee, Eierkuren, Trüffeln, Alraune- oder Ginsengwurzeln).

Zur Zeit werden mit dem Zielessen aber übertriebene Erwartungen geweckt. Zielessen kann nicht die Vollwerternährung ersetzen und nicht lebenslang durchgehalten werden, sondern nützt nur bei zusätzlicher Belastung in einem bestimmten Lebensabschnitt. Zielessen sollte nicht zu einer Mode werden, wie heute profitable Schlankheitskuren. Sie kann bei einseitiger Anwendung, wie andere alternative Ernährungsformen, mehr Schaden als Nutzen stiften.

* Zur Anregung der potentia coeundi wirken auch Aphrodisiaka, zum Beispiel Yohimbin zur Vasodilatation, oder auch Moschus (vom Himalaya-Moschusbock, der die Moschuswurzel frißt). Moschus wirkt gegen Depressionen und ermöglicht die „feine Erregung“. Nach dem Koran heißt es: „Wer nach Glückseligkeit lechzt, lechzt nach Moschus“. Als Parfüm besitzt es hohe Haftfähigkeit (die Gemächer der Kaiserin Josephine in Malmaison sollen nach ihrem Tod noch Jahre nach Moschus geduftet haben).

Die Produktion von Menüs für das Zielessen verspricht für die Nahrungsmittelindustrie ein zukunftsträchtiger Markt zu werden. In Japan waren 1994 schon über 350 Firmen an der Herstellung von Functional-Food im Wert von über 10 Milliarden DM beteiligt.

Für das Zielessen werden neuerdings auch die gentechnischen Züchtungen von landwirtschaftlichen Produkten angestrebt, die konzentriert ausgewählte Vitamine, Spurenelemente und Nutriceuticals enthalten.

So wurde z. B. mit der Vermarktung der gentechnisch hergestellten „Super-Rübe-β III" begonnen, die als ein Nahrungsmittel außer erhöhtem β-Carotingehalt eine Reihe Spurenelemente konzentriert enthält und dadurch als Menüersatz dienen könnte.

Die weitere Entwicklung auf diesem Gebiet könnte also so aussehen, daß Nahrungskonzerne in Supermärkten bereits abgepackte Menüs zum Beispiel zur Intelligenzsteigerung, Erhöhung der sexuellen Aktivität, als Anti-Krebs-Menü, als Anti-Cholesterin-Menü bereitstellen. Als Zukunftsvision wäre dann denkbar, daß durch einen Analyzer über einen Computer die individuellen Daten des Bedarfs (Gesundheitsprofil) für einen Menschen eingegeben werden und dieser Computer mit einem Supermarkt verbunden ist. Bei Bedarf könnte dann das gesundheitsstabilisierende Menü (oder die Rübe) frei ins Haus geliefert werden.

4.8 Individuelle Ernährungsberatung

Die Ernährungsberatung der Bevölkerung wird heute vornehmlich von **Ökotrophologen** und Ernährungsberatergruppen durchgeführt. Sie gehen von den wissenschaftlich begründeten „Beratungsstandards" der Deutschen Gesellschaft für Ernährung aus. Inhalt einer guten Beratung ist es, unter Berücksichtigung der individuellen Ernährungserfahrungen eine Vollwerternährung zu erreichen und schlechte Ernährungsgewohnheiten zu bekämpfen, damit keine Ernährungsdefizite auftreten, zum Beispiel auch nicht bei einer angestrebten Gewichtsreduktion.

Ausschlaggebend ist eine individuelle Beratung mit Übergabe von wöchentlichen Ernährungs-(Diät-)Plänen, alternativen Nahrungsmitteln (man kann von Patienten nicht den Umgang mit Nahrungsmitteltabellen verlangen!) und der Ansporn des Ehrgeizes des Klienten (Gruppenauswertung der Gewichtsentwicklung).

Wichtig ist auch die Protokollierung der verwendeten Nahrung, um Korrekturen bei Konsultation durch den Ernährungsberater zu ermöglichen (unter weitgehender Berücksichtigung individueller Geschmacksrichtungen und besonders von Unverträglichkeitsreaktionen).

Bei der professionellen Ernährungsberatung wird der Behandlungswillige auch finanziell beteiligt und durch die Kosten motiviert, „daß er sich ändert". Dadurch „rechnet sich die Ernährungsberatung" (es wird intensiv dafür geworben), denn es fällt manchem Fettsüchtigen leichter, empfohlene Ernährungsschritte einzuhalten und auf Dauer zu befolgen, wenn er dafür bezahlen muß.

Natürlich können auch *psychische Faktoren* für eine effektive Ernährungsberatung ausgenutzt werden. Denn der Patient wird nur dann schnell Vertrauen in die angewandte Methode gewinnen, wenn er psychologisch unterstützt wird, gegebenenfalls auch mit materiellen Hilfsmitteln (z B. dem piggy pig [verfressenes] oder picky pig [Streit suchendes, stehlendes Schweinchen] im Kühlschrank, das beim Öffnen quiekt, oder mit Ohrclips oder Akupunktur).

Alle Kurärzte wissen, daß psychische Faktoren für den Erfolg auch einer Abmagerungskur eine wesentliche Rolle spielen.

4.8.1 Ernährungsberatung bei Abmagerungskuren

Für die allgemeine Ernährungsberatung zu Abmagerungskuren ist nach den Thesen einer Studie von Kauffeld und Schalk (1990) der Arzt zwar ein erwünschter Multiplikator (durch sein hohes Ansehen), Ärzte haben sich dafür jedoch in der Praxis als wenig hilfreich erwiesen.

Eine medizinische Beratung wäre aber auch für Abmagerungskuren sinnvoll:

- Als ein Problem bei solchen Kuren kann sich in den ersten 3 Tagen die anfallsartige Hypoglykämie (Unterzuckerung) mit Heißhunger erweisen, die nach dem 3. bis 4. Tag, wie auch der gesteigerte Appetit, meist wieder verschwindet (durch die Ketonkörperbildung, Katecholaminausschüttung und Glukoneogenese).
- Ein weiteres Problem ist die *Jo-Jo-Fettsucht* (Auf- und Ab-Schaukelgewicht, weight cycling) bei wiederholten, unkontrollierten Abmagerungskuren. Nach der Gewichtsabnahme während der Kur wird danach der Fettverlust in den Fettzellen rasch wieder ausgeglichen. Außerdem sind aus Adipoblasten neue Präadipozyten entstanden, die sich bei Abbruch der Kur und Zunahme der Nahrungszufuhr auch mit Fett füllen können (*ratchet-effect:* Durch wiederholte Abmagerungskuren kann sich das Körpergewicht nur in eine Richtung entwickeln, nämlich nach oben (siehe Vaselli et al. 1983).
- Ein drittes Problem ist, daß es bei einer verminderten Nahrungszufuhr auch zu einer langsameren Darmpassage kommt und ein Teil der ständig, auch im Hunger, entstehenden Ausscheidungsprodukte über Haut, Atemluft und Harn abgegeben werden (schlechter Geruch); dies hat die Legende von der Wirkung von „Fastenkuren als Entschlackung“ aufkommen lassen!

Abmagerungskuren sollten mit Trinkkuren verbunden werden.

Anzuraten sind zur Unterstützung der Fastenkur Bäder und körperliche Bewegung, so daß einerseits die unangenehmen Begleiterscheinungen des Fastens erträglicher werden und andererseits Muskelproteine erhalten bleiben.

Der Arzt wird von allen Abmagerungskuren abraten, die nur einem „Schönheitsideal“ dienen sollen.

4.8.2 Ernährungsberatung in der Medizin

Das Motiv bei der medizinischen Ernährungberatung *durch den Arzt* bezieht sich meist auf Patienten, die vor einer Operation eine Fettsucht oder Magersucht haben und bei denen der Verdacht auf Ernährungsdefizite und ernährungsbedingte Erkrankungen besteht.

Dabei sollte die Erkrankung und das Krankheitsgefühl des Patienten ausgenutzt werden, um ihn zu einer **Ernährungsumstellung** zu bewegen. Ernährungsbroschüren allein können keine Verhaltensänderung herbeiführen, die für eine Ernährungsumstellung notwendig ist.

Nur der Arzt kann durch seine diagnostischen Möglichkeiten die Gefahren eines Ernährungsdefizits beurteilen. Er ist es, der am ehesten die Überzeugung vermitteln kann, daß für einen bestimmten Patienten *nur der für ihn speziell ausgewählte Ernährungsplan* sinnvoll ist, und daß dazu keine Alternative besteht.

Außerdem kann nur der Arzt mit dem Patienten zu einer Zeit, wo es ihm „schlecht geht“, verhandeln, und er trifft dabei auf eine hohe Bereitschaft, Ernährungsgewohnheiten zu ändern.

Der Arzt kann am ehesten die Frühzeichen von Spurenelement- und Vitamin-Mangelerscheinungen erkennen, die auch heute noch häufiger als erwartet sind.

Dafür muß sich der Arzt jedoch während seiner Ausbildung die Sensibilität aneignen, und sie in seiner Praxis bewahren, damit er an Ernährungsdefizite als Krankheitsursachen denkt, sie erkennt und langfristig zusammen mit dem Patienten verhindert. Eine ernährungsmedizinische Ausbildung würde es dem Arzt ermöglichen, daß er zum Beispiel bei chronischen Infektionen und Eiterungen auch an einen Zink- und Selenmangel denkt, bei Patienten nach Abmagerungskuren oder mit Magen-Darm-Erkrankungen an einen Vitamin-A-, Vitamin-E-, Folsäure-, Zink-, Eisen- und Selenmangel, bei Rauchern an einen Vitamin-A-Mangel oder bei frühzeitiger Seneszenz an einen Vitamin-B_{12}-, Selen- und Iodmangel, die auch durch eine Fehlernährung mit entstanden sind.

Aufgrund des Verdachts und der klinisch-chemischen Bestätigung hat zunächst die aktuelle Behebung der Defizite zu erfolgen. Anschließend sollte durch Zielessen verhindert werden, daß Defizite wieder auftreten.

Der Arzt sollte bei seinem Gespräch mit Patienten auch immer wieder hervorheben, daß Sonderdiätformen nie für die gesamte Lebensspanne und für die ganze Familie richtig und gesundheitsfördernd sein können.

Er sollte auch wissen, daß sich der Energie- und Nährstoffbedarf nach *„Knickpunkten“ im Alterszyklus* zu richten hat, in denen eine Umstellung der Ernährungsgewohnheiten erforderlich wird.

In der Jugend ist ein Mehrbedarf durch den Aufbau von Körpersubstanz erforderlich. Im Alter kommt es zur Verringerung des Eiweißumsatzes und des Erhaltungsbedarfs sowie zur Verminderung der Speicherkapazität für Eiweiße, Spurenelemente und Vitamine. Hier wird die gleichmäßige, tägliche Zufuhr essentieller Faktoren notwendig. Zum Beispiel kann für ältere Menschen eine lacto-vegetabile Ernährung empfohlen werden (hoher Gehalt an Ballaststoffen, Alkaliionen, Calcium, Vitamin A, Vitamin C, Vitamin E).

Jüngere Menschen dagegen könnten allein durch diese Ernährungsform ihren Nährstoff- und Energiebedarf nicht stillen und bekämen Defizite für Eisen und Spurenelemente sowie für Vitamin B_{12}.

Englische (F. Bacon) und französische Wissenschaftler (Montaigne, Rabelais) hatten bereits im 16. Jahrhundert aus Erfahrung erkannt, daß Kinder meist ohne Schaden essen können, was und wieviel sie möchten, daß dagegen Erwachsene nur essen sollten, um den Hunger zu stillen und für ältere Menschen die Völlerei schädlich ist.

Die wesentlichen Indikationen für eine medizinische Ernährungsberatung ergeben sich bei Ernährungsdefiziten, bei Risikogruppen, zur Prävention von ernährungsabhängigen Krankheiten und zur alters- und belastungsabhängigen Ernährung. Für diese Patientengruppen sind *Ernährungspläne* aufzustellen.

In Krankenhäusern sollte die Ernährungsberatung zusammen mit Diätassistentinnen in einem „Ernährungsteam“

vollzogen werden. Die Diätassistentinnen sollen der Mittler zwischen den Anordnungen des Arztes, den Wünschen des Patienten und den Möglichkeiten der Diätküche sein.

Bei der Beratung sollte jedem Patienten sein individuelles Ernährungsregime verordnet werden, das neben seinem Leiden und nachgewiesenen Defiziten auch Geschmackspräverenzen berücksichtigt und individuell zugeschnitten ist.

Die Zusammenarbeit von Arzt und Ernährungsberater wird also für jeden Patienten mit dem Ziel erfolgen, eine individuelle Ernährung zusammenzustellen, die den medizinischen Zweck erfüllt, die sich der Patient selbst zusammenstellen kann und mit der er sich identifiziert.

4.8.3 Ernährungspläne (Diätpläne)

Nach der Weiterbildungsordnung hat jeder Facharztkandidat während seiner Berufsausbildung auch selbständig mehrere Diätpläne aus natürlichen Nahrungsmitteln auszuarbeiten.

Die Aufgabenstellung dafür kann sehr unterschiedlich sein. Einige Beispiele sind:

- Es wird nach einer Ernährung gesucht, die ein nachgewiesenes Defizit ausgleichen soll.
- Es soll eine Wahlwunschkost als Vollwerternährung für einen unterernährten Patienten zusammengestellt werden (zum Beispiel als intensivierte orale Ernährungstherapie in der Rekonvaleszenz).
- Es soll eine energiereduzierte Vollwerternährung mit hoher Nährstoffdichte gefunden werden (als Reduktionsdiät).
- Es sollen die Nahrungsmittel zu einer Vollwerternährung für einen Patienten mit Achylie zusammengestellt werden.
- Es soll eine präventive Ernährung bei einer spezifischen Krankheitsdisposition (zum Beispiel NaCl-Überempfindlichkeit, Hypertonie, zur Diabetes- oder Atheroskleroseprophylaxe) beziehungsweise externer Belastung (zum Beispiel schwere körperliche Arbeit oder Leistungssport) sein.

Die Erarbeitung aller individuellen Ernährungspläne erfolgt nach folgendem Schema:

- Es wird zunächst eine 7tägige Ernährungsanamnese, eine Selbstprotokollierung der bevorzugten Nahrung und der Nahrungsaufnahme (Zahl und Produkte) durchgeführt.
- Dem Patienten wird die Notwendigkeit der Ernährungsumstellung mit Hilfe einer aussagekräftigen klinisch-chemischen Diagnostik (zu Bilanzdefiziten und schon bestehenden ernährungsbedingten Schädigungen) verdeutlicht, um eine hohe Compliance zu erreichen.
- Der Ernährungsplan wird zuerst nach Nährstoffdichte und kalorischen Gesichtspunkten zusammengestellt, aber auch Nahrungspräverenzen und -aversionen werden berücksichtigt.

Der Erfolg von Ernährungsplänen hängt also sowohl vom Arzt als auch vom Patienten ab, der durch seine aktive Mitwirkung (bei der Aufstellung der Ernährungsanamnese) **seinen individuellen** Diätplan erhalten soll, mit dem er sich identifiziert **(Compliance)**.

Die Erarbeitung des eigentlichen Planes zur individuellen Ernährung (Diätplan) wird in der Praxis in den meisten Fällen nicht vom Arzt selbst, sondern nach seinen Vorgaben von einer *Diätassistentin* erfolgen. Aber der Arzt hat ihn zu vertreten und dem Patienten die Konsequenzen bei Nichteinhaltung zu erläutern. Der Arzt hat also in praxi zwei Funktionen: Neben der individuellen Diagnostik ist es die Herstellung des Vertrauensverhältnisses, das für die Akzeptanz und Einhaltung des Diätplanes erforderlich ist, denn dieser greift ja in die Lebensgewohnheiten des Patienten ein.

Bezogen auf die angegebenen Beispiele werden folgende Gesichtspunkte berührt:

1. Da die empfohlene Vollwerternährung für die meisten Belastungen einen ausreichenden Schutz bieten kann, wäre durch die **Ernährungsanamnese** zunächst zu prüfen, ob bisher schon Vollwerternährung eingehalten wurde. Der Ernährungsplan sollte zuerst eine Optimierung in diese Richtung bezwecken.
   In zweiter Linie kann an die Risikoabschwächende Supplementierung essentieller Nahrungsbestandteile mit Nahrungsmitteln oder mit Fertigpräparaten gedacht werden. Auch für diese Auswahl (z. B. von Iod-, Selen-, Zink-, Vitamin-A-haltigen Nahrungsmitteln) bieten die Nährstoffdichte-Tabellen (s. Tab. 21, S. 84) eine gute Grundlage, wenn gleichzeitig andere ernährungsphysiologische Grundsätze eingehalten werden (Polysaccharide statt Disaccharide, Ballaststoffanteil in der Nahrung).
2. Handelt es sich diagnostisch nachgewiesen um **selektive Defizite** (z. B. für Eisen, Calcium, Thiamin, Folsäure) oder um Bedingungen, bei denen es empirisch gesichert zu selektiven Defiziten kommt (bei Sulfonamidtherapie zu Folsäuremangel, bei Blutungen zu Eisenmangel), dann wird die Supplementierung sowohl mit Hilfe von Fertigpräparaten als auch durch die Aufnahme von Nahrung möglich sein, die den defizitären Nahrungsfaktor in hoher Dichte enthält. Diese Variante enthält den Vorteil, daß es nicht zu Konkurrenz- und Verdrängungsphänomen zum Beispiel zwischen Spurenelementen bei einer Überzufuhr kommen kann.
   Bei Kindern und Schwangeren kann wegen der Vergrößerung der Pools und bei Kranken und Giftbelasteten wegen des höheren Stoffumsatzes vor allem für die „Problem-Nährstoffe" täglich eine 40- bis 100 % höhere Einzelnährstoffzufuhr nötig werden (s. Tab. 57, S. 287).
   Eine erhöhte Vitamin-A-Zufuhr ist für das Kleinkind und den alten Menschen relativ unschädlich, wie die übliche Kinderernährung mit viel Vitamin-A-haltigen Säften zeigt.
   Eine erhöhte Vitamin-D-Zufuhr kann für Säuglinge kurzzeitig in der sonnenarmen Jahreszeit empfohlen werden.
   Auch Selen oder Iod können in Mangelgebieten supplementiert werden, ebenso wie Magnesium- oder Calciumpräparate.
   Eine therapeutische Zufuhr kann empfohlen werden, um die pharmakologische Wirkung auszunutzen (besonders bei Rachitis [Vitamin D], für Raucher [Vitamin A, C, Iod], bei Neuropathien [Vitamin B_1, Allothiamine]). Supplementierungen sollten sonst nur bei erwiesenem Mangel erfolgen.
3. Eine *Reduktionsdiät* muß vollwertig sein, das heißt, sie sichert die Zufuhr der physiologisch notwendigen essentiellen Nahrungsfaktoren, sie soll aber weniger Kalorien enthalten. Das ist nur möglich durch Umstellung auf Nahrung mit höherer Nährstoffdichte für diese essentiellen Faktoren. Hierbei erweisen sich die besonderen Vorteile der Nährstoffdichte-Tabellen (die Nährstoffdichten sind auf 1 Megajoule bezogen!). Mit ihrer

Hilfe kann nach der Kalorienvorgabe leicht eine vollwertige Reduktionsdiät zusammengestellt werden, die der Patient akzeptiert.

4. Die *Energiezufuhr* soll ab dem 40. Lebensjahr reduziert werden (zwischen 30 und 40 Jahren steigt bei Männern und Frauen der Broca-Index im Mittelwert um 25 % an, was erklärbar ist durch den geringeren Energiebedarf im Alter sowie eingefleischte Ernährungsgewohnheiten, die meist ein ganzes Leben beibehalten werden).
Man hat darauf zu achten, ob bei einer Fettsucht die Nahrung einseitig und nur nach kalorischen Gesichtspunkten ausgewählt wurde. Danach würden gehäuft Infektionskrankheiten und weitere Eiweiß- und Vitaminmangelkrankheiten auftreten können. Auch in den Entwicklungsländern kommt Fettsucht vor. Fettsucht allein bedeutet nicht Überernährung. **Auch ein Fettsüchtiger kann bezüglich der Bilanz für essentielle Nahrungsfaktoren unterernährt sein.**
5. Bei Patienten mit einer *Schädigung der Verdauungsfunktionen* (z. B. bei Achylie) kommt es auch bei der Zufuhr von vollwertiger Nahrung nicht zur Deckung des physiologischen Bedarfs, weil der Aufschluß und die Verdauung der Nahrung unvollständig bleibt, so daß zum Beispiel an Eiweiß gebundene Spurenelemente oder Vitamine nicht vollständig und absorbierbar freigesetzt werden. Bei einer Achylie (bei älteren Menschen, bei Alkoholikern) treten als Folge des Intrinsic-factor-Mangels zuerst Störungen in der Vitamin-B_{12}-Versorgung auf, aber auch die Versorgung mit anderen, an Eiweiße gebundene Nahrungsfaktoren kann gefährdet sein. Mit der Aufstellung eines Diätplanes soll erreicht werden, daß die Vollwerternährung aus Nahrung besteht, aus der die essentiellen Nahrungsfaktoren leicht freigesetzt werden können (z. B. Kalbsleberwurst), die Bestandteile enthält, die die Freisetzung zusätzlich begünstigen (z. B. Citronensäure, Ascorbinsäure) und die phytatarm ist.
Auch eine erhöhte, selektive Vitamin-B- und -C-Zufuhr ist bei Achylie zu empfehlen (zusammen mit erhöhter Flüssigkeitszufuhr). Dagegen bringt sie bei Infektionen und bei Befindlichkeitsstörungen kaum einen Nutzen.
6. Bei *kachektischen Patienten* kommt es auf die Erhaltung und möglichst auf die Wiederauffüllung der verminderten Pools an. Neben der erhöhten *Energiezufuhr* ist vor allem die erhöhte Zufuhr von Nahrungsbestandteilen erforderlich, die im Organismus rasch umgesetzt werden, für die es nur kleine Pools gibt und die eine spezifische Funktion haben (z. B. Eiweiße bzw. essentielle Aminosäuren, Thiamin, Cyanocobalamin, Iod, Zink, Selen). Also sollte eine Auswahl von Nahrungsmitteln zusammengestellt werden, in der die genannten Bestandteile eine hohe Dichte haben und die dem Patienten zugemutet werden kann.

Mit Ernährungsplänen für die dauerhafte Zufuhr einer präventiv wirksamen Nahrung wird der orthomedizinischen Betrachtungsweise (Zielessen nach dem Bedarf) Rechnung getragen. Doch auch sie erfordern, wie alle Diäten, eine ständige **klinisch-chemische Kontrolle.** Ihre biologische Wirkung kann oft erst nach mehreren Monaten beurteilt werden, so daß hohe Anforderungen an die Compliance gestellt werden, die nur durch Mitdenken (Empowerment) und Mitverantworten des Patienten erreichbar ist.

Man kann die **Disposition für Krankheiten** und Befindlichkeitsstörungen bewußt senken – nicht durch lebenslang eingehaltene alternative Diätformen und auch nicht allein durch „Zaubertränke“ oder durch Joghurt, Knoblauch, Funktional-Food, sondern durch eine im Kindesalter beginnende vernünftige Ernährung.

5 Nahrungstoxikologie und Nahrungsmittelallergien

5.1 Nahrungstoxikologie

Biologische Funktionen können einerseits durch exogene Schädigungsprodukte und andererseits durch endogen entstandene Schädigungsfaktoren beeinträchtigt werden.

Wichtig ist, daß es für die exogen zugeführten Giftstoffe, die in der Nahrung enthalten sein können, empfindliche und spezifische Nachweismethoden gibt, und daß es für den Gehalt an Giftstoffen, mit denen Nahrung in Kontakt kommen kann, festgeschriebene, sehr niedrige Grenzen gibt, die streng überwacht werden (Lebensmittelgesetzgebung!).

Im Unterschied dazu gibt es keine Kontrolle für den Gehalt von pflanzeneigenen Giftstoffen in der Nahrung (z. B. für Solanin und Phasin). Es ist deshalb notwendig zu wissen, welche Nahrungsmittel derartige Gifte enthalten und welche Technologie anzuwenden ist, um deren Gehalt zu minimieren. Durch eine vernünftige Ernährung und Nahrungszubereitung können diese Toxine ausgeschaltet werden.

5.1.1 Mykotoxikosen und Mykosen

Bakterien und Schimmelpilze sind die wichtigsten „Lebensmittelverderber".

Durch fehlerhafte Verarbeitung, besonders unkontrollierte und fehlerhafte Lagerung, kann es zu Pilzbefall kommen und können Pilztoxine (Mykotoxine) entstehen. Betroffen sind insbesondere die pflanzlichen Produkte. Etwa 25 % der gehandelten (nicht konservierten) Nahrung auf den europäischen Märkten sind mit Schimmelpilzen und Mykotoxinen kontaminiert.*

Im Organismus können Erkrankungen durch das Wachstum von Schimmelpilzen selbst **(Mykosen)** oder Erkrankungen und Tumoren durch die Aufnahme von Mykotoxinen **(Mykotoxikosen)** ausgelöst werden.

Mykotoxine sind unter anderem die Ciclosporine, die Ergot-Alkaloide, die Trichothecene oder das Aflatoxin. Sie entstehen durch Pilzbefall, z. B. von Nüssen, Pistazien, Mandeln sowie Kartoffeln, Getreide, Brot, Gewürzen.

Ihre Entstehung kann nur durch die Verarbeitung von ausschließlich frischen Nahrungsmitteln und durch Konservierung verhindert werden. Die Bildung aller Mykotoxine kann, ebenso

* „Edelpilze", zum Beispiel für die Wein-, Bier- oder Käsebereitung, bilden keine Mykotoxine.

wie das Wachstum von Pilzen und bakteriellen Erregern in der Nahrung für Mensch und Tier, vollständig verhindert werden durch Strahlen-Sterilisation von Nahrung vor dem Pilzbefall. Durch fehlerhafte Lagerung in der Nahrung gebildete Mykotoxine können dagegen auch durch Kochen nicht mehr zerstört werden. Sie werden erst bei 120 °C inaktiviert.

In unseren Breiten sind besonders die *Trichothecene* (durch Fusarienbefall von Kartoffeln oder in „Futtertonnen" freigesetzt) zu beachten. Trichothecene können eine Aleukie bewirken.

In Europa spielen als Mykotoxine auch die *Ochratoxine* eine Rolle. Ochratoxin A wirkt auf die harnableitenden Wege (Nephritis, Nieren- und Harnwegstumore).

Einige Mykotoxine können Immunschwäche auslösen (Ciclosporin, Aflatoxin, Trichothecene), Leber- oder Nierenzellschädigungen herbeiführen (Aflatoxine, Trichothecene) und als Kanzerogene wirken (Aflatoxin, Ochratoxin, Fumonisine, unter anderem Monilia-Toxine). *Fumonisine* sind leber- und lungentoxisch.

Besonders gefährlich sind die *Aflatoxine*, die in warmen Ländern mit ungenügender Lagerungstechnologie ein wichtiger pathogener Faktor sind, weil sie von Pilzen (Aspergillus parasiticus) gebildet werden, die das Brotgetreide befallen (wie z. B. in Äthiopien, Uganda, Kenya, Mozambique). Die Aflatoxine B und G können nach peroraler Aufnahme in den menschlichen und tierischen Organismus durch Oxidation mittels MAOS-System in der Leber zu sehr wirksamen krebsauslösenden Giften umgewandelt werden.

5.1.2 Schädigung durch Metallionen

Vergiftungen durch Metallionen können durch Cadmium-(Cd-), Blei-(Pb-), Quecksilber-(Hg-), Nickel-(Ni-) und Aluminiumsalze zustande kommen.

Bei Kontamination von Nahrung und Genußmitteln gelangen toxische Metallionen in den Darm und werden absorbiert. Sie werden an Eiweiße des Blutplasmas gebunden und von Eiweißen der Körperzellen aufgenommen.

Bereits im Darm können Schwermetallionen eine schädigende Wirkung auf die Absorption notwendiger anderer Mineralstoffe haben.

Sie können durch Konkurrenzeffekte die Wirkung der physiologischen Spurenelemente einschränken (s. Kap. 3.2.4.8).

Bedeutsam ist die Bindung der Schwermetallionen an beliebige SH-Gruppen der Zellenzyme. Die feste Bindung führt dazu, daß die Spurenelemente in den Körperzellen lebenslang verbleiben und akkumulieren können. Wenn gebundene Schwermetallionen durch die intrazelluläre Proteolyse freigesetzt worden sind, können sie erneut an andere Zelleiweiße gebunden werden. Durch Bindung an die SH-Gruppen werden Zellenzyme blockiert und inaktiviert (unkompetitive Enzymhemmung), so daß die Kapazität der Stoffwechselreaktionen eingeschränkt und zum Beispiel die ATP-Synthese vermindert wird. Als Kompensation der Enzyminaktivierung kann es zu einer erhöhten Enzymsynthese kommen. Man sieht zum Beispiel Leberzellen, die Schwermetalle akkumuliert haben, ihre Gifthaltigkeit nicht an. Sie können sogar eiweißhaltiger sein.

Vorkommen und Wirkung

Quecksilbersalze werden in Süßwasserfischen akkumuliert, die in Flußmündungen gefangen werden.

Durch „fall-out" von Industrieabgasen auf Pflanzen können auch Innereien (besonders Niere, Leber) älterer, pflanzenfressender Tiere hohe Mengen an Quecksilber, Blei oder Cadmium enthalten. Deshalb sollten nur Innereien von jüngeren Tieren als Nahrung für den Menschen verwendet werden.

Bleisalze sind im Leitungswasser aus Bleirohren, können aber auch in Deponie-verunreinigtem Grundwasser enthalten sein. Außerdem führt bleihaltiges Benzin (Bleitetraethyloxid) zur Bleiaufnahme über die Luft und zur Bleiablagerung auf Obst und Gemüse (obwohl die Bleiaufnahme durch die Nahrung in Deutschland fallende Tendenz aufweist [durch bleifreies Benzin]).

Cadmiumsalze können auch in den Innereien von älteren Tieren, besonders von Wildtieren, angereichert sein. Cadmium ist des weiteren in Batterien enthalten; sie erfordern deshalb eine besondere Entsorgung und dürfen nicht auf Mülldeponien abgelagert werden (cave: Trinkwasser!). Cadmium wird als Korrosionsschutz auf Metalloberflächen aufgetragen, bleibt aber säurelöslich.

Die toxische Wirkung von Cadmium ergibt sich daraus, daß es Zink kompetitiv aus Enzymen verdrängt, wodurch zum Beispiel die Carboxypeptidasen des Dünndarms, aber auch andere Absorptionsfunktionen (Verdauungsfunktion, Nierenfunktion) gehemmt werden können. Außerdem kann eine Hodenatropie auftreten.

Cadmium hemmt spezifisch die Ca-ATPase, wodurch die Calciumkonzentration, zum Beispiel in glatten Muskeln, ansteigt, was zur Hypertonie führen kann. Zink kann gegenüber Cadmiumvergiftungen einen gewissen Schutz bieten.

Cadmium und *Nickel* können sich bevorzugt in bestimmten Nahrungs- und Genußmitteln befinden. Besonders in Tabakpflanzen werden beide Metallionen angereichert. 20 Zigaretten erhöhen die übliche Cadmiumaufnahme um das Doppelte. Auch Nickel wird durch filterlose Zigaretten vermehrt zugeführt (2 µg/Zigarette) und trägt in diesen Produkten zu ihrem kanzerogenen Potential und zur Steigerung des Herzinfarktrisikos bei.

Aluminiumionen können nach ständiger Einnahme von Antazida, bei ständiger Verwendung von Aluminiumgeschirr oder billiger Sorten schwarzen Tees freigesetzt werden und toxisch wirken (besonders bei Verwendung saurer Zubereitungsformen).

Aluminium führt nach seiner Absorption zur Verdrängung von Magnesiumionen aus dem Mg-ATP. Durch die Bildung von unwirksamem Aluminium-ATP (anstelle von Magnesium-ATP) ist zellulärer Energiemangel und besonders die Zerstörung von Nervenzellen möglich. Erhöhte Aluminiumaufnahme wird als eine Ursache für die Auslösung eines dem Morbus Alzheimer ähnlichen Krankheitsbildes verantwortlich gemacht.

Aluminium verdrängt auch Calcium aus der Knochenmatrix und kann dadurch eine Demineralisierung des Knochens bewirken. Folge der Demineralisierung ist Osteomalazie und erhöhte Calciumausscheidung.

Die tägliche Aluminiumaufnahme wird auf 14 mg pro Tag geschätzt. Durch Antazida, Zubereitung saurer Speisen in Aluminiumgeschirr (z. B. Apfelmus, Tomatensoße, in Essig eingelegtes Gemüse) können wesentlich mehr

Aluminiumionen in den Dünndarm gelangen (über 225 mg). Normalerweise wird der größte Teil an Phosphat gebunden wieder ausgeschieden. Trotzdem sollten Aluminiumgeschirre bei der Nahrungszubereitung und industriellen Nahrungsmittelherstellung (z. B. für Käse, Tees) gemieden werden. Aluminiumbestecke in Gemeinschaftsverpflegung sind verboten. Es ist auch Vorsicht geboten bei der Einnahme von aluminiumhaltigen Antazida und von säurehaltiger Nahrung, die bei der Herstellung mit Aluminium in Kontakt kam (z. B. „billiger" schwarzer Tee).

Die Aluminium-Blutplasmakonzentration liegt zwischen 5 und 10 µg/l und kann bis 100 µg/l ansteigen. Sie läßt keine Schlüsse auf die intrazelluläre Aluminiumspeicherung zu.

Schutz vor Schwermetallen

Bei Vergiftung mit Metallionen (auch mit radioaktiven Metallionen) kann man die Konkurrenz mit Spurenelementen in manchen Fällen ausnutzen.

Schwermetallionen können teilweise durch Zufuhr konkurrierender physiologischer Metallionen verdrängt und wieder ausgeschieden werden.

Die Ausscheidung kann durch den Austausch gegen ein **„verträgliches" Metallion** (Konkurrenzbindung) zustande kommen. Bei einer Aluminiumbelastung z. B. kann eine „Ausschwemmung" durch erhöhte Magnesiumzufuhr und bei einer Cadmiumvergiftung durch eine hohe Zinkzufuhr erreicht werden. Die Ausscheidung (nach Akkumulation) ist aber stark verzögert.

Eine effektive Ausscheidung von Schwermetallionen kann durch die Bindung an Trimethyl-Selen erfolgen, das Schwermetallionen fester bindet als SH-Gruppen und harngängig ist (Selen-abhängige Schwermetallausscheidung). Die ausreichende **Selen**zufuhr bildet somit einen wirksamen Schutz gegen die Schwermetallinkorporation.

Da Schwermetallionen durch Bindung an SH-Gruppen eine Reihe von Enzymen inaktivieren, muß zur Erhaltung der Zellfunktionen zelluläres Eiweiß neu synthetisiert werden. Dafür ist eine **erhöhte Eiweißzufuhr** erforderlich.

Eine andere therapeutische Möglichkeit bei Vergiftungen mit zwei- und mehrwertigen Metallionen ist die perorale Gabe von Calcium-Phytat (in Kleie) oder -EDTA. **Calcium-Phytat und -EDTA** binden diese Metallionen im Darm so fest, daß sie nicht absorbiert, sondern ausgeschieden werden.

Durch Bindung an Ballaststoffe und Komplexbildner, die im Organismus nicht abgebaut werden (EDTA, Phytat), kann die Schwermetallabsorption auch aus kontaminierter Nahrung gehemmt werden.

5.1.3 Schadstoffe in pflanzlicher Nahrung

Für den Verderb von pflanzlichen Produkten ist in erster Linie Pilzbefall verantwortlich. Bei den Giften, die in pflanzlicher Nahrung enthalten sein können, hat man zwischen den

- in Pflanzenzellen gespeicherten Verbindungen und den
- außen auf Pflanzen aufgelagerten Verschmutzungen zu unterscheiden.

Auch ein Übermaß an gespeicherten exogenen Giften muß Pflanzen nicht in jedem Falle zum Absterben bringen, da die Speicherung in Vakuolen erfolgen kann.

Manche dieser Gifte lassen sich durch Vorbehandlung der Nahrung beseitigen (Waschen) oder inaktivieren (Aufkochen). Grundsätzlich aber gibt es für keines dieser Toxine eine „Anpassung" des Menschen (wie bei einer Immunisierung), und es gibt nur für wenige organische Schadstoffe Enzymsysteme, die eine „Entgiftung" im Organismus bewirken. Die Aufnahme kleiner Mengen dieser Gifte mit der Nahrung ist oft unvermeidlich. Trotzdem werden die Menschen im Schnitt immer älter. Brauchen wir „unser täglich Gift" zum Überleben? Natürlich nicht.

In Lebensmitteln wird die Konzentration jener toxischen Verbindungen, die bei der landwirtschaftlichen Erzeugung in die Nahrung gelangt sein können (Umweltgifte), sehr genau überwacht.

Nahrungsmittel werden nur dann freigegeben, wenn in ihnen die Konzentration dieser **Umweltgifte** unterhalb der „Acceptable Dietary Allowance" (ADA) liegt (s. Tab. 26, S. 104). Der ADA-Wert gibt die duldbare tägliche Menge für einen Giftstoff an, die bei täglicher und lebenslanger Aufnahme in keinem Fall eine Schädigung hervorruft. Die ADA-Werte sind für jeden toxischen Stoff nach internationalen Maßstäben festgelegt worden und enthalten einen sehr hohen Sicherheitsfaktor.

Überwachte Umweltgifte sind unter anderem:

- **Nitrite:** Sie können sich aus dem Wasser (Nährdüngerlösung) in Grüngemüse anreichern und besonders in Treibhausgemüse, aber auch im Trinkwasser enthalten sein. Einen hohen Gehalt haben Gewächshaus-Salat und Rote Bete. Nitrit ist auch im „Pökelsalz" und im Pökelfleisch enthalten und kann des weiteren aus verschiedenen Nahrungskombinationen freigesetzt werden, zum Beispiel aus Rotwein und Käse sowie anderen Eiweißen. Eine erhöhte Nitritbildung erfolgt meist durch Bakterien auf Schleimhäuten, zum Beispiel im Magen bei Achylie oder bei einer Zystitis. Im Magen unterbindet die Salzsäure die bakterielle Nitritbildung. Nitrite sind verantwortlich für die Bildung von Nitrosaminen, Nitrosoprolin beziehungsweise Nitrosodimethylaminen und Nitrosopiperidinen, die ein hohes kanzerogenes Potential besitzen.* Sie können besonders in Epithelzellen DNA-Mutationen bewirken und dadurch sowohl maligne Transformationen hervorrufen als auch zu Letalmutationen führen (Pankreasnekrose). Nitrosamine im Darm fördern die Entstehung von Magen- und Kolonkrebs. Die Nitrosaminbildung wird durch Vitamin C, Vitamin E (Mechanismus der protektiven Wirkung (siehe Abb. 38, S. 151) sowie Citronensäure, Kaffee und Tee gehemmt.
- **Chlorkohlenwasserstoffe (CKW) und Dioxine**
  a. Die Chlorkohlenwasserstoffe Dichlordiphenyltrichlorethan (DDT), Hexachlorcyclohexan (HCH) und Hexachlorbenzol (HCB) sind in *Insektiziden* enthalten gewesen. Diese sind heute in Deutschland verboten, können aber in importierten Nahrungsmitteln enthalten sein.

---

* Völlig anders und unabhängig von der nahrungsabhängigen Nitritbildung auf den Schleimhäuten durch bakterielle Einwirkung entstehen endogen im Blutkreislauf unter Einwirkung von Hypoxie Stickstoffmonoxid-Radikale (NO˙). Das Stickstoffmonoxid-Radikal hat eine wichtige Bedeutung für die Verbesserung der Durchblutung. Der physiologische Prekursor von NO˙ im Organismus ist das Arginin. Daneben entsteht es auch aus vasoaktiven Medikamenten (Nitrangin), die zur Behandlung der Angina pectoris eingesetzt werden. Es soll auch die Hirndurchblutung verbessern. Stickstoffmonoxid wird therapeutisch zur Behandlung des Lungenödems eingesetzt.

In der Nahrungskette Pflanze < Tier < Mensch reichern sich diese Verbindungen an und gehen als lipophile Substanzen in das Fettgewebe, Gehirn und auch in die Muttermilch über. Vor allem ihr Gehalt in der Muttermilch ist als problematisch anzusehen. 10 bis 20 % der im Körper gespeicherten CKW werden während einer Stillperiode mit der Muttermilch eliminiert (Teufel et al. 1991). Die vom Säugling aufgenommene Menge liegt durchschnittlich etwa 9mal höher als dem ADA entspricht, aber sie liegt noch innerhalb des „No Observed Effect Level" (NOEL). Aufgrund des 100fachen Sicherheitsfaktors, der in den ADA-Werten enthalten ist (und da das Stillen ja auch nicht lebenslang erfolgt), wird das Stillen über eine Periode von etwa 6 Monaten für unbedenklich gehalten und ist in jedem Fall zu empfehlen. In der Muttermilch wurde für CKW in den letzten Jahren eine Tendenz zur Verminderung des Gehalts festgestellt.

b. Polychlorierte Phenole (PCP), polychlorierte Biphenyle (PCB) und Dioxine werden noch heute als *Weichmacher* in **Lacken, Kunststoffen, Dichtungsmassen** und **Kühlflüssigkeiten** verwendet. Sie sind von großer umweltgefährdender Bedeutung. PCP gelangen häufig durch verschrottbare, defekte Kühlschränke oder Transformatoren unbemerkt auf Deponien in das Grundwasser und in die Nahrungskette. Deswegen war die Entwicklung von „Ökokühlschränken" mit Propanol/Butanol als Kühlmittel eine bemerkenswerte umwelthygienische Leistung.

c. Polychlorbenzo-p-dioxine (PCDD, Hauptvertreter Tetrachlor-Dibenzodioxin, TCDD = **„Dioxin", „Seveso-Gift"**) können bei Bränden (Verbrennung von Kunststoff bei niedrigen Temperaturen) entstehen oder mit Abgasen freigesetzt werden. Sie sind hydrophiler und können ebenso wie Schwermetalle mit dem Trinkwasser aufgenommen werden, aber durch ihre gleichzeitige Fettlöslichkeit zum Beispiel auch in die Milch gelangen.
Akkumulierte PCB und CKW rufen folgende Erscheinungen hervor: Suppression des Immunsystems, Lebererkrankungen, Ekzeme, Allergien, Polyneuritis, Hirnatrophie, Chlorakne.
Nach Aufnahme in den Organismus kann sich die Giftwirkung von PCB mit der Giftwirkung anderer (zusätzlich) aufgenommener Gifte (Pestizide, Schwermetalle, Nicotin, Alkohol) potenzieren. Auch diese Gifte können, wie die CKW, in die Muttermilch übergehen. Deshalb sind Coffein, Alkohol und Nicotin während der Stillperiode möglichst vollständig zu vermeiden.

Außer Nitrit, CKW und PCP können *Herbizide und Pilzbekämpfungsmittel* auf Pflanzen vorkommen. Herbizide sind mit 44 % die am häufigsten verwendeten Chemikalien in der Landwirtschaft.

Anstelle von CKW werden heute als *Insektizide* synthetische *Pyrethroide* (z. B. Cypermethrin), Derivate der natürlich in Chrysanthemenblüten vorkommenden Pyrethrine, verwendet. Sie wirken nicht nur auf Insekten, sondern sind auch für den Menschen und für Tiere Nervengifte (Biozide, wie Zyklon B und die Phosphorsäure-Ester [Sarin, Tabun, Soman]). Pyrethroide haben eine 10mal höhere Toxizität als Cocain auf Ganglienzellen. Sie werden aber im Organismus schneller abgebaut und häufen sich nicht an.

Eine Vergiftung durch unsachgemäße Anwendung äußert sich zuerst in Brennen und Parästhesien der Haut und Schleimhaut, die aufgrund der hohen Haftfähigkeit an Staubpartikeln länger anhalten kann. Chronische Folgen der Vergiftung, wie Immundefekte und Parkinsonismus, sollen nicht auftreten können.

Außer Insektiziden können auch *Teerprodukte* und *Acrolein* (aus Auspuffgasen) den Pflanzen anhaften. Sie sind zwar theoretisch abwaschbar, können aber zum Beispiel bei Tees (Lindenblüten) häufig nicht entfernt werden.

Endogene Pflanzentoxine

Während den „Umweltgiften" in der Nahrung oft eine hohe Beachtung geschenkt wird, gibt es kaum Informationen über die endogenen Schadstoffe in Pflanzen. Eine Ursache dafür könnte sein, daß die endogenen Schadstoffe als natürliche Bestandteile in der unbehandelten (frischen) Nahrung enthalten sind und die frische Nahrung meist für unbedenklich gehalten wird. Für endogene, pflanzeneigene Toxine gibt es keine ADA-Werte, und deshalb auch nur wenige analytische Kontrollen über ihren Gehalt in Nahrungsmitteln.

Doch pflanzliche Produkte können endogene Schadstoffe in hohen Konzentrationen enthalten, unabhängig davon, ob sie im ökologischen Landbau oder in konventioneller Weise erzeugt worden sind. Von endogenen Schadstoffen in Pflanzen kann also ein weitaus höheres „Vergiftungsrisiko" ausgehen, als von den „Umweltgiften". Ihre Präsenz erfordert in jedem Falle eine sachgerechte Bearbeitung der Nahrung zur Inaktivierung dieser Schadstoffe.

Manche endogenen Pflanzentoxine wurden im Altertum auch als Pharmaka eingesetzt. Andere, die diese Funktion nicht erfüllen, sind ausschließlich als schädigende Gifte aufzufassen.

Nahrungsunverträglichkeiten durch endogene Pflanzentoxine und Enzyminhibitoren kommen häufig vor, besonders wenn nur bestimmte Nahrungszubereitungsformen angewendet werden (bei strikter Anwendung von Rohkost) und der Sinn der denaturierenden Nahrungszubereitung nicht verstanden wurde.

Zur Vermeidung der Aufnahme von unverträglichen endogenen Pflanzentoxinen sind Kenntnisse über die Pflanzenphysiologie, ihr Vorkommen in Nahrungsmitteln und besonders über die Notwendigkeit einer sachgemäßen Nahrungszubereitung notwendig. Durch diese sachgemäße Nahrungszubereitung können die meisten endogenen Pflanzentoxine inaktiviert und ihre Aufnahme mit der Nahrung vermieden werden.

Ernährungsrelevante endogene Pflanzentoxine sind unter anderem:

- **Agaricin** kann durch Pilzbefall von Holzspielzeug (besonders aus Lärchenholz) freigesetzt werden. Es löst Erbrechen aus und hemmt die Schweißsekretion.
- **Agaritin** in Zuchtchampignons. Agaritin führt wie Nitrosamine zur DNA-Methylierung (Macholz 1989).
- **Amygdalin** ist Bittermandelöl. Durch seinen Abbau wird im Darm Cyanid freigesetzt. Es ist besonders in Pfirsich-, Kirsch-, Pflaumen-, Apfel-, Bucheckern- und Bittermandelkernen (aber auch in Kürbis- und Leinsamen) enthalten. Kleine Mengen können

bereits Angstzustände, Schwindel und Erbrechen auslösen. Die Aufnahme größerer Mengen kann zum Tode führen.*

- **β-Aminopropionitril** ist in Kichererbsen enthalten. Es wird durch Kochen zerstört. Bei einseitig-längerem Verzehr roher Früchte führt es zu Lähmungen und Krämpfen.
- **Badion** in Maronen *(Xeromus badius)* und Feuerpilzen (Flockenstieliger Hexenröhrling). Es kann selektiv die Anhäufung von Kalium und Cäsium bewirken, so zum Beispiel von Cäsium-137 in den Maronen. In diesem Pilz sind Badion und Nor-Badion der Hutfarbstoff. Durch ihn wird normalerweise Kalium spezifisch gebunden. Das Kalium kann jedoch von Cäsium selektiv verdrängt werden.
- **Cytisin** ist ein Alkaloid mit nicotinartiger Wirkung. Es ist der giftige Inhaltsstoff des Goldregens. Immer wieder kommt es bei Kindern durch die Aufnahme dieser „bohnenähnlichen" Früchte des Strauches *Cytisus laburnum* durch Erregung sympathischer Ganglien zu Vergiftungen mit Erbrechen, Diarrhoen, Blutdruckanstieg und bei hoher Intoxikation bis zu Atemlähmungen.
- **Gossypol** in Baumwollsamenöl. 600 mg/Tag galten als ADA, aber 200 mg haben bereits spermatozide Eigenschaften: Es wurde erwogen, Gossypol als „Pille für Männer" anzuwenden (in China). Heute erfolgt nach Züchtungserfolgen die Aufzucht von Gossypol-armen Baumwollsorten.
- **Gyromitrin** ist in Lorchel und Speisemorchel enthalten und ein Leber- und Hämolysegift. Die ungekochten Pilze sind giftig. Aber Gyromitrin wird auch durch Kochen nicht vollständig inaktiviert. Es geht in das Kochwasser über, das deshalb bei der Zubereitung von Lorcheln und Morcheln wegzuschütten ist!
- **Pflanzenlektine** (Phytohämagglutinine) sind in Hülsenfrüchten enthalten (Gemüsebohnen, Sojabohnen) und können teilweise auch absorbiert werden und in den Blutkreislauf gelangen. Sie werden in vitro als Testsubstanzen für die Blutgruppenbestimmung genutzt. Ein sehr wirksames Lektin ist das Phasin. Pflanzenlektine kommen zum Beispiel auch in Brennesseln vor und sind verantwortlich für die fungistatische Wirkung von Brennesselsaft. (Brennesselsaft wird eingesetzt als Pflanzenschutzmittel, zum Beispiel für Rosen oder Tomaten; es bindet Chitin, aktiviert die Chitinase und hemmt den Chitineinbau in Pilzzellwände.)
- **Phasin** (in grünen Bohnen, Kernen und Hülsen) bewirkt Hämolyse. Bereits 5 bis 6 roh genossene Bohnen können durch Hämolyse zu Schockniere führen. Durch Kochen oder Säureeinwirkung wird das Gift zerstört. Erbsen enthalten das Gift nicht.
- **Solanin** kommt nur in *grünen* Kartoffeln, Tomaten und Auberginen vor. Es wird nur teilweise durch Kochen und nach Behandlung mit Essig zerstört. Das Gift bewirkt akut Kopfschmerz, Brechdurchfall und Bewußtlosigkeit, Krämpfe und Atemlähmung (tödliche Dosis: 400 mg). Bei wiederholter Aufnahme kann es auch zu Magen-,

---

* Im alten Ägypten bestand die „Pfirsichtodesstrafe". Es mußten etwa 60 Pfirsichkerne gegessen werden, um den Tod herbeizuführen.
Von einer italienischen Familie starben 1939 zwei Kinder, die „Mandelkuchen" gegessen hatten. Die sparsame Mutter hatte Pfirsichkerne verwendet. Mutter und Vater erholten sich.

Darm- und Nierenentzündungen führen.*

- **Tenside und Saponine** sind in Nahrungspflanzen enthalten, werden aber schlecht resorbiert. In der Blutbahn führen auch sie zur Hämolyse.
- **Vicin und Convicin** aus der rohen Fava-Bohne (Saubohne) werden im Verdauungskanal zu Pyrimidinderivaten umgewandelt, die in Erythrozyten reduziertes Glutathion oxidieren und eine Reihe GSH-abhängiger Enzyme inaktivieren (Glucose-6-P-Dehydrogenase, 5'-Mono-Deiodase). Dadurch kann es zu Hämolyse, Anämie, Schockniere und Leberschwellung kommen („Favismus").

Durch folgende Substanzen können Nahrungsunverträglichkeiten und Ernährungsdefizite durch Absorptionsstörungen eintreten:

- **Antivitamine.** Ein Antivitamin ist das Avidin im Ei. Es bindet und inaktiviert das Biotin. Cumarine hemmen die Vitamin-K-Wirkung und damit die Synthese von Gerinnungsfaktoren in der Leber. Sulfonamide wirken im Organismus als direkte konkurrierende Hemmstoffe für Folsäure.
- **Enzym-Inhibitoren.** Sie hemmen hydrolytische Enzyme. Von großer Bedeutung sind die *Proteinase*-Inhibitoren (Trypsin-, Chymotrypsin-, Pepsin-Inhibitoren). Sie kommen pro kg Trockenmasse mit 20 g in Sojabohnen, 3,5 g in Bohnen, 2 g in rohen Kartoffeln sowie auch in rohen Eiern vor. *Amylase*-Inhibitoren kommen besonders in Hülsenfrüchten und Getreidekörnern vor.
  Enzym-Inhibitoren hemmen die Zytolyse in Feldfrüchten durch endogene Kathepsine und Amylasen und verhindern das „Matschigwerden". Andererseits dient der Zusatz von Enzym-Inhibitoren auch der Konservierung und Vermeidung des Verderbs (z. B. als Tauchbad für Obst, als Zusatz zum Heringsfang).
  Therapeutisch sind Amylase-Inhibitoren zur Verzögerung der Kohlenhydratverdauung bei Diabetes mellitus eingesetzt worden (Glucobay®, Acarbose). Zur Hemmung der Fettverdauung wurde ein synthetischer *Lipase*-Inhibitor entwickelt (Tetrahydrolipostatin/Orlistat), der als „Traumpille zum Abnehmen" (als „Entfettungssubstanz") gepriesen wurde. Orlistat führt aber bei dauerndem Abusus zum Vitamin-A-, -D-, -E- und -K-Mangel.
  Beim Verzehr ist zu beachten, daß roh genossene Nahrungsmittel durch die hohen Enzyminhibitor-Aktivitäten zu Verdauungsstörungen führen und eine Überfunktion der Bauchspeicheldrüse auslösen können (cave: Pankreatitis). Durch Kochen der Nahrung werden sie jedoch zerstört.
- **Glucosinolate** kommen in Kreuzblütlern vor. Die meisten Glucosinolate sind Nutriceuticals (s. Kap. 4.6); nur wenige haben eine schädigende Wirkung. Aus einigen Glucosinolaten werden Nitrile und Epithionitrile freigesetzt, die hepatotoxisch und kanzerogen wirken können.

* Rohe Kartoffeln können außer dem Solanin auch andere Inhaltsstoffe enthalten, die toxisch wirken oder zu Unverträglichkeiten führen. Bei Fusarium-Pilzbefall können Mykotoxine (z. B. Trichothecene) enthalten sein, die akut Erbrechen, Durchfall, Ataxie und Leukozytose auslösen und bei längerer Einwirkung Entzündungen des Magen-Darm-Trakts, sowie eine Schädigung von Herz- und Nervenzellen herbeiführen. Die befallenen „schwarzen Stellen" müssen daher vor dem Verzehr ausgeschnitten werden. Außerdem enthalten rohe Kartoffeln hohe Konzentrationen an nicht-denaturierten Antiproteasen, durch die Verdauungsstörungen auftreten.

Einige Glucosinolate (Progoitrin) hemmen den Iodeinbau in die Schilddrüsenhormone, ähnlich wie Rhodanid (SCN^-), das von Rauchern endogen gebildet wird. Progoitrin ist in Kohlrüben, Rosenkohl und Raps enthalten. Eine Überzufuhr kann bei geringer Iodzufuhr zu Hypothyreosen führen. Meist ist der Anteil dieser Pflanzenprodukte in der normalen Ernährung aber so niedrig, daß man nur bei ausgesprochener Iod-Mangelernährung die Zufuhr von Kohlgemüse vermeiden sollte.

- **Oxalat** ist enthalten im Nahrungsmittel Rhabarber, aber auch im Weißklee (Name: Bittersaures-Kleesalz). Es bindet Calcium im Darm und im Blutplasma („Dritte Calcium-Fraktion"). Erhöhte Bildung von Ca-Oxalat kann zu Nierensteinbildung führen.
- **Phytat** hemmt die Freisetzung und Absorbierbarkeit von Zink-, Eisen- und Calciumionen aus der Nahrung erheblich. Trotzdem gilt für das Phytat, ähnlich wie für die Glucosinolate, daß seine positiven Wirkungen in einer Vollwerternährung heute meist höher bewertet werden als seine schädlichen Wirkungen (vgl. Kap. 4.6). Phytat ist nur in Vollkornprodukten, Blattgemüse und Hülsenfrüchten in großen Mengen enthalten, so daß nur bei einer rein vegetarischen Ernährung mit Zink-, Eisen- und Calciummangelzuständen zu rechnen ist. Zur Verminderung von Phytat, zum Beispiel im Vollkornbrot, kann heute bei der Teigbereitung die Phytase eingesetzt werden. Bei Eisen-, Zink- oder Calciummangel ist jedoch eine Nahrung mit niedrigem Phytatanteil empfehlenswert.

Für Inhaltsstoffe in Nahrungspflanzen, die zu Unverträglichkeiten und Vergiftungen führen können, gibt es bisher keine gesetzlichen Kontrollen. Vergiftungen durch endogene Pflanzentoxine sind aber häufiger als durch „Umweltgifte".

Zur Verhinderung der Aufnahme von unverträglichen Substanzen und endogenen Pflanzentoxinen sind vor allem Kenntnisse über das Vorkommen dieser Inhaltsstoffe unerläßlich. Außerdem muß, unbeeindruckt von „Rohkostaposteln", die Notwendigkeit vermittelt werden, daß pflanzliche Nahrung sachgerecht bearbeitet wird.

Pflanzliche Pharmaka

Pflanzliche Pharmaka sind in Pflanzen enthalten, die man normalerweise nicht ißt, die aber in jedem Jahr durch Verwechslungen oder Unkenntnis zu Vergiftungen führen.

Für diese Wirkstoffe ist in vielen Fällen die Molekularstruktur bekannt, und sie können auch als Reinsubstanzen bereitgestellt werden. Auch ist für diese Pharmaka zumeist das Wirkprinzip aufgeklärt worden, und sie können für therapeutische Zwecke standardisierbar genau dosiert werden. Sie wurden z. T. schon künstlich synthetisiert. Zu den Pflanzen-Pharmaka gehören unter anderem:

- Die **Belladonna-Alkaloide** Atropin und Scopolamin sind im Liguster, dem Stechapfel und in der Tollkirsche (Atropa belladonna) enthalten. Die schwarzen Früchte der Tollkirsche werden von Kindern oft aus Neugier aufgenommen und führen zu schweren Vergiftungen. Belladonna-Alkaloide sind anticholinerg und sympatomimetisch wirksam (erweiterte Pupillen mit Lichtscheu, trokkener Mund, Schlafneigung bis zum Koma). Die Belladonna-Alkaloide in der Alraune-Wurzel *(Mandragora officinarum)* wurden, im Gegensatz zu denen im Liguster, im Stechapfel und der Tollkirsche, bewußt in der Volksmedizin angewendet. Die Alraune-Wurzel wurde verwendet zur Behandlung der vegetativen Dystonie, bei Potenzstörungen, zur Blutdrucksenkung und zur Pupillenerweiterung.

- Die **Digitalis-Glykoside** sind besonders in den Samen des Fingerhuts enthalten. Sie wurden bereits in der Volksmedizin in Extrakten wegen ihrer Herzwirksamkeit angewendet.
- **Sekaline** (Ergot-Alkaloide, Mutterkornalkaloide, Lysergsäurederivate) können bei Pilzbefall von Getreide (besonders von Roggen mit Askomyzeten) gebildet werden. Sie haben im Mittelalter nach dem Genuß von befallenem Getreide als Massenvergiftung das „Antoniusfeuer" und den „Veitstanz" (Ergotismus) ausgelöst. Derartige Massenvergiftungen traten häufig in feuchten Jahren und in Katastrophenzeiten auf und wurden als „Strafgericht Gottes" aufgefaßt. Die Sekaline-enthaltenden „Mutterkörner" werden heute durch das Sieben des ausgedroschenen Getreides vor dem Mahlprozeß entfernt.
  Mutterkornalkaloide bewirken auch eine Uteruskontraktion und werden heute noch zur Migränebehandlung verwendet.
- Für das **Taxol** wurde eine kanzerostatische Wirkung nachgewiesen und es wurde in den USA als Krebstherapeutikum zugelassen. Es wird aus der Rinde der pazifischen Eibe *Taxus brevifolia* gewonnen. Das dafür notwendige Abschälen der Rinde von Eiben führte in den vergangenen Jahren zu einem Baumsterben in Nordkalifornien und Oregon. Die vielstufige Totalsynthese von Taxol ist kürzlich in den USA (Labor von Nicolaou) gelungen. Sie ist aber so kompliziert, daß noch nicht bald mit einer technischen Nutzung zu rechnen ist. In Frankreich hat man versucht, einen ähnlichen Ausgangsstoff aus der europäischen Eibe (das Baccantin III) in ein Taxolderivat umzuwandeln.
- Zu den starken Pflanzengiften zählen auch die als **„Rauschgifte"** verwendeten Arzneimittel, die unter anderem aus den Nutzpflanzen Mohn (Opium), Hanf (Cannabis) oder aus dem Fliegenpilz (Mescalin) gewonnen werden.

5.1.4 Schadstoffe in tierischen Produkten

Für den Verderb von tierischen Produkten sind in erster Linie Bakterien verantwortlich. Doch auch Umweltgifte kommen dafür in Frage. Sie können akute Unverträglichkeiten auslösen und nach längerer Aufnahme zu Vergiftungen führen. Umweltgifte sind in Fleischprodukten schwer abbaubar und werden als Fremdstoffe (Xenobiotika) meist in Organzellen gespeichert. In tierische Produkte können Schadstoffe sowohl aus pflanzlicher Nahrung als auch aus tierischer Nahrung oder direkt durch eine erhöhte „Belastung" gelangen.

Die oft hydrophoben toxischen Verbindungen (z. B. Chlorkohlenwasserstoffe) werden in fettreiche Organzellen eingelagert (wegen ihres hohen Lipid-Wasser-Verteilungskoeffizienten). Sie werden somit besonders in den inneren Organen gespeichert, die einen hohen Fettanteil haben (Gehirn, Knochenmark, Haut, Milchdrüsen). Nach ihrer Einlagerung haben sie im Organismus eine sehr lange Verweildauer, so daß sie mit der Lebensdauer akkumulieren. Sie können nur dann wieder entgiftet und ausgeschieden werden, wenn sie über das Blut zurück zur Leber transportiert, dort wasserlöslich gemacht und durch Cytochrom P-450 ausgeschieden werden. Cytochrom P-450 gehört zum selenabhängigen mikrosomalen Oxidationssystem der Leberzellen (MAOS). Es trägt zur Bildung wasserlöslicher, ausscheidungsfähiger Produkte bei.

Bei hoher Aktivität des Systems können Xenobiotika (u. a. CKW, Kanzerogene, aber auch Steroidhormone) schneller ausgeschieden werden. Seine Aktivität wird u. a. durch eine ausreichende *Selenzufuhr* erhalten.

Trotzdem besteht eine Doppelschneidigkeit dieses Enzymsystems: Manche Xenobiotika werden erst durch die Oxidation zu toxischen Verbindungen. So wird z. B. das Aflatoxin durch die Leberpassage (und durch das MAOS) zu einer kanzerogenen Verbindung aktiviert (Newberne 1986). Andererseits kommt es durch Hemmung der MAOS-Aktivität zu einer Anhäufung von potentiell krebsauslösenden Stoffen (Kanzerogenen).

Eine solche Hemmung der Cytochrom-P-450-Aktivität kann z. B. bei Virusinfektionen durch das dabei erhöht gebildete *Interferon-*γ zustande kommen. Das Interferon selbst hemmt andererseits die somatische maligne Transformation.

Zu den schädlichen, fettlöslichen, schwer ausscheidbaren Xenobiotika gehören die **PCB, Pestizide, Insektizide und Herbizide.** Diese Verbindungen werden hauptsächlich in fetthaltigen Organen gespeichert und sind als Entkoppler wirksam, zum Beispiel im Gehirn (neurotoxisch) und in den Zellen der Schleimhäute. Sie führen zur Permeabilitätssteigerung der Schleimhäute und erhöhen dadurch die Durchlässigkeit für Allergene.

PCB, Pestizide, Insektizide und Herbizide können sich aufgrund der **Nahrungskette** in höheren Tieren zusätzlich anreichern. Sie werden von Insekten aufgenommen und über die Nahrungskette an insektenfressende Wildtiere und Fische weitergegeben, die diese Gifte bereits in konzentrierter Form aufnehmen. So kommt es zur weiteren Anreicherung im Fett und im Gehirn zum Beispiel von Fasanen oder Fischen. Der häufige Genuß von fetthaltigen Wildprodukten kann auch dem Menschen als letztem Glied der Nahrungskette gefährlich werden.

Innerhalb der Lebenszeit kommt es auch beim Menschen zur Akkumulation von Xenobiotika. Deshalb sind ältere Menschen besonders gefährdet, vor allem, wenn durch eine niedrige Selen-Versorgung die MAOS-Aktivität und Ausscheidung der Xenobiotika zusätzlich eingeschränkt ist, oder wenn die MAOS-Aktivität, zum Beispiel bei Patienten mit häufigen Virusinfektionen, gehemmt ist.

Durch gesetzwidrige Mastmethoden können in tierischer Nahrung auch *Antibiotika*, zum Beispiel in Geflügelfleisch, Eiern und Süßwasserfischen (Karpfen), wachstumsstimulierende *Hormone* (Estrogene, Androgene, Wachstumshormonpräparate) oder *Beruhigungsmittel* (für den Transport zum Schlachthaus) enthalten sein.

Es gibt nur ganz wenige *endogene* tierische Giftprodukte, die ernährungsphysiologische Bedeutung haben. Ein Beispiel ist in Fischorganen das Tetrodotoxin, das in der Leber von Speisefischen aus dem Pazifik und dem Mittelmeer (Kugelfische) vorkommt. Es hemmt spezifisch die mitochondriale H^+-ATPase. Dieses Gift wird zum Beispiel für Untersuchungen der Zellatmung in biochemischen Labors eingesetzt. Bei Vergiftungen können Kreislaufkollaps, Atemlähmung und Hypothermie auftreten. Es wird durch Kochen inaktiviert.

5.2 Nahrungsmittelallergien (NMAL)

Allergie wird (entsprechend der WHO, 1978) definiert als „aquired, specific, altered capacity of the subject to react in a different enhanced way to reexposure to the particular agent, viable or nonviable".

Allergien werden durch Schleimhautkontakt oder parenterale Aufnahme von Allergie-auslösenden Makromolekülen verursacht. Daneben können Allergene auch über die Darmschleimhaut ins Blut gelangen.

Gegen Allergene, z. B. in der Nahrung, werden immer spezifische Antikörper (meist Immunglobuline E) gebildet, die bei einem Zweitkontakt mit dem jeweiligen Allergen sofort reagieren können und dabei Mastzellen und basophile Leukozyten aktivieren. Allergische Reaktionen treten also unmittelbar nach dem Zweitkontakt mit kleinsten Mengen eines Allergens in der Nahrung auf und sind meist sehr heftig.

Ursache für Nahrungsmittelallergien **sind Nahrungsproteine, die durch die Nahrungsvorbehandlung schwer denaturierbar sind** und so bei manchen Personen nicht vollständig im Magen-Darm-Kanal zerlegt werden können. Dadurch bleiben Peptide erhalten, die ein allergenes Restpotential besitzen. Werden diese unverdauten Proteine über die Darmschleimhaut absorbiert, kommt es zur Antikörperbildung durch Kontakt mit Lymphozyten nach folgendem Mechanismus:

Nach der parenteralen Allergenaufnahme über Schleimhäute (Ileum, Jejunum, Bronchialschleimhaut, Nasenschleimhaut) gelangen die Allergene, unter Vermittlung von *multifold-(M-) Zellen*, die zur Zytopempsis und Antigen-Präsentation befähigt sind, mit Lymphozyten in Kontakt. Lymphozyten bilden daraufhin Immunglobuline (Ig). Von besonderer Bedeutung ist Immunglobulin A (IgA), es können aber unter bestimmten Umständen auch IgE und IgG gebildet werden.

IgA können in das Darmlumen sezerniert werden *(sekretorische IgA)*, so daß später nochmals zugeführte Antigene schon im Darmlumen abgebunden werden und dadurch eine Antigen-Antikörper-Reaktion im Organismus verhindert wird.

Bleibt aber die IgA-Sekretion aus, können Nahrungsallergene in den Kreislauf gelangen und in Lymphozyten zur Bildung von IgE und IgG führen. IgE bindet sich dann an **Mastzellen.** Bei jeder Neuzufuhr wird das Nahrungsallergen an die IgE-beladenen Mastzellen gebunden und die Ausschüttung von Histamin, Leukotrienen, Serotonin oder anderen Transmittern ausgelöst, die die allergische Reaktion unterhalten.

Die Sofortreaktion kommt also unter Beteiligung von Immunglobulin E zustande.

Die **Symptome** sind neben Bauchschmerzen und Kreislaufreaktionen auch Asthmaanfälle, Quaddelbildung in der Haut und Konjunktivitis.

Nahrungsmittel-Allergien und -Pseudoallergien sind möglicherweise auch an der Auslösung spezifischer Krankheitsbilder, unter anderem des *hyperkinetischen Syndroms* („Zappelphilipp") und der Psoriasis und Neurodermitis mitbeteiligt. Echte NMAL machen aber nur etwa 1,2 % der Fälle an „Nahrungsunverträglichkeiten" aus, pseudoallergische Reaktionen sind um ein Vielfaches häufiger.

Nahrungsmittelallergien sind von anderen Nahrungsmittelunverträglichkeiten abzugrenzen, wie:

- Angeborene Nahrungsmittelintoleranzen (NMIT, z. B. die Fructose- oder die Gliadinintoleranz);
- Erworbene Nahrungsmittelunverträglichkeit (NMUV, z. B. die Kuhmilch- oder Lactose-Unverträglichkeit);
- Pseudoallergische Reaktionen (PAR) auf Nahrungsmittel (vgl. Kap. 6.2.8), die biogene Amine enthalten, die auch bei allergischen Reaktionen freigesetzt werden (z. B. Serotonin in Schokolade, Histamin in Fisch, Käse, Wurst, rohem Schinken, Wein, Sauerkraut) oder die exzitatorisch wirken (Glutamat beim „China-Restaurant-Syndrom");
- Gärungsdyspepsien, die durch Zufuhr von unreifem Obst ausgelöst werden, das zuviel unverdauliche Kohlenhydrate (Ballaststoffe) enthält. Die Verdauungsbeschwerden resultieren danach aus der Vermehrung von Bakterien im Dickdarm, die Glykane zerlegen und daraus Buttersäure, Essigsäure und Gase bilden (z. B. Clostridium butyricum);
- Nahrungsmittelaversionen.

5.2.1 Nahrungsallergene

Von den tierischen Nahrungseiweißen können Nahrungsmittelallergien durch Kuhmilch-, Fisch- und Eiereiweiß ausgelöst werden.

Bei den pflanzlichen Eiweißen treten Nahrungsmittelallergien besonders gegen Soja- und Erdnußeiweiße auf. Nahrungsmittelallergien durch Soja-, Kuhmilch-, Hühnerei- und Nußeiweiße sind häufiger als Nahrungsmittelallergien durch Kartoffel-, Reis-, Gemüse- und Früchteeiweiße.

Kreuzreaktivität zwischen Nahrungsmittelallergenen und Pollenallergenen
Nahrungsmittelallergien können auch durch *Polleneiweiße* hervorgerufen werden, die auf die Schleimhäute gelangt sind und verzögert verdaut werden. Nach parenteraler Aufnahme von Pollen- und einigen pflanzlichen Nahrungsmitteleiweißen können ähnliche Antigene (pollen-associated food allergens) gebildet werden, so daß durch diese „Kreuzreaktivität" bei Erwachsenen (besonders Frauen) häufig zusammen mit Nahrungsmittelallergien eine Pollenallergie auftritt und umgekehrt eine Pollenallergie zur NMAL führen kann. In beiden Fällen wird eine Typ-I-allergische (Sofort-)Reaktion hervorgerufen, die durch die Immunglobuline E (IgE) vermittelt wird.

Als Ursache für die Kreuzreaktivität werden zwei Hauptgruppen von Allergenen verantwortlich gemacht, die beide in Birkenpollen vorkommen und als Bet v1 und Bet v2 bezeichnet werden. **Bet-v1**-verwandte Proteine kommen in Birken-, Erlen-, Haselnuß- und Hainbuchenpollen vor. Sie sind aber auch in der Frucht von Äpfeln (62 % Sequenzanalogie) und Haselnuß enthalten. Allergische Reaktionen sind unter anderem bei Allergenexposition vor körperlicher Belastung nachgewiesen worden. **Bet v2** stellt das pflanzliche *Profilin* dar, ein am Zytoskelett Aktin-bindendes Protein. Mit Profilin-spezifischen DNA-Primern wurde seine Präsenz auch in Grassamen, in Getreidekörnern und Mehl, in Kartoffel, Sellerie und Kiwi mit hoher Sequenzähnlichkeit (79 %) nachgewiesen. Die Ähnlichkeit mit tierischem Profilin ist dagegen nur gering (35 %).

Die Sensibilisierung kann daher mit irgendeinem pflanzlichen Profilin erfolgen und dann durch Kreuzreaktivität auch eine NMAL gegen andere Pflanzenprofiline zur Folge haben. NMAL mit Kreuzreaktivitäten gegenüber Polleneiweiß sind unter anderem das *Celery-birch-mugweed-Syndrom* und das *Celery-carrot-mugweed-spice-Syndrom (CCMSS)*. Orale Allergie-Syndrome sind häufiger bei Frauen und selten im Alter.

Endogene Risikofaktoren
Es wird diskutiert, daß die Disposition zu NMAL durch erbliche IgE-Phänotypen mit verursacht werden könnte. Es bleibt auch bei Nahrungsmittelallergien eine dauernde Allergiedisposition für bestimmte Nahrungseiweiße lebenslang bestehen.

Ursache für NMAL können auch Ernährungsfehler in der Säuglingsperiode sein. Im Säuglingsdarm besteht noch keine ausreichende IgA-Produktion und das Neugeborene hat noch eine unreife Mukosa. Dadurch kann sich die Darmschleimhaut noch nicht wie eine „Barriere“ für Makromoleküle verhalten, sondern eher wie ein „Gartenzaun“, der Makromoleküle unkontrolliert passieren läßt.*

Als Konsequenz aus der Unreife des Darmes bei Säuglingen ist abzuleiten, daß Säuglingen bis zur 6. Woche post partum (möglichst bis zum 3. Monat, also bis zur Ausreifung des Dünndarms) keine allergen wirksamen Eiweiße mit der Nahrung zugeführt werden sollten.

Die Zufütterung von Kuhmilch-, Eiereiweiß- oder Sojaeiweiß-haltiger Nahrung (z. B. Schokolade) vor der 6. Woche post partum würde das Risiko für eine spätere NMAL erheblich erhöhen. In Ländern mit *langer Stillzeit* (z. B. in Afrika) und ohne Zufütterung anderer Nahrung in der Säuglingsperiode sind Allergien sehr selten.

Die parenterale Allergenaufnahme über Schleimhäute kann auch (ohne Vermittlung von M-Zellen) durch *Entzündung* des Darmes oder der Bronchien (Erweiterung der Zwischenzellräume von Epithel- und Endothelzellen) zustande kommen. So kann ein Übertritt von Allergenen aus dem Nahrungsbrei in die Blutbahn vor allem während einer Darminfektion oder durch Abnahme der IgA-Produktion, also nach Schädigung des Mukosaepithels erfolgen. Dadurch können auch IgG gebildet werden und antinukleäre Antikörper (ANA), durch die lokale Entzündungen weiter unterhalten werden (z. B. bei Colitis ulcerosa, Morbus Crohn).

Eine unkontrollierte parenterale Allergenaufnahme wird durch eine *Verdauungsinsuffizienz* oder Pankreasinsuffizienz begünstigt, weil dabei der vollständige Abbau von Nahrungsproteinen eingeschränkt ist.

Exogene Risikofaktoren
Die wichtigste Vorbeugung gegen die Absorption von Nahrungsallergenen sind bei der Nahrungszubereitung die

---

* Nach der Geburt können Säuglinge die Eiweiße auch in der Muttermilch noch nicht vollständig verdauen. Beim Neugeborenen besteht bis zum 5. Tag post partum durch die „ektopische“ Bildung des sekretionshemmenden Thyreotropin-Releasing Hormons (TRH) in der Bauchspeicheldrüse eine Hemmung der Bildung und Ausschüttung von Pankreasenzymen! Für das Neugeborene ist die Absorption von nativen Muttermilch-Eiweißen eine physiologische Notwendigkeit. Muttermilcheiweiße führen niemals zu einer Allergie. Eine Reihe von Proteinen und Wachstumsfaktoren in der Muttermilch haben eine wichtige Funktion für den Aufbau einer normalen Darmflora. Im Neugeborenenalter werden aus der Muttermilch aber auch Immunglobuline aus dem Darm in das Blut aufgenommen (vgl. Kap. 4.1).

Tabelle 46: Denaturierungstemperaturen von ausgewählten Nahrungsproteinen.

Protein	Denaturierungstemperatur [°C]	Vorkommen
Casein	120	Milch
Lactalbumin	etwa 77	Milch
β-Lactoglobulin	etwa 70	Milch
Ovalbumin	etwa 80	Ei
Conalbumin	etwa 60	Ei
Livetine	ab 69	Eigelb
Lipoproteine des Eies	ab 80	Ei
Myosin	ab 55	Muskel

Denaturierung und die vollständige Proteolyse der Nahrungseiweiße.

Entsprechend Tabelle 46 ist zu beachten, daß für die Denaturierung der Nahrungseiweiße unterschiedliche Denaturierungsbedingungen erforderlich sind. Die Denaturierung kann sowohl durch Hitze* als auch durch Säuerungsprozesse bei der Nahrungszubereitung stattfinden.

Die erforderlichen Denaturierungstemperaturen werden bei bestimmten Zubereitungsverfahren jedoch nicht immer erreicht (z. B. beim Garen im Mikrowellenherd, Kochen in großen Höhenlagen), was zu einer ungenügenden Inaktivierung potentieller Allergene führen kann.

* Bei manchen Nahrungseiweißen tritt das Phänomen auf, daß sie durch Hitzebehandlung erst allergene Eigenschaften erhalten. Das ist zum Beispiel der Fall, wenn man Austern oder Schnecken kocht. Ursache dafür ist, daß beim Erhitzen Zucker mit Eiweißen reagieren und sogenannte *Maillard-Produkte* entstehen (s. Kap. 5.3, S. 221), die schwer abbaubar sind und allergen wirksam werden können. Vorsicht ist also geboten, wenn eiweißreiche Nahrung in zuckerhaltigen Lösungen erhitzt wird. Auch in Produkten, die pulverisiert und dabei erhitzt werden sollen, können allergen wirksame Maillard-Produkte entstehen. Um die Entstehung von Maillard-Produkten zu verhindern, werden zum Beispiel bei der Herstellung von Eipulver die freien Zucker in rohen Eiern vorher vergoren.

5.2.2 Diagnostik bei Nahrungsmittelallergie

Möglichkeiten zur Diagnostik von Nahrungsmittelallergien sind:

1. *Ein 7-Tage-Nahrungsaufnahme-Protokoll*, das Auskunft darüber geben soll, nach welcher Nahrung allergische Reaktionen wiederholt auftreten.
2. Der direkte *In-vitro-Nachweis spezifischer Antikörper* gegen ein Allergen: mit Gesamtblut (mastzellgebundene IgE) + Allergenzusatz (oder Hapten) und Nachweis des freigesetzten Histamins oder Leukotriens. Als Tests stehen zur Verfügung:
   - leucocyte-histamine release test (HR),
   - human-basophile-degranulationstest,
   - leucocyte-leucotriene release test.
3. *In-vivo-Eliminations-Provokationstests*, zum Beispiel
   - titrated oral-double-blind-placebo-controlled-food-challenges (DBPCFC),
   - Allergen-Provokationstest via Koloskop (COLAP-Test).
4. Der *indirekte In-vitro-Test* mit dem gebundenen Allergen, dazu Patientenserum + markiertes IgE, zum Beispiel als:

- radio-allergo-sorbent test **(RAST)**, multiple antigen simultaneous test (MAST), MAST-chemiluminescent assay (MAST-CLA) sowie enzyme antigen simultaneous test (EAST) und fluorescence antigen simultaneous test (FAST) (Scolozzi et al. 1989, Nolte et al. 1989, Moneret-Vautrin 1993).
- ELISA (enzyme linked immuno sorbent assay),
- IgE-Bindungs-Hemmtest,
- reverse enzyme immun assay (REINA).

5. *Intrakutantests*, zum Beispiel
   - skin prick test (SPT),
   - scratch test (SCT).

Bewertung der diagnostischen Verfahren

Am unspezifischsten sind *Hauttests*, bei denen festgestellt wird, ob ein Nahrungseiweiß eine starke Rötung nach intrakutaner Injektion hervorruft. Dieser Test berücksichtigt zum Beispiel nicht die im Darm entstehenden Bruchstücke potentiell allergener Eiweiße. Hautunverträglichkeitstests ergeben oft fälschlicherweise ein positives Ergebnis und haben deswegen nur Bedeutung für das Screening.

Auch die In-vitro-Tests zur Bestimmung der Immunglobulin-E-Bindung an ein vermutetes Allergen sind unspezifisch.

Häufig wird der **Radio-Allergo-Sorbent-Test (RAST)** durchgeführt. Beim RAST wird zu potentiell allergenen Nahrungseiweißen Patientenserum zugefügt und anschließend wird radioaktiv markiertes Immunglobulin E (IgE) zugesetzt. Wenn von einem bestimmten Nahrungsallergen viel IgE gebunden wird, kann es als möglicherweise allergieauslösend angesehen werden.

Leider ist auch dieser Test nicht spezifisch für ein bestimmtes auslösendes Allergen, da Kreuzreaktionen mit erfaßt werden.

Spezifisch, aber sehr belastend und zeitaufwendig ist der *In-vivo-Eliminations-/Provokationstest.* Ein schonender Provokationstest zur Erkennung, welches Nahrungseiweiß für einen Patienten die Allergie auslöst, ist die Ernährung mit der *Such- und Additionsdiät nach Werner*, die allerdings erst nach mehreren Wochen ein Ergebnis liefert. Dabei wird zunächst mit einer „verträglichen Diät" begonnen (s. Tab. 47) und anschließend werden die Nahrungsmittel, die zum normalen Speiseplan gehö-

Tabelle 47: Ablauf und Auswahl der Such- und Additionsdiät nach Werner.

1. Eliminationsstufe (1. bis 3. Tag: 1 l Mineralwasser, 150 g Glucose)
2. Additionsstufen (nach je 3 Tagen = Zusatz der weiteren Gruppe) ▪ 1. bis 3. Tag: Milchprodukte ▪ 4. bis 6. Tag: Brot, Backwaren ▪ 7. bis 9. Tag: Fleischarten ▪ 10. bis 12. Tag: Ei und eihaltige Produkte ▪ 13. bis 15. Tag: Fischarten ▪ 16. bis 18. Tag: Gemüsearten (+ anhaftende Allergene) ▪ 19. bis 21. Tag: Obstarten (+ anhaftende Allergene)

ren, in Gruppen jeweils für 7 Tage dazu addiert. Danach läßt sich vermuten, welches Nahrungseiweiß die Allergie auslöst. Zur Sicherung der Diagnose wird anschließend mit „Allergentestkapseln", die es für über 15 der häufigsten Nahrungsallergene in reiner Form und in verschiedenen Konzentrationsstufen gibt, die In-vivo-Provokation versucht. Wenn eines der verdächtigten Allergene die allergische Reaktion auslöst, ist die Diagnose bestätigt. Da es durch die Provokation zur Sofortreaktion kommen kann, muß diese In-vivo-Testung stets unter ärztlicher Kontrolle durchgeführt werden.

Schonender als die massive Provokation mit Allergenkapseln, die oral eingenommen werden, ist die Allergen-Provokation auf der Dickdarmschleimhaut, die mit Hilfe des Koloskops durchgeführt wird (COLAP-Test). Die Reaktion kann nach 20 min abgelesen werden.

Ein sehr genauer Test – der direkteste und spezifischste – ist der *immunologische Nachweis spezifischer Antikörper* gegen ein Allergen. Dieser Test setzt die ständige Verfügbarkeit einer großen Palette monoklonaler Antikörper gegen alle nur denkbaren (aber besonders der häufigsten) Nahrungsmittelallergene voraus. Heute sind für die wichtigsten Pollen- und Pflanzenallergene die wirksamen Komponenten isoliert, so aus Birkenpollen, Graspollen, Olivenpollen, Zypressenpollen, Zedernpollen, Maispollen und -kolben, Sellerie, Gurke, Karotte, Melone, Apfelfrucht. Mit ihnen können die Histamin- und Leukotrienfreisetzungstests spezifisch durchgeführt werden.

Ernährungskompaß

Nahrungseiweiße und Nahrungsmittel, die die Allergiesymptome auslösen,

Tabelle 48: Verträgliche, allergenarme Nahrung.

▪ Fleisch:	Lamm, Huhn, Pute
▪ KH-Träger:	Reismehl, Kartoffel
▪ Gemüse:	alle außer Mais, Tomaten, Soja
▪ Früchte:	alle außer Erdbeeren
▪ Fette:	Margarine ohne Milchbestandteile
▪ Getränke:	Fruchtsäfte
▪ Gewürze:	Salz, Pfeffer, Küchenkräuter

müssen vom Speiseplan ausgeschlossen werden (Tab. 48).

Diese *Ausschlußdiät* kann sehr problematisch sein, da man in vielen Fällen nicht feststellen kann, ob der allergen wirksame Nahrungsbestandteil in einem Lebensmittel wirklich fehlt. Es werden zum Beispiel bei der Herstellung von Wurstwaren oder Teigwaren Bestandteile zugemischt, die man nicht ohne weiteres vermuten würde. Sie können allergen wirksame Soja-, Eier-, Fisch- oder Gewürzeiweiße enthalten*.

Andere Bindemittel und Zusätze, oder auch durch Lagerung entstandene Produkte, rufen zumeist keine Allergien hervor, können aber pseudoallergische Reaktionen (s. Kap. 6.2.8) auslösen.

Da auch Kreuzreaktivitäten zwischen oral aufgenommenen Nahrungsmitteleiweißen und inhalierten Polleneiweißen bestehen können, sollten sich Allergiker zusätzlich vor dem Kontakt mit Pollen schützen.

* Auch Backwaren können Allergien auslösen. Sie können einerseits gegen das im Mehl enthaltene Profilin gerichtet sein, aber andererseits auch gegen Eiweiße aus *Streptomyces oryzae*. Aus diesem Pilz wird die Amylase gewonnen, die heute anstelle von Hefe für den schnelleren Zuckerabbau im Teig benutzt wird.

Bei Fehlen von Muttermilch, in allergiedisponierten Familien oder bei Darminfektionen kann anstelle von normaler Säuglingsnahrung **„hypoallergene" Säuglingsnahrung** verabreicht werden. Dies ist Kuhmilchnahrung, die vorverdaut worden ist (so daß sie einen reduzierten Fremdeiweißgehalt hat; z. B. Beba H.A. von Nestle oder Milupa Pregomin). Sie soll sichern, daß keine allergenen Fremdeiweiße aufgenommen werden, um dadurch die Entstehung von Nahrungsmittelallergien zu verhindern. Sie ist auch für Säuglinge vor dem 3. Monat post partum geeignet.

Therapeutisch kann bei Nahrungsmittelallergien mit einem ermittelten Allergen die Desensitisierung versucht werden. Die **Desensitisierung** kann heute mit definierten Proteinen oder Peptiden aus den Nahrungsmitteln (z. B. aus Soja, Erdnuß, Sellerie, Mais, Ei oder Kuhmilch) erfolgen. Durch Desensitisierung soll der „allergische Organismus" zur Bildung besonders von IgA angeregt werden, damit ein Schutz vor dem Eindringen des Allergens erzeugt wird.

Da zwischen Polleneiweißen und pflanzlichen Nahrungseiweißen Strukturähnlichkeiten bestehen, können auch Polleneiweiße oder Fraktionen von Polleneiweiß, zum Beispiel das Profilin, zur Desensitisierung gegen Nahrungseiweiß benutzt werden.

5.2.3 Allergiepotential von gentechnologisch hergestellter Nahrung

Um das allergene Potential der Eiweiße durch bessere Verdaulichkeit zu vermindern, wurden empirisch geeignete typische Zubereitungstechnologien entwikkelt.

Problematisch und bisher nicht einzuschätzen ist, ob für gentechnologisch hergestellte Nahrung (novel food) diese traditionellen Zubereitungsformen ausreichen, um eventuelle neue allergene Eigenschaften auszuschalten, oder ob zusätzliche Zubereitungstechnologien erforderlich sind. Auf diese Problematik haben sich die für die Lebensmittelüberwachung verantwortlichen Labors und auch Ärzte beim Auftreten von Nahrungsmittelallergien einzustellen.

DNA in gentechnisch erzeugter Nahrung

Bisher ist nicht bekannt, ob die DNA in gentechnisch erzeugten Pflanzen durch die übliche Nahrungsvorbehandlung vollständig denaturiert wird. Es wäre denkbar, daß unvollständig denaturierte DNA durch die enteralen Hydrolasen nicht komplett aufgespalten werden kann, so daß Oligonukleotide über den selben Weg wie Oligopeptide über die M-Zellen in den Kreislauf gelangen können. Andererseits wäre auch vorstellbar, daß die nicht denaturierte rekombinante DNA in Darmbakterien und möglicherweise sogar in Organzellen eingebaut wird (Doerfler u. Schubbert 1994). Die Frage der Denaturierbarkeit, Abbaubarkeit oder des Einbaus von Oligonukleotiden aus rekombinanter DNA in Darmbakterien oder Körperzellen ist noch offen. Deshalb könnte es z. B. problematisch werden, wenn gentechnisch erzeugte Nahrung als Rohkost verwendet wird.

Die beste Voraussetzung für die Vermeidung von resorbierbaren Oligonukleotiden und unbedenklich wäre es, wenn aus gentechnologisch erzeugter Nahrung z. B. die *Stärke, Saccharose, Vitamine, das Speiseöl oder Fett* extrahiert, und nur sie für die Ernährung verwendet würden, denn diese Verbindungen werden auch in transgenen Produkten nicht verändert. Eine andere Möglichkeit ist, gentechnologisch erzeugte Nahrung vorzuverdauen oder so intensiv zu denaturieren, daß DNA und Proteine im Magen-Darm-Kanal in jedem Falle abgebaut werden können.

5.3 Ernährung und Makromolekülveränderungen

Im Unterschied zu Schadstoffen, die dem Organismus mit der Nahrung von außen zugeführt werden, können auch **im Organismus selbst** Schädigungsfaktoren erzeugt werden, sich anhäufen und Makromolekülveränderungen hervorrufen. Diese Makromolekülveränderungen werden durch die Ernährung und einzelne Nährstoffe sowohl gefördert als auch gehemmt.

Die folgenden Makromolekülveränderungen werden durch Fehlernährung begünstigt, tragen zu Stoffwechselerkrankungen bei und sind bei Stoffwechselkrankheiten nachweisbar.

5.3.1 Nahrungsenergiezufuhr und Glukatierung von Proteinen

Dauerhafte Überernährung und Fettsucht kann sich im vorzeitigen Auftreten eines Diabetes mellitus Typ II zeigen. Bei dieser Erkrankung ist die Glucosehomöostase gestört, die Glucoseverwertung ist vermindert und die Glucoseproduktion in den Leberzellen erhöht. Allgemein kommt es durch eine erhöhte Energiezufuhr zu Verwertungsstörungen für Glucose, die sich in starken Schwankungen der Blutglucose-Konzentration auswirken können. Stark schwankende Glucosekonzentrationen im Blut sind die Ursache für spontane, nichtenzymatische *Glukatierungen von extrazellulären und Zellmembran-Proteinen.*

Durch Glukatierung werden vor allem die extrazellulären Kollagene in den Arteriolen geschädigt, so daß es zur Mikroangiopathie kommen kann.

Die dauerhafte (bedarfsgerechte) Einschränkung der Nahrungsenergiezufuhr verbessert die Glucosehomöostase und vermindert Glukatierungen.

Protein-Glukatierungen vollziehen sich in geringem Ausmaß bei allen Menschen. Sie beruhen auf sogenannten Maillard-Reaktionen. Im Menschen kommt es bei 37 °C Körpertemperatur ständig, wie in einem Reaktionsofen, zu derartigen spontanen Proteinveränderungen, die sich mit dem Altern akkumulieren (als vernetzte und schwer abbaubare Amadori-Produkte oder *advanced glycosylation end-products [AGE]*) (Abb. 45). Bei Diabetikern laufen diese Prozesse ausgeprägter ab.

Von der Glukatierung betroffen sind vor allem die extrazellulären Kollagentypen z. B. in der Intima der Arteriolen sowie Hämoglobin und Albumine. Die glukatierten Proteine haben veränderte Eigenschaften und werden langsamer als die nativen Proteine abgebaut. Dadurch verdickt sich zum Beispiel die Basalmembran von Kapillaren und Arteriolen, was zur Lumeneinengung, zur Behinderung des Blutflusses und des Stoffaustausches (Arteriolosklerose), besonders in der Retina und der Niere, führt. So kann es durch die durch Glukatierung veränderten Biomoleküle zu schweren Funktionseinschränkungen kommen.

Klinisch-chemisch läßt sich die Glukatierung anhand des Anteils von glukatiertem Hämoglobin verfolgen (siehe Kap. 6.2.4): Gesunde haben zum Bei-

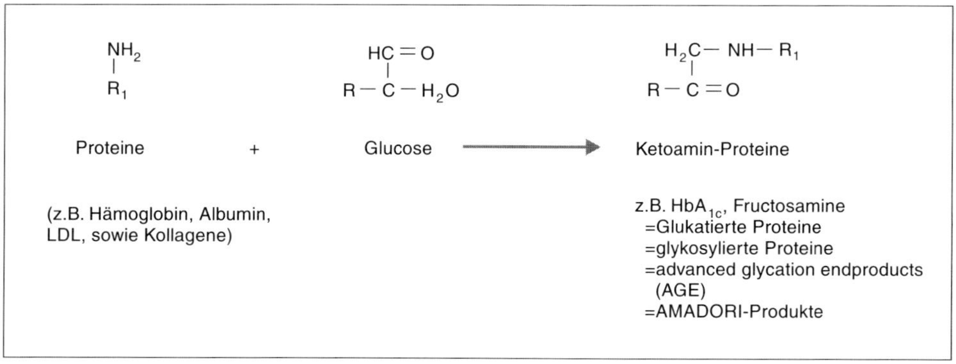

Abb. 45: Entstehung glukatierter Proteine durch die nichtenzymatische Maillard-Reaktion.

spiel einen normalen Anteil von 6 % glukatiertem Hämoglobin im Blut, unbehandelte Diabetiker können zwischen 10 und 30 % glukatiertes Hämoglobin aufweisen.

Eine weitere Ursache für die zusätzliche Entstehung von AGEs ist das Tabakrauchen.

AGEs haben außer ihrer direkten Wirkung bei der Hämoglobin-Glukatierung und der Intimaverdickung der arteriellen Gefäße noch eine zusätzliche Schädigungswirkung durch die bei ihrem Abbau anfallenden AGE-Abbauprodukte. Diese entstehen endogen, können aber für experimentelle Untersuchungen auch hergestellt werden durch eine etwa 4wöchige Inkubation von Rinderserumalbumin mit 250 mM Ribose bei 37 °C.

Diese Spaltprodukte von AGEs binden sich zusammen mit anderen Proteinen (OST48, 80K-H, Galectin-3) an die **3 AGE-Rezeptortypen** (AGE-R1, AGE-R2, AGE-R3) in *Endothelzellen*. Sie bewirken dadurch die Expression von Adhäsionsmolekülen (ICAM, VCAM-1, E-Selectin). Die AGE-Wirkung auf die VCAM-1-, E-Selectin-Expression ist durch Aminoguanidin und durch **Antioxidantion** hemmbar. Selen (Becker et al. 1996) oder N-Acetylcystein stellen einen wichtigen Schutz vor den Auswirkungen der AGEs bei Diabetikern dar und vermindern die Auswirkungen auf die Retina und die Nieren (Basta 1997).

Sie tragen zum raschen Abbau von intrazellulären Sauerstoffradikalen bei, die durch Einwirkung von AGE's permanent in Organzellen entstehen. Auch *Makrophagen*, besonders in den Atheromen bei Atherosklerose, besitzen Rezeptoren für AGEs, die in das Apolipoprotein B von LDL integriert sind. Diese AGE-Rezeptoren sollen die zusätzliche Aufnahme von LDL und die Cholesteroleinlagerung in die Arterienwand begünstigen (Vlassara 1997).

Die veränderten Proteine der Basalmembranen sind auch Ursache für Antigen-Antikörper-Reaktionen und die Aktivierung von T-Lymphozyten, die zu autoallergischen Reaktionen beitragen.

5.3.2 Peroxidierungen durch Radikale

Sauerstoffradikale führen zu Kettenreaktionen, die Veränderungen in der Struktur und Funktion exponierter Makromoleküle zur Folge haben.

Sauerstoffradikale führen zu:

- Peroxidation von Apolipoproteinen, besonders in den LDL (Fridovich 1976). Durch O_2-Radikale kommt es zur Peroxidation ungesättigter Fettsäuren in den Triglyceriden der LDL sowie der γ-Lysylgruppe im Apolipoprotein B der LDL. Dadurch wird die normale Verstoffwechselung cholesterolhaltiger Lipoproteine behindert und führt zur Atherosklerose.
- Membranlipidperoxidationen und Zellschädigungen.
- Freisetzung gefäßaktiver Prostaglandine.
- Denaturierung von Enzymen und Plasmaproteinen.
- Peroxidationen von DNA. Dadurch treten DNA-Brüche und Mutationen (Thymidindimere) auf, die Krebszellentstehung (maligne Transformation) oder das Absterben von Zellen (Letalmutationen) auslösen können.

Aggressive Sauerstoffverbindungen werden unter optimalen Bedingungen durch antioxidativ wirksame Vitamine (Vitamin E, C und β-Carotin) sowie durch Enzyme rasch abgebaut, zum Beispiel durch die Aktivitäten der Superoxiddismutase (SOD), Katalase und Peroxidasen. Die radikalabbauenden Enzyme enthalten Eisen, Zink, Mangan, Kupfer oder Selen. *Vitamin- und Spurenelementmangel* würde daher den Abbau beeinträchtigen und Makromolekülveränderungen durch Anhäufung von Peroxiden beschleunigen.

Für die optimale „Entgiftung" der Radikale ist also die ausreichende Versorgung mit Spurenelementen und Vitaminen erforderlich. Spurenelemente werden bei der Entgiftungsreaktion nicht verbraucht, und vor allem ein ausreichender Selenstatus sichert (durch Ausnutzung des reproduzierbaren Glutathions [GSH]) auch die Wirkung und Erhaltung der Vitamin-Komponenten des Antioxidans-Systems (Vitamine C, E, β-Carotin). Sie werden bei diesen Reaktionen verbraucht und sollten gerade bei Radikal-Belastung ausreichend und ausgewogen zugeführt werden.

> Reaktion von Antioxidans-Substanzen im Blutplasma mit Sauerstoffradikalen ($O_2^{\bullet}$):
>
> $O_2^{\bullet} + Red \rightarrow O_2 + Ox$
>
> Red: wirksame reduzierte Vitamine C, E und β-Carotin sowie GSH
> Ox: oxidierte Vitamine C, E und β-Carotin sowie GSSG

Durch Substanzen mit „antioxidativem Potential" wird sowohl die Anhäufung der extra- als auch der intrazellulären Sauerstoffradikale unterbunden (Tab. 49).

Eine besondere Rolle spielt dabei das Vitamin E. Es ist sowohl in den Lipoproteinen als auch in den Zellmembranen eingebaut. Als Bestandteil von Zellmembranen kann es durch seinen Kontakt mit dem Extrazellulärraum durch Vitamin C und durch seinen Kontakt zum Intrazellulärraum durch reduziertes Glutathion (bei hohem GSH/GSSG-Redoxpotential) regeneriert werden. Es trägt wesentlich zum Schutz der Membran vor Sauerstoffradikalen bei.

Vitamin E und Vitamin C können sich nach erfolgter Oxidation gegenseitig reduzieren und damit reaktivieren, das heißt, ein partieller Mangel an Vitamin C kann durch ausreichende Vitamin-E-Zufuhr kompensiert werden und umgekehrt.

Im Unterschied zu den Sauerstoffradikalen sind *Lipid- und Protein-Peroxide* schwer abbaubar. Deswegen akkumulie-

Tabelle 49: Abbau- und Bindungsreaktionen zur Beseitigung von Sauerstoffradikalen.

Intrazelluläre Faktoren
▪ **Retinoide**
$O_2^{\bullet-}$-, $OH^{\bullet}$- und H_2O_2-Beseitigung
▪ **Superoxid-Dismutase (SOD)**
$2O_2^{\bullet-} + 2H^+ \rightarrow H_2O_2 + O_2$
▪ **Glutathion-Peroxidase**
$HOOH + GSH \rightarrow HOH + GSSG$ $LOOH + GSH \rightarrow LOH + GSSG$
▪ **Katalase, Peroxidase**
$2H_2O_2 \rightarrow 2H_2O + O_2$
Extrazelluläre Faktoren
▪ **Vitamin C, β-Carotin**
$O_2^{\bullet-}$-, $OH^{\bullet}$- und H_2O_2-Beseitigung
▪ **Vitamin E**
Beseitigung von Lipidperoxiden
▪ **Albumin, Urate**
$OH^{\bullet}$-Beseitigung
▪ **extrazelluläre Superoxid-Dismutase (1/3000 der intrazellulären SOD)**
$2O_2^{\bullet-} + 2H^+ \rightarrow H_2O_2 + O_2$
▪ **Coeruloplasmin**
$Cu^{2+} + O_2^{\bullet}- \rightarrow Cu^+ + O_2$

ren sie in Zellen und in Basalmembranen, so daß Zellschädigungen eintreten oder der Stoffaustausch behindert wird bis hin zum Zelltod (z. B. nach therapeutischer Strahleneinwirkung auf Tumoren).

Entstehung von Radikalen

1. Eine *generalisierte* erhöhte Peroxidbildung wird durch Hypoxie bei Lungenerkrankungen (z. B. Asthma, Lungenemphysem) ausgelöst. Auch Erkrankungen des Herzmuskels (bei Angina pectoris und Herzinfarkt) führen zu einer generalisierten Hypoxie und Peroxidbildung. Hypoxie besteht auch bei allen **Schock**formen.

Bei **Hypoxie** dient das aus geschädigten Organzellen austretende Adenosin als Substrat der Xanthinoxidase. Bei der Umwandlung von Adenosin zu Hypoxanthin entstehen Sauerstoffradikale. So ist zu erklären, warum es vor allem bei Sauerstoffmangel zur Bildung von aggressiven Sauerstoffradikalen kommt.

Eine weitere Möglichkeit zu Peroxidierungen besteht bei eingeschränktem Abbau von Radikalen durch niedrige Enzymaktivitäten der spurenelementhaltigen Enzyme Glutathionperoxidase und Superoxiddismutase bei **Spurenelementmangel.**

2. *Lokal entstehen Sauerstoffradikale* bei lokaler Hypoxie, zum Beispiel in **Transplantaten und bei Ischämie** (u. a. bei Angina pectoris), sowie nach Freisetzung von Eisen-III-Ionen, zum Beispiel bei Phytatmangel im Darm oder nach Zellschädigung.

In transplantierten Organen oder während eines Herzinfarktes, und allgemein in Organen, deren Gefäßzufuhr unterbunden wurde, entstehen sowohl durch die Hypoxie als auch durch Freisetzung von Eisenionen Sauerstoffradikale. Die Peroxidation von Mitochondrien- und Zellmembranen (der Hypoxieschaden) führt zur Abnahme von Kreatinphosphat, Zunahme von Adenosinmonophosphat sowie zur Adenosin- und Milchsäurefreisetzung aus den geschädigten Zellen.

Ein paradoxer Effekt stellt sich nach Aufhebung der Hypoxie bei Wiederherstellung der Blutzufuhr ein: Es kommt dadurch nicht zum Wiederanstieg von Kreatinphosphat und ATP wegen der vorherigen Membranschädigung der Mitochondrien (sogenannter *„Reperfusionsschaden")*.

Auch nach *erhöhtem Sauerstoff- und Energieumsatz* tritt häufig eine erhöhte lokale Radikalbildung auf. Im Herzmuskel steigen nach ungewohnter Trainingsbelastung die Aktivitäten für die Enzyme der Atmungskette und des Citratzyklus deutlicher an als die für radikalabbauende Enzyme (Holloszy et al. 1986), was den Herzmuskel anfällig gegenüber einer peroxidbedingten Schädigung macht. So kann auch eine funktionell bedingte Disbalance in den Enzymaktivitäten Ursache für die lokale Anhäufung von Peroxiden sein. Der lokale Enzymmangel wird bei Spurenelementmangel ausgeprägter in Erscheinung treten.

Eine lokale Reaktion kommt auch nach Einatmung *verunreinigter Luft*, zum Beispiel von Tabakrauch, zustande. Die Staubpartikel werden in der Lunge aufgenommen von Makrophagen, welche danach Sauerstoffradikale freisetzen.

Auch Nitrose Gase, Chlorkohlenwasserstoffe und Sulfite rufen eine lokale Peroxidation von Zellmembranen in der Lunge hervor, weil sie zur Ozonbildung beitragen. Zum Beispiel reagiert NO_2 **(Industrie- und Autoabgase)** mit Sonnenlicht, so daß ein Sauerstoffradikal entsteht, das sich mit O_2 zu Ozon (= O_3) verbindet. Ozon gehört durch sein freies Elektron zu den aggressiven Sauerstoffverbindungen (Grenzwert: 180 $\mu g/m^3$ Luft). Ozon schädigt die Alveolar- und Bronchialepithelien der Lunge, wenn es nicht sofort durch Antioxidantien, die sich aus Nahrungsbestandteilen gebildet haben, entgiftet wird.

Eine überschießende Bildung von aggressiven Sauerstoffmolekülen und Radikalen erfolgt durch besondere Mechanismen, die funktionelle oder therapeutische Bedeutung haben:

- Radikale entstehen bei **Entzündungsreaktionen** (durch die Aktivierung von Leukozyten). Es erfolgt, nach einer erheblichen Steigerung des Sauerstoffumsatzes („oxygen-burst"), die Bildung von Natriumhypochlorid und Wasserstoffperoxid nach der *Myeloperoxidasereaktion:*

$$O_2 + H_2O + NaCl \rightarrow H_2O_2 + NaOCl$$

- Lokal entstehen Sauerstoffradikale auch durch *UV-Bestrahlung* (z. B. der Haut) und in hohem Maße durch Einwirkung von radioaktiven Strahlen. Die massive Radikalbildung ist verantwortlich für die intensive Lipidperoxidation von zellulären Membranen und für die umschriebene lokale Abtötung von bestrahlten Tumorzellen bei der Krebstherapie.*

Sauerstoffradikal-Marker
Marker für eine systemische Hypoxie, die zur Bildung von Sauerstoffradikalen führt, sind im Blutplasma die Zunahme der Hypoxanthin-, Malondialdehyd- und Lactatkonzentrationen, beziehungsweise des Verhältnisses von Lactat/Pyruvat. Außerdem besteht eine verminderte Hämoglobinsättigung und eine respiratorische und metabolische Azidose.

Als Indikatoren für eine erhöhte Produktion von reaktivem Sauerstoff können Sauerstoffradikal-Marker bestimmt werden. Einige von ihnen werden mit Hilfe von *Immunoassays* nachgewiesen: Die Myeloperoxidase- und Phospholipase-A_2-Freisetzung aus Leukozyten in das Blutplasma nach Schock oder Kokken-verursachter Infektion und Entzündung; das Lactoferrin aus Leukozyten nach Schock oder Kokken-verursachter Infektion und Entzündung.

Andere Sauerstoffradikal-Marker werden mit Hilfe *spektrophotometrischer* Methoden bestimmt: die (Cu/Zn)-Superoxiddismutase (bei 525 nm), Glutathion (GSH) (bei 400 nm), Malondialdehyd (bei 586 nm bzw. 548 nm).

Auch *Enzymaktivitätsbestimmungen* dienen dem Nachweis von Zellschädigungen, die durch Peroxidationen herbeigeführt wurden. So wird bei Schädigung von Muskelfasern durch Peroxidationen nach Überbelastung und Hypoxie die Kreatinkinase freigesetzt, bei Pankreasschädigung die Lipase und Amylase und auch aus anderen Zelltypen zellspezifische Enzyme.

* Bei der Strahlenbehandlung von Tumoren kommt es zuerst zu Lipidperoxidationen der Zellmembran, die für die akute Zellschädigung verantwortlich ist. Die Organzellen sind nicht alle gleich empfindlich gegenüber Radikalen. So werden bei der „Strahlenkrankheit“ zuerst die Zellen mit intensiver Proliferation zerstört (Zellen des Knochenmarks, des Magen-Darm-Kanals, der Haut) und können durch Lethalmutation nicht mehr proliferieren.

Anhand von Sauerstoffradikal-Markern und Markern für Membran- und Zellschädigungen kann man die Schutzwirkung von Vitamin E oder Selen (Lockwood u. Eckhert 1992) gegenüber Peroxidationen beurteilen.

Schutz vor Peroxidationen
Bei lokaler Radikalbildung können durch hohe Aktivitäten von selen- und zinkhaltigen „Neutralisierungsenzymen“ sowie bei einem ausreichenden „antioxidativen Vitamin-Potential“ im Blut die Sauerstoffradikale rasch abgebaut werden, so daß die Radikale unwirksam werden und auch nicht in den Blutkreislauf gelangen:

- Zur Vermeidung der generalisiert erhöhten Radikalbildung durch Altershypoxie wurde die Sauerstofftherapie (zusammen mit Vitamin-C-Zufuhr) inauguriert. Die Sauerstoffzufuhr erhöht die O_2-Sättigung des Hämoglobins und vermindert die Azidose durch Verbrauch von Milchsäure und Ausscheidung von CO_2 (derselbe Effekt würde aber auch durch einen Waldspaziergang erreicht).
- In Fällen von generalisierter Hypoxie ist eine antioxidative Vorsorge besonders bei Herzinsuffizienz und Schock durch Hypoxie, aber auch bei Alkoholabusus zu empfehlen (weil es zum Absinken des Vitamin-E-, Vitamin-C-, Selen- Kupfer- und Zink-Gehalts in Leberzellen kommt).
- Ratsam ist eine ansteigende (therapeutische) Zufuhr von antioxidativen Wirkstoffen mit dem Lebensalter. Es wurde eine positive Korrelation zwischen Altwerden und dem Gehalt des Gehirns an Antioxidantien gefunden. Zu empfehlen ist im Alter die Zufuhr vegetabiler Nahrung, die ausreichend antioxidativ wirksame Nährstoffe enthält.

5.3.3 Amyloidbildung

Es ist bekannt, daß die Anhäufung eines „Amyloproteins“ (oder des βA4-Amyloproteins) zu schweren Funktionseinschränkungen von Organzellen führt. Dafür kann eine individuelle Disposition bestehen.

Amyloproteine oder „amyloidogene Proteine“ sind Abbauprodukte größerer Vorläuferproteine und führen zur Vernetzung von Funktionsproteinen. Mit den „amyloidogenen Proteinen“, wie dem Amyloprotein βA4 bei Morbus Alzheimer, sind Proteoglykane verbunden. Dadurch führen sie zu Vernetzungen von Strukturproteinen, z. B. der tau-Proteine in den Mikrotubuli der Nervenfasern, wodurch der axonale Transport behindert wird und die Zelle abstirbt. Das funktionslose Zellmaterial fließt dann zu amorphen Plaques zusammen, dessen wesentlicher Bestandteil das „Amyloid“ ist. Auch bei anderen degenerativen Nervenerkrankungen treten spezifische „amyloidogene Proteine“ auf, z. B. bei der Creutzfeldt-Jakob-Erkrankung (Snow et al. 1989).

Im Nervensystem werden bei Morbus Alzheimer durch die Amyloidvernetzung vor allem Neuronen des cholinergen Systems geschädigt. Das Amyloid-Vorläuferprotein entsteht an mRNA, die an Chromosom 21 gebildet wird. Genetisch bedingt tritt dieses Amyloid bei familiärer Chromosom-21-Trisomie auf. Doch auch ohne diese genetische Besonderheit kann man das Amyloid mit zunehmendem Lebensalter nachweisen. Bei 60jährigen kommt es zu 19 % vor und bei 90jährigen wird das Protein mit einer Häufung bis 79 % in Nervenzellen gefunden.

Die Amyloproteine bei weiteren degenerativen Erkrankungen sind krankheits- und organtypisch. Zum Beispiel häuft sich bei Diabetes mellitus Typ II in den β-Zellen des Pankreas ein „islet amyloid polypeptid“ (IAPP, Amylin) an, das Ähnlichkeit mit dem im Skelettmuskel durch Acetylcholin freigesetzten Calcitonin gen-related peptid (CGRP) hat (Leffert 1989).

Auch mit der Nahrung aufgenommene *Aluminiumionen* können zur Anhäufung eines amyloidähnlichen Produkts beitragen. Bei Anhäufung von Aluminiumionen aus der Nahrung in Organzellen kommt es zu einer unspezifischen Vernetzung von Makromolekülen.

Da auch die Peroxidation von Zellmembranlipiden die Vernetzung von Proteinen fördert, hat eine angepaßte Antioxidantienzufuhr (z. B. Vitamin E und Selen) eine Schutzwirkung vor einer erhöhten Amyloidablagerung.

5.4 Ernährungsabhängige Organschädigungen

Makromolekülveränderungen werden durch erhöhte Nahrungsenergiezufuhr, durch Mangel an essentiellen Nährstoffen und durch andere ernährungsabhängige Belastungen begünstigt und führen zu einigen charakteristischen morphologischen Veränderungen und Ausfällen in Organzellen und Organen. Sie tragen auch zu den folgenden Schädigungen zentraler Organsysteme wesentlich bei.

5.4.1 Schädigung der Arterienintima

Zur Schädigung der Arterienintima trägt eine unkontrollierte Cholesterolaufnahme bei. Sie beruht oft auf einer durch

O_2-Radikale ausgelösten Peroxidation der γ-Lysylgruppe im Apolipoprotein B von LDL, die den normalen Umsatz der cholesterolhaltigen Lipoproteine behindert. Peroxidierte LDL werden nicht mehr an LDL-Rezeptoren gebunden und nehmen nicht mehr an der kontrollierten LDL-Aufnahme teil, die Konzentration von Cholesterol im Blutplasma steigt dadurch an, und es kommt zur *unkontrollierten (scavenger-) Aufnahme* und Überladung der Gefäßintimazellen mit Cholesterol, die zur Zellzerstörung führt.

Die oxidative Veränderung der LDL kann durch ein hohes antioxidatives Potential verhindert werden. Durch hohe Aktivitäten der Glutathionperoxidase, die Selen enthält, der Superoxiddismutase, die Zink, Mangan und Kupfer enthält, und der Vitamine E und C werden die Sauerstoffradikale inaktiviert.

Besonders bei einer genetischen Disposition für Atherosklerose kann die Schädigung der Arterienwand durch Erhöhung des „antioxidativen Potentials" mit einer Vollwerternährung (prudent diet) sowie durch Supplementierung der Vitamine E und C und ausreichende Zufuhr von Selen, Zink und Mangan verzögert werden.

5.4.2 Schädigung des Immunsystems

Die Entstehung atypischer Proteine in den Organen durch Peroxidationen oder Glukatierungen, der man durch eine angemessene Ernährung entgegen wirken kann, kann zur Bildung von *Autoantikörpern* führen (Walford 1969). Besonders in den Arteriolen mit ihrer exponierten Lage zum Blutplasma können glukatierte und peroxidierte Proteine als Mediatoren wirken, durch die es zur Verdickung der Basalmembranen und Einschränkung des Blutflusses kommt.

Die optimale Funktion des zellulären Immunsystems ist an die ausreichende Zufuhr von Nahrungseiweiß und Zink gebunden, und sie wird durch Fettsucht vermindert. Durch eine ausreichende, rechtzeitige *Zinkzufuhr* kann die Regeneration aller schnell proliferierenden, germinativen Zellen gefördert werden (Fibroblasten, Spermatozyten, Erythroblasten, Lymphozyten, Mukosazellen). Eine Erklärung dafür ist, daß die Steroid-Rezeptor-Proteine Zink enthalten (Zinkfingerproteine [ZFY]). Sie aktivieren die DNA- und RNA-Polymerase (Zn-Metallothionin-Promotor-Komplex).

Immundefekte und vorzeitige Involution des Thymus sind Kennzeichen für vorzeitiges Altern. Erkennbar ist die Involution des Thymus und ein Zinkmangel an der Abnahme von *Thymulin*, Interleukin-2, $CD4^+$-T-Lymphozyten sowie den $CD56^+$-Natürlichen Killerzellen im Blut. Bei verminderter Protein- und Zinkzufuhr oder bei Fettsucht mit Involution des Thymus wird sich vorzeitiges Altern einstellen, das sich auch in der geringeren Anpassungs- und Leistungsfähigkeit des Immunsystems ausdrückt. Durch ernährungsabhängige Schädigungen des Immunsystems kommt es zu einer Inzidenz von Autoimmunkrankheiten und Autoaggressionskrankheiten und zur Disbalance in der T-Zellpopulation (Radl 1979). Die Schädigung des Immunsystems ist auch an der Abnahme von B-Lymphozyten (Plasmazellen) und der eingeschränkten Neubildung von Immunglobulinen zu erkennen, die sich unter anderem in der Abnahme der IgA-Synthese in der Darmschleimhaut auswirkt.

Daraus ergeben sich als Ansätze für eine Prävention:

- Verhinderung von kalorischer Überernährung. Begrenzung der Nahrungsenergieaufnahme bei ausreichender Protein- und Zinkversorgung kann die Erhaltung des Thymus bewirken und sie verbessert die Balance zwischen B- und T-Zellen sowie zwischen T-Suppressor- und -Killerzellen.

Bei Nahrungsenergierestriktion wurde eine geringere Inzidenz von allergischen Reaktionen gefunden. Interessant ist, daß bei Energie- und Proteinmangelernährung *allein* durch Zinkzufuhr (mindestens 15 mg/Tag) eine Wiederherstellung vor allem der T-Zellsuppressorfunktionen induziert werden konnte.

Zu beachten ist, daß im Alter und während Infektionen die Absorption von proteingebundenem Zink herabgesetzt ist. Beide Zustände erfordern eine ausreichende Proteinzufuhr, beziehungsweise die Zufuhr proteingebundenen Zinks, oder die selektive Zinksupplementierung (Good et al. 1986).

Obwohl durch Verminderung der Nahrungsenergiezufuhr bei ausreichender Zinkzufuhr die Erhaltung des Thymus und eine bessere Balance zwischen den T-Lymphozyten erreicht werden kann, führt in praxi eine insgesamt verminderte Nahrungszufuhr zu einem Zinkmangel, denn die ausreichende Zinkzufuhr wird zumeist durch eine ausreichende Zufuhr von Nahrungseiweiß erreicht. Bei allgemeiner Unterernährung sind auch alle Immunreaktionen unzureichend. Durch Unterernährung in Ländern der Dritten Welt sind Infektionskrankheiten immer noch die Haupttodesursache.

6 Erkrankungen durch Fehlernährung

Durch längerdauernde Abweichungen von einer „vernünftigen Ernährung" kommt es zu Bilanzdefiziten, die zu ernährungsbedingten Erkrankungen führen.

Sie erfordern häufig sehr einschneidende „Diätpläne", um das weitere Fortschreiten der ernährungsbedingten Erkrankung aufzuhalten. Auf Vollwerternährung sollte deshalb von Kindheit an Wert gelegt werden.

Unter den Bedingungen einer ausreichenden Nahrungsbereitstellung sind häufige Ursachen für gesundheitsschädigende Ernährungsfehler:

- Mangelhaftes Schulwissen über den biologischen Wert der Nährstoffe;
- Einseitige Ernährung (z. B. nicht ausgewogene Ernährungsformen und -diäten, Abmagerungskuren, Geschmackspräferenzen und -aversionen);
- Kalorische Überernährung, Luxuskonsumption von Fett, Alkohol, Kochsalz;
- Bevorzugung verfeinerter Nahrung (die zu Selen-, Zink-, Vitamin-B_1- und Vitamin-E-Mangel führen kann);
- Ungenügender Ausgleich regionaler Defizite (Iodmangel).

6.1 Medizinische Bedeutung von Ernährungsfehlern

Die Folgen einer Fehlernährung können sich in Mangelerkrankungen ausdrücken (z. B. Struma, Anämie). Vielfach führen Ernährungsfehler zu einer Lebensverkürzung (z. B. durch „Stoffwechselerkrankungen") oder verursachen dauernde Beschwerden.

Generell gilt, daß sich Ernährungsfehler nicht sofort auswirken. *Der einzelne erkennt deswegen häufig nicht die ursächliche Beziehung zwischen früherer Lebensweise und späteren pathologischen Symptomen und Erkrankungen.* Auch Mangelerscheinungen können erst nach einer längeren Latenzphase nachgewiesen werden, oft erst, wenn bereits organische Schäden (Polymorbidität) bestehen.

Einige durch Fehlernährung hervorgerufene **Beschwerden** können heute symptomatisch beseitigt werden, erfordern aber häufig eine kostenaufwendige und lange Therapie (z. B. Schilddrüsenoperationen). Als Folge einer Fehlernährung ist auch das Älterwerden oft mit Beschwerden verbunden und erfordert ständige Behandlung mit hohem Medikamentenverbrauch (z. B. ACE-Hemmer, HMG-CoA-Reduktase-Hemmer, Antidiabetika).

Tabelle 50: Lebenserwartung 1990 in verschiedenen Ländern von 40jährigen männlichen (m) und weiblichen (w) Personen (in Jahren).

▪ in den USA	m 30,2	w 35,8
▪ in der ehem. DDR	m 32,4	w 37,1
▪ in der BRD	m 34,1	w 39,9
▪ in Japan	m 37,4	w 42,5

Gewohnheitsmäßige Ernährungsfehler begünstigen einen früheren Beginn von *Stoffwechselerkrankungen*. Dagegen kann man durch eine vernünftige Ernährung das Auftreten dieser Erkrankungen verhindern oder verzögern und zum krankheitsfreien Altern beitragen (Prävention ernährungsabhängiger Krankheiten). Besonders für **disponierte Personen**, die eine genetisch bedingte Anlage für Stoffwechselerkrankungen haben, können durch eine angepaßte, vernünftige Ernährung vorzeitige Schädigungen verhindert werden.

Stoffwechselerkrankungen sind die häufigsten Ursachen für Todesfälle in den Industrieländern. Sie treten aber in den verschiedenen Industrieländern früher oder später auf (Tab. 50).

Diese Unterschiede in der Lebenserwartung der verschiedenen Industrienationen haben zu Erkenntnissen geführt, aus denen hervorgeht, welche Faktoren in der Ernährung und in der Lebensweise (dieta) das frühere Auftreten von Stoffwechselerkrankungen beeinflussen:

Nahrungsenergiezufuhr
Luxuskonsumption von Nahrung, besonders von Nahrung mit leeren Kalorien und einem unnötig hohen Energieanteil, ist hauptverantwortlich für die Häufigkeit der Zivilisationskrankheiten und des Metabolischen Syndroms (Fettsucht, Diabetes mellitus, Atherosklerose, Gicht, Nieren- und Gallensteine).

Die hohe Mortalität von Herz-Kreislauf-Erkrankungen in Deutschland wird mit verursacht durch eine überkalorische und dadurch nicht ausgewogene, nicht vollwertige Ernährung. **Zwischen Lebenserwartung und Fettsucht besteht eindeutig eine negative Korrelation:** Ausgehend von einem body mass index (BMI) von 22 (Optimalgewicht) steigt die Mortalität mit zunehmendem BMI steil an, unabhängig vom Lebensalter (Seltzer 1966). Gegenüber einem BMI von 22 (100 %) ist bei einem BMI von 35 die Mortalität um das Doppelte (200 %) erhöht (J-Kurve der Mortalität). Es nehmen vor allem Erkrankungen wie Diabetes, Atherosklerose und Hypertonie zu.

Trotz dieser Zusammenhänge ist nur 10 % der Bevölkerung bewußt, daß übermäßige Energieaufnahme die Lebenserwartung senken kann (nach einer Umfrage des öffentlichen Meinungsforschungsinstituts EMNID 1991). Bei Vollwerternährung und mäßiger Nahrungsenergiezufuhr (bis zu 50 % gegenüber der Aufnahme ad libitum) wird eine effektive Verlängerung der Lebenserwartung erreicht, wenn damit bereits in der Adoleszenz begonnen wurde (Yu et al. 1982).

Die *Lebensverlängerung durch mäßige Nahrungsenergieaufnahme* wird unter anderem mit der „Persistenz des Wachstumspotentials" erklärt (meßbar am späteren Schließen der Epiphysenfugen, der Wachstumsverzögerung, der geringeren Fettakkumulation im Körper [mit höherer Glucosetoleranz] und der verzögerten Thymusinvolution [und Verbesserung der Balance im Immunsystem]).

Demgegenüber wurde durch isokalorische Variation der Anteile von Fett-,

Kohlenhydrat- und Proteinzufuhr oder durch Senkung des Anteils gesättigter Fette in der Nahrung nur eine geringe Lebensverlängerung erzielt.

Voraussetzung für die gesundheitsfördernde Wirkung der verminderten Nahrungsenergiezufuhr ist die *ausreichende Zufuhr essentieller Nahrungsfaktoren*.

In einer Langzeitstudie mit Mäusen, die eine erhöhte Morbidität durch Immunkrankheiten, Tumoren, Nierenkrankheiten, Hypertonie, Herzinsuffizienz und Infektionen sowie eine verkürzte Lebenszeit haben (NZB- bzw. B/W-Mäuse als Atherosklerosemodell), wurde durch Energierestriktion mit Vitamin- und Mineralsupplementierung eine Lebensverlängerung um das 2- bis 3fache und eine deutliche Senkung der Morbidität erzielt (Fernandes et al. 1976).

Es wurde festgestellt, daß eine nährstoffdichtere Nahrung die Immunfunktionen verbessern kann, was an einer erhöhten Interleukin-2-Produktion und verminderten Tumorhäufigkeit erkennbar war.

Unterschiede in der Lebenserwartung können zu einem großen Teil auf die nicht bedarfsgerechte Zusammensetzung, fehlende Vollwertigkeit und kalorische Überernährung zurückgeführt werden.

Ein krankheitsfreies Altern könnte durch Beibehaltung der ausreichenden Zufuhr essentieller Faktoren, aber wesentliche Einschränkung der Energiezufuhr, am ehesten erreicht werden.

Auch in der Naturheilkunde gilt als eines der sichersten Heilverfahren zur Verzögerung von „Abnutzungserscheinungen" die Reduzierung der Nahrungsenergiezufuhr, und auch statistische Angaben lassen auf einen Zusammenhang zwischen Energiezufuhr und Lebenserwartung schließen.

Zu Beginn des Jahrhunderts waren für die Masse der Bevölkerung sowohl die Nahrungsenergiezufuhr als auch die Herz-Kreislauf-Krankheiten seltener (sie hatten 1924 nur einen Anteil von 14,8 %, heute von über 50 % an der Mortalität in Deutschland).

Muskelarbeit

Auch Muskelarbeit kann Stoffwechselerkrankungen entgegenwirken, endogene Reserven erhalten und so zur Gesundheitserhaltung beitragen.

Körperliche Arbeit erhält die „Eiweißreserve" des Organismus und trägt zu einer positiven Stickstoffbilanz bei. Durch Muskelaktivität (Erregung motorischer Nerven) wird die mRNA für die Neusynthese von Muskelprotein gebildet.* Durch Zunahme der Muskelmasse werden auch Spurenelemente und Coenzyme (Vitamine) erhalten, die an Zelleiweiße gebunden sind.

Durch Muskelarbeit wird die Fettsäuren-, Glucose- und Ketonkörperverwertung im Skelettmuskel metabolisch stimuliert.

* Während kurzzeitigen Muskeltrainings kommt es zunächst zu einer negativen Stickstoffbilanz im Organismus. Ursache dafür ist der Abbau von Speichereiweißen in Leberzellen (z. B. von Präproalbumin), das für die Glukosebereitstellung (Gluconeogenese) verbraucht wird. Gleichzeitig erfolgt durch die Muskelaktivität (mit Ausschüttung von Acetylcholin und eines Calcitonin-ähnlichen Polypeptids) die Neusynthese von mRNA für Muskeleiweiß.
Zur Sicherung der nachfolgenden erhöhten Eiweißsynthese an dieser mRNA ist eine um 50 % höhere Eiweißzufuhr (1,2 g/kg Körpergewicht statt 0,8 g/kg Körpergewicht), kombiniert mit einer erhöhten Kohlenhydratzufuhr empfehlenswert („eiweißsparender Effekt" von Kohlenhydraten bzw. durch Insulin). Bei kontinuierlicher Muskelarbeit läßt sich eine positive Stickstoffbilanz nachweisen (Muskelhypertrophie). Die genannten Effekte können auch durch isometrische Muskelkontraktionen erreicht werden (um zum Beispiel bei bettlägerigen Patienten einer Muskelatrophie vorzubeugen).

Als Fazit ergibt sich: Eine regelmäßige Muskelarbeit ist gesundheitserhaltend, wenn sie aufbauend durchgeführt wird.

Besonders von jungen Menschen, und dann gewohnheitsmäßig und regelmäßig bis ins Alter, sollte Muskelarbeit präventiv zur Verbesserung der Insulinwirksamkeit, der Herz-Kreislauf-Funktionen sowie zur Erhaltung einer ausgeglichenen Stickstoffbilanz bewußt betrieben werden.

Doch ehrgeizige sportliche Belastungen sind abzulehnen. Ungewohnt hohe physische Belastung führt zu Gesundheitsrisiken, weil es durch den erhöhten Sauerstoffverbrauch zu einer nachfolgenden *Hypoxie mit Sauerstoffradikalbildung kommt*, die durch Peroxidierungen zu Zellschäden führen kann. Bei untrainierten Personen soll dieser Effekt mitverantwortlich für das erhöhte Angina-pectoris- und Herzinfarkt-Risiko beim Jogging sein. Durch Radikale (und Lipoperoxidationen) würde es auch zur Erschöpfung des „antioxidativen Potentials" kommen. Um sie zu vermeiden, wäre präventiv zum Beispiel eine erhöhte Zufuhr von Vitamin E erforderlich.

Ein hoher Sauerstoff- und Energieumsatz soll generell schädigend wirken.

Schon seit langem wird vermutet, daß eine inverse Beziehung zwischen Lebenserwartung und Sauerstoffumsatz besteht (Rubner 1908; Harman 1982). In diesem Zusammenhang wird eine Hypothese von Morrison (1984) diskutiert, nach der *Sauerstoffradikale* auch zum Altern beitragen können. So hat man unter anderem die Vermutung geäußert, daß das geringere Lebensalter von Männern gegenüber Frauen auf deren höherer Energieverausgabung beruht. Tatsächlich haben Frauen einen um etwa 10 % geringeren Energieumsatz und eine um 10 % höhere Lebenserwartung. Auch die Menschen, die aufgrund ihrer Lebensweise (z. B. Hirtenvölker) oder auch durch kulturelle und religiöse Gewohnheiten (Joga, Meditation) zu einer gemäßigten Energieverausgabung neigen, erreichen (bei ausreichender Ernährung) häufig ein hohes krankheitsfreies Lebensalter.

Durch einen beschleunigten Abbau von Sauerstoffradikalen (durch Aktivitätssteigerung der Superoxiddismutase und Katalase, induziert durch Gentransplantation) konnte im Tierversuch das Altern verzögert und die Lebenserwartung der Tiere wesentlich verlängert werden.

6.2 Ernährungsabhängige Krankheiten

Ernährungsabhängige Krankheiten haben multifaktorielle Ursachen und für eine Erkrankung sind auch nicht nur Verhaltens- oder Ernährungsfehler ausschlaggebend.

Aber das **individuelle** Risiko, ob eine genetisch bedingte Disposition zu einer Krankheit besteht, kann auch der Arzt nicht immer erkennen (nur mit einer gewissen Wahrscheinlichkeit, z.B. aufgrund der *Familienanamnese*).

Dagegen gibt es allgemeingültige Regeln, wie die Ernährung zu gestalten ist, so daß sie einen Schutz und keinen zusätzlichen Risikofaktor darstellt. Im Unterschied zur genetischen Disposition, die nicht beeinflußbar ist, kann man durch Ernährung auf endogene und exogene Belastungen reagieren und sich präventiv davor schützen.

Unbestritten ist, daß durch eine vernünftige Ernährung die Inzidenz für ernährungsabhängige Erkrankungen abnimmt, und auch bei einer Erkrankungsdisposition ein beschwerdefreies Leben erreicht werden kann.

In bestimmten Lebensphasen, bei Belastungen und Dispositionen gibt es für die Ernährung Regeln, die einzuhalten der Arzt vom Patienten ebenso energisch fordern und kontrollieren sollte wie in der klinischen Diätetik. Nur unter dieser Voraussetzung kann das vorzeitige Auftreten von Stoffwechselerkrankungen weitgehend verhindert werden.

Doch auch, wenn diese Erkrankungen schon organisch manifest geworden sind, ist durch eine angepaßte Ernährung zwar keine „restitutio ad integrum", aber noch immer eine „restitutio ad optimum" möglich (Ornish et al. 1990).

6.2.1 Fettsuchtformen

Die Energiebilanz (und die Masse) des Körpers unterliegen prinzipiell einer physiologischen Kontrolle. Diese hat jedoch ihre Grenzen.

Bei nur gelegentlicher Mehrzufuhr von Nahrungsenergie wird mehr Wärme abgestrahlt, so daß ein Gleichgewicht zwischen Nahrungsenergiezufuhr und Energieumsatz besteht und das Körpergewicht unverändert bleibt (durch „fakultative nahrungsinduzierte Thermogenese", DIT).

Der Überschuß an zugeführter Nahrungsenergie führt in diesem Fall zur Steigerung der hypothalamischen, nahrungsinduzierten Noradrenalinausschüttung, so daß die Insulinwirkung durch Noradrenalin vermindert und die postprandiale Thermogenese zunehmen wird.

Mastfettsucht

Bei ständiger überkalorischer Ernährung bleibt zwar der hypothalamische Regelungsmechanismus zur zusätzlichen, nahrungsinduzierten Thermogenese erhalten, es wird aber die Kapazitätsgrenze thermogener Reaktionen erreicht, so daß nicht der gesamte Energieüberschuß als Wärme verausgabt werden kann, sondern aufgrund der nahrungsinduzierten Insulinausschüttung zur *Zunahme von Körperfett* führt. Auf diese Weise kommt es trotz der intakten endogenen Kontrollmechanismen zur **(geregelten) Fettsucht** (Tab. 51).

Ein zweiter Effekt der gewohnheitsmäßigen Luxuskonsumption von zukker- und fetthaltigen Produkten ergibt sich aus der zusätzlichen *nahrungsbedingten Noradrenalinfreisetzung*. Noradrenalin kann einerseits lokal wirksam werden und die Insulinwirksamkeit vermindern, andererseits aber auch durch „spill-over" aus den Geweben in den Blutkreislauf gelangen und den *Blutdruck* steigern sowie zur *Hyperhidrosis* bei kalorischer Überernährung führen.

Fettsucht führt daher häufig zur frühzeitigen Manifestation von Hypertonie und bei permanenter Verminderung der Insulinwirkung zu Diabetes mellitus Typ 2. Beide Erscheinungen gehören zusammen mit Fettsucht zum Bild des **„Metabolischen Syndroms".**

Altersfettsucht

Die Kapazitätsgrenze für die zusätzliche Energieverausgabung ist interindividuell unterschiedlich ausgeprägt. Die Energieverausgabung wird aber auch physiologisch bedingt mit zunehmendem Lebensalter vermindert. Bei älteren Menschen wird deshalb oft schon die bisher gewohnte Nahrungsenergiezufuhr als überschüssige Nahrungsenergie in Körperfett umgewandelt.

Tabelle 51: Geregelte Fettsucht (mit hypothalamischer Regulation) und ungeregelte Fettsucht (bei gestörter Regulation).

Geregelte Fettsucht
▪ Bei hyperkalorischer Ernährung ▪ Gynoide und androide Fettsucht ▪ Hyperplastisch-hypertrophe Fettsucht
Nahrungsaufnahme = Insulin-, Noradrenalin- und Reninausschüttung; Thermogenese, O_2-Umsatz und Blutdruck steigen Gefährdung >>>> Diabetes mellitus Typ 2, Hypertonie (Metabolisches Syndrom)
Ungeregelte Fettsucht
▪ Nach Abmagerungskuren ▪ Bei hypothalamischer Fettsucht (dienzephale Fettsucht) ▪ Angeborene Laurence-Moon-Bardet-Biedl-Fettsucht ▪ Experimentelle Fettsuchtformen ▪ Hypertrophe Fettsucht
Nahrungsaufnahme = Insulinsekretion; geringe Noradrenalinausschüttung; niedrige Thermogenese, niedriger O_2-Umsatz Gefährdung >>>> Noradrenalin-Übersensitivität (Streß-Gefährdung)

Begünstigend auf die Entwicklung einer Altersfettsucht wirken die Abnahme der Zellularität im braunen Fettgewebe sowie geschlechts- und leistungsbedingte Einschränkungen in der thermogenetischen Kapazität.

Eine Altersfettsucht tritt besonders durch die Beibehaltung von alten Ernährungsgewohnheiten nach den hormonellen Altersumstellungen auf, die die Nahrungsverwertung verbessern (besonders durch Abnahme des Eiweißumsatzes, Einschränkung der körperlichen Aktivität).

Jo-Jo-Fettsucht

Während der Zufuhr von weniger Nahrungsenergie (Reduktionsdiät) kommt es zu einer Verminderung der thermogenen Kapazität und Verbesserung der Nahrungsenergieverwertung (durch Abnahme der Triiodthyronin- und Noradrenalinproduktion). Dieser Effekt hält auch nach Abschluß der Kur noch eine gewisse Zeit an und führt zum raschen Wiederansatz von Fett.

Daneben findet man auch das Phänomen der „Hungermast". Hungern kann die Zahl der Fettzellen durch Ausschüttung von Wachstumshormon und „insulin-like growth factor I" (IGF-I) steigern, das die Ausdifferenzierung von Präadipozyten fördert. Die neugebildeten Fettzellen können sich dann nach dem Abbrechen der Kur rasch mit Fett auffüllen.

Beide Reaktionen während Fastenkuren führen zum sogenannten „ratchet effect" (Vaselli et al. 1983), das heißt, die Fettmasse wird durch kurzdauernde und wiederholte Fastenkuren zunehmen, beziehungsweise das ursprüngliche Körpergewicht und die Fetteinlagerungen werden bei nicht anhaltender Verminderung der Nahrungsenergiezufuhr (Ernährungsumstellung) nach der Kur rasch wieder erreicht (Jo-Jo-Effekt).

Fettsucht durch Prägung
Es wird häufig eine Verbindung zwischen frühkindlicher Fettsucht und Fettsucht im Erwachsenenalter hergestellt. Weder kalorische Überernährung noch frühkindliches Übergewicht müssen irreversibel zur Fettsucht im Erwachsenenalter führen, denn während des Wachstums und nach der Pubertät werden die Fettdepots in den meisten Fällen wieder abgebaut.

Kritischer ist die **„Prägung von Ernährungsgewohnheiten“**, die dauernd zum Konsum von einseitiger, fett- und kohlenhydratreicher Nahrung (Keksen, Schokolade) führt. Auch bei Kindern kann eine unausgewogene Ernährung und die Beibehaltung der bevorzugten Luxuskonsumption von zucker- und fetthaltigen Produkten zur Fettsucht, sowie auch zu einer frühzeitigen Manifestation von Hypertonie führen. Hauptsächlich deswegen ist die ungebremste Aufnahme von zucker- und fetthaltigen Snacks in der Kindheit schädlich.

Ein paradoxes Phänomen ist, daß sich Fettsucht im Erwachsenenalter auch nach Mangelzufuhr von Nahrungsenergie in der Kindheit entwickeln kann. Eine Ursache dafür könnte sein, daß unter diesen Bedingungen die thermogenetische Kapazität nicht ausreichend aufgebaut wird, so daß die Kinder „gute Nahrungsverwerter“ werden. Nach dieser „Prägung“ würde eine Mehrzufuhr von Nahrungsenergie im späteren Lebensalter zur Fettsucht führen.

Durch Mehrzufuhr von Nahrung im Kindesalter kommt es häufig zum Phänomen der **„Akzeleration“**. Bei Akzeleration nimmt die Körpermasse zu, doch es kommt im wachsenden Organismus zur (proportionalen) Zunahme aller Körperzellen durch die Mehrzufuhr von Nahrung, nicht aber nur zu einer (unproportionalen) Zunahme der Fettzellen und nicht zu Fettsucht.

Geschlechtsabhängige Fettsuchtformen
Die Lokalisation der Fettdepots wird durch Sexualhormone beeinflußt. Es kann zwischen einer androiden und einer gynoiden Fettverteilung unterschieden werden. Die androide Form bildet sich bevorzugt bei Männern aus und ist folgenreicher als die gynoide Form, die bevorzugt bei Frauen auftritt (Hauner 1987).

Die **„androide Fettsucht“** ist durch die Lokalisation der Fettdepots im Bauchinnenraum (Bauchfettsucht, „un bon point“) gekennzeichnet.

Sie führt bei Lipolyse zur Freisetzung von Fettsäuren in die Pfortader, so daß diese unmittelbar auf die Leber einwirken können. Aus ihnen entstehen massiv Acyl-CoA und Acetyl-CoA in Leberzellen. Diese Metaboliten haben im Leberstoffwechsel eine antagonistische Wirkung zu Insulin und daher pathogenetische Bedeutung:

Durch diese Metabolite kann die Glucosetoleranz verschlechtert werden (Diabetesprädisposition) und die Cholesterolbildung ansteigen (Atheroskleroserisiko).

Die **„gynoide Fettsucht“** bei der Frau ist durch die bevorzugte Einlagerung der Fettzellen in das Unterhautfettgewebe, besonders im Hüftbereich, charakterisiert. Bei Lipolyse werden die Fettsäuren aus diesen Lokalisationen nicht direkt in die Pfortader abgegeben, weshalb dadurch auch weniger insulinantagonistische Effekte zu erwarten sind.

Aus diesen Zusammenhängen wird der Erfahrungsbefund begründet, daß die androide Fettsucht häufiger zu Hypertonie und Diabetes neigt als die gynoide Form (Vague u. Vague 1977).

Hypertrophe und hyperplastische Fettsuchtformen
Bei der *hypertrophen* Fettsuchtform können Fettzellen von 120 bis 150 µm Durchmesser vorkommen. Bei nicht Fettsüchtigen betragen sie 60 bis 80 µm.

Eine hypertrophe Fettsucht entsteht, wenn zum einen nur relativ wenige Adipoblasten vorliegen (STH-Mangel) und andererseits die Insulinwirkung nicht abgeschwächt wird. Dies ist zum Beispiel bei Altersfettsucht und bei ungeregelter Fettsucht der Fall. Summarisch läßt sich die Ausbildung hypertropher Fettzellen durch die Dominanz von Insulin erklären.

Der Durchmesser von Fettzellen soll in einer positiven Korrelation zum Herzinfarktrisiko stehen.

Hyperplastische und hyperplastisch-hypertrophe Fettsuchtformen sind gekennzeichnet durch die Zunahme der Fettzellzahl in den Fettgeweben. Ursache für ihre Zunahme kann die erhöhte Ausschüttung von Wachstumshormon und von insulin-like growth factor I (IGF-I) sein, die zur Ausdifferenzierung von Adipoblasten zu Präadipozyten führt. Diese Präadipozyten bleiben ständig erhalten und können sich später bei überkalorischer Ernährung mit Fett auffüllen.

Diagnostik
Zur Beurteilung, ob eine Fettsucht vorliegt, dienen der *body mass index* und die Bestimmung der *Hautfaltendicken* am Oberarm beziehungsweise zwischen den Schulterblättern. Die androide und gynoide Fettsuchtform werden unterschieden durch die Bestimmung des Verhältnisses von Taille- zu Hüftumfang (*waist-to-hip-ratio,* W:H-R).

Ein androider Fettsuchttyp liegt vor bei W:H-R über 1,0 (bei Männern) beziehungsweise W:H-R über 0,8 (bei Frauen).

Häufig korreliert eine *niedrige* waist-to-hip-ratio mit einer *erhöhten* HDL_2-Konzentration im Blutplasma (durch den Estrogeneinfluß). HDL_2 ist dagegen oft vermindert bei androider Fettsucht.

Da Fettzellen eine große Masse darstellen (weil sie einen größeren Durchmesser als andere Organzellen haben), aber wenig Kalium und Zytoplasma enthalten, kann man den Fettgehalt des Körpers auch aus dem erniedrigten *Gesamtkalium-Gehalt* des Organismus (bezogen auf Körpermasse) nach einer Isotopen-Ganzkörperanalyse ermitteln.

Ernährungskompaß
Der Energie- und Nährstoffbedarf richtet sich nach „Knickpunkten" im Alternszyklus, in denen eine Umstellung der Ernährungsgewohnheiten erforderlich wird:

Zwischen dem 30. und 40. Lebensjahr steigt bei Männern und Frauen der Broca-Index im Mittelwert um 25 % an, was sich durch den geringeren Energiebedarf im Alter sowie eingefleischte Ernährungsgewohnheiten erklärt, die meist ein ganzes Leben beibehalten werden.

Die *Energiezufuhr* sollte daher spätestens ab dem 40. Lebensjahr reduziert werden. In diesem Alter sollte auch besonders auf die Feststellung und Ausgleichung von Nährstoffdefiziten geachtet und auf eine energiereduzierte Vollwerternährung hingewirkt werden (unter besonderer Berücksichtigung der Risikonährstoffe Calcium, Thiamin, Iod, Selen und Folsäure).

Leitfaden für „Fettsuchtblocker" zur Vermeidung und zum Abbau von überschüssigem Körperfett

Stoffliche „Fettsuchtblocker"	*Effekt*
1. Ausreichende *Iod*zufuhr (BRD: bei über 40 % Defizit) = ausreichende T_4-Produktion 2. Tgl. mind. 150 g *Stärke* = Aktivierung der $T_4 \rightarrow T_3$-Bildung in der Leber	▪ Na, K-ATPase, UCP-1, UCP-2 Proteinabbau und -synthesen
3. Hohe *Eiweiß*- und niedrige Fettzufuhr	▪ CCK für Sättigung, positive Bilanz für Eiweiß, Ca, Fe, Zn, Se, Co.
4. *Kaffee, Tee* (cAMP-Erhaltung) evtl. zusammen mit *Carnitin* (aber ohne Sahne und Zucker)	▪ Aktiviert futile cycles, steigert Lipolyse und FS-Oxidation
5. *Gewürze* (Muskat, Petersilie)	▪ Methylamphetamine (Anorektika)
6. Zielessen (Kalorienreduzierung und *nährstoffdichtere* Lebensmittel)	▪ Bedarf an essentiellen Faktoren unverändert
Verhaltensabhängige „Fettsuchtblocker"	*Effekt*
1. Muskelaktivität	▪ Aktinomyosin-mRNA-Synthese, ATP- und Proteinumsatz erhöht
2. Sexuelle Aktivität	▪ ATP- und Proteinumsatz erhöht
3. Timing der Nahrungszufuhr (langsam essen, zuerst Eiweiß; Beschleunigung der Verdauung durch Aperitif)	▪ Bereitstellung von CCK mit Latenzzeit (für Sättigung)
4. Kleine, häufige „Brotzeiten" (z. B. Joghurt, Käse, Müsli)	▪ Anregung der „nahrungsinduzierten Thermogenese"
Therapeutische „Fettsuchtblocker"	*Effekt*
1. Clofibrate	▪ Fettabbau durch Induktion einer zusätzlichen Acyl-CoA-Oxidase
2. Fett-Ersatzstoffe (z. B. Olestra, Paraffine)	▪ Cave Resorptions- und Mangelstörungen für Vitamine (A, D, E, K)
3. Appetitzügler (Anorektika)	▪ Cave Kurzzeitwirkung, Suchtpotential
Problematische „Fettsuchtblocker"	*Effekt*
1. Tabak-Rauchen	▪ Sympathikuserregung
2. Enzyminhibitoren (Guar, Antiproteinasen in Früchteextrakten und Rohrprodukten, Orlistat	▪ Resorptionsstörungen; Dyspepsien, Reizmagen- und -darmsyndrom
3. Kalorienreduzierte Formula-Dauerdiäten	▪ Können dauerhaft nicht eingehalten werden
Unverantwortliche „Fettsuchtblocker"	
▪ Diuretika („Fettzellentwässerung" gibt es nicht!) ▪ Hormone (z. B. Schilddrüsenhormone, Katecholamine) ▪ Bandwurm	

6.2.2 Ernährung und Atherosklerose

Bei Atherosklerose kommt es zur erhöhten Aufnahme von LDL-Cholesterol aus dem Blutplasma in Makrophagen und glatte Muskelzellen, zur Auskristallisation von Cholesterol und Zerstörung von Zellen in der Arterienintima. Dadurch entstehen auch extrazelluläre Ablagerungen von Cholesterol (Plaques, *Atherome*), und es kommt zur Proliferation von Bindegewebszellen (*Sklerose*).

Atherosklerotische Veränderungen in Arterien und Arteriolen treten im Alter bei allen Menschen auf. Erstaunlich ist der unterschiedliche zeitliche Beginn einer Atherosklerose. Dafür gibt es genetisch bedingte und geschlechtsabhängige Ursachen (Tab. 52). Die hereditären Einflüsse kann man oft aus der Familienanamnese (Alter der Eltern) beurteilen.

Endogene Risikofaktoren

1. Atherosklerotische Plaques treten bei Männern zeitiger, bei Frauen etwa um 20 Jahre verzögert auf (Eggen u. Sol-

Tabelle 52: Einflußfaktoren auf das Atherosklerose-Risiko.

Erhöhtes Risiko	Schutz
Endogene Einflußfaktoren	
▪ männliches Geschlecht	▪ weibliches Geschlecht
▪ NaCl-Überempfindlichkeit	▪ Eu- (und Hyper-)thyreose
▪ Hypertonie	▪ Mangel an CETP (Cholesterolester-Transferprotein)
▪ erhöhte Cholesterolkonzentration	▪ erhöhtes ANP (atriales natriuretisches Peptid)
▪ erhöhte Lp(a)-Konzentration	
▪ erhöhte Homocysteinkonzentration	
Nahrungsabhängige Faktoren	
▪ kalorische Überernährung	▪ ausreichende Zufuhr der antioxidativen Vitamine C und E, von Flavonen und Selen
▪ NaCl-Abusus	▪ ausreichende Zufuhr von Iod, Folsäure, Eiweiß und polyungesättigten Fettsäuren
Medikamente und andere Wirkstoffe	
▪ Nicotin	▪ Acetylsalicylsäure
▪ Nebennierenhormone	▪ „Minipille“ nach der Menopause
	▪ Gingolide, Knoblauch

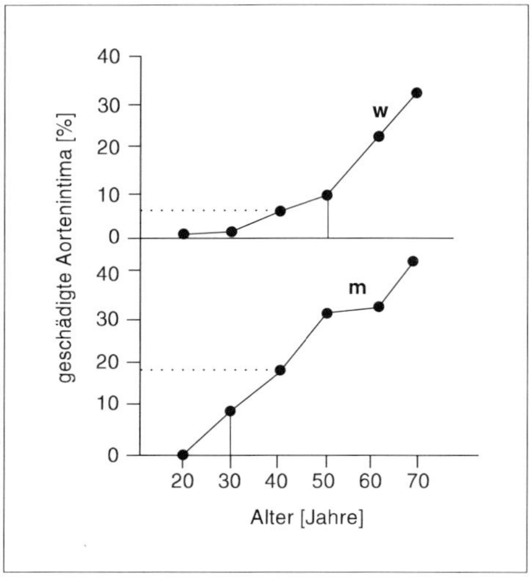

Abb. 46: Unterschiede in der altersabhängigen Zunahme von Läsionen in der Aorta durch Cholesteroleinlagerungen bei Frauen (w) und Männern (m) (nach McGandy 1986).

berg 1968), was mit der Estrogen-abhängigen Synthese von B/E-Rezeptoren in Leberzellen und dem begünstigten Cholesterolabbau bei Frauen zusammenhängt (Abb. 46).

2. Ein zusätzliches Erkrankungsrisiko für Atherosklerose besteht auch bei genetisch bedingt erhöhter Lipoprotein-a-(Lp-a-)Sekretion aus Leberzellen. Lp-a (im Blutplasma zu etwa 30 mg/l enthalten) ist ein dem Plasminogen ähnliches Eiweiß, das die Fibrinolyse verzögert und dadurch die „Organisierung" von Fibrinablagerungen in der Gefäßwand begünstigt (es kann dadurch zu Verdickungen der Basalmembranen in Arteriolen und zu Mikroangiopathien beitragen).
3. Alle angeborenen Hypercholesterolämien stellen Risikofaktoren dar. Sie treten schon bei Neugeborenen auf. Relativ häufig ist die angeborene Typ-IIa-Hyperlipoproteinämie. Zu Hypercholesterolämie führt auch das Ullrich-Turner-Syndrom (es beruht auf einem Defekt in der Transkription der sauren Cholesterolesterase auf Chromosom-19).

Andererseits bestehen auch individuell unterschiedlich ausgeprägte Schutzmechanismen gegen eine vorzeitige Atherosklerose:

- Bei genetisch bedingtem Mangel an Cholesterolester-Transferprotein (CETP). Durch das Fehlen von CETP kann es nicht zu einer Übersättigung von LDL mit Cholesterolestern kommen. Er führt außerdem zu einem Anstieg des HDL-Cholesterols (Ostlung et al. 1990).
- Bevorteilt sind Personen, bei denen vermehrt das atriale natriuretische Peptid (ANP) gebildet wird.
- Antiatherogen wirkt Estrogenüberschuß. Daraus ergibt sich eine bessere Schutzwirkung gegen Atherosklerose für die Frau. Daher wird auch nach der Menopause die „Minipille" (Medikation von Estrogenen) weiter empfohlen. Testosteron dagegen schwächt diesen Schutzmechanismus ab.
- Antiatherogen wirken auch Schilddrüsenhormone. Bei ausreichender Iodversorgung und Hyperthyreose treten fast nie atherosklerotischen Veränderungen auf.

Exogene Risikofaktoren

Unter den exogenen Risikofaktoren (s. Tab. 52) haben die ernährungsabhängigen eine besondere Bedeutung, wie aus langjährigen Untersuchungen und den Ergebnissen vieler Placebo-kontrollierter Studien hervorgeht, zum Beispiel

- dem WHO-MONICA-Projekt,
- dem Lipid Research Clinic Coronary Primary Prevention Trial,

- der Helsinki Heart Study,
- dem Coronary Drug Project,
- dem WHO Cooperative Trial,
- der NHLBI Typ II Coronary Intervention Study,
- der Cholesterol Lowering Atherosclerosis Study,
- und der Familial Atherosclerosis Treatment Study.

Fettsucht und Luxuskonsumption von Nahrungsfett fördern die Atherosklerose. Daraus ergibt sich: *Reduzierung der Nahrungsenergiezufuhr* hat unter allen Bedingungen eine antiatherogene Wirkung.

Die pathophysiologische Notwendigkeit beruht unter anderem darauf, daß fettreiche Nahrung die Neubildung von cholesterolhaltigen Lipoproteinen steigert.

Längere Phasen mit katabolem Stoffwechsel oder fettarme Nahrung würden nicht nur die Zufuhr, sondern auch die endogene Cholesterolsynthese vermindern und die Fettsäurenverwertung steigern.

Die Vermeidung einer Luxuskonsumption von energiereicher Nahrung und Behandlung der Fettsucht von Jugend an ist das Hauptanliegen der Atherosklerose-Prävention (Kaplan 1985, Kunze 1985).

Hypercholesterolämie, besonders die erhöhte Konzentration von **LDL-Cholesterol**, wirkt atherogen. Durch Senkung des LDL-Cholesterols im Blutplasma kann daher das Atheroskleroserisiko gesenkt werden.

Durch die Senkung der Nahrungsenergiezufuhr kommt es zu einer Senkung des Gesamt- und des LDL-Cholesterols. Eine Senkung des LDL-Cholesterols unter 150 mg/dl kann einen Rückgang der Morbidität und Mortalität an koronaren Herzkrankheiten um 11 bis 34 % bewirken.

Auch eine *Zunahme* von *HDL-Cholesterol* wirkt antiatherogen. In drei neueren Studien zur Atherosklerose wurde durch Koronar-Angiographie festgestellt, daß sowohl die Senkung von LDL-Cholesterol als auch eine Erhöhung des HDL-Cholesterols nicht nur eine verzögerte Inzidenz, sondern auch eine quantitative Regression koronarer Läsionen bewirken kann (Ornish et al. 1990, Waters et al. 1988, 1991a, 1991b).

Obwohl die Cholesterolkonzentration nicht allein für die Entstehung einer Atherosklerose verantwortlich ist, haben die Cholesterolfraktionen im Blutplasma eine wichtige diagnostische Bedeutung zur Beurteilung des atherogenen Risikos.

Prädiktive Bedeutung der Cholesterolkonzentration

Durch Bewertung der *Gesamt*cholesterolwerte allein würde eine zu hohe Zahl an Risikoträgern bestimmt. Gesamtcholesterolwerte unter und über dem „Normalwert" von 6,5 mmol/l besagen ohne Differenzierung der Cholesterolfraktionen noch nicht viel.

Eine hohe Gesamtcholesterolkonzentration hat aber einen hohen prädiktiven Wert für das potentielle Atherosklerose-Risiko bei Männern bis etwa 40 Jahre und bei Frauen bis etwa 60 Jahre in Verbindung mit anderen bestimmbaren Parametern.

Ein hohes Atheroskleroserisiko besteht, wenn gleichzeitig

- niedrige HDL-Cholesterolwerte,
- erhöhter Blutdruck,
- verminderte Glucosetoleranz und
- Fettsucht vorliegen.

Der prädiktive Wert hoher Cholesterolkonzentrationen und ihre Korrelation mit Koronarsklerose sinkt aber im hohen Lebensalter ab.*

Ernährungsprinzipien zur Atherosklerose-Prävention

Für disponierte Menschen besteht die Möglichkeit, durch präventive Ernährungsmaßnahmen das atherogene Risiko zu vermindern.

Von den *ätiologischen Faktoren*, die das atherogene Risiko beeinflussen, sind die antioxidativ wirksamen Nährstoffe, körperliche Arbeit und Alkohol zu nennen.

Hypercholesterolämie kann durch eine unzureichende Zufuhr von antioxidativen Nährstoffen zustande kommen (*Framingham Studie*, Kannel et al. 1968).

Bei Vitamin-E-Mangel steigt die LDL-Konzentration an und wirkt atherogen. Dabei entstehen gefährliche „falsche LDL" bei denen ihr Apolipoprotein B100 an den Lysylresten oxidiert wurde. Diese können nicht mehr durch ihren Rezeptor erkannt werden. Die falschen LDL nehmen zunächst im Blutplasma zu und werden aufgrund des Konzentrationsanstiegs durch einen Scavenger-Mechanismus in die Gefäßwandzellen unkontrolliert aufgenommen.

Eine ausreichende Zufuhr von antioxidativ wirksamen **Vitaminen und Selen** kann die cholesteroltragenden Lipoproteine im Blutplasma, besonders das LDL, vor einer Peroxidation schützen und dadurch zu einer normalen Cholesterolkonzentration beitragen (Andrews et al. 1969). Sie verhindern die Oxidation eines Lysylrestes von Apolipoprotein B100 und damit die Entstehung „falscher" LDL-Lipoproteine.

Es kann auch die antioxidative Wirkung der **Flavonoide** als Schutz vor atherogenen Reaktionen ausgenutzt werden (Schettler 1993). Flavonoide sind z. B. in Rotwein enthalten. Mäßiger, täglicher Rotweinkonsum führt zur Zunahme der HDL.**

Durch den zusätzlichen Verbrauch von antioxidativ wirksamen Nahrungsfaktoren besteht ein erhöhtes atherogenes Risiko bei *Rauchern*. Auch durch *Hypoxie* erfolgt ein zusätzlicher Verbrauch antioxidativ wirksamer Nahrungsfaktoren, besonders im Alter, wenn häufig mit der kreislaufbedingten Hypoxie noch das Absinken der Aktivitäten für die Superoxiddismutase und der Glutathionperoxidase verbunden ist (Bartosz et al. 1979).

* Statistisch gesehen steigen die Mittelwerte für die Blutfette mit dem Alter an, nehmen aber für sehr alte Personen wieder ab. Dies kann nicht heißen, daß man im späteren Alter wieder gesünder wird! Ursache dafür ist, daß zunächst in die Statistik alle Werte von Menschen eingehen, die eine Hyperlipidämie aufweisen. Ihre Anzahl nimmt mit dem Alter zunächst zu. In einem sehr hohen Lebensalter sind viele Menschen mit Hypercholesterinämie bereits gestorben (obwohl auch sie heute ein hohes Alter erreichen können). Bei den sehr alten Menschen bleiben dann jene übrig, die schon immer fast normale Werte im Blutplasma hatten, zum Beispiel für Cholesterol: 215 mg %, für Triglyceride: 128 mg %, für LDL: 136 mg % und für HDL: 54 mg %. Insofern gibt die Statistik einen falschen Eindruck wider: Menschen, die ein sehr hohes Alter erreichen, sind nicht „gesünder" geworden, sondern haben niemals unphysiologisch erhöhte Werte gehabt.

** Der Gehalt an Flavonoiden und Alkohol in Rotwein bietet auch eine Erklärung für das **„Französische Paradoxon":** Trotz fettreicher Ernährung und höherer Zufuhr von gesättigten Fetten treten in bestimmten Gegenden Frankreichs mit hohem Rotweinkonsum koronare Herzerkrankungen seltener und später auf als in Gegenden mit niedrigem Fettverzehr und niedrigem Rotweinverbrauch (s. auch Kap. 6.3). Grundsätzlich ist das koronare Risiko in den „Weinländern" Frankreich, Italien, Spanien und im Rheinland niedriger (bei weintrinkenden Männern 0,68) als in Regionen (Faktor 1) mit geringem Weinverbrauch (Rim 1991, Frankel et al. 1993, Renauld et al. 1992).

Eine wichtige Bedeutung als Schutzfaktor vor Atherosklerose wird den HDL beigemessen. Eine HDL-Zunahme wird durch regelmäßige **körperliche Arbeit** oder regelmäßiges Jogging herbeigeführt, das in den USA besonders verbreitet und gefördert wird.

Außer den auf die Cholesterolkonzentrationen wirksamen Faktoren sind noch weitere Nährstoffe bekannt, die das Atheroskleroserisiko beeinflussen. Dazu gehören vor allem Iod, Folsäure, Vitamin B_6 und Aminosäuren.

Iodmangel ist eine wichtige Ursache für den frühzeitigen Beginn der Atherosklerose. Gefährdet sind auch hier besonders Tabakraucher, bei denen durch die zusätzliche Rhodanid-(SCN-)Bildung eine Iodverdrängung in der Schilddrüse stattfindet. Die ausreichende **Iodzufuhr** wirkt antiatherogen.

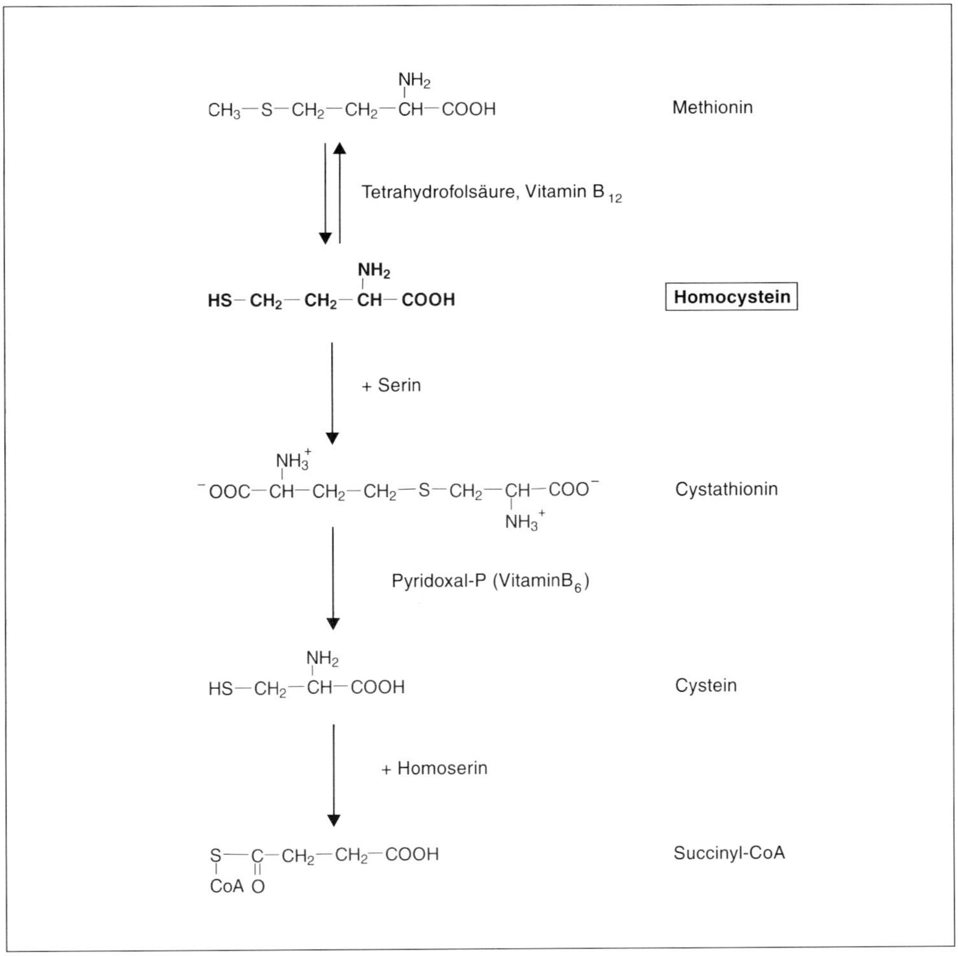

Abb. 47: Reaktionen des Homocysteinabbaues und Verminderung der Homocysteinkonzentration im Blutplasma durch Vitamine.

Genetisch bedingt, oder bei *Folsäure-, Vitamin-B_{12}- und Vitamin-B_6-Mangel*, kann die Umwandlung von Homocystein gehemmt sein, so daß es zu erhöhten Homocysteinkonzentrationen im Blutplasma kommt. Homocystein führt zu Endothelzellschädigungen, so daß sich Thrombozyten anlagern, die Endothelzellzwischenräume erweitern und die LDL-Einlagerung ungebremst ablaufen kann. Der Homocysteinkonzentration im Blut wird ein prädiktiver Wert bei der Beurteilung des Atheroskleroserisikos zugeschrieben.

Folsäure und Vitamin B_6 fördern direkt den Abbau der Aminosäure Homocystein. Folsäure wandelt normalerweise diese Aminosäure zu Methionin um. Vitamin B_6 ist am Abbau des Homocysteins zu Succinyl-CoA beteiligt (Abb. 47).

Eiweiß- und besonders Histidinmangel können atherogene Reaktionen verstärken. Als essentielle Aminosäure fördert Histidin die Prostacyclinsynthese und hemmt somit die Thrombozytenanlagerung und Endothelschädigung durch Thromboxan. **Arginin** gilt als Prekursorsubstanz für Nitroradikale, Stickstoffmonoxid und Verbindungen mit Nitrogruppen (-NO), die gefäßerweiternd auf Arteriolen wirken (z. B. Nitrangin).

Auch **Alkohol** in kleinen Mengen (5 bis 50 g/Tag) kann bei intakter Leber eine antiatherogene Wirkung haben.

Bereits bei geringer Zufuhr führt der Ethylalkohol zum Anstieg des Gewebe-Plasminogen-Aktivators (t-PA), der den Fibrinabbau und die Plasminwirkung stimuliert (dem aber der Plasminogen-Aktivator-Inhibitor [PAI] entgegenwirkt). Bei einer hohen t-PA-Produktion kann Plasmin die Intima der Arterien von überschüssig aufgelagertem Fibrin und Thrombozyten „säubern“, so daß keine Thrombenbildung zustande kommen kann. Der atherosklerotische Prozeß und insbesondere die Gefahr eines Verschlusses der Herzkranzgefäße wird dadurch vermindert. Kleine Mengen Alkohol erhöhen auch die HDL-Fraktion. Älteren Menschen und Personen, die keine Disposition für die hepatische Alkoholunverträglichkeit haben, kann man daher ein „Schnäpschen vor der Ruhe“ ruhig empfehlen (s. Kap. 6.1).*

Verschiedene **Ernährungsregimes** wurden in der „Baltimore Longitudinal Study of Aging“ (BLSA, Shock et al. 1984) getestet, um die Wertigkeit und die Bedeutung weiterer Nahrungsinhaltsstoffe zur Senkung des atherogenen Risikos zu erkennen:

1. Als wichtigster Schutz vor Atherosklerose wird auch in dieser Studie die *Vermeidung einer kalorischen Übernährung* angesehen. Durch Aufklärungsaktionen wurde in den USA die Akzeptanz für eine Ernährung erhöht, mit der überkalorische Nahrungszufuhr, gesättigte Fettsäuren und Cholesterol vermieden werden und die dagegen cholesterolarm und mit polyungesättigten Fettsäuren angereichert ist.

   Durch eine erhöhte Zufuhr von **polyungesättigten Fettsäuren** (PUFA) wird der Abtransport von überschüssigem Cholesterol aus der Gefäßwand zur Leber durch HDL begünstigt, weil PUFA zur Aktivierung der Lecithin-Cholesterol-Acyl-Transferase (LCAT) beitragen. Außerdem wird

* Die positiven Effekte von Alkohol sollten aber vor dem Hintergrund der mit Alkohol verbundenen Gewohnheits- und Suchtgefahr nicht überbetont werden (s. Kap. 7.4). Bei Alkoholabusus und durch höhere Alkoholmengen werden alle positiven Effekte ohnehin in Frage gestellt, weil Alkohol zu Hirnatrophie und Leberzirrhose führt und auch die Synthese von Gewebe-Plasminogen-Aktivator sowie von HDL wegfällt.

Tabelle 53: Korrelation zwischen atherogenen Faktoren und Herztodrisiko (negative Korrelation zur Plasma-Tocopherol-Konzentration; nach Esterbauer et al. 1990 sowie Gey et al. 1991).

Total-Cholesterol:	$r^2 = 0{,}04$	$p = 0{,}53$	$(r = 0{,}2)$
Blutdruck:	$r^2 = 0{,}01$	$p = 0{,}80$	$(r = 0{,}1)$
Rauchen:	$r^2 = 0{,}002$	$p = 0{,}89$	$(r = 0{,}04)$
Plasma-Vitamin-E:	$\mathbf{r^2 = 0{,}63}$	$\mathbf{p = 0{,}002}$	$\mathbf{(r = -0{,}8)}$

aus den PUFA im Blut das Prostacyclin (PGI) gebildet, durch das die atherogenen Reaktionen gehemmt werden*.

Nach der Baltimore Longitudinal Study of Aging ist zwischen 1960 und 1974 der Konsum von Eiern und Milch in den USA um etwa 20 % und der Verbrauch von Butter und tierischen Fetten um etwa 40 % abgesunken. Angestiegen ist dagegen der Konsum von Margarine, Fisch und Geflügel um 30 bis 50 % (Walker 1983). Die tägliche Cholesterolaufnahme wurde dadurch um 100 bis 200 mg vermindert, das Verhältnis von PUFA zu gesättigten Fettsäuren erhöht.

In der Bevölkerung, die auf diese Ernährung umgestellt hatte, wurde seit etwa 1968 ein Absinken der Blutcholesterolwerte festgestellt. Nachuntersuchungen (im Zeitraum zwischen 1968 und 1976) in der beteiligten Population ergaben ein Absinken der Gesamtcholesterolkonzentration im Plasma von 235 auf 215 mg/dl und eine Verminderung der Todesrate an Herzinfarkten um 20 %.

2. Die eindeutigste Korrelation besteht: zwischen Herztod und Vitamin-E-Mangel (Tab. 53):
   Diese Korrelation besteht auch in Ländern, wo die Cholesterolwerte generell niedriger sind als in Mitteleuropa, zum Beispiel in China (Mittel: 4,2 mmol/l).
   Allein aufgrund der Plasma-Tocopherolkonzentration konnten die Mortalitätsunterschiede für Tod an Herzinfarkt in 16 europäischen Ländern zu 80 % vorausgesagt werden. Daraus ergibt sich, welch dominierende Rolle eine ausreichende Zufuhr von Vitamin E hat.
3. Zur Senkung der Plasma-Cholesterolwerte können **Ballaststoffe und Phytinsäure** beitragen. Sie binden Gallensäuren im Darm, die mit Cholesterol Mizellen bilden. Cholesterol wird dadurch ausscheidungsfähig (bzw. dem enterohepatischen Kreislauf entzogen). Ballaststoffe wirken ähnlich wie das cholesterolsenkende Medikament Colestyramin. Dagegen kann **Magnesium** zur verbesserten Durchblutung durch Dilatation der Arteriolen, zum Beispiel der Herzkranzgefäße, beitragen. Bei Magnesi-

* Ungesättigte Fettsäuren können aber auch zu Transfettsäuren werden. Aus Ölsäure kann im Härtungsprozeß (Margarineherstellung) zum Beispiel die isomere Transfettsäure Elaidinsäure entstehen. Auch im Wiederkäuermagen des Rindes werden bakteriell Transfettsäuren gebildet, die u. U. in die Milch übergehen können. Durch ausschließliche Milchnahrung werden täglich etwa 2 bis 3 g aufgenommen, durch Margarine zum Teil erheblich mehr. Transfettsäuren sollen eine Verminderung der antiatherogenen HDL-Partikel bewirken und schränken in höheren Mengen (mehr als 2 bis 3 g pro Tag) die positiven Wirkungen der PUFA ein (Mensink et al. 1990).

ummangel sind pflanzliche Nahrung sowie magnesiumhaltige Mineralwässer zu empfehlen. Therapeutisch wird Magnesium-Aspartat eingesetzt, um eine Dilatation der Herzkranzgefäße zu erreichen.

4. Als „Wundermittel“ gegen Hypertonie und Atherosklerose werden zum Beispiel *Ginkgo-, Knoblauch- und Zwiebelextrakte* verwendet. Die Wirkung von Zwiebeln und Knoblauch beruht auf ihrem Gehalt an Allicin, Alliin und Garlicinen. Sie bewirken eine Hemmung der Thrombozytenanlagerung an das Endothel, sollen die „Blutviskosität“ senken und dadurch die Durchblutung artherosklerotischer Arteriolen verbessern. Ihre Wirkung kommt allerdings erst bei einer relativ hohen Dosierung zustande (s. Kap. 4.6).

Medikamentöse Prävention und Therapie der Atherosklerose

- Eine präventive Langzeitbehandlung ist mit niedrigen Dosierungen (30 mg pro Tag) von *Acetylsalicylsäure* (Aspirin®) zur Verhinderung der Thromboxanbildung und Endothelschädigung möglich.
- Die Wirkung von *Colestyramin* beruht auf der gesteigerten Ausscheidung von Cholesterol (zusammen mit Gallensäuren, die von diesem Mittel, einem Anionenaustauscher, gebunden werden).
- **„Lipidsenker“** haben als Dauertherapie vor allem für Jugendliche mit erhöhten Cholesterol-Blutplasmawerten eine Berechtigung. (Die wirksamen *Cholesterolsenker*, wie Lovastatin, Simvastatin hemmen die endogene Cholesterolsynthese am Schlüsselenzym β-Hydroxy-Methylglutaryl-CoA-Reduktase. Sie sind „HMG-CoA-Reduktase-Blocker“.) Auch Fibrate vermindern die Blutfette (aber nur die *Triglyceride*), z. B. das Ciprofibrat. Es steigert den Fettsäurenabbau in den Peroxisomen, besonders der Leberzellen. **Ciprofibrat** erhöht die mRNA-Expression für bestimmt DNA-Kernrezeptoren (RXR), die dann mit dem Peroxisome-Proliferator Activated Receptor (PPAR-α) heterodimerisierren können und nach Bindung an PPRE (Peroxisome-Response Element) eine *peroxisomale Acyl-CoA-Oxidase* zusätzlich induzieren.
- Bei sehr hohen Lp-a-Werten kann zusätzlich eine *Plasma-Apherese* notwendig werden (dabei kommt es zur Bindung und Ausfällung von Lp-a und LDL durch Dextran; bei pH 6 fällt auch 15%iges Polyethylenglycol EG 400 die LDL quantitativ aus).

6.2.3 Ernährung und Hypertonie

Erhöhter Blutdruck (Hypertonie) gilt neben Diabetes mellitus, Fettsucht und Tabakrauchen als wichtigster Risikofaktor für die Auslösung von Atherosklerose.

Endogene Risikofaktoren
Für die Hypertonie kann eine genetische Disposition bestehen, erkennbar aus der Familienanamnese (genuine Hypertonie), oder sie beruht auf Krankheiten, zum Beispiel Nierenschädigung, Atherosklerose oder Phäochromozytom.

Die Blutdruckregulation ist eng verknüpft mit der Regulation des Wasser-, Na^+- und K^+-Haushaltes. Beide hängen vom gleichen Aktivierungsmechanismus ab. Die aus der Niere freigesetzte Proteinase Renin und ihre Einwirkung auf das Blutplasmaprotein Angiotensi-

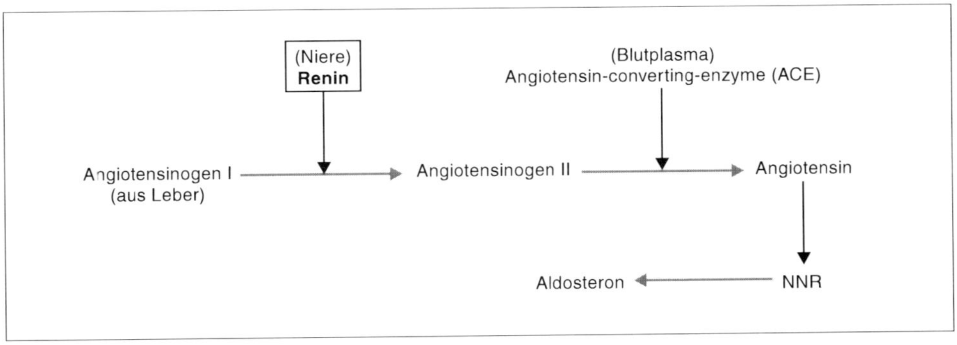

Abb. 48: Reninausschüttung als Ursache für die proteolytische Entstehung von vasoaktivem Angiotensin und die Freisetzung von Aldosteron.

nogen führt einerseits zur Erhöhung der Angiotensinkonzentration und andererseits zur Aldosteronausschüttung (Abb. 48).

Weil beide Regulationsmechanismen von der Nierenfunktion abhängig sind, bewirken alle Krankheiten, die zu einer verminderten Durchblutung der Glomeruli führen (wie Atherosklerose, Diabetes, Nephrosklerose), einen Angiotensin-induzierten *Blutdruckanstieg*.

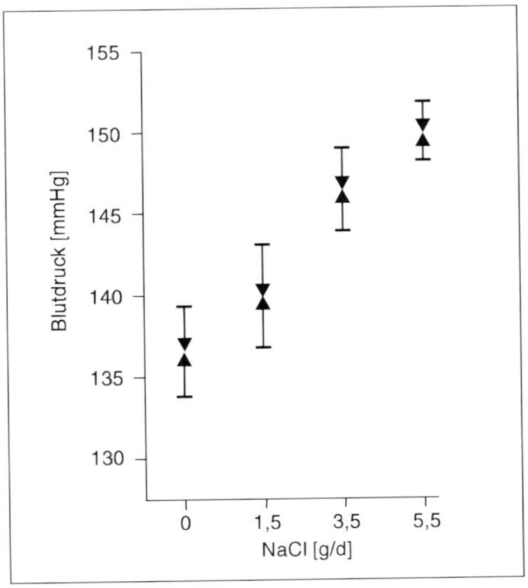

Abb. 49: Anstieg des systolischen Blutdrucks bei zusätzlicher Kochsalzaufnahme und NaCl-empfindlichen Personen (nach Schoeppe 1981).

Eine ständig hohe Aktivierung dieses Systems ist auch bei der angeborenen **NaCl-Überempfindlichkeit** festzustellen. Sie ist durch eine erhöhte NaCl-Reabsorption charakterisiert, so daß auch NaCl-Zufuhr einen deutlichen Blutdruckanstieg auslöst (Abb. 49).*

Exogene Risikofaktoren

Ernährungsphysiologisch wichtig ist, daß die Hypertonie durch kalorische Überernährung verstärkt wird. Verursacht durch kalorische Überernährung beruht die Hypertonie einerseits auf

* Eine angeborene NaCl-Überempfindlichkeit wäre dann sinnvoll, wenn die Nahrung hauptsächlich kaliumreich und natriumarm ist (Getreide, Obst, Gemüse, Säfte) und auch keine NaCl-Zusätze enthält, also für eine Bevölkerung, die sich fast ausschließlich von pflanzlicher Nahrung ernährt (z. B. Urwaldbewohner). Unter diesen Bedingungen ist der Organismus auf die fast vollständige NaCl-Reabsorption angewiesen und auf einen empfindlichen Mechanismus zur Aktivierung von Angiotensin. Eine zu geringe Angiotensinbildung würde einen Kollaps auslösen, der zum Tode führt. Das Gift der Schlange Bothrops jararaca (die im südamerikanischen Urwald vorkommt) ist ein Angiotensin-converting-enzyme-(ACE-)Hemmer, mit dem sie ihre Beute tötet. In niedriger Dosierung werden heute ACE-Hemmer therapeutisch bei Hypertonie eingesetzt.

der zusätzlichen postprandialen Katecholaminausschüttung und der Katecholamin-bedingten Ausschüttung von Renin, andererseits wird sie durch die Glukatierung von Basalmembranproteinen der Arteriolen, besonders in den Nieren, verstärkt (Arteriolosklerose).

Hypertonie ist auch Bestandteil des Metabolischen Syndroms (zusammen mit Adipositas, Insulinresistenz und Diabetes).

Ernährungsprinzipien zur Prävention

1. Bei der durch kalorische Überernährung und NaCl-Überempfindlichkeit bedingten Hypertonie kommt es durch Reduktion der *Nahrungsenergieaufnahme* zu einer Senkung des Blutdruckes. Energiereduktion hat zur Folge, daß die Hypertonie in eine „ruhende Hypertonie" übergeht. Hypertonie-disponierte Personen sollten deshalb kalorische Überernährung in jedem Fall vermeiden.* Dagegen wird bei Betroffenen durch Erhöhung der Nahrungsenergiezufuhr die „ruhende Hypertonie" aktiviert **(„Rebound-Hypertonie")**.
2. Auch durch *Reduktion der NaCl-Zufuhr* kann die genetisch bedingte Hypertonie in eine „ruhende Hypertonie" übergehen.** Anstelle von NaCl sollten mehr **Gewürze** als Zusätze zu Speisen benutzt werden.***

Ernährungskompaß

Die Empfehlung einer energiereduzierten, kochsalzarmen Nahrung wird am ehesten durch eine vollwertige vegetabile Nahrung erfüllt. Kurzzeitig kann auch die Apfel-Reis-Diät nach Max Bürger sehr wirksam sein.

Bei Einschränkung der Kochsalzaufnahme ist zu beachten, daß die Iodzufuhr gesichert bleiben muß (Iodsupplementierung eventuell mit Iodtabletten oder durch Verzehr von Seefisch).

Dem Patienten sollte die Notwendigkeit der Ernährungsumstellung auch mit Hilfe der Prognose und einer aussagekräftigen klinischen Diagnostik verdeutlicht werden, um eine hohe Compliance zu erreichen.

6.2.4 Ernährung und Diabetes mellitus Typ 2 (Altersdiabetes)

Diabetes mellitus Typ 2 gilt als Erkrankung, die bei längerer Dauer zu Atherosklerose, Nierenerkrankungen, Linsentrübung und Erkrankungen des Nerven- und Bindegewebes führen kann.

Endogene Risikofaktoren

1. Für den Altersdiabetes gibt es eine familiäre *genetische Disposition*. Diese Disposition geht aus der Familien-Anamnese hervor. Sie läßt sich mit molekularbiologischen Metho-

* Hypertonie tritt bei kalorischer Unterernährung, zum Beispiel in Kriegszeiten, aber auch in den Entwicklungsländern, seltener auf.

** Durch die übliche Ernährung werden täglich etwa 6 bis 10 g NaCl zugeführt, davon etwa 2 bis 3 g NaCl als „Zuwürze". Die tägliche NaCl-Aufnahme ist für die normale Kreislaufregulation erforderlich. Bei gesunden Menschen erfolgt keine NaCl- und Wasserretention. Bei ihnen werden auch NaCl-Überschüsse durch die Nieren ausgeschieden, ohne daß es zu einem Blutdruckanstieg kommt. Die Hauptzufuhr von NaCl erfolgt mit Wurst- und Backwaren. Wer nicht zur NaCl-Überempfindlichkeit neigt, für den ist diese tägliche NaCl-Zufuhr nicht schädlich und der Gebrauch (besonders von jodiertem) Speisesalz nützlich.

*** Scharfe Gewürze wurden früher hauptsächlich zum Schutz vor Parasiten und Infektionskrankheiten verwendet. Arme Länder verwenden sie traditionsgemäß für diesen Zweck noch heute (in Äthiopien z. B. das „Berbera").

den am Chromoson 11 lokalisieren (ebenso wie die Alkoholunverträglichkeit und die erhöhte Enkephalinempfindlichkeit). Wenn eine erhöhte Enkephalinempfindlichkeit besteht, läßt sie sich mit dem Chlorpropamid-Alkohol-Test (Mason-Test) provozieren. Die gleichzeitig erhöhte Dopamin- und Enkephalinempfindlichkeit beim Altersdiabetes kann für eine gesteigerte Hungerempfindung verantwortlich sein.

2. Gleichzeitig mit dem Altersdiabetes tritt häufig eine Nebennierenrindenüberfunktion auf und es kommt zu Bauchfettsucht *(androide Fettsucht)*, was wiederum die Stoffwechselbedingungen bei einem Diabetes mellitus verschlechtert: Die *Glucocorticoide* aktivieren die Glukoneogenese, erhöhen die Plasma-Glucosekonzentration und steigern die Insulinausschüttung, so daß es anfangs zu einer erhöhten Fetteinlagerung in Endothelzellen kommt (Cushing-Syndrom). Bei Langzeiteinwirkung vermindern Glucocorticoide die Eiweißsynthese und damit auch die Synthese von Insulinrezeptoren, wodurch die Insulinwirkung herabgesetzt wird. Das *abdominale Fettdepot* begünstigt die hepatische Glucoseproduktion. Bei massiver Bauchfettsucht und nach erhöhter Katecholaminfreisetzung kommt es zur Fettsäurenfreisetzung direkt in das Pfortaderblut. Aus den **Fettsäuren** werden in den Leberzellen Acyl-CoA-Verbindungen gebildet, die insulinantagonistisch wirken.

In Leberzellen werden durch Acyl-CoA-Derivate *gehemmt:*

- Die Citratsynthase (dadurch Rückstau von Oxalacetat und Acetyl-CoA).
- Die Glucose-6-P-Dehydrogenase (dadurch kein NADPH + H^+ für die Fettsäurensynthese).
- Die Citratlyase (dadurch keine Acetyl-CoA-Verwertung für die Fettsäurensynthese).
- Das angestaute Acetyl-CoA in Leberzellen *aktiviert* die Pyruvatcarboxylase (das Schlüsselenzym der Glukoneogenese, und damit Steigerung der hepatischen Glucoseproduktion).

Fettsäuren haben nicht nur eine insulinantagonistische Wirkung auf Leberzellen, sondern auch auf Skelettmuskelfasern. In ihnen bewirkt eine erhöhte Fettsäurenoxidation die *Hemmung der Glucoseverwertung* (Randle-Effekt), so daß zusätzlich ein blutzuckersteigernder Effekt beobachtet wird.

Exogene Risikofaktoren

Kalorische Überernährung und Bauchfettsucht führen zu einer Erhöhung der Fettsäurenkonzentration im Blutplasma.

Auch die **Einschränkung der körperlichen Aktivität** erhöht die Fettsäurenkonzentration im Blutplasma und trägt dadurch zur Störung der Glucoseverwertung, zur Verminderung der Insulinempfindlichkeit und zum vorzeitigen Auftreten der Erkrankung bei.

Die schädliche Wirkung von *Saccharose* soll darin bestehen, daß sich nach der Absorption überhöhte Blutglucosewerte einstellen und nachfolgend eine verstärkte Insulinausschüttung zustande kommt (Cohen 1978).

Durch **Chrommangel** kann aus bisher unbekannter Ursache Insulinresistenz und Diabetes mellitus Typ 2 auftreten.

Organische Folgeschäden durch Diabetes mellitus

Nach Manifestation des Diabetes treten bei Nichtbeachtung von Ernährungsregeln und bei fehlender Kontrolle vorzeitig lebensbedrohliche organische Folgeschäden auf. Sie beruhen auf der zeitweise erhöhten und stark schwankenden Glucosekonzentration im Blutplasma.

Eine Folge der erhöhten Glucosekonzentration im Blutplasma ist die Umwandlung eines Teils dieser Glucose zu Sorbit. Dieses kann sich im Extrazellulärraum, aber auch in der Linse oder in den Myelinscheiden der Nerven anhäufen.

Besonders aufgrund der glucosebedingten Glukatierung von „blutnahen“ Proteinen (Kollagene, Apolipoproteine, Proteine der Basalmembran) kommt es zu den Diabetes-Spätfolgen: zur Minderdurchblutung und Einengung von Arteriolen, besonders in der Augennetzhaut und den Nieren *(Retinopathie und Nephrosklerose).*

Aus der Minderdurchblutung von Organen resultiert danach, daß auch die Proteinsynthesen in den Organzellen abnehmen. Die Einschränkung der Eiweißsynthesen wird noch dadurch unterstützt, daß Aminosäuren bevorzugt für die Glukoneogenese verbraucht werden. Als Folge der verminderten Syntheseleistungen ergibt sich, daß bei bestehendem Diabetes in Knochenmark und Thymus weniger Immunzellen, beziehungsweise weniger Antikörper, gebildet werden und häufig lokale, aber auch generalisierte Entzündungen auftreten (Nagelbettentzündungen, Parodontose; Pneumonien, Tuberkulose).

Folge der verminderten Eiweißsynthesen ist auch, daß in Leberzellen weniger Insulinrezeptoren gebildet werden. Es kommt zur weiteren Abnahme der Insulinwirkung (es wird auch weniger Protein-Phosphatase synthetisiert), so daß katabole Reaktionen nicht rückgängig gemacht werden können.

Durch Glukatierung von Proteinen, verminderte Proteinsynthese und Sorbitanhäufung mit Ödemen treten langfristig folgende Veränderungen auf:

- Retinopathie;
- Nephrosklerose;
- Kataraktbildung;
- Diabetische Neuropathie und „diabetischer Fuß“;
- Infektionen;
- Verstärkung des „Metabolischen Syndroms“.

Kataraktbildung („Grauer Star“)

Sie beruht auf der osmotischen Wassereinlagerung und Trübung der Linse. Ursache dafür ist die Anhäufung von Sorbit, das bei erhöhter Glucosekonzentration im Extrazellulärraum und zusätzlicher Umwandlung von Glucose zu Sorbit (durch *Aldose-Reduktase-Reaktion*) entsteht.

Die Katarakthäufigkeit bei Diabetikern kann nach Ergebnissen der Linxian-Studie in China (an 33 000 Personen mit Mangelerscheinungen) durch die tägliche Einnahme einer Kombination von β-Carotin, Selen und Vitamin E gesenkt werden. Neuere Ergebnisse weisen darauf hin, daß auch die Entwicklung der Retinopathie durch die präventiv regelmäßige Zufuhr dieser Nahrungsbestandteile aufgehalten werden kann.

Diabetische Neuropathie

Die diabetische Neuropathie betrifft hauptsächlich *periphere* sensible und sensorische Nerven. Dabei wird die Nährstoff- und Sauerstoffzufuhr zu den Nervenzellen behindert und es kommt zu ATP-Mangel. Die endoneuronalen Ödeme als Spätfolgen des Altersdiabetes beruhen auf der Anhäufung von Sorbit und führen zur Ablösung und zum Schwund der Myelinscheide.

Segmentale Myelinscheidenverluste und die Axondegenerationen (axonale Atrophie) sind die Ursachen für Störungen der Erregungsleitung und des axoplasmatischen Transportes (verlangsamte Nervenleitungsgeschwindigkeit). Funktionell lassen sich diese Störungen an der verlangsamten Nervenleitung und fehlenden Wahrnehmung von Vibrationsempfindungen (Stimmgabeltest) erkennen.

Als Folge der Schädigung sympathischer Nervenfasern können Diarrhoen, Harnwegsinfekte, der **„diabetische Fuß“** und Erektionsstörungen auftreten. Bei Diarrhoen kommt es zu Ernährungsdefiziten durch Absorptionsstörungen, die mit Hilfe des ^{13}C-Oktansäure- oder ^{2}H-Glucose-Atemtests nachgewiesen werden können.

Diabetischer Fuß
Der diabetische Fuß ist ein Symptom der Neuropathie und der verminderten Eiweißsynthese bei Diabetes. Er beruht einerseits auf der Lähmung sympathischer Fasern (der diabetische Fuß ist gut durchblutet und beruht nicht auf Arteriosklerose). Andererseits besteht auch eine Schädigung sensibler Nervenfasern: Es kommt nach Bagatellverletzungen (Nagelbettentzündung) zu schwer heilbaren, **nicht schmerzenden Infektionen** und Ulzerationen.

„Metabolisches Syndrom“
Es tritt häufig gemeinsam mit dem Altersdiabetes auf und ist erkennbar an Hypertonie, Fettsucht, Hyperlipoproteinämie Typ IV sowie Gicht, Gallensteinen und erhöhten Katecholamin-, Glucocorticoid- und Insulinkonzentrationen.

Das Metabolische Syndrom führt zu erhöhtem kardiovaskulärem Risiko, das auf der Hypertonie und der zusätzlichen Glukatierung der Kollagene durch erhöhte Blutglucose beruht. Außerdem bewirkt der proliferierende Effekt von insulinabhängig ausgeschütteten Wachstumsfaktoren (IGF-1) ein Wachstum der Myointimalzellen in den Arteriolen (und fördert die Sklerosierung).

Kontrolle des Altersdiabetes
Bei länger bestehendem, ungenügend beachtetem Altersdiabetes können also, insbesondere durch erhöhte und stark wechselnde „Blutzuckerwerte“, schwerwiegende Folgeerkrankungen auftreten. Es ist deshalb erforderlich, daß die „Einstellung des Patienten“ bei der Diabetesprävention und Therapie gut kontrollierbar ist. Die langfristig angelegte Behandlung bei Diabetes-Disposition stellt hohe Anforderungen an die Überzeugungskraft von Arzt und Ernährungsberater und an die Compliance des Patienten.

Daraus resultiert, daß ein individuelles Ernährungsregime für den Patienten nur bei einer exakten Kontrolle erfolgversprechend sein kann:

- Die verminderte Glucoseverwertung läßt sich im *oralen Glucosetoleranztest* anhand der sich einstellenden Glucosekonzentrationen im venösen Blut **(G)** nachweisen, die sich zwei Stunden nach oraler Verabreichung von 75 g Glucose einstellt. Dieser Wert ist abhängig vom Lebensalter, der Kohlenhydrataufnahme mit der Nahrung und dem body mass index. Für die Beziehung zu **Fettsucht** wurde gefunden, daß die Blutglucosekonzentration dem body mass index (BMI) nicht einfach, sondern seinem Quadrat direkt proportional ist (Tobin 1986):
  $\mathbf{G} = 93 + 0{,}99 \times \text{Alter} + 0{,}03 \times \text{BMI}^2 - 0{,}07 \times \text{KH}$
  BMI = kg Körpermasse/m^2 Körperoberfläche;
  KH = Kohlenhydratzufuhr in g/Tag
- Die Glukatierung von Proteinen (vgl. Abb. 45, S. 222) kann diagnostisch verwertet werden. Mit Hilfe der Bestimmung von Fructosaminen (aus

Albumin) sowie von **glukatiertem Hämoglobin** (HbA_{1c}) im Blut läßt sich auch für den ambulanten Patienten die Einhaltung einer präventiven Lebensweise beurteilen.
Bei Diabetikern liegen die Werte für HbA_{1c} über 8 %; sie können bis 30 % des Gesamthämoglobins erreichen.
Die Blutglucose und der Anteil des glukatierten Hämoglobins müssen also in jedem Fall gesenkt werden. Deshalb ist es angebracht, zur psychologischen Stützung einer angemessenen Lebensweise mit einem vorweisbaren Kontrollinstrument zu arbeiten, zum Beispiel einem „HbA_{1c}-Barometer", das von Flückinger eingeführt wurde.
Es wird in die Hand des Patienten gegeben und die Werte mit ihrer Bedeutung eingetragen:

- HbA_{1c} unter 6 % = normal;
- 7 Prozent = Blutzucker-Einstellung ist optimal („willkommen im 7-er Club");
- 8 Prozent = „Bravo, weiter so";
- 9 Prozent = „Sie sind auf dem richtigen Weg";
- 10 Prozent = „Ihr Blutzucker sollte besser eingestellt sein";
- Bei Werten darüber = „Wir müssen etwas tun"!

Der Nachweis glukatierter Proteine (z. B. des HbA_{1c}) geschieht heute immunchemisch (EIA), früher mit Hilfe von Nitroblau-Tetrazolium (Diformazan) oder Thiobarbital, sowie durch Fluoreszenzmarkierung, zum Beispiel im Bindegewebe.

- Bei einem längere Zeit bestehenden Diabetes sind augenärztliche Kontrollen bei Jugendlichen im Abstand von einem, bei älteren Patienten im Abstand von zwei Jahren erforderlich, um Veränderungen des **Augenhintergrunds** und eine eventuelle Linsentrübung rechtzeitig erkennen zu können.
- Erste Anzeichen für eine Nierenschädigung sind aus einer **Mikroalbuminurie** im Harn, beziehungsweise aus der Ausscheidung und der elektrophoretischen Bestimmung von Transferrin und α_2-Makroglobulin erkennbar.

Diabetesprävention

Prävention durch körperliche Aktivität

Ein Effekt der Muskelarbeit ist, daß mehr Fettsäuren und Glucose verbraucht werden und eine erhöhte Fettsäuren- und Glucoseclearance erzwungen wird. Die Muskelarbeit trägt also durch Senkung der Fettsäurenkonzentration wesentlich zur Beherrschung des Krankheitsbildes bei.

Ein zweiter Effekt von Muskelarbeit ist die Anregung der mRNA-Synthese für die Muskelproteine, die dadurch neugebildet werden können, was zur Erhaltung von Körpereiweiß und einer positiven Stickstoffbilanz beiträgt (bzw. die Glukoneogenese aus Aminosäuren einschränkt).

Muskelarbeit fördert auch die Somatostatinsekretion, durch die die Sekretion katabol wirksamer Hormone (Glucagon) gedrosselt wird.

Muskelaktivität ist somit ein wesentlicher Bestandteil der Diabetesprävention und auch der Therapie. **„Man soll seinem Diabetes davonlaufen!"**

Ernährungskompaß

- Durch eine angepaßte, kalorienreduzierte Ernährung kann die Diabetesmanifestation verzögert werden. Die **kalorienreduzierte Ernährung** ist die Grundlage der Diabetesprävention und -therapie, insbesondere bei einem body mass index über 27 und bei Vorliegen einer „Bauchfettsucht" (androide Fettverteilung). „Reduktionsdiät" muß vollwertig sein, das heißt, sie muß die Zufuhr der physiologisch notwendigen essentiellen Nahrungsfaktoren sichern, aber weniger Kalorien enthalten. Fettreiche Nahrungsmittel sollten auch deshalb gemieden werden, weil sie Darmmotilitätsstörungen begünstigen, die bei Diabetes häufig sind.

- **Komplexe Kohlenhydrate (Stärke)** sollten für den Diabetiker der wichtigste Energieträger sein (etwa 60 % der Kalorien, s. obige Formel für die Glucosetoleranz). Die Zufuhr von Kohlenhydraten in Form von langsam verdaulicher Stärke (1 Broteinheit = 12 g KH) verbessert die Glucosetoleranz.

Dagegen ist streng darauf zu achten, daß die *Aufnahme von Mono- und Disacchariden nahezu vollständig eingeschränkt* wird. Fructose, Glucose und Saccharose (in Früchten, auch in Schokolade, Bonbons, Kuchen, Süßwein) vermindern die Glucoseverwertung und erhöhen die Schwankungen der Blutglucose-Konzentration. Die Diabetesinzidenz stieg im Verhältnis zur Höhe des Saccharoseverbrauchs in den Industrieländern (USA 54, England 48, BRD 35 kg/Jahr und Person).

Zur Vermeidung des Glucoseanstiegs, der selbst bei Stärkeverdauung eintritt, kann versucht werden, die Amylase zu hemmen und damit die Absorption der Monosaccharide zu verzögern. Dies ist möglich durch **α-Amylasehemmstoffe**, z.B. Acarbose (Glucobay®) sowie durch Ballaststoffe. Häufig kommt es durch Ballaststoffe und Acarbose zu Blähungen, Bauchschmerzen und Durchfall, was auf der Gas- und Säurebildung der Kohlenhydrate im Dickdarm beruht. Ein hoher Ballaststoffgehalt der Nahrung und die Anwendung von Acarbose sind deshalb bei Diarrhoen unzweckmäßig.

- Anstelle von Zuckern können **Süßstoffe** verwendet werden (z. B. Xylit, Sorbit, Aspartam, Saccharin, Cyclamat).
- Eine gesteigerte Hungerempfindung sollte durch **eiweißreiche Zwischenmahlzeiten** überbrückt werden. Besonders bei Diabetes ist es empfehlenswert, öfters kleine Nahrungsmengen aufzunehmen.

Die beste Möglichkeit zur Verhinderung und Behandlung der diabetischen Folgeschäden ist die weitgehende Normalisierung der Stoffwechsellage.

Therapieansatz für diabetische Neuropathie

- Auch die Neuropathie könnte aufgehalten werden durch eine gute „Einstellung" der Glucosewerte.
- Beim „diabetischen Fuß" ist trotz der Schmerzfreiheit Druck-Entlastung erforderlich, damit es durch bakterielle Besiedlung nicht zum tiefen „mal perforant" und zur septischen Thrombose (und Amputation) kommt.
- Zur Verhinderung von neuronalen Ödemen und Katarakt sind *Aldosereduktase-Hemmer* vorgeschlagen worden. Sie sind jedoch bei bestehender Schädigung nicht mehr ausreichend effektiv und ihre dauernde Anwendung hätte eine leberschädigende Wirkung.
- Es wurde auch die Supplementierung von Verbindungen versucht, die normalerweise in Nervenzellen gebildet, aber in geschädigten Nerven nicht mehr ausreichend synthetisiert werden können: α-Liponsäure *(Thioctansäure)*, γ-Linolensäure, Myoinositol oder Ganglioside. Auch eine ausrei-

chende Selenversorgung trägt durch die Ausnutzung von Glutathion zum Abstoppen des Schädigungsprozesses bei (Becker et al. 1996).

- Durch Supplementierung der *Vitamine B_1, B_6 und B_{12}*, die von den Nervenzellen nicht gebildet werden können, werden Defizite durch erhöhten Verbrauch ausgeglichen und es kann zur Reaktivierung zelleigener Synthese- und Energiebereitstellungsreaktionen kommen. Vitamin B_1 wird als fettlösliches Präparat (Allithiamin) eingesetzt, das auch in Nervenzellen leicht aufgenommen werden kann.

Medikamentöse Therapie des Diabetes
Wenn eine Diabetestherapie allein mit Ernährungs- und der Ergotherapie nicht mehr ausreicht, werden zusätzlich eingesetzt:

- Biguanide (Metformin); sie steigern synergistisch zu Insulin die periphere Glucoseaufnahme.
- Sulfonylharnstoffe der 2. Generation (Glibenclamid) haben insulinausschüttende Wirkung. Sie kommen auch bei der diabetischen Nephropathie zum Einsatz, weil sie hauptsächlich über die Galle (und nicht über die Nieren) ausgeschieden werden.
- Insulinsupplementierung ist notwendig bei lange bestehendem Diabetes Typ 2, weil wegen der Insulinresistenz sehr hohe Konzentrationen für die Insulinwirkung erforderlich werden.
- Bei häufigen Diarrhoen erfolgt die Behandlung mit α_2-Agonisten (Clonidin).

6.2.5 Ernährung und Gicht

Auch Gicht kann wie Atherosklerose, Hypertonie, Fettsucht und Altersdiabetes zum Bild des „Metabolischen Syndroms" gehören und ernährungsmedizinisch beeinflußt werden. Unter Gicht versteht man die Ablagerung von Harnsäurekristallen in den „bradytrophen" Geweben der Gelenke, im Knorpel und im interstitiellen Nierengewebe. Zu Harnsäureeinlagerung kann es auch in Granulozyten kommen. Beim akuten Gichtanfall wird durch die Harnsäurekristalle selbst und durch Freisetzung von Zytokinen eine schmerzhafte Entzündung besonders im Grundgelenk der großen Zehe **(Podagra)** ausgelöst. Im Nierengewebe können mikrokristalline Uratablagerungen auftreten, die bereits im Frühstadium der Gicht zu Tubulusschäden führen können **(„interstitielle Nephritis")**. Möglich ist auch die Bildung von Uratsteinen.

Harnsäure ist im sauren Milieu nahezu unlöslich, im alkalischen Milieu dagegen (z. B. in alkalischem Harn) löslicher.

Endogene Risikofaktoren

1. Die häufigste Ursache für Gicht ist die *verminderte tubuläre Harnsäuresekretion* (in etwa 95 % der Fälle).
2. Begünstigt wird das Auftreten von Gicht, wenn gleichzeitig eine *Azidose* vorliegt. Durch Azidosen wird die tubuläre Harnsäureausscheidung gehemmt. Gicht kommt deshalb oft in Verbindung mit Altershypoxie, Lactazidose (Alkoholabusus) oder Ketonkörperbildung (Diabetes) vor.
3. Gichtanfälle werden häufig ausgelöst durch Reaktivierung von *Entzündungsherden* (mit Granulozytenaktivierung und Phagozytose von Harnsäure). Bei Entzündungen (Erkältung) kann es zur Exazerbation der Gicht kommen und ein Gichtanfall auftreten.
4. Ein Gichtanfall kann auch nach zytostatischer Behandlung von Leuk-

ämien und **Zellzerfall** bei hämolytischer Anämie oder nach Strahlentherapie durch die erhöhte Freisetzung von Purinbasen (Adenosin, Guanosin) ausgelöst werden.

5. Gicht kann auf seltenen *Enzymdefekten* beruhen (z. B. erhöhte Harnsäuresynthese bei Hypoxanthinguaninphosphoribosyl-transferase-Mangel [juvenile Gicht, Lesch-Nyhan-Syndrom] und Xanthinoxidase-Mangel) oder einer erhöhten endogenen Synthese von Purinnukleotiden (durch Aktivierung der Glutaminphosphoribosyl-pyrophosphat-amidotransferase).

Exogene Risikofaktoren

- Kalorische **Überernährung**, die zu Fettsucht und erhöhter Belastung der Gelenke führt.
- Erhöhte Zufuhr von Nahrung, die einen hohen Gehalt an Mononukleotiden (z. B. AMP, GMP), Nukleosiden oder DNA und RNA (Purinen) hat, z. B. zellreiche „Innereien", Fleischextrakte, Bier.
- Auch ernährungsbedingte Azidosen begünstigen die Harnsäureablagerung und können Gichtanfälle auslösen. Besonders eine hohe *Alkoholzufuhr* mit Lactazidose kann auslösend sein. Azidosen fördern die Uratablagerung und hemmen die Uratausscheidung durch die Niere.
- Das Erkrankungsrisiko wird auch durch katabol wirksame Diätformen (z. B. eine Fettdiät, wegen erhöhter Bildung saurer Ketonkörper) begünstigt.

Diätkompaß und Ernährungsprinzipien zur Prävention

Besonders die Aufnahme von mehr pflanzlicher (alkalischer) Nahrung als tierischer Nahrung (sauer) erfüllt den Zweck, daß alkalischer Harn ausgeschieden wird und Uratsteine und Harnsäureablagerungen nicht auftreten können.

Es sollen **täglich mehr als 2,5 l Flüssigkeit** aufgenommen werden. Am geeignetsten sind Lithium-, Kalium- und Magnesium-haltige Mineralwässer, die die Löslichkeit von Uraten erhöhen.

Alkohol ist streng zu meiden. Doch Tee oder Kaffee schaden nicht. Sie enthalten bekanntlich die Methylxanthine Coffein und Theophyllin, die jedoch keine Harnsäure-Bildner sind.

Es ist Nahrung zu vermeiden, die reich an Zellkernen und löslichen Kernbausteinen ist, zum Beispiel Innereien, besonders Darm, Leber, Thymus, sowie Nahrung, die schnell absorbierbare Mononukleoside enthält, z. B. **Fleischextrakt, Bier**. Dagegen sind Muskelfleisch, Milch, Ei und pflanzliche Produkte (außer Hülsenfrüchten) unproblematisch, weil sie wenig uratbildende Purine enthalten (Tab. 54).

Behandlung

Eine Linderung bei Gicht erfolgt durch Behandlung der Entzündungsreaktionen, die von Harnsäureablagerungen unterhalten werden, mit Colchicin und Salicylaten.

6.2.6 Ernährung und Nierensteine

Es kommen hauptsächlich Calciumphosphat-, Calciumoxalat- und Harnsäuresteine als Nieren-, Ureter- oder Blasensteine vor.

Die Harnwegskonkremente sollen direkt analysiert werden. Das Spektrum der ausgeschiedenen Salze im Harnsediment ergibt keine Anhaltspunkte über die Zusammensetzung bestehender Stei-

Tabelle 54: Puringehalt in einigen Nahrungsmitteln.

Menge	Lebensmittel	Harnsäure in mg
Gruppe 1: Purinarm sind		
	Trinkmilch, Buttermilch, Dickmilch, Joghurt	0
30 g	Emmentaler	3
60 g	Ei	5
50 g	Weizenbrötchen	20
150 g	Apfel	23
300 g	Grapefruit	30
250 g	Kartoffeln, gekocht	38
150 g	Reis, poliert und gekocht	38
Gruppe 2: mittlere Purinmenge enthalten		
200 g	Weißkohl	40
200 g	Spargel	50
200 g	Lauch	80
200 g	Spinat	100
100 g	Scholle	130
100 g	Fleisch (Huhn, Rind, Schwein, Kalb; Rohgewicht)	140–170
Gruppe 3: große Purinmenge enthalten		
100 g	Makrele, geräuchert	170
100 g	Innereien (Leber, Niere, Darm)	250–360
100 g	Ölsardinen	350
100 g	Sprotten	500
100 g	Kalbsbries	900

ne. Die direkte Bestimmung der Zusammensetzung von Konkrementen ist immer erforderlich, um eine präventive Therapie durchzuführen, vor allem um eine Neubildung (nach Entfernung eines Steins) zu verhindern.

Endogene Risikofaktoren
Aszendierende Harnwegsentzündungen, aber auch die latente Ausscheidung von Globulinen, können die Bildung von Harnwegskonkrementen begünstigen. Harnsäuresteine bilden sich bevorzugt bei Gichtpatienten und Patienten mit Azidosen.

Exogene Risikofaktoren
Auch für die Bildung von Nierensteinen besteht eine familiäre Disposition. Von disponierten Personen sollten folgende Beziehungen zur Ernährung berücksichtigt werden:

1. Die Bildung aller Calcium enthaltenden Nierensteine (Phosphat- und Oxa-

latsteine) wird durch **fett- und calciumreiche Ernährung** begünstigt. Aus fett- und calciumreicher Nahrung entstehen im Dünndarm Calcium-Fettsäure-Komplexe (**„Kalkseifen“**), die aufgrund ihrer Ladungsneutralität eine zusätzliche (unkontrollierte) Calciumabsorption ermöglichen. Die verbesserte und zusätzliche Absorption von Calcium erfolgt unter anderem bei bevorzugter Aufnahme von Milchprodukten, durch die es durch erhöhte Calciumsalz-Ausscheidung zu Nephrolithiasis und Ablagerungen in den Nierentubuli kommen kann, zum Beispiel bei „Pudding-Vegetarismus“ oder früher bei längeren Ulkuskuren (Milchtrinkerkrankheit, Burnett-Syndrom).
2. Die Bildung von Oxalatsteinen wird zusätzlich durch eine hohe Zufuhr von oxalathaltigen pflanzlichen Produkten (Rhabarber, Kakao) sowie nach Vitamin-C-Megadosierung begünstigt. Ascorbinsäure kann zu einem Teil in Oxalat umgewandelt werden.

Ernährungskompaß und Ernährungsprinzipien zur Prävention
Vorbeugend gegen die Nierensteinbildung wirken folgende Faktoren:

- **Bei Calciumoxalat- und Calciumphosphatsteinen** ist fettreiche Ernährung zu reduzieren, weil sie die Steinbildung begünstigt.
- Pflanzliche Nahrung (außer oxalat-, phosphat- und sulfatreichen Hülsenfrüchten) ist zu bevorzugen.
- Es sollen **täglich 2,5 l Flüssigkeit** aufgenommen werden. Am geeignetsten sind auch hier Lithium-, Kalium- und Magnesium-haltige Mineralwässer, da sie die Salzlöslichkeit verbessern und Calcium verdrängen.
- Keine Mega-Vitamin-C-Zufuhr.
- Für **Uratsteine** gelten die Ernährungsprinzipien wie bei Gicht, besonders ist **Alkohol streng zu meiden** (dieser erzeugt durch die Lactazidose sauren Harn). Die Aufnahme von Milch ist hier gestattet und trägt sogar zur Verbesserung der Löslichkeit von Harnsäure bei, weil alkalischer Harn gebildet wird.

Diese Anforderungen an die Ernährung sollten vor allem dem Patienten nach der Entfernung eines Nieren-, Ureter- oder Blasensteins vermittelt werden, damit keine Stein-Neubildung erfolgt. Zu einer Zeit, wo es dem Patienten schlecht geht, kann der Arzt am ehesten mit einer hohen Bereitschaft rechnen, daß der Patient seine schädlichen Ernährungsgewohnheiten ändert und eine langanhaltende Compliance zu erwarten ist.

6.2.7 Ernährung und Reizdarmsyndrom

Durch eine Fehlernährung werden nicht nur Erkrankungen begünstigt, die zu organischen Schäden führen, sondern auch zu **Befindlichkeitsstörungen**, die medizinische Bedeutung haben.

Jährlich suchen wegen Reizmagen- oder Reizdarmsyndrom etwa 3 Millionen Patienten in Deutschland den Arzt auf, Frauen und Männer im Verhältnis 5 : 1.

Als Symptom-Trias ist das **Reizdarmsyndrom** gekennzeichnet durch abdominale Schmerzen, Obstipation und die Empfindung „Blähung“. Die Gasmenge im Darm ist dabei nicht vermehrt. Durch szintigraphische Bestimmung der Magenentleerung und der Darm-Transitzeit mit nichtabsorbierbaren Markern kann nachgewiesen werden, daß eine

Störung der koordinierten Dickdarmmotorik (Motilitätstyp, „irritables Kolon“) besteht.*

Das Reizdarmsyndrom sollte durch die Anamnese und 7-tägige Ernährungsprotokolle von Nahrungsmittelunverträglichkeiten, Pseudoallergien sowie echten Nahrungsmittelallergien (z. B. gegen nicht denaturiertes Sellerie- oder Beifußeiweiß) abgegrenzt werden.

Endogene Risikofaktoren

Die Geschlechtsabhängigkeit des Reizdarmsyndroms könnte darauf beruhen, daß die Dickdarmmotorik (ebenso wie die Motorik des Magens und der Gallenwege) von den weiblichen *Sexualhormonen* beeinflußt wird, so daß es in Abhängigkeit von der Dominanz der Estrogene oder Gestagene (oder der Pille) zu Spasmen oder zur Dilatation der glatten Muskulatur kommen kann, die die Peristaltik hemmen.

Aufgelagert ist als weitere Ursache häufig eine *Dysbalance im vegetativen Nervensystem.* Das autonome enterale Nervensystem (ENS) wird durch Teile des sympathischen und parasympathischen Nervensystems koordiniert. Bei erhöhtem Vagotonus wird die Peristaltik verstärkt (häufig Diarrhoen) und durch adrenerge α_2-Agonisten (Noradrenalin, Clonidin) gehemmt.

Störungen in der Ausschüttung von Verdauungsenzymen können die Symptome weiter verstärken. Besonders eine verzögerte Fettverdauung und die Freisetzung von Glicentin hemmt die Motorik des Darmes, zum Beispiel bei *Gallensekretionsstörungen.*

Exogene Risikofaktoren

Die Ausschüttung von über 24 gastrointestinalen Hormonen (vgl. Tab. 11, S. 59) wird durch die Nahrungszufuhr und die Verdauungsprodukte geregelt (s. Abb. 10, S. 50 u. Abb. 11, S. 59).

Unregelmäßigkeiten in der Nahrungszufuhr, Abmagerungskuren, Eßstörungen wie Bulimie sowie der Abusus von Abführmitteln führen zu unregelmäßigen *Stuhlentleerungen* und zur Behinderung der Autonomie der Magen- und Darmmotorik („untrainierter Darm“).

Alkoholabusus kann durch Pankreasschädigung die Fettspaltung verzögern, so daß Fettsäuren auf die Dickdarmschleimhaut einwirken und zusätzliches Glicentin freisetzen, das die Motorik hemmt.

Fehlregulationen der Darmmotorik können auch durch eine unphysiologische Zusammensetzung der Nahrung (ballaststoffarme, fettreiche Nahrung) hervorgerufen werden. *„Fettdiäten“* führen daher zur Freisetzung sowohl von Glicentin als auch von Somatostatin, die die Motorik hemmen.

In vielen Fällen wird eine Beeinträchtigung der Darmfunktionen aber durch *psychische Belastungen* ausgelöst sowie durch Gastroenteritis (z.B. Ruhr).

Ernährungsprinzipien zur Prävention

1. Die Darmfunktionen können durch die *regelmäßige* Aufnahme von ballaststoffreicher Nahrung trainiert werden.

---

* Meteorismus mit Diarrhoen (Dyspepsietyp, Non-ulcer-Dyspepsien, Neuropathie des Gastrointestinaltraktes) gehören nicht zum Reizdarmsyndrom. Sie treten bei Malabsorption auf (z. B. bei Diabetes Typ 2, Sprue, Zöliakie, Lactose-Maldigestion, Fructose-Malabsorption) sowie bei bakteriellem Zelluloseabbau nach Genuß von Kraut und grünen Früchten, Ballaststoffen, Bohnen, Linsen, Pflaumen (allgemein nach Zufuhr von unverdaulichen Eiweißen oder Kohlenhydraten, besonders in unreifen Früchten). Meteorismus kann auch Folge von schweren Erkrankungen sein: Chronisch bei Dickdarm-Karzinom zusammen mit sturzartigen Diarrhoen, bei Pfortaderstauung (Leberzirrhose, Rechtsherzinsuffizienz).

Verfeinerte Nahrung begünstigt die Reizdarmsyndrome. Zucker, Schokolade, Kekse und Torten sollten daher vermindert werden.

2. Die Ernährung sollte *ausgewogen* sein. Das Verhältnis der einzelnen Nährstoffe zueinander beträgt (nach dem Energieinhalt) im Idealfall 13/30/53 Anteilsprozente Eiweiß/Fett/Kohlenhydrate oder (wenn auf Nährstoffmasse bezogen wird) *16/16/66 Prozent Eiweiß, Fett und Kohlenhydrate.*
   Da Störungen der Fettverdauung häufig Begleiterscheinungen des Reizdarmsyndroms sind, sollten fettreiche Nahrungsmittel gemieden und die Fettverdauung ggf. durch Anwendung von Choleretika gefördert werden.
3. Ernährungsfehler und längerdauernde Hungerkuren begünstigen das Auftreten des Reizdarmsyndroms.

Ernährungskompaß
Eine Besserung kann unter Umständen durch ovo-lacto-vegetabile Nahrung mit niedrigem Fett- und hohem Ballaststoffanteil **(Ernährungsumstellung), seltener allein durch die zusätzliche Aufnahme von Ballaststoffen erreicht werden.**

Der Arzt sollte bei seinem Gespräch mit dem Patienten hervorheben, daß *Sonderdiätformen* nie gesundheitsfördernd sein können. Bei der Beratung wird statt dessen ein individuell zugeschnittenes Ernährungsregime verordnet, das den medizinischen Zweck erfüllen kann und sich am Geschmack und an den Möglichkeiten des Patienten orientiert.

Beim Reizdarmsyndrom können auch *Nutriceuticals* lindernd wirken. Zum Beispiel fördert Kümmel die Darmmotorik (es ist ein Karminativum), Alkohol hemmt sie. Zur Anregung der Gallensekretion wird zum Beispiel Artischocken- (Extr. Cynarae) oder Schöllkrautextrakt (Extr. Chelidonii) angewendet (Kupke et al. 1991). Außerdem kann eine Enzymsupplementierung versucht werden (z. B. mit „Pepsinwein", Enzym forte). Das „Mittel der Wahl" bei Peristaltikstörungen ist das Motilin.

In vielen Fällen ist zur Behandlung des „irritablen Kolons" eine *psychosomatische Behandlung* erforderlich.

6.2.8 Ernährung und Pseudoallergien

Während zum Reizdarmsyndrom unter anderem unphysiologische Ernährungsgewohnheiten beitragen, werden pseudoallergische Reaktionen durch eiweißreiche Nahrung ausgelöst, in der sich durch zu lange Lagerung **Histamin, Serotonin und andere biogene Amine** gebildet haben. Pseudoallergien können zu den Nahrungsmittelvergiftungen gerechnet werden, die ein ähnliches Bild wie das Reizmagen- oder Reizdarmsyndrom verursachen.

Histamin, Serotonin und andere biogene Amine entstehen in der Nahrung infolge des natürlichen Abbaus von Eiweißen durch bakteriellen Befall. Nach Aufnahme von Nahrungsmitteln, die diese Amine enthalten, kommt es zur Absorption und zur Abgabe ins Blut. Im Blut befinden sich dann also dieselben Wirkstoffe, die auch bei echten Allergien (parenteral) freigesetzt werden.

Eine Abgrenzung gegenüber echten Nahrungsmittelallergien ist bereits durch die *Ernährungsanamnese* möglich: Pseudoallergien treten nach dem Genuß von Nahrungsmitteln auf, die bekannt sind für ihren Gehalt an biogenen Aminen: Käse, Rotwein, Fisch, roher Schinken, Dauerwurst (Salami), aber auch Tomaten, Sauerkraut, Bier sowie Schokolade, die Serotonin enthält.

Diese Nahrungsmittel enthalten meist keine Eiweiße, die echte Nahrungsmittelallergien auslösen würden. Bei Pseudoallergien können auch **keine spezifischen Antikörper** gegen Nahrungsantigene und keine sensibilisierten Zellen nachgewiesen werden, wie bei echten Nahrungsmittelallergien.

Pathogenese
In der Darmschleimhaut des Menschen erfolgt nach der Nahrungsaufnahme der Abbau biogener Amine durch eine Diaminooxydase sowie durch eine Methyltransferase. Die Toleranzgrenze, zum Beispiel für Histamin, liegt bei etwa 10 mg pro Mahlzeit. Größere Mengen werden absorbiert, gelangen in den Kreislauf und führen zur Vergiftung (Pseudoallergie).

Bei einer solchen Vergiftung kommt es, wie bei den Nahrungsmittelallergien, unmittelbar nach Nahrungsaufnahme zu *abdominalen Beschwerden* und „allergischen Reaktionen". Histamin und andere biogene Amine in der Nahrung beeinflussen einerseits die Funktion von Magen- und Darmmuskulatur und lösen Koliken, Übelkeit, Magenkrämpfe und Erbrechen aus, andererseits können sie – nach ihrer Absorption – auch Juckreiz, Quaddelbildung in der Haut, Schweißausbrüche, Kopfschmerzen und Kreislaufreaktionen hervorrufen, wie echte Allergien. Rotwein (Sulfit) oder Fisch können somit auslösend sein für *Migräne*.

Pseudoallergien sind möglicherweise auch an der Auslösung spezifischer Krankheitsbilder, unter anderem des hyperkinetischen Syndroms („Zappelphilipp"), der Psoriasis und Neurodermitis beteiligt.

Scombroid-Fischvergiftung
Eine besondere Pseudoallergieform ist die Scombroid-Vergiftung. Sie wird durch Fischprodukte, die ohne sachgemäße Kühlung gelagert werden, ausgelöst. In Fischprodukten kommt es ohne Kühlung bei der Lagerung zur Proteolyse. Die dabei freigesetzten Aminosäuren können anschließend durch bakterielle Decarboxylierungsreaktionen in Amine umgewandelt werden.

In den histidinreichen Fischprodukten kann so vor allem das **Histamin** frei werden, das nach Absorption aus dem „verdorbenen" Fisch zu der pseudoallergischen Scombroid-Vergiftung führt, zum Beispiel nach dem Genuß von „verdorbenen" Thunfischprodukten, ungekühlten und ungesalzenen Heringen oder Makrelen.

Die Scombroid-Vergiftung ist dadurch gekennzeichnet, daß kurz nach der Nahrungsaufnahme Erytheme (flush, rush), Benommenheit, Schweißausbruch, Kopf- und Gliederschmerzen, Erbrechen und Durchfälle auftreten.

Eine Scombroid-Vergiftung durch Fisch kann verhindert werden durch die sofortige Kühlung des Fanges, durch Einsalzen, durch Hitzedenaturierung und luftdichten Abschluß sowie neuerdings durch den *Zusatz von Antiproteinasen* zur Konservierungslake.

Endogene Risikofaktoren
Pseudoallergische Reaktionen können bei allen Menschen auftreten.

Bei *Gastroenteritis* und anderen bestehenden Schleimhautschädigungen ist die Aktivität der abbauenden Enzyme Diaminooxydase und Methyltransferase vermindert. Menschen mit Gastroenteritis, sowie mit bestehenden und überstandenen Magen-Darm-Erkrankungen, sind gegenüber Pseudoallergien besonders gefährdet; deshalb wird man ihnen in keinem Falle z. B. Dauerwurst anbieten dürfen.

Exogene Risikofaktoren
Das Risiko zum Auftreten einer Pseudoallergie steigt durch die Verwendung von **überlagerter, nicht ausreichend konservierter Nahrung.**

Ein Erkrankungsrisiko entsteht durch *Schleimhautschädigungen*, zum Beispiel bei Alkoholikern, bei Anorexie sowie bei erhöhter Zufuhr von schleimhautreizenden Produkten. Diese entstehen zum Beispiel bei der Nahrungszubereitung (Acrolein, Aldehyde) oder sind **Röstprodukte** (z. B. im Kaffee).

Die Symptome einer Pseudoallergie können auch durch manche *scharfen Gewürze* verstärkt werden, wenn diese (wie die biogenen Amine) den Darmtonus steigern und die Motorik hemmen.

Pseudoallergisch wirksame Produkte können auch aus *Glutamat* im Darm entstehen. Glutamat ist der wesentliche Bestandteil von Geschmacksverstärkern (**Fondor, Umami**) in Fleischgerichten.

Durch eine hohe Zufuhr von Glutamat tritt bei manchen Menschen das „China-Restaurant-Syndrom" auf. Empfindliche Menschen reagieren nach den Mahlzeiten bis zu 2 Stunden mit Schweißausbruch, Kollaps, Schwäche und Somnolenz.

Pseudoallergie-ähnliche Nebenwirkungen können bei Zufuhr von Nahrung mit hohem *Tryptophan*gehalt (und Infusion von Tryptophan) auftreten, die als Eosinophilie-Myalgie-Syndrom (EMS) beschrieben worden sind.

Schädigende *Lebensmittelzusätze*, durch die pseudoallergische Reaktionen verstärkt werden, können auch in Lebensmitteln entstehen. Ein Beispiel dafür ist die schweflige Säure, die bei unsachgemäßer Herstellung im Wein enthalten ist.

Prinzipien zur Prävention
Bei Schleimhautschädigungen kann bereits die Zufuhr sehr geringer Mengen von Nahrung, die biogene Amine enthält, zu Pseudoallergien führen. Besonders gefährdet sind Personen mit einer Schleimhautatrophie durch Alkohol oder Anorexie. Aber auch nach Gastroenteritis, bei empfindlicher Reaktion auf Röstprodukte (z. B. Kaffee), scharfe Gewürze oder manche Lebensmittelzusatzstoffe sollte die Zufuhr von Nahrungsmitteln, die biogene Amine enthalten, auf jeden Fall unterlassen werden.

In Grenzen zu halten ist die Zufuhr von Produkten, die einen längeren Reifeprozeß für die Erzeugung benötigen, zum Beispiel Käse, Rotwein, Dauerwurst (Salami), Sauerkraut, Bier, aber auch Schokolade und Tomaten. Pseudoallergie-auslösend können auch Kombinationen dieser Nahrungsmittel (z. B. Rotwein mit Käse) wirken.

Empfindliche Personen sollten Nahrungsmittel, die biogene Amine enthalten, vollkommen meiden.

Vom Reizdarmsyndrom und von Pseudoallergien zu unterscheiden sind *Nahrungsintoleranzen und Nahrungsunverträglichkeiten*. Sie beruhen nicht auf allergischen und pseudoallergischen Reaktionen.

Als *Nahrungsintoleranzen* wurden bereits die Gliadinintoleranz (die zur Zöliakie führt) und die Milchzuckerintoleranz erwähnt (Kap. 5.2).

Auslösend für *Nahrungsunverträglichkeiten* können Mykotoxine (z. B. Trichothecene in schwarzen Flecken von Kartoffeln oder Tomaten) sowie nichtdenaturierte Antiproteasen und andere Enzyminhibitoren im Kartoffelsaft oder in rohen Sojabohnen, Bohnen sowie in rohen Eiern, Hülsenfrüchten und Getreidekörnern sein. Roh genossene Nahrungsmittel können bei einem hohen Enzyminhibitorgehalt zu *Verdauungsstörungen* führen und eine Überfunktion der Bauchspeicheldrüse auslösen.

Zu Nahrungsunverträglichkeiten können auch Formyl-, Ethyl-, Amyl-Ester (Amylvaleriat, Amylacetat) sowie Acetaldehyd, Methanol und Pentanole beitragen, die durch unsachgemäße Herstellungsverfahren zum Beispiel im Wein entstehen. Diese Verbindungen führen bereits in kleinen Mengen zu Kopfschmerz. Methanol und Pentanole führen zu Nervenschädigung.

6.2.9 Ernährung und Neurodermitis

Bei Neurodermitis (Knötchenflechte) treten flächenhaft kleine, zum Teil nässende Knötchen mit individuell unterschiedlichen lokalen Vorzugsstellen auf, zum Beispiel im Handteller, in der Fußwölbung, in den Gelenkbeugen und um den Mund. Es können gleichzeitig Schädigungen der Darmschleimhaut vorliegen. Auch auf den Schleimhäuten des Mundes und Darmes können Plaques vorkommen. Die Knötchen heilen oft spontan ab. Bei häufiger Wiederkehr werden die betroffenen Hautareale atrophisch (papier- oder chagrinlederartig) und verfärben sich bräunlich.

Ausdruck für Neurodermitis kann bereits im Säuglingsalter der Milchschorf sein.

Endogene Risikofaktoren
Es besteht eine familiäre Disposition und in manchen Fällen eine Kombination mit Bronchialasthma. Möglicherweise liegt eine Übererregung des parasympathischen Nervensystems vor.

Exogene Risikofaktoren
Die charakteristischen Symptome der Knötchen mit starkem Juckreiz treten häufig auf dem Boden eines allgemeinen Mißbehagens auf („es juckt mich") und als Zeichen von Überempfindlichkeit oder eines Infektes.

Psychische Belastungen können ebenso wie manche Konservierungs- und Inhaltsstoffe von Konserven und Gewürzen **Mastzellen sensibilisieren**, so daß dann auch schwache äußere Reize ausreichen (mechanische Belastung, Temperaturwechsel, ekelerregende Berührung, Säure- und Chemikalieneinwirkung), um lokal in der Haut die Neurodermitis auszulösen.

Prinzipien zur Prävention
Es gibt keine begründbare, einheitliche Neurodermitis-Diät. Selten können durch die 7-täglichen-Verzehrprotokolle eindeutige Hinweise auf Neurodermitis-auslösende Nahrungsbestandteile erhalten werden. Am ehesten ist die Mitbeteiligung von Konservierungsstoffen und Gewürzen wahrscheinlich sowie von Nahrung, die auch zu pseudoallergischen Reaktionen führen kann. Solche Substanzen sollten vermieden, und es sollte insgesamt *allergenarme* **(oligoantigene)** und *zuckerarme* Nahrung bevorzugt werden.

Ernährungskompaß
Bei Neurodermitis stellt sich durch eine Vollwerternährung mit allergenarmem Eiweiß zumindest keine Krankheitsverschlimmerung ein. Oligosaccharide

und auch Ballaststoffe sollten eingeschränkt werden.

Patienten mit Neurodermitis werden teilweise „Spezialdiäten" empfohlen, die darauf beruhen, daß sie kaum Zucker und Stärke, dafür aber tierische Produkte enthalten.

Ein schädigendes Prinzip von Oligosacchariden ist nicht bekannt. Es könnte darin bestehen, daß Nahrung mit wenig stärkehaltigen Produkten und einem hohen Eiweißanteil (katabole) Phagozytoseprozesse begünstigt und nicht wie kohlenhydratreiche Nahrung zur Ausschüttung von Insulin und Wachstumsfaktoren (insulin-like growth factor) führt. Auch könnte eine schädigende Wirkung von Oligosacchariden bei bestehender Schleimhautschädigung im Dumping-Syndrom (Katschinski et al. 1990) bestehen.

Den Neurodermitis-Spezialdiäten („Leben ohne Brot" nach W. Lutz, Stemman-Diät) liegen jedoch andere Grundannahmen zugrunde, die größtenteils nicht haltbar sind. Außerdem beinhalten Spezialdiäten immer die Gefahr, daß es bei längerer Anwendung zu irreparablen Nährstoffdefiziten kommt. Mit solchen Diäten sollten zumindest keine Heilungsversprechen abgegeben werden.

6.2.10 Ernährung und Karies

Karies beginnt als lokaler Erosionsprozeß im Zahnschmelz, der aus Prismen des hexagonalen Calciumapatits ($Ca_5[(PO_4)_3\ (OH)]$) besteht. Der lokale Erosionsprozeß wird hervorgerufen durch Plaquebildung am Zahn. In den Plaques siedeln sich säurebildende Bakterien an, die die Zahnoberfläche zerstören (*chemoparasitäre Theorie* nach Miller).

Zahnplaques sind abgelagerte vernetzte Schleimstoffe (Glykane), die sich bevorzugt nach dem Genuß von „Zucker" (Saccharose) und Süßwaren entwickeln. Sie sind ein Stoffwechselprodukt von Streptococcus mutans. In diese Zahnplaques gelangen Milchsäurebakterien, die durch den Abbau von Zuckern unmittelbar **an der Zahnoberfläche** Milchsäure produzieren und den *p*H-Wert senken. Unterhalb eines kritischen *p*H-Wertes von 5,5 beginnt die Herauslösung von Calcium aus der Zahnstruktur. Die Milchsäure wird durch den alkalischen Speichel anschließend neutralisiert und der *p*H-Wert nach längerer Zeit wieder angehoben (*Stephan-Kurve* des *p*H-Verlaufs). Doch jeder erneute Kontakt mit Saccharose im Mund ruft die Milchsäureproduktion wieder hervor. Tiefere Läsionen entstehen also durch häufigen Kontakt mit Zucker. Diese Läsionen können von *Fäulnisbakterien* besiedelt werden, die in das Dentin und die Pulpa eindringen und so die eigentliche „Zahnfäule" unterhalten.

Endogene Risikofaktoren

Einen begünstigenden Einfluß auf die Kariesentstehung hat eine zu enge Zahnstellung. Ein weiterer Faktor, der Karies fördert, ist die Aktivierung der Calciumfreisetzung und der Proteolyse des Bindegewebes, zum Beispiel während der Schwangerschaft sowie nach Schädigung des Zahnfleisches (Paradontose).

Eine unzureichende Mineralisierung und Zahnentwicklung erfolgt bei Unterernährung und bei Anorexie.

Die Struktur des Zahnschmelzes wird durch den Einbau von Fluorid in den Calciumapatit verbessert. Es entsteht Fluorapatit ($Ca_5[(PO_4)_3\ (F)]$) , der eine höhere Säurestabilität hat und durch Bakterieneinwirkung weniger geschädigt werden kann. Durch Fluorid werden Bakterienwachstum, Plaquebildung und Säureproduktion gehemmt und Remineralisation der Zahnoberfläche gefördert.

Exogene Risikofaktoren
Der Genuß auch kleiner Zuckermengen und *Süßwaren* in kurzen Abständen (z. B. im Tee, in Kaffee, Gebäck) ist der wichtigste Risikofaktor für die Kariesentstehung. Nach der Aufnahme häuft sich Milchsäure in den Plaques unmittelbar an der Zahnoberfläche an und kann nur schwer neutralisiert werden. Für die Neutralisierung durch den Mundspeichel ist Zeit erforderlich, die um so länger ist, je mehr Plaques an der Zahnoberfläche haften.

Ein weitere schädigende Wirkung auf den Zahnschmelz haben Säuren, auch die organischen Säuren in der Nahrung (z. B. Essigsäure, Ascorbinsäure, Weinsäure). Durch die Aufnahme von Säuren wird zwar die Produktion von alkalischem Speichel angeregt, der neutralisierend wirkt. Diese Neutralisierung benötigt jedoch Zeit, in der dann die Calciumabbauprozesse ablaufen können.

Aus diesem Grund sollte zum Beispiel das Zerkauen von Dragees, die Säuren enthalten, z. B. reines Vitamin C, vermieden werden (Vitamin C wird in geschützten Dragees angeboten, die nicht zerkaut werden dürfen).

Ernährungsprinzipien zur Prävention
Die wichtigste vorbeugende Maßnahme gegen Karies ist der sparsame Genuß von plaquebildender Saccharose (in *Bonbons, zuckerhaltigen Snacks, Tee, Kaffee*). Weinbeeren und andere süße Früchte können unbedenklich gegessen werden, weil sie keine Saccharose, sondern Fructose und Glucose enthalten, die keine Plaquebildung verursachen.

Die Verminderung der Plaquebildung und eine schnelle Neutralisierung der Milchsäure kann durch Anregung des Speichelflusses (z. B. mit *Kaugummi*) und durch Zahnreinigung erreicht werden.

Eine Schutzwirkung gegen die Bakterienbesiedlung und die Säurelöslichkeit des Calciumapatits hat eine *Fluorid*-anhäufung im Zahnschmelz. Um das zu erreichen, ist die Fluoridierung von Trinkwasser und die Verwendung von fluorhaltigen Zahnpasten empfohlen worden.

6.2.11 Ernährung und Osteoporose

Osteoporose ist die Folge des Verlustes von Bindegewebe und Calciumsalzen, das heißt, bei Osteoporose vermindern sich die organischen und anorganischen Bestandteile des Knochens proportional (im Unterschied zum alleinigen Calciumsalzverlust bei Osteomalazie). Die Verminderung der Knochenmasse ist mit der Verschlechterung der Knochenarchitektur verknüpft, so daß die Brüchigkeit ansteigt.

Nach der Menopause nimmt bei etwa 30 % der Frauen die Knochenmasse um 3,5 % pro Jahr ab (fast looser). Osteoporose führt oft zu Knochenbrüchen mit langer Behandlungsdauer.

Die Erkennung der Osteoporose erfolgt durch Röntgenaufnahmen und kann heute durch Bestimmung der Unterarm-Knochendichte mit Doppel-Photonen-Absorptiometrie quantifiziert werden (Verminderung der bone mass density, BMD). Besonders die trabekulären Strukturen und die Gesamtmasse des Knochens werden vermindert.

Endogene Risikofaktoren
Osteoporose wird verursacht durch Mangel an Estrogenen, Vitamin-D-Mangel, zu niedriger Knochenbelastung (Bewegungsarmut) sowie durch Mangel an Calcitonin und bei Hyperparathyreoidismus.

Sie ist eine häufige Alterserscheinung, tritt aber auch bei Meidung von Sonnenlicht (Rachitis) und chronischen Nierenerkrankungen (renale Rachitis) auf.

Die alternsbedingte Osteoporose ist bei Frauen stärker ausgeprägt.

Bei *Estrogenmangel* wird sowohl die Bildung der Knochenmatrix als auch der Mineralisierungsprozeß eingeschränkt.

Bei einem *Mangel an Vitamin* D_3 (auch bei Meidung von Sonnenlicht) kommt es zum Knochenabbau und zur negativen Calciumbilanz, weil die Neubildung des Calciumtransporters für die Zufuhr von Calciumionen aus dem Darm sowie für die Calciumreabsorption in der Niere eingeschränkt ist.

Im Alter wird zu wenig Vitamin D bereitgestellt. Ursachen dafür sind die Abnahme der Hautmasse, in der das Vitamin D gebildet wird. Es kommt außerdem zu Funktionseinschränkungen in den Zellen, in denen das Vitamin D aktiviert wird. Dazu gehören das 3-Komponenten-Cytochrom-P-450-System in Leberzellen und die Cholecalciferol-1-Hydroxylase-Aktivität in Nierentubuluszellen.

Auch bei *Niereninsuffizienz* und chronischen Krankheiten mit Nierenschädigung (Diabetes mellitus Typ 2, Atherosklerose) wird zu wenig *aktives* Vitamin D (1,25-Dihydroxy-Cholecalciferol) bereitgestellt und es kommt zu Calcitoninmangel und sekundärem Hyperparathyreoidismus, durch den der Knochenabbau zusätzlich beschleunigt wird. Der Knochenabbau und die negative Calciumbilanz durch das Parathormon sowie auch durch Glucocorticoide, beruht auf einer Steigerung der Osteoklastenaktivität gegenüber den Osteoblasten (renale Rachitis).

Exogene Risikofaktoren
Nahrungsabhängiger *Calciummangel* ist bei Osteoporose der pathogene Hauptfaktor. Auch bei Estrogen- oder Vitamin-D-Mangel könnte die Knochensubstanz durch die Zufuhr höherer Calciummengen mit der Nahrung erhalten werden.

Zu beachten sind zusätzliche Faktoren, die den Knochenabbau begünstigen:

- Alkoholkonsum, der zur Achylie führt, wodurch es zum verminderten Aufschluß und zu verminderter Absorption von Calcium kommt.
- Anorexie und Vermeidung von Milchprodukten.
- Azidotische Stoffwechsellagen, die im Alter häufig sind, z. B. durch ein Emphysem oder Herzinsuffizienz. Dadurch tritt erhöhter Knochenabbau durch Ausscheidung von Phosphat auf.

Prinzipien zur Prävention
Als wirksamste Prophylaxe zur Verhinderung der Osteoporose gelten körperliche Aktivität, mäßige Sonnenlichteinwirkung und Vollwerternährung.

Körperliche Aktivität und Belastung des Knochensystems durch Lauf- und Gehübungen sind bis ins hohe Alter möglich. **In jede Osteoporose-Beratung sollte daher auch ein Programm für Bewegungsübungen mit einbezogen sein.**

Der Ernährungsberater sollte älteren Menschen die Überzeugung vermitteln, daß es für sie individuell sinnvolle Ernährungsprinzipien gibt, die sie einhalten müssen, damit Osteoporose und Schenkelhalsfrakturen verhindert werden (s. folgender Abschnitt).

Ernährungskompaß

Im Alter wird eine zusätzliche Calciumzufuhr erforderlich. Für die ausgeglichene Calciumbilanz ist eine Steigerung der Calciumzufuhr von 0,8 g auf 1,2 g pro Tag notwendig (Abb. 50).

Zur Beurteilung der Calciumzufuhr ist die Erfassung der täglichen Aufnahme von *Milchprodukten* das wesentlichste Kriterium. Darauf soll auch das Augenmerk des Patienten gerichtet werden, damit er seine Calciumzufuhr ggf. optimieren kann. Wurde zuvor jedoch über längere Zeit die Aufnahme von Milch vermieden, ist eine langsame Adaptation an die erneute Zufuhr erforderlich, weil Lactasemangel eingetreten ist und eine „Milchunverträglichkeit" besteht. Lactase in der Darmschleimhaut kann durch Zufuhr von Lactose wieder gebildet werden, so daß die Milchunverträglichkeit aufgehoben wird. Bei unüberwindlicher Lactoseunverträglichkeit sind anstelle von Milch *lactosefreie Milchprodukte* ebenso wirksam (Joghurt, Quark, Käse).

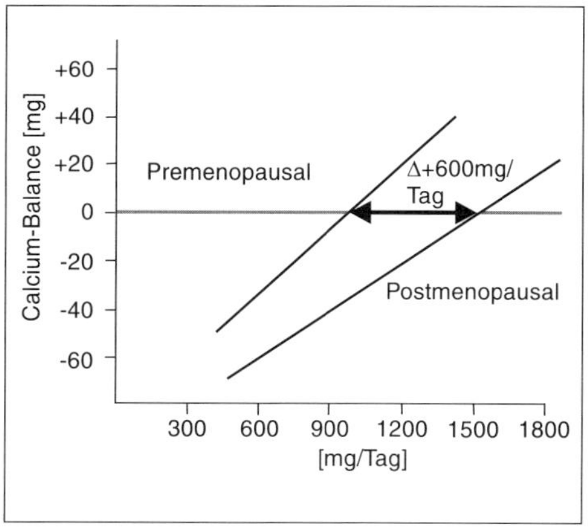

Abb. 50: Zunehmender täglicher Calciumbedarf mit dem Lebensalter zur Erhaltung einer ausgeglichenen Calciumbilanz (nach Riggs 1986).

Es ist bei der Beratung notwendig darauf hinzuweisen, daß man mit der erhöhten Calciumzufuhr nur das verlorene Calcium wieder ersetzt und daß man dadurch nicht „verkalken" kann.

Die Aufnahme von fettreichem Käse ist ein besonders wirksamer Schutz, um den Knochenabbau einzuschränken. Einerseits wird das in ihm enthaltene Calcium während der Verdauung an Fettsäuren gebunden und die „Kalkseifen" können bevorzugt absorbiert werden. Andererseits enthält fetter Käse auch Vitamin D.

Auch Fischprodukte, vor allem Hering, enthalten Vitamin D in hohen Konzentrationen und sind als Nahrungsbestandteil besonders älteren Menschen mit geringer Vitamin-D-Eigenproduktion zu empfehlen.

Therapie

Bei extremer Aversion gegen Milchprodukte kann die erhöhte Calciumzufuhr auch durch Supplementierung mit Calciumpräparaten erfolgen.

Nach der Menopause und dem Nachlassen der Produktion von Sexualhormonen kann das Risiko von Knochenfrakturen und Osteoporose durch Supplementierung mit *Estrogenen* verringert werden (Gallagher et al. 1979).

Als weiteres Hormon, das die Erhaltung und den Einbau von Calcium in die Knochenmatrix fördert, kann Calcitonin (zur Aktivierung von Osteoblasten im Knochen) angewendet werden.

6.2.12 Ernährung und Rheumatoid-Arthritis

Die **akute Rheumatoid-Arthritis** manifestiert sich in den Gelenken mit den klassischen 5 Entzündungszeichen: Schmerzen, Schwellung, Rötung, Überwärmung und Bewegungseinschränkung. Durch die Entzündungsreaktionen wird der Abbau von Knochen- und Knorpelsubstanz ausgelöst.

In der Akutphase von Rheumatoid-Arthritis tritt als markantes klinisches Symptom in den betroffenen Gelenken eine Dekalkifizierung der Gelenkköpfe auf. Die Akutphase ist durch invasiv wachsende Synovioblasten gekennzeichnet und durch die Freisetzung der Zytokine IL-1 und TNF-α, welche als „bone-resorbing-factors" gelten.

Im Spätstadium der Gelenkerkrankung **(chronische Form)** kommt es zu Gelenkdeformierungen.

Im Unterschied zu anderen Arthritisformen (z. B. der Gicht, der septischen Arthritis durch Staphylokokken, den infektassoziierten Arthritiden [durch Darmkeime, Chlamydien], dem Rheumatischen Fieber [durch Streptokokken] und der Lyme-Arthritis) sind die Ursachen für die Rheumatoid-Arthritis noch nicht ausreichend aufgeklärt. Die Entzündungsreaktionen werden, wie bei anderen Entzündungsformen auch, durch Prostaglandine, Sauerstoffradikale und Zytokine (IL-1, TNF-α) mit unterhalten.

Endogene Risikofaktoren
Von der Rheumatoid-Arthritis sind Frauen häufiger betroffen als Männer, und sie tritt im höheren Alter auf.

Es besteht eine familiäre Disposition. Betroffen sind stark belastete Gelenke, besonders der Hand.

Als Ursache sind *Mutationen* der DNA in Synovioblasten diskutiert worden (Insertion von DNA aus Retroviren*) in Chromosom 19, (Gay 1994), aber auch die erhöhte Expression von Onkogenen durch *Sauerstoffradikale*.

Die Synovioblasten bei Rheumatoid-Arthritis können die Protoonkogene c-junD und c-fos vermehrt exprimieren und sollen dadurch die Eigenschaft von infiltrierenden „stellate"-Zellen erhalten. In den infiltrierenden Fibroblasten bei Rheumatoid-Arthritis ist die gesteigerte Expression von c-fos und c-jun nachgewiesen worden. Durch c-fos/c-jun kann ein Transkriptionskomplex AP-1 gebildet werden, der zur vermehrten Expression von mRNA für Metalloproteinasen, Kollagenasen und saure Phosphatasen beiträgt. Mit der Überschußbildung dieser Enzyme kann die Knochenauflösung im Gelenkkopf (Gelenkdeformierung) erklärt werden.

Exogene Risikofaktoren
Als begünstigend wird die mechanische Vorschädigung der Gelenke („nach einem arbeitsreichen Leben") angesehen.

Die Entstehung und der Ablauf der Rheumatoid-Arthritis wird durch einen Mangel an antioxidativ wirksamen Nährstoffen beschleunigt.

Prinzipien zur Prävention
Fasten und antioxidativ wirksame Nahrungsbestandteile haben einen schmerz-

* Verschiedene Virustypen können chronische Arthritis-Formen unterhalten (Parvoviren, Rötelnviren, Influenza-A-Viren). Eine Hypothese über ihre Wirkung geht davon aus, daß durch den Virusbefall Antigene entstehen, die immunologische Kreuzreaktionen mit Membranproteinen der Synovioblasten eingehen sollen und dadurch chronisch Autoimmunreaktionen auslösen.

lindernden Effekt bei Rheumatoid-Arthritis.

Durch *fettarme Nahrung* kann die Bereitstellung von Arachidonsäure gesenkt werden, so daß weniger schmerzerzeugende Prostaglandine (die Produkte der 4-fach ungesättigten Arachidonsäure) entstehen können. Fasten kann im akuten Stadium der Krankheit (ebenso wie Acetylsalicylsäure) zum Abklingen der Entzündung und zur Verminderung der Beschwerden beitragen.

Durch **Supplementierung von Vitamin C und E** (sowie durch vegetabile Nahrung) werden aggressive Sauerstoffradikale, die den akuten Prozeß mit unterhalten, gebunden und inaktiviert. Sie werden dabei verbraucht. Der erhöhte Verbrauch sollte ausgeglichen werden.

Selen, Vitamin A und Retinsäure haben im Unterschied zum Fasten und zu den Komponenten des „antioxidativen Potentials" noch einen spezifischen, entzündungshemmenden Effekt:

1. Durch Carotine und durch Vermittlung des selenhaltigen Enzyms Glutathionperoxidase können Sauerstoffradikale gebunden werden.
2. Durch Selen und Vitamin-A-Derivate (Retinsäuren) kann eine spezifische Hemmung der c-junD- und c-fos-Expression erfolgen.

Selen bildet spezifisch Selenotrisulfide mit den jun/fos-Proteinen und hemmt dadurch ihre Bindung an die DNA (Handel et al. 1995). Dadurch werden die AP-1-Bindung an die DNA und die AP-1-abhängigen transformierenden Schädigungen blockiert (eine ähnliche Wirkung haben die *Goldthiolate*, die in der Behandlung der Rheumatoid-Arthritis schon lange eine wichtige Rolle spielen).

Auch durch die Konkurrenz zwischen *Retinsäure*- beladenen Retinsäure-Kernrezeptoren und den jun/fos-Proteinen (AP-1-Komplex) werden die AP-1-Bindung an die DNA und die AP-1-abhängige Transformation zu infiltrierenden Arthritiszellen blockiert, so daß auch Vitamin A (wie Selenit oder Goldthiolate) die Enddifferenzierung von Fibroblasten verhindern kann.

Selen und Retinoide haben also einen doppelten Schutzeffekt vor Entstehung einer akuten Rheumatoid-Arthritis: Sie tragen zur Neutralisierung von Sauerstoffradikalen bei und hemmen außerdem die Expression von Onkogenen, die für Entdifferenzierungsreaktionen und die Synovioblasten-Infiltration verantwortlich sind. Vitamin A und die aus ihm gebildeten Retinsäuren können im akuten Prozeß der Rheumatoid-Arthritis eine *osteoprotektive Wirkung* haben.

Eine protektive Wirkung haben Vitamin A und Retinsäuren auch bei anderen destruktiven Erkrankungen des Bindegewebes (z. B. bei Parodontose).

Retinsäuren hemmen in zytokinstimulierten Fibroblasten einerseits die Neubildung von Metalloproteinasen (MMPs, 72-kDa-Gelatinase) und fördern andererseits die Neubildung von Proteinase-Inhibitoren (TIMP-Aktivitäten; Tab. 55), so daß der Kollagenabbau und die Knochenabsorption gehemmt werden (Sodek u. Overall 1992).

Bei chronischer Einwirkung hat *Vitamin-A-Überdosierung eine ossifizierende Wirkung.*

Diese Effekte werden auch von künstlichen Retinoiden ausgelöst, die über eine Transaktivierung der mRNA-Synthese und Bindung an die RA-Kernrezeptoren RAR-α oder -β wirksam werden. Die Retinsäuren und künstlichen Arotinoide haben aber den Vorteil, daß sie nicht in der Leber gespeichert und dadurch gezielt dosiert werden können.

Tabelle 55: Wirkungen von Retinsäuren (RS) auf Fibroblasten bei der akuten Rheumatoid-Arthritis (nach Simonson et al. 1994).

Vitamin A → RS → Induktion von RAR-β

RAR-β + Retinsäuren

↙ ↘

1. Hemmung der AP-1-Transkription | **2. Verstärkung der egr-1-Transkription**

(durch Inaktivierung von c-fos/c-jun-Komplexen)

↙ ↘

Abnahme der Expression für – invasive Metalloproteinasen (Prokollagenasen) – Interleukin-2 – Glucosaminoglykane (GAG)	Zunahme der Expression für – tissue inhibitor of metalloproteinases (TIMP) – Fibronectin und Connexine – Hyaluronsäure

3. Effekt: Retinsäuren hemmen den akuten infiltrierenden Prozeß

Ernährungskompaß
Als Prävention und auch in der akuten Phase der Rheumatoid-Arthritis wird zur Erhöhung des antioxidativen Potentials im Organismus die bevorzugte Zufuhr (oder Supplementierung) von Nährstoffen empfohlen, die eine antioxidative Wirkung haben. **Die erhöhte Vitamin-A-Zufuhr ist für den alten Menschen relativ unschädlich.**

6.2.13 Ernährung und Tumorverhütung

Am Auftreten von Krebserkrankungen sollen die Ernährung zu 35 %, Rauchen zu 30 % und Virusinfektionen zu 10 % beteiligt sein.

Maligne Transformation
Obwohl sich die Eigenschaften der verschiedenen Tumoren erheblich unterscheiden, entstehen alle Krebszellen (maligne Transformation) durch *Mutationen von DNA.*

Die maligne Transformation, zum Beispiel in Blut- und Epithelzellen, führt zur **Aktivierung von Promotor-Genen oder Proto-Onkogenen.** Außer der Mutation von DNA, die Promotor- oder Proto-Onkogen-Sequenzen kodiert, wird in Tumorzellen häufig gleichzeitig die *Mutation von Suppressor-Gen-DNA* gefunden. Veränderte Suppressorgene führen zur Anhäufung fehlerhafter, unwirksamer Suppressorproteine, wie Protein p53. Für die Umwandlung einer Organzelle in eine Krebszelle sind also meist Mutationen in mindestens zwei Genabschnitten erforderlich **(„two-hit-hypothesis“).** Es kann ein längerer Zeitabstand zwischen der ersten und der folgenden Mutation liegen (Latenz).

Endogene Risikofaktoren
Für einige Tumoren kann eine DNA-Mutation bereits endogen (angeboren) vorliegen (z. B. beim Retinoblastom). Aber die meisten auslösenden Mutationen haben exogene Ursachen.

Eine Protektion vor Mutationen stellen die intrazellulären DNA-Reparaturenzyme und Suppressionsmechanismen für Onkogene dar.

Für die Funktionsweise des *DNA-Reparatursystems* ist das Vorliegen doppelsträngiger DNA erforderlich. Bei Zellteilungen wird die Doppelhelix aufgetrennt, so daß Zellen, die sich häufig teilen, besonders gefährdet sind (bei chronischen Entzündungen, z. B. das Bronchialepithel, die Magenschleimhaut).

Die **Suppressionsmechanismen für die Onkogene** sind nicht gleichartig. Die Suppressorkomplexe enthalten Zinkfinger-Proteine. Einer der Suppressorkomplexe besteht aus Retinsäure-Rezeptorenproteinen, die nur bei ausreichender Retinsäurebereitstellung (aus Vitamin A) wirksam werden können. Suppressorkomplexe sind für die Erhaltung funktionsfähiger, ausdifferenzierter Organzellen mitverantwortlich.

Einzelne transformierte Zellen können durch *zelluläre Immunreaktionen* erkannt und vernichtet werden. Immunreaktionen stellen die dritte Barriere dar, die gegen Entstehung und Wachstum transformierter Zellen gerichtet sind.

Das DNA-Reparatursystem, die Suppressionsmechanismen für die Onkogene und die zellulären Immunreaktionen sind interindividuell unterschiedlich ausgeprägt. Ihre Aktivität kann während des Alterns abnehmen, aber sie kann auch durch äußere Faktoren eingeschränkt werden (z. B. durch chronische Schleimhautentzündungen, durch Fehlernährung). Der Funktionserhaltung dieser Systeme kommt neben der Vermeidung krebsauslösender Stoffe eine große Bedeutung bei der Krebsprävention zu.

Exogene Risikofaktoren
Krebsauslösende Stoffe (**Kanzerogene,** kanzerogene Verbindungen) lösen DNA-Mutationen aus.* In der Nahrung dürfen (aufgrund der Lebensmittelgesetzgebung) keine Kanzerogene enthalten sein. Doch unter bestimmten Bedingungen (Lagerung, Zubereitung der Nahrung und bei Achylie) können kanzerogene Verbindungen entstehen.

Nitrite und Nitrosamine wirken kanzerogen. Nitrite sind vor allem in den Stengeln von Blattgemüse, in Gewächshausgemüse und im Pökelfleisch enthalten. Sie werden im Sauren durch Ascorbinsäure zerstört. Bei Achylie und Gastritis (Besiedelung des Magens mit Helicobacter pylori) bleiben sie erhalten und können resorbiert werden, ebenso wie Nitrosamine, die aus überlagertem Fisch oder Fleisch freigesetzt werden. Auch bei **Eiweiß-Luxuskonsumption, Verdauungsinsuffizienz und ungenügender Zufuhr von Vitamin C und Ballaststoffen** können Nitroverbindungen im Magen und Darm entstehen. Nitroverbindungen begünsti-

* Als Ursachen für Krebs wurden immer wieder auch psychischer Frust oder Schock mit Hormonveränderungen, vegetative Dysregulation diskutiert. Durch psychischen Frust können Mutationen der DNA und die Expression von Onkogenen nicht zustande kommen. Aber es ist eine Beziehung zur Tumorprogression denkbar, wenn sie das Wachstum von (schon vorliegenden) Tumorzellen steigern würden oder einen negativen Einfluß auf Immunreaktionen haben. Abwegig dagegen ist, daß „HAMER'sche" Zonen im ZNS als Ursache für organtypische Tumoren in Frage kommen könnten.

gen unter anderem die Entstehung von Kolonkarzinomen. In Ländern mit niedrigerem Fleischverbrauch sind Darmkarzinome seltener. Durch Änderung der Ernährungsgewohnheiten, zum Beispiel nach einem Wohnungswechsel, haben auch Deutsche in Japan weniger Darmkarzinome (sowie weniger Diabetes mellitus und Herz-Kreislauf-Erkrankungen).

In Nahrung, die durch falsche Lagerung mit Schimmelpilzen (Aspergillus flavus sive parasiticus) befallen ist, kommen die krebsauslösenden **Aflatoxine** vor.

In Grillprodukten kann **Acrolein** aus Glycerol entstehen.

Das kanzerogene Risiko kann durch ungünstige Ernährungsgewohnheiten erhöht werden. Schädigende *Ernährungsgewohnheiten* sind zum Beispiel heißes Fett im Tee, heiße Speisen, Genuß von Trockenfisch (für Ösophaguskarzinom) ebenso wie Rauchen (Lippen-, Kehlkopf- und Bronchialkarzinom).

Neben den mutationsauslösenden Kanzerogenen sind auch die **Kokanzerogene** zu beachten, die das Wachstum mutierter Zellen begünstigen und chronische Haut- und Schleimhautentzündungen fördern (z. B. durch *Alkohol, trans-Fettsäuren, Phorbolester*).

Es besteht eine positive Korrelation zwischen der Inzidenz von Mamma- und Dickdarmkarzinomen sowohl zur erhöhten Zufuhr von trans-Fettsäuren, Alkohol und überkalorischer, ballaststoffarmer Nahrung als auch zum erhöhten Zuckerkonsum. Diese Beziehungen haben den Begriff „Wohlstandskarzinome" aufkommen lassen, weil sie hauptsächlich in den Industriestaaten bestehen. Sie drücken aber keine kausalen Beziehungen aus.

Fehlernährung führt außerdem zu Defiziten, die die Suppressionsmechanismen für Onkogene und die zellulären Immunreaktionen beeinträchtigen:

- **Kalorische Überernährung** mit „veredelten" Nahrungsprodukten führt zu Fettsucht und trägt zur vorzeitigen *Thymusinvolution* und Einschränkung der zellulären Immunabwehr bei. Es wurde eine Beziehung zwischen der Thymusfunktion und dem Wachstum mutierter Zellen gefunden.
- **Vitamin-A-Mangel, eine defizitäre Protein- und Zinkzufuhr** vermindern die Suppressorwirkung auf Onkogene und schränken auch die Funktion von T-Lymphozyten ein.

Weiterhin gibt es eine **„Entgiftung"** durch Stoffe und Enzymreaktionen, die auf Ausscheidung von Kanzerogenen beruht oder ihre Anreicherung im Organismus verhindert.

Zur Entgiftung kann eine ballaststoffreiche Nahrung ebenso beitragen wie eine ausreichende Flüssigkeitszufuhr. Durch selenabhängige Hydroxylierung werden Kokarzinogene wasserlöslich, so daß sie ausgeschieden werden können.

Auch die **antioxidativ wirksamen Vitamine** tragen zu „Entgiftungsreaktionen" bei, indem sie die aggressiven Sauerstoffmoleküle (Radikale) nichtenzymatisch binden, die ansonsten das Tumorzellwachstum fördern würden.

Präventive Ernährungsempfehlungen

Es soll hier nicht der Eindruck entstehen, als ob allein durch Ernährungsregimes Krebs verhindert oder gar Krebs geheilt werden könne. Trotzdem gibt es gegen die Tumorzellentstehung einige für alle Tumorformen gültige präventive Ernährungsempfehlungen.

Ernährungskompaß

Ernährung kann zur Krebsprävention beitragen:

1. Durch **Vermeidung** von Nahrungsbestandteilen, die Mutationen auslösen, oder die Entgiftungsreaktionen und die Ausscheidung von Kanzerogenen behindern:

- Es soll keine übermäßige Zufuhr von Eiweiß (durch Nitrit- und Nitrosaminbildung) erfolgen.
- Die Zubereitungsformen der Nahrung sollen nicht schädigen (keine zu heißen Speisen) und keine schädigenden Bearbeitungsprodukte enthalten (die z. B. durch Grillen, Pökeln, Räuchern entstehen können).
- Es sind entgiftungspflichtige Substanzen zu meiden (sparsamer Gebrauch von Alkohol, Konservierungsmitteln, Arzneimitteln; keine Verwendung von hormon- und antibiotikabehandelten tierischen Produkten).
- In der Nahrung sollen nur wenige hochveredelte Nahrungsmittel, kein überschüssiges Fett, Salz und Zucker enthalten sein.
- Überlagerte, nachkonservierte (verdorbene) pilzbefallene Nahrungsmittel (die Aflatoxine und andere Pilzgifte enthalten könnten) sind zu meiden.

2. Durch **Zufuhrempfehlungen** für Nahrungsbestandteile, die Abbau und Ausscheidung von aufgenommenen Kanzerogenen fördern:

- Präventiv sollen vornehmlich solche Nährstoffe bevorzugt werden, die die Funktion des „DNA-Reparatursystems" erhalten (z. B. *Folsäure*) und das zelluläre Immunsystem stärken (*Eiweiß, Zink*).
- Außerdem sollen sie zur schnellen Ausscheidung von Mutagenen beitragen (*Ballaststoffe*), kanzerogene Verbindungen „abfangen" (z. B. Calcium-Phytat) oder ihre Aktivierung verhindern (z. B. Benzyl-Isothiocyanat-haltige Glucosinolate), sowie
- im Organismus entstehende mutationsauslösende Sauerstoffradikale abfangen (*antioxidative Nährstoffe*, Vitamin C, Selen, Flavonoide in Rotwein).

  Wirkstoffe dieser beiden Gruppen sind in Nahrungsmitteln mit hoher Nährstoffdichte (Vollwerternährung) enthalten. Besonders ein hoher Anteil pflanzlicher Nahrung wird empfohlen durch ihren Gehalt an
- Ballaststoffen (z. B. Produkte nach milchsaurer Konservierung, wie Sauerkraut, Gurken, Joghurt, Käse) zur rascheren Ausscheidung von Kanzerogenen und Kokanzerogenen;
- Vitamin C (z. B. in Pflanzenprodukten, die bodenständig und jahreszeitlich entsprechend erzeugt wurden. Sie sind nitritarm und Vitamin C schützt vor der Nitrosaminbildung, s. Kap. 3.6.3);
- Vitamine E (Schutz vor Mutationen durch Radikale);
- Selen zur Erhaltung der Cytochrom-P-450-Aktivität.

3. Durch **Zufuhrempfehlungen** für Nahrungsbestandteile, die spezifisch die Suppressionsmechanismen für Onkogene und die zellulären Immunreaktionen unterstützen.

   Es gibt allerdings nur wenige Nahrungsfaktoren mit einem nachgewiesenen spezifischen Effekt zur Suppression des Tumorwachstums, wie die Retinsäuren, Vitamin A und Vitamin D. In mehreren epidemiologischen Untersuchungen ist gezeigt worden: Je höher die Aufnahme von β-carotinhaltigen Gemüsen und Früchten war, um so geringer war

die Melanom- und Lungenkarzinomhäufigkeit.
Bei Nichtrauchern war das Risiko, an Lungenkarzinom zu erkranken, in der Gruppe mit hohen Blutplasmakonzentrationen für β-Carotin 7mal niedriger als in der Gruppe mit niedrigen Werten (Bendich et al. 1989).
Als wirksam für die Krebsprophylaxe werden heute die Retinsäuren angesehen, die aus dem β-Carotin und Retinol der Nahrung gebildet werden können. Die Retinsäuren entstehen aber nur bei einer gleichzeitig guten Versorgung mit allen antioxidativ wirksamen Nährstoffen proportional der Retinolzufuhr. Ihre kanzerosuppressiven Wirkungen beruhen auf molekularen Effekten (s. Kap. 3.6.3 u. 6.2.10). Wie die Retinsäuren soll auch das Vitamin D als Ligand eines Suppressorproteins fungieren. Vitamin D hemmt die Estrogenbindung und die Proliferation von Mammakarzinomen.

Präventiver Vitamin-A-Einsatz

Eine erhöhte β-Carotin-Zufuhr ist für das Kleinkind und den alten Menschen relativ unschädlich, wie die übliche Kinderernährung mit viel β-carotinhaltigen Säften zeigt. Für den älteren Menschen wird reichlich Iod und Vitamin A als Haut- und Schleimhautschutz präventiv unter anderem gegen Lungenkarzinome und Melanome empfohlen.

Als vorbeugender Tumorschutz ist besonders älteren Menschen und allen Rauchern eine ausreichende und tägliche Vitamin-A-Zufuhr (zusammen mit vollwertiger Nahrung) zu empfehlen.

Bei nicht-täglicher Zufuhr von Retinoiden wird die präventive Wirkung von Vitamin A vor Krankheiten, die mit einer Entdifferenzierung von Zellen einhergehen, nicht ausgenutzt.

Zur Prävention sollen täglich Vitamin-A-haltige Nahrungsmittel (Leber oder Leberwurst), auch β-carotinhaltige Multi-Vitamin-Coctails, aber zusammen mit geringen Fettmengen zur Absorptionsverbesserung, aufgenommen werden, um eine Zufuhr von etwa 1,5 mg Retinol zu sichern.

Bei Zufuhr von Vitamin-A-haltiger Nahrung ist zu beachten, daß β-Carotin durch die Hitzebehandlung zum Teil zerstört wird. Eier als Vitamin-A-Quelle sind durch ihren hohen Cholesterolgehalt nicht optimal. Milch als Vitamin-A-Quelle wird wegen Lactasemangel von älteren Menschen oft nicht gut vertragen (Lactoseintoleranz).

Therapeutischer Retinsäureeinsatz:
Retinsäuren (RS) können heute auch direkt zugeführt werden. RS werden nicht nur chemopräventiv, sondern als echte Alternative zu den klassischen Chemotherapeutika bei Tumorerkrankung eingesetzt.

RS haben eine spezifische Schutzwirkung vor Mutationen und Chromosomentranslokationen. Epochemachend war der Nachweis, daß durch den therapeutischen Einsatz von RS eine komplette Remission der **Akuten Myeloischen Leukämie** (APL) erreicht werden kann. Verwendet werden RS heute auch für die Nachbehandlung gegen **Metastasen** und Remissionen und zur Bekämpfung der **„minimal residual disease“.**

Durch die therapeutische Verwendung von Retinsäure und die Bereitstellung von synthetischen, nicht in Leberzellen akkumulierenden Retinoiden (künstliche Arotinoide) können auch die toxischen Nebenwirkungen der hohen Retinolzufuhr vermieden werden (vgl. Kap. 3.2.5.1).

Ernährungstherapie bei Tumorkrankheit

Bei einer bestehenden Tumorkrankheit wird die Therapie und der Heilungsprozeß wesentlich vom *Ernährungsstatus* eines Patienten beeinflußt.

Bei Tumorpatienten kann durch fehlenden Appetit oder mangelhafte Nahrungsaufnahme der katabol ablaufende Stoffwechsel zur Kachexie führen, so daß die Patienten verhungern. Zur Anhebung des Ernährungsstatus und zur Unterbrechung der Abbaureaktionen ist Sondenernährung oder parenterale Ernährung mit hyperkalorischen bedarfsgerechten Infusionen einzuleiten (vgl. Kap. 2.7).

Nicht nur der meist erhöhte Energiebedarf, sondern auch die Erhaltung einer ausgeglichenen Stickstoffbilanz und ausgeglichener Vitamin- und Spurenelementbilanzen müssen bei Tumorpatienten ins Auge gefaßt werden, damit unter anderem die Immunabwehr erhalten bleibt.

Auch wenn kein therapeutischer Einsatz von *Retinoiden* vorgesehen ist, sollte bei einer bestehenden Tumorkrankheit auf eine ausgewogene und ausreichende (enterale oder parenterale) Zufuhr von Vitamin A geachtet werden, um Defizite auszugleichen und die passagere Vitamin-A-Konzentrationserhöhung nach der Absorption zu nutzen.

Zur Linderung der Schmerzen kann eine therapeutische Zufuhr von *Vitamin* B_1 *und* B_{12} erwogen werden, die aber nicht kausal wirksam ist (bei Einbezug sensibler Nerven in den wachsenden Tumor oder bei raumfordernden Metastasen sind Opioide notwendig).

Für **kachektische Patienten** kommt es auf die Wiederauffüllung der verminderten Pools an. Neben der erhöhten *Energiezufuhr* ist vor allem die erhöhte Zufuhr von Nahrungsbestandteilen erforderlich, die im Organismus rasch umgesetzt werden, für die es nur kleine Pools gibt, und die eine spezifische Funktion haben (z. B. Eiweiße bzw. essentielle Aminosäuren, Thiamin, Cyanocobalamin, Iod, Zink, Selen). Also sollte eine Auswahl von Nahrungsmitteln zusammengestellt werden, in der die genannten Bestandteile eine hohe Dichte haben, und die dem Patienten zugemutet werden kann.

Menschen, die durch Unterernährung geschwächt sind, können sich gegenüber Infektions- und Tumorkrankheiten nicht mehr wehren.

„Alternative Krebsdiäten"

Leider werden für Tumorpatienten als Dauerdiät Ernährungsformen und „Heilnahrung" angepriesen, die einen „Tumor aushungern" sollen. Dazu gehören unter anderem die Öl-Eiweißkost (Budwig), die Rote-Bete-Kur (Seeger), die kohlenhydratfreie Kost nach Leupold und die Kräutertee-Kartoffelsaftdiät nach Breuss. Diese Nahrungsformen wirken katabol, weil sie kohlenhydratfrei sind (Eiweiß und Fett allein führen nicht zur Insulinausschüttung).

Es ist abwegig, bei Tumorkrankheit zu fasten oder die Aufnahme katabol wirksamer, kohlenhydratfreier Nahrung zu empfehlen. Selbst wenn diese Empfehlungen anfangs zu einer Linderung der Beschwerden beitragen, würden sie als Dauerdiät zu bleibenden Schäden (Kachexie) führen. Unter diesen Bedingungen käme es zum „Ernährungsnotstand" (Schauder 1992).

6.2.14 Ernährung und Schilddrüsenfunktion

Bei Iodmangel wird zu wenig Schilddrüsenhormon (Thyroxin) gebildet. Durch den Schilddrüsenhormonmangel kommen Funktionseinschränkungen in den Organen zustande (Hypothyreose).

Hypothyreosen stellen für alle Altersgruppen ein Risiko dar, haben aber in den verschiedenen Altersgruppen unterschiedliche Auswirkungen (Tab. 56).

- Bei Hypothyreose von Schwangeren kommt es zur Schädigung von Mutter und Fetus. Im Fetus treten Entwicklungsstörungen auf, besonders die Lungen- und Gehirnreifung sind betroffen, so daß es beim Säugling zu **chronischen Atemwegsinfekten sowie zu mentaler Retardierung** kommen kann. Ursache dafür ist, daß bei einem Mangel an Schilddrüsenhormon die Phosphatid- und Fettsynthese vermindert ist, so daß auch die **Surfactant-Lipide** in den Alveolen der Lunge nicht ausreichend gebildet werden können und die **Myelinisierung** der Nervenscheide verzögert abläuft.
- Nach der Pubertät tritt die *Struma*bildung in den Vordergrund, besonders bei Frauen. Die Iodmangelstruma entsteht, weil bei länger bestehendem Iodmangel von der Hypophyse zuviel TSH ausgeschüttet wird. TSH führt zum Wachstum der Schilddrüse, es hat eine trophische Wirkung.
  Aufgrund der Zunahme des (iodarmen) Schilddrüsengewebes können sich **Atmungsbeschwerden** einstellen. In dem wachsenden Schilddrüsengewebe können sich **(autonom wachsende) Knoten** bilden. Problematisch ist auch, daß bei Wiederzufuhr von ausreichend Iod eine Überproduktion von Schilddrüsenhormon in dem hypertrophen Gewebe zustande käme (mit Symptomen einer *Hyperthyreose*).
- Im Erwachsenenalter wird durch Hypothyreose der vorzeitige Beginn von **Atherosklerose und Fettsucht** begünstigt. Es werden fettsäurenverwertende Reaktionen vermindert und die Nahrungsenergieverwertung verbessert. Der vorzeitige Beginn von Atherosklerose beruht auf der erhöhten Bildung von Glucosaminoglykanen

Tabelle 56: Risiken von Iodmangel für unterschiedliche Entwicklungsperioden.

Entwicklungsstadium	Risiko
Fetus	■ Endemischer Kretinismus ■ Hemmung der Lungenentwicklung (mangelhafte Surfactant-Produktion)
Neugeborene/Säuglinge	■ verzögerte perinatale Gehirnentwicklung ■ Atmungsstörungen ■ Struma connata
Pubertät	■ Iodmangelstruma ■ Lern- und Verhaltensstörungen
Erwachsener	■ vorzeitige Atherosklerose ■ Struma nodosa (Hypo- und Hyperthyreosen)

(GAG) und der verminderten Synthese von Hyaluronsäure bei Iodmangel. Dadurch wird die unkontrollierte Cholesterolaufnahme in die Arterienwand beschleunigt.

Durch Iodmangel kann es auch zu *Hautveränderungen* kommen (das Schilddrüsenhormon ist auch ein Hautschutzhormon) und zu Störungen in der Knochenentwicklung.

Bei extremem Iodmangel tritt bei älteren Menschen das *Myxödem* auf.

Alle diese Auswirkungen des Iodmangels sind zwar nicht akut lebensbedrohlich, führen aber zu einer erheblichen Belastung. Fast jede 4. große Operation ist eine Strumaoperation!

Endogene Risikofaktoren

Weil durch eine länger bestehende, ungenügend beachtete Hypothyreose schwerwiegende Folgeerkrankungen auftreten können, ist es erforderlich, daß die Iodmangel-Hypothyreose frühzeitig diagnostiziert wird. Der Iodmangel wird erkannt durch erhöhtes TSH, vermindertes Thyroxin im Blutplasma und eine Iodausscheidung unter 100 µg im 24-Stunden-Sammelharn (Abb. 51).

Exogene Risikofaktoren

Raucher haben einen erhöhten Iodbedarf, weil es bei ihnen durch die Bildung von Thiocyanat (Rhodanid) zur Iodverdrängungsreaktion und zum gehemmten Iodeinbau in das Schilddrüsenhormon kommt (vgl. Abb. 23, S. 109).

Ein zusätzlicher, erhöhter Bedarf kann auch bei Belastung mit Nitrit (bei **Achylie** und Vitamin-C-Mangel) bestehen, das ebenso wie Rhodanid den Einbau von Iod in die Schilddrüsenhormone hemmt.

Durch *vegetarische Ernährung* (die kaum Iod enthält) kann ein extremer Iodmangel auftreten. Zusätzlich zur Iodmangelernährung kann durch Glucosinolate (besonders in Rosenkohl, Kohlrüben) der Iodeinbau gehemmt werden. Eine ähnliche Wirkung haben auch manche Pflanzenextraktivstoffe (z. B. die Phloretinderivate in Melisse).

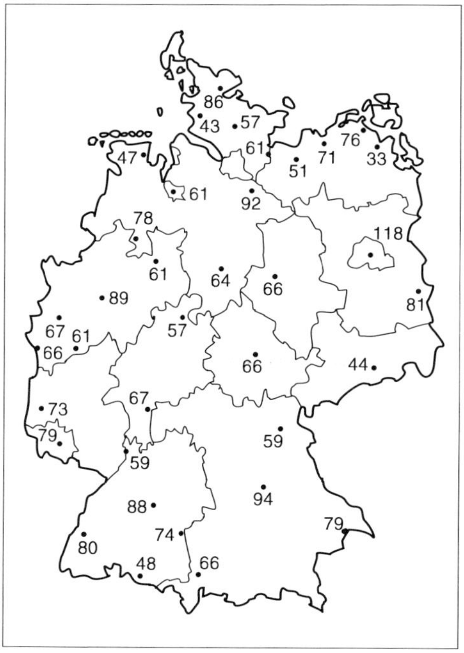

Abb. 51: Regionale statistische Unterschiede für die Iodausscheidung von Erwachsenen im Harn (in µg Iod pro g Harnkreatinin; nach Gutekunst et al. 1992).

Verminderte Kohlenhydratzufuhr, Anorexie wie auch Selenmangel können den Iodmangel verstärken, weil keine ausreichende Umwandlung von Thyroxin in das wirksame Triiodthyronin erfolgen kann.

Prinzipien zur Prävention

In Deutschland kann mit der üblichen Ernährung und bei den üblichen Ernährungsgewohnheiten für keine Alters- und Belastungsgruppe der empfohlene, optimale Iodbedarf von 150 bis 200 µg pro Tag abgesichert werden.

Von den natürlichen Nahrungsmitteln haben Seefisch und Vollmilch den höchsten Iodgehalt. Doch auch durch ihre regelmäßige Verwendung kann die optimale empfohlene tägliche Zufuhr kaum erreicht werden.

Die Sicherung des täglichen Iodbedarfs ist nur durch eine Iodsupplementierung der Nahrung, durch die Verwendung von jodiertem Speisesalz, zu gewährleisten. Die Forderung, den Salzverbrauch möglichst einzuschränken, macht jedoch für die Iodversorgung keinen zusätzlichen Salzverbrauch erforderlich. Schon durch konsequente Verwendung von *Nahrungsmitteln, die mit jodiertem Speisesalz verarbeitet* und zubereitet wurden, tritt kein Iodmangel auf.

Vor allem bei der Zubereitung von Backwaren und Wurst ist ein hoher Salzzusatz erforderlich. Die Bevölkerung sollte deshalb auf dem Qualitätsanspruch bestehen, daß bei der Herstellung von Backwaren und Wurstwaren jodiertes Speisesalz verwendet wird (wofür es seit 1993 auch eine gesetzliche Grundlage gibt; empfohlener Slogan für Bäcker: „Ohne Brot kein Iod“).

Besonders bei vegetarischer Ernährung sollte zur Vermeidung eines Iodmangels als Zuwürze nur das jodierte Salz verwendet werden.

Ernährungskompaß

- Bei der Nahrungszubereitung im Haushalt, in Gaststätten und in der *Gemeinschaftsverpflegung* sollte für die Zuwürze regelmäßig nur jodiertes Salz verwendet werden.
- Die regelmäßige Verwendung von Backwaren und Wurstwaren, die mit jodiertem Speisesalz hergestellt worden sind, kann vor allem dazu beitragen, einen Iodmangel zu verhindern. Darauf haben vor allem Schwangere sowie Raucher und Patienten mit Achylie, Nitritbelastung, Vitamin-C- oder Selenmangel zu achten, die eine erhöhte Iodzufuhr benötigen.
- Eine plötzlich oder unregelmäßig erhöhte Iodzufuhr ist bei bestehender *Iodmangelstruma* zu vermeiden, weil bei Wiederzufuhr von Iod eine Überproduktion von Schilddrüsenhormon in dem hypertrophen Gewebe erfolgt (mit den Symptomen einer *Hyperthyreose*).

Bei bestehender Iodmangelstruma wird zunächst keine Iodsupplementierung, sondern die Behandlung mit Thyroxin durchgeführt, um eine Hyperthyreose zu vermeiden. Thyroxin hemmt die TSH-Sekretion und damit das „Wachstum“ der Schilddrüse. Im Anschluß daran kann die bedarfsdeckende Iodzufuhr langsam steigend erfolgen.

6.2.15 Ernährung und Neuropathien (Polyneuropathien)

Neuropathien und Polyneuropathien mit Schmerzen und Parästhesien haben häufig eine organische Ursache (z. B. bei Spondylose, Rheumatismus, Knochenmetastasen). Organisch bedingt ist auch die Neuropathie bei Diabetes mellitus.

Ernährungsabhängig ausgelöste periphere Neuropathien treten bei Alkoholismus und als Vitaminmangelsymptom auf.

Durch *Supplementierung von Folsäure und den Vitaminen* B_1, B_6 *und* B_{12} werden jedoch sowohl die Neuropathien und Polyneuropathien mit organischer Ursache, die alkoholinduzierte periphere Neuropathie sowie die Vitaminmangel-Neuropathie günstig beeinflußt. Sie tragen durch Reaktivierung zelleigener Synthese- und Energiebereitstellungsreaktionen zur Abschwächung der Parästhesien (Brennen, Kribbeln, Taubheitsgefühl) und der nächtlichen Schmerzattacken bei, die zum Krankheitsbild gehören.

Für den Stoffwechsel von Nervenzellen sind die Vitamine B_1 und B_{12} sowie Folsäure erforderlich (neurotrope Vitamine). Vitamin B_1 wird als Coenzym im Glucosestoffwechsel verbraucht. Nervenzellen sind auf diesen Stoffwechselweg besonders angewiesen, weil sie ihre gesamte Energie aus der Glucoseverwertung beziehen. Ein Vitamin-B_1-Mangel würde sich in Nervenzellen zuerst auswirken. Vitamine B_{12} sowie Folsäure werden für die Methylgruppenübertragung zur Phosphatidsynthese benötigt.

Ein Mangel dieser Vitamine verstärkt dagegen die krankheitsbedingten Neuropathien.

Vitaminmangel wirkt sich auch auf zerebrale Leistungen aus: Es kann zu neural bedingten Störungen im Gleichgewichtssinn und zu Störungen der Sensomotorik kommen. Bei schweren Defiziten treten Gedächtnisschwund (Korsakow-Syndrom) und Lähmungen auf sowie Störungen in der Erregungsleitung des Herzens (Arrhythmien). Wenn die Nerven des vegetativen Systems mitbetroffen sind, findet man Störungen in der Schweißbildung, Reizdarmsymptome, später auch atrophische Ulzera.

Endogene Risikofaktoren

Durch eine *chronische achylische Gastritis* wird häufig ein Folsäure-, Vitamin-B_1- und -B_{12}-Mangel verursacht. Bei *Achylie* fehlt die Sekretion von Verdauungsenzymen und des intrinsic factor im Magen. Achylie mit Vitamin-B_{12}-Mangel kommt häufig im **Alter** vor.

Bei Achylie resultiert, daß die aufgenommene Nahrung durch Störungen in der **Eiweißverdauung** nicht vollständig aufgeschlossen und auch die Vitamine B_1 und B_{12} sowie Folsäure nur unzureichend freigesetzt werden können.

Um Vitaminmangelerscheinungen zu verhindern, sollte generell bei **gastrointestinalen Krankheiten und Therapiemaßnahmen** beachtet werden, daß es zu Einschränkungen der **Vitaminabsorption** kommen kann, unter anderem

- bei Diarrhoen und Dysenterien. Sie führen zur Verkürzung der Darmpassagezeit sowie zur Einschränkung der Verdauungsleistung.
- infolge Verdauungsinsuffizienz (pankreatisch, durch Infektionen, nach Magen-Darm-Operationen).
- wenn über eine längere Zeit oral wirksame Sulfonamide und Antibiotika verordnet werden. Die Sulfonamide wirken als Folsäureantagonisten.

Unter Belastungsbedingungen besteht für die Vitamine B_1 und Folsäure ein Mehrbedarf durch **höheren Verbrauch.**

Ein erhöhter Vitamin-B_1- und Folsäure-Verbrauch besteht während der **Schwangerschaft und der Laktation.** Der Vitamin-B_1-Bedarf steigt mit der Menge der aufgenommenen Kohlenhydrate (Williams-Zahl).

Exogene Risikofaktoren

- Durch *Alkoholabusus* können Achylie sowie Vitamin-B_{12}-Mangel verursacht werden.
- Eine unzureichende Zufuhr der Vitamine B_1, B_{12} und von Folsäure kann eintreten, wenn hauptsächlich **„verfeinerte" Nahrung** aufgenommen wird, die zu viele „leere Kalorien" enthält.

- Mangelerscheinungen für die Vitamine B_1 und B_{12} sowie Folsäure treten auch infolge einseitiger Ernährung, bei **Unterernährung** (häufig im Alter), „Reduktionsdiäten", unkontrollierter Diät oder parenteraler Ernährung auf, die durch Krankheiten noch verstärkt werden.

Prinzipien zur Prävention
Zur Verhinderung von ernährungsbedingten Neuropathien und Polyneuropathien sollte zuerst durch *Vollwerternährung* eine ausreichende Zufuhr der Vitamine B_1 und B_{12} sowie Folsäure gesichert und die Ausschaltung exogener oder endogener Risikobedingungen versucht werden.

Vitamin B_1-, B_{12}- und Folsäure-Defizite bestehen häufig bei Alkoholikern.

Ernährungskompaß
Die ständige, ausreichende Zufuhr auch für Vitamin B_1 und Folsäure ist durch tägliche Verwendung von weniger „verfeinerten" Kohlenhydraten (Müsli, *Vollkornbrot*) zu erreichen.

Vitamin B_{12} kommt nur in tierischen Produkten vor. In vegetabiler Nahrung ist es dagegen überhaupt nicht enthalten. Seine Zufuhr kann zum Beispiel durch die Aufnahme von Eiern gesichert werden (so daß die „ovo-vegetabile Kost" eine Vollwertkost ist). Rohe *Leber* ist die Hauptquelle und man kann auf Leber als Nahrungsbestandteil bei Vitamin-B_{12}-Mangel zurückgreifen.

Therapie
Es wurde die Supplementierung von Verbindungen versucht, die normalerweise in Nervenzellen gebildet, aber in geschädigten Nerven nicht mehr ausreichend synthetisiert werden können: α-Liponsäure (Thioctamsäure), γ-Linolensäure, Myoinositol oder Ganglioside. Um aber den Schädigungsprozeß zu stoppen und Defizite auszugleichen, ist ihre Supplementierung nicht ausreichend.

Bestehende Neuropathien können durch orale oder parenterale *Supplementierung der Vitamine* Folsäure, Vitamin B_1, B_6 und B_{12} behandelt werden. Diese Vitamine sind nicht toxisch. Ein Überschuß wird entweder nicht absorbiert oder durch den Harn ausgeschieden. Sie können von den Nervenzellen selbst nicht gebildet werden. Sie dienen als Ausgleich von Defiziten durch erhöhten Verbrauch.

Eine therapeutische Wirkung hat Vitamin B_1 bei Schmerzsyndromen sowie bei Dyskinesien (Seekrankheit).

Vitamin B_1 wird besser verwertet, wenn es an Allicin gekoppelt wurde (Allithiamine). Es sind lipidlösliche Derivate, die leicht in Nervenzellen aufgenommen und resorbiert werden können (z. B. das Benfotiamin).

Mit Allithiaminen sind höhere Plasmaspiegel und eine bessere Zufuhr in Nervenzellen erreichbar. Allithiamine werden häufig mit Vitamin-B_{12}-Präparaten gekoppelt verabreicht (z. B. als milgamma®-Dragees). Auch bei nicht ernährungsbedingten Neuropathien, zum Beispiel durch Wirbelarthrose, bei Tumorkrankheiten mit Metastasen (Prostatakarzinom, Bronchialkarzinom, Ovarialkarzinom) und Lepra, kann die zusätzliche Gabe von Vitamin B_1 Linderung verschaffen.

Um bei Magenschleimhaut-Atrophie die orale Verwertbarkeit von Vitamin-B_{12}-haltigen Lebensmitteln wieder herzustellen, kann die Gabe von Schweinepyloruspulver (intrinsic factor) sowie die Supplementierung von HCl- und Pepsin erfolgen.

Die intravenöse Vitamin-B_{12}-Supplementierung ist notwendig bei Anorexie und chronischen Magen-Darm-Erkrankungen.

Eine organisch fixierte Vitamin-B_{12}-Mangel-Polyneuritis ist meist therapieresistent.

6.2.16 Ernährung und Anämien

Bei Anämien ist das *Hämoglobin vermindert*, entweder durch Abnahme der Erythrozyten (normochrome Anämie nach Blutungen oder nach Hämolyse; hyperchrome, perniziöse Anämie bei Vitamin-B_{12}-Mangel) oder durch verminderte Hämoglobinsynthese (hypochrome Anämie bei Eisen- oder Eiweißmangel).

Die wichtigsten Ursachen für Anämien sind die Mangelzufuhr von Eiweiß, Eisen, Folsäure und Vitamin B_{12}.

Nicht ernährungsabhängige hypochrome Anämien treten bei Nierenerkrankungen durch Erythropoietin-Mangel sowie bei systemischen Entzündungsreaktionen durch die erhöhten Zytokine Interleukin-1 und -6 sowie Tumornekrosefaktor-α auf, die die Hämoglobinsynthese hemmen. **Alle Anämieformen erfordern eine ernährungstherapeutische Intervention.**

Endogene Risikofaktoren

- Okkulte Blutungen (z. B. bei Kolonkarzinom, Magenulkus oder -karzinom) werden häufig erst durch die entstehende Anämie bemerkt.
- 11 bis 18 % der menstruierenden Frauen weisen einen Eisenmangel und erniedrigte Transferrinspiegel auf. Durch jede Menstruation kommt es zum Verlust von etwa 25 mg Eisen. Frauen und Mädchen sind deshalb von Anämien häufiger betroffen als Männer. Problemgruppen mit einem erhöhten Bedarf sind Sportlerinnen und Senioren. Sportlerinnen und Senioren haben wegen einer verminderten Darmdurchblutung meist erniedrigte Eisenabsorptionsraten und können eher in einen Eisenmangel gelangen.
- Durch den erhöhten Eisenbedarf kann eine Anämie gegen Ende der Schwangerschaft und während der Laktation eintreten.
- Durch Verdauungs- und Absorptionsstörungen (Verdauungsinsuffizienz oder Achylie) sowie bei Nierenerkrankungen und Infektionen kann eine Anämie eintreten.

Exogene Risikofaktoren

- Die häufigste Ursache der Anämie junger Frauen ist die *verminderte Nahrungsaufnahme*, zum Beispiel bei Eßstörungen mit Erbrechen (Bulimie), bei Anorexie, aber auch nach Zufuhr von Nahrung mit niedriger Nährstoffdichte (Abmagerungskuren).
- Auch bei *einseitiger Ernährung* sowie bei rein vegetarischer Ernährung mit hohem Gehalt an Phytin kann es zu Vitamin-B_{12}- und Eisenmangel-Anämien kommen (auch bei überwiegender Aufnahme von Milchnahrung („Pudding-Vegetarismus"). Während die Absorptionsrate von nichthämgebundenem Eisen nur etwa 3 % beträgt, wird hämgebundenes Eisen aus Fleischnahrung zu 23 bis 35 % absorbiert.

Prinzipien zur Prävention

Zur Verhinderung von Anämien muß die Nahrung einerseits ausreichend Eiweiß, Eisen, Folsäure und Vitamin B_{12} enthalten und andererseits ausreichend verdaulich und resorbierbar sein.

Zur Sicherung des täglichen Eisenbedarfs von 1 bis 1,5 mg und der Verhinderung einer Anämie ist davon auszugehen, daß auch aus **vollwertiger Mischkost** nur etwa 6 bis 10 % des Nahrungseisen freigesetzt und absorbiert werden können. Der Bedarf kann unter Berücksichtigung dieser Absorptionsrate nur gedeckt werden, wenn die Nahrung mindestens 15 mg Eisen enthält.

Vegetabile Nahrung enthält kein Vitamin B_{12}, hat aber einen hohen Folsäuregehalt. Die Eisenfreisetzung wird durch Calcium und Phytinsäure in der pflanzlichen Nahrung gehemmt. Die Eisenfreisetzung kann jedoch verbessert werden durch Zusätze von absorbierbaren Komplexbildnern (z. B. Citronensäure, Ascorbinsäure, u. a. in Fruchtsäften).

Generell kann mit rein pflanzlicher Nahrung der tägliche Bedarf von 1 bis 1,5 mg durch Zufuhr von 15 mg Nahrungseisen unter keinen Umständen gedeckt werden.

Die Freisetzung von Eisen aus *tierischem Eiweiß* ist leichter möglich. Die meisten tierischen Eiweiße haben auch den Vorteil, daß sie eine hohe biologische Wertigkeit besitzen und Vitamin B_{12} enthalten. Zu beachten sind als Ausnahme Milch und Milchprodukte, die zwar hochwertiges Eiweiß, aber zu wenig Eisen, Folsäure und Vitamin B_{12} enthalten.

Ernährungskompaß

Zur Verhinderung einer Anämie trägt eine Mischkost bei, die Fleisch-, Fisch- oder Eibeilagen enthält.

Für Risikogruppen müssen unbedingt Fleisch- und Wurstwaren sowie Fisch und Ei als Eisenquellen genutzt werden, um die Verminderung von Speichereisen zu vermeiden. Darauf haben besonders Kinder, Schwangere und Stillende zu achten, die durch den erhöhten Stoffumsatz auf eine Mehrzufuhr (pro Körpermasse) angewiesen sind. Für Männer kann vegetabile Nahrung als Eisenquelle ausreichend sein.

In der Ernährungsberatung sollte vor allem hervorgehoben werden, daß *vegetarische Sonderdiätformen nie für die gesamte Lebensspanne und für alle Altersgruppen der Familie richtig und gesundheitsfördernd sind.*

Die **Notwendigkeit einer Ernährungsumstellung** beim Vorliegen einer Anämie kann dem Patienten mit Hilfe einer aussagekräftigen klinisch-chemischen Diagnostik (Hämoglobinbestimmung, Blutbild, Transferrinsättigung) verdeutlicht werden.

Wegen des inneren Widerstandes von Patientinnen, die zu Eßstörungen mit Erbrechen (Bulimie) neigen, oder sich selbstgewählt einer Anorexie oder Abmagerungskur unterziehen, ist es schwierig, die Compliance zur Ernährungsumstellung zu erreichen. Auch beim konfessionell oder ideologisch geprägten Festhalten an einseitiger und rein vegetarischer Ernährung ist es oft schwer, der Patientin die Problematik ihres Zustandes zu verdeutlichen.

Therapie

Schwere Blutungsanämien, zum Beispiel aufgrund von Kolonkarzinom, Magenkarzinom oder Ulkus erfordern oft therapeutische *Bluttransfusionen*.

Im Alter, bei Verdauungsinsuffizienz oder Achylie, ist eine bestehende Anämie durch zusätzliche orale oder parenterale Behandlung mit Vitamin-B_{12}-Präparaten (z. B. milgamma®-Dragees) oder mit *Eisenpräparaten* erforderlich. 3wertiges Eisen ist magenverträglicher, 2wertiges kann bei längerer Applikation zu Gastritis führen, es wird deshalb nur in Dragees verabreicht.

6.2.17 Ernährung und Infektionskrankheiten

Die epidemieartige Ausbreitung einiger Infektionskrankheiten wird durch Unterernährung erheblich gefördert. Der unterernährte Organismus ist für Erreger von z. B. Cholera, Ruhr, Tuberkulose, AIDS, Pneumonie und Diphtherie besonders empfänglich, so daß sich diese Infektionskrankheiten rasch ausbreiten und zum Tode führen können.

Während einer Infektionskrankheit kommt es zunächst zur Verwertung von körpereigenen Speicherdepots für die Neusynthese von Leukozyten, Lymphozyten und Antikörpern. Dafür werden andere Funktionseiweiße des Organismus abgebaut, die die Bestandteile für die zu synthetisierenden Abwehrproteine enthalten (Postaggressionsstoffwechsel). Ein Organismus, der bereits Bilanzdefizite aufweist und an Unterernährung leidet, wird diesen Anpassungsprozeß nicht effektiv ausführen können. Für eine ausreichende Immunabwehr von Krankheitserregern sind also vor allem Eiweiße und die an sie gebundenen Spurenelemente und Vitamine erforderlich.

Endogene Risikofaktoren
Menschen mit einem geringen Eiweißdepot sind besonders gefährdet gegenüber diesen Infektionskrankheiten. Sie sind wesentlich mehr auf eine regelmäßige und vollwertige Zufuhr von Eiweiß, Zink, Folsäure und anderer Bausteine der Immunzellen angewiesen, um eine ausreichende Immunabwehr zu erhalten, als Menschen mit größerer Muskelmasse.

Bei akuten Infektionskrankheiten kommt es infolge der Ausschüttung von Zytokinen häufig zur *Appetitlosigkeit*, so daß die ausreichende Nahrungsaufnahme nicht möglich ist. Der ausreichenden Nahrungsaufnahme können bei Infektionskrankheiten auch Erbrechen oder Diarrhoen bei Darminfektionen entgegen stehen.

Exogene Risikofaktoren
Infektionskrankheiten treten vor allem in den bevölkerungsreichen armen Ländern auf. Unterernährung sowie unausgewogene Ernährung wegen *Nahrungsmangel* tragen vorherrschend zu den Infektionskrankheiten und einer niedrigen Lebenserwartung in den Entwicklungsländern bei.

Auch bei *bewußter Anorexie*, bei erzwungener Anorexie, während Tumorerkrankungen, bei Drogensucht und Alkoholismus mit Unterernährung kommen zum Beispiel Tuberkulose, AIDS, Pneumonie, Diphtherie häufiger vor und nehmen einen lebensbedrohlichen Verlauf.

Ursache für eine verminderte Infektabwehr können auch *selektive Nährstoffdefizite* sein. Durch eine längere Krankheit oder Therapie können solche selektiven Mangelerscheinungen auftreten, die die Immunabwehr einschränken. Bei Verdauungsinsuffizienz und chronischen Erkrankungen des Gastrointestinaltraktes treten selektive Defizite auf (z. B. für Zink, Vitamin B_{12}, Folsäure, Eisen). Zu einem selektiven Folsäuremangel kommt es bei längerer therapeutischer Anwendung von Sulfonamiden. Bei *chronischen Infektionen* und Eiterungen sollte z. B. an einen Zink- und Selenmangel gedacht werden.

Prinzipien zur Prävention
Um einen ausreichenden Eiweißpool zur Verfügung zu haben, ist einerseits die ständige *bedarfsdeckende Zufuhr von Nahrungseiweiß* erforderlich, an das auch die Spurenelemente gebunden

sind. Andererseits sind aber für den Einbau und die *Erhaltung von Körpereiweiß* und eingebaute Spurenelemente Hormone und Transmitter notwendig. Es muß für die Bildung von Funktionseiweiß gesorgt werden. Durch *körperliche Aktivität* („Konditionierung") wird zum Beispiel die Zunahme der Muskelmasse herbeigeführt und ihre Erhaltung gesichert. Androgene, Estrogene und Progesteron wirken dabei unterstützend.

Risikopatienten sind vor allem Kleinkinder und ältere Menschen.

Im Alter kommt es zur Verringerung des Körpereiweißes, des Eiweißumsatzes und auch der Speicherkapazität für Spurenelemente und Vitamine. Für ältere Menschen ist es deshalb ebenso wie für Kleinkinder besonders wichtig, daß eine regelmäßige und tägliche Zufuhr essentieller Nahrungsfaktoren und „Konditionierung" erfolgt.

Ernährungskompaß und Therapie
Die Ernährung bei einer Infektionskrankheit ist von der Dauer der Erkrankung und vom Ernährungszustand des Patienten abhängig. Chronische und längerdauernde Infektionskrankheiten, wie Tuberkulose oder AIDS, erfordern neben der kausalen Therapie die zusätzliche Zufuhr nährstoffdichter Nahrung.

Bei Kleinkindern und bei *schlechtem Ernährungszustand* ist neben der kausalen Therapie bedarfsdeckende Sondenernährung oder parenterale Ernährung erforderlich.

Bei *gutem Ernährungszustand* kann für wenige Tage gefastet werden.

Fasten wurde von den Ärzten des Mittelalters als der „Königsweg" zur Heilung von akuten Infektionskrankheiten angesehen. Die *Flüssigkeitszufuhr* muß aber in jedem Falle gewährleistet sein. Durch die Zufuhr zum Beispiel von Obst, Säften oder Kompott werden bei Erkrankungen, die mit einer Azidose einhergehen (z. B. Pneumonie), Kaliumionen zur Erhöhung der „Alkalireserve" geliefert. Mit kalorienreduzierter, nährstoffdichter vegetabiler Nahrung werden dabei kaum Sulfate oder Phosphate aufgenommen (die eine Azidose verstärken würden).

Bei guternährten Patienten führt kurzzeitiges Fasten zum Abbau von Fettdepots und Plasmaproteinen, zur Abnahme der Blutviskosität, Aktivierung von Phagozytosereaktionen sowie zur Neusynthese von Immuneiweißen. Fasten darf aber nur kurzzeitig im akuten Stadium einer Infektionskrankheit geduldet werden.

Kalorien- und nährstoffreduzierte Nahrung kann nicht als „Heilnahrung", als Dauerdiät oder gar als kausale Therapie angepriesen werden, um eine Infektionskrankheit „auszuhungern". Im Gegenteil muß, wie bei anderen Erscheinungsformen des Postaggressionsstoffwechsels, versucht werden, die katabolen Reaktionen rasch zu unterbrechen, den *Appetit wieder herzustellen* und die Wiederzufuhr nährstoffdichter Nahrung zu erreichen, um dem erhöhten Bedarf gerecht zu werden (und um Nährstoffdefizite auszugleichen).

6.2.18 BSE (bovine spongiforme encephalopathy)

BSE beruht nicht auf Fehlernährung oder Nährstoffmangel wie die anderen ernährungsabhängigen Erkrankungen, sondern auf einer mit vermehrungsfähigen Partikeln (Prionen) infizierten, tierischen Nahrung.

BSE ist eine bei Rindern vorkommende Infektionskrankheit, welche zum Abbau des Nervengewebes führt

(Rinderwahnsinn). Ein ähnliches Bild der schwammartigen Zerstörung des Gehirns mit Ausfällen in der Koordinierung des Bewegungssystems tritt auch bei Schafen („scrapie“) und Nerzen auf („transmissible mink encephalopathy“).

Für den Menschen sind als BSE-ähnliche Erkrankungen die Creutzfeldt-Jakob-Disease (CJD), die Kuru und das Gerstmann-Sträussler-Scheinker-Syndrom bekannt. Letzteres ist sehr selten und beruht auf vererbbaren Mutationen.

Ebenso wie die BSE werden aber die Kuru und die CJD durch *Prionen* (proteinaceous infectious particles) ausgelöst.

Prionen werden vor allem in das Nervengewebe aufgenommen. Prionen bestehen aus nicht abbaubaren (proteinaseresistenten) Proteinen. Bei einer Infektion mit Prionen wird keine nachweisbare Immunreaktion ausgelöst.

Die Aminosäureketten der Prionproteine werden auch in gesunden Zellen gebildet (Pr^{Pc}). Dafür wird eine mRNA verantwortlich gemacht, die aus 2.1-kb besteht. Nach der Proteinsynthese erfolgen aber unterschiedliche *posttranslationale Modifikationen.* Proteine, die in Prionen eingebaut sind, haben andere Modifikationen (PrP^{Sc}) als Pr^{Pc}.

Als BSE-spezifische Modifikationen sind die Anlagerung an Phosphatidylinositol-Glykolipide bekannt und die Anlagerung von Oligosaccharidseitenketten (an zwei Asparaginreste am C-terminalen Ende des Peptids). Die Oligosaccharidseitenketten weisen eine erhebliche Vielfalt unterschiedlich langer „Antennen“ auf, die aus Mannose, Galactose, Acetylglucosamin oder Fucose bestehen und unterschiedlich verknüpft sind. Dadurch ergeben sich schon aus der Vielfalt der Oligosaccharidstrukturen über 400 verschiedene Formen z. B. für das Scrapie-Prionprotein. Die Oligosaccharidseitenketten sollen die artspezifische Infektiosität beeinflussen (Endo et al. 1989).

Beim Menschen mit Creutzfeldt-Jakob-Krankheit bleibt die Prionenverteilung auf die Zellen des Nervensystems, das Rückenmark und die Nervenbahnen beschränkt. Bei Tieren mit BSE (Mäusen) können auch die Lymphknoten, die Milz und der Dünndarm befallen sein (Kitamoto et al. 1989).

Die Proteine in den Prionen (PrP^{Sc}) vermehren sich im Nervengewebe und schädigen es innerhalb einer *langen Inkubationszeit* (von mehreren Monaten bis zu 20 Jahren), so daß Nervenzellen zerstört werden. Nervengewebe befindet sich nicht nur im Gehirn und Rückenmark, sondern in allen Organen. In Schlachtprodukten sind die Prionen außerordentlich widerstandsfähig und werden erst nach 20 Minuten Autoklavieren bei 3 bar und 133 °C inaktiviert.

Obwohl man bisher davon ausgegangen war, daß die Übertragbarkeit von Prionen zwischen unterschiedlichen Tierarten durch eine starke Infektionsbarriere gehemmt wird, erfolgte die Infektion von Rindern, Nerzen und Katzen wahrscheinlich durch Aufnahme von unzureichend sterilisiertem Tiermehl, das aus scrapie-erkrankten Tieren (Schafen) hergestellt worden ist.

Obwohl zum Beispiel bei Schweinen und Hühnern, die auch dieses Futtermehl aufgenommen hatten, bisher keine Erkrankungen festgestellt worden sind, sollte davon ausgegangen werden, daß eine *Übertragung von Prionen durch Fleischnahrung* zwischen unterschiedlichen Tierarten möglich ist. Deshalb ist nicht auszuschließen, daß die BSE auch auf den Menschen durch Fleischprodukte übertragbar ist und eine der Creutzfeldt-Jakob-Disease ähnliche Krankheit auslösen kann.

Eine besondere Gefährdung besteht noch dadurch, daß die Prionen in befallenen Fleischprodukten durch Anwendung der üblichen Zubereitungsverfahren nicht abgetötet werden können.

Aufgrund der langen Inkubationszeit ist mit einer baldigen Aufklärung des Infektionsweges, der Übertragbarkeit und des Risikos für den Menschen nicht zu rechnen. Deshalb sollten alle potentiell mit BSE verseuchten tierischen Produkte von Rindern und Schafen von der Ernährung ausgeschlossen bleiben.

6.3 Behandlungs-Paradigma ernährungsabhängiger Krankheiten

Einen guten Einblick in die traditionelle Behandlungsweise der bekanntesten ernährungsabhängigen Krankheiten bietet die Verordnungshäufigkeit von Arzneimittelgruppen in den verschiedenen Ländern. In Deutschland wird ein Hauptteil des Arzneimittelbudgets für die Behandlung der manifesten Herz-Kreislauf-Krankheiten und für Folgeschäden der Lebensweise verbraucht (z. B. für „Lipidsenker", ACE-Blocker, Antidiabetika, Migränemittel [s. Payer 1989]).

In anderen Ländern dagegen, wie in Frankreich, ist der Verbrauch von Arzneimitteln für Magen-Darm-Erkrankungen sehr hoch, und es wird *traditionell großer Wert auf die Erhaltung und Sicherung der Magen-Darm-Funktionen* gelegt. Auch damit wird ernährungsabhängigen Krankheiten vorgebeugt, vor allem ihrem vorzeitigen Auftreten. Bei diesem Paradigma wird in besonderem Maße den Zusammenhängen bei „Erkrankungen durch Fehlernährung" Rechnung getragen, die im vorangehenden Kapitel dargestellt worden sind, nämlich, daß mit der frühzeitigen Behandlung von „Reizmagen" oder „Reizdarm", der Vermeidung von Achylie, Nahrungsverwertungsstörungen und Verdauungsinsuffizienzen, von Resorptions- und Motilitätsstörungen auch die Inzidenz ernährungsabhängiger „Stoffwechselkrankheiten" gesenkt werden kann, z. B. durch eine bedarfsgerechte Bereitstellung essentieller Nahrungsbestandteile, die Erhaltung der vitaminproduzierenden Dickdarmflora, die Ausscheidung von Cholesterol mit der Gallenflüssigkeit, die Verhinderung der Reabsorption und Anreicherung von endogenen Toxinen, kanzerogenen Aminen und Prokanzerogenen, also durch Optimierung einer Organfunktion, die für die Inzidenz ernährungsabhängiger Krankheiten eine ausschlaggebende Rolle spielt.

7 Ernährungsdefizite von Risikogruppen

Zu Risikogruppen gehören Menschen, die aufgrund zusätzlicher physiologischer oder pathologischer Belastungen einen erhöhten Versorgungsbedarf haben, um Defizite, organische Schädigungen und Erkrankungen zu vermeiden.

Zu der Gruppe mit erhöhter *physiologischer Belastung* gehören Menschen mit wachsenden Pools und Stoffwechselumsatzraten (Kinder, Schwangere, Sportler), aber auch Personen mit abnehmenden Pools (z. B. im Alter).

Zur Gruppe mit *pathologischen Belastungen* gehören Kranke (z. B. Tumorpatienten, chronische Pankreas-, Magen- und Darmerkrankungen, Patienten mit AIDS und anderen Infektionskrankheiten) sowie Menschen mit erhöhter Exposition gegenüber krankmachenden Noxen (Schadstoffen, Alkohol, Tabakrauch, Suchtmittel oder Streß).

7.1 Schwangere und Kleinkinder

Bei Schwangeren und Kindern sind Besonderheiten im Nährstoffbedarf zu berücksichtigen. Sie reagieren sehr empfindlich auf nicht bedarfsgerechte Ernährung.

Schwangere

Die Ernährung von Schwangeren muß der Poolvergrößerung für essentielle Nährstoffe, besonders ab dem 3. Trimester der Schwangerschaft, Rechnung tragen. Zur Sicherung des Wachstums wird ab dem 3. Trimester auch eine höhere Energiezufuhr empfohlen (Tab. 57).

Während der Schwangerschaft soll die Ernährung eine möglichst regelmäßige Zufuhr aller essentiellen Nährstoffe sichern. Dies wird am ehesten durch eine abwechslungsreiche Vollwerternährung erreicht.

Beeinträchtigt werden kann die Versorgung durch eine nicht angepaßte Ernährung sowie durch schwangerschaftstypische Besonderheiten, zum Beispiel daß der Appetit und die regelmäßige Nahrungszufuhr durch Nahrungsaversionen oder Nahrungsunverträglichkeiten eingeschränkt wird.

Am häufigsten treten während der Schwangerschaft Defizite und Mangelerscheinungen für die Vitamine B_1, B_{12}, C und Folsäure sowie für die Spurenelemente und Mineralien Iod, Eisen und Calcium auf.

Während des Stillens nach der Schwangerschaft können Defizite zusätzlich verstärkt werden. Der Gehalt der Muttermilch für Eisen, Iod und Vitamin B_1 hängt vom Versorgungsgrad der Mutter ab. Das Stillen stellt hohe Anforderungen an die Mutter, denen sie sich aber wegen der krankheitsprotektiven

Tabelle 57: Empfohlene Mehrzufuhr von limitierenden Nährstoffen für Schwangere und Stillende (durch Zufuhr leicht ausnutzbarer Produkte) (nach Kübler 1982).

▪ Energie	+ 18 % (auf 10,9 MJ)	(ab 6. Monat)
▪ Calcium	+ 71 % (auf 1,2 g)	mit Milch, Käse
▪ Eisen	+ 39 % (auf 25 mg)	mit Fleisch, Wurst
▪ Vitamin B_1	+ 14 % (auf 1,6 mg)	Fleisch, Vollkornbrot
▪ Vitamin B_2	+ 28 % (auf 2,3 mg)	mit Milch
▪ Folsäure	+ 100 % (auf 0,8 mg)	Gemüse, Zitrusfrüchte

Wirkung der Muttermilch für den Säugling (vgl. Kap. 4) stellen sollte.

Zu achten ist besonders auf eine ausreichende *Iodzufuhr*. Durch Iodmangel wird nicht nur die Schwangere, sondern auch der Fetus geschädigt. Im Fetus kommt es bei Hypothyreose zu Entwicklungsstörungen, besonders die Gehirn- und die Lungenreifung sind betroffen. Folgen können eine mentale Retardierung und Atmungsstörungen des Neugeborenen sein.

Ausreichend sollte auch die Vitamin-D-Zufuhr (Synthese von aktivem Vitamin D_3) sein und die *Zufuhr von Calcium*, so daß Calcium im Darm absorbiert beziehungsweise in den Nieren rückresorbiert werden kann und für den Einbau in das kindliche und mütterliche Skelett zur Verfügung steht.

Bei Calciummangel steigt die Parathormonkonzentration im Blutplasma während der Schwangerschaft an und aktiviert die Osteoklasten. Dadurch wird Calcium aus dem Skelett und den Zähnen abgebaut.

Der Bedarf für die Vitamine B_1, B_{12}, C und Folsäure sowie für Eisen und Nahrungsenergie steigt besonders im 3. Trimester der Schwangerschaft und während der Laktation.

Zu Defiziten kommt es vor allem bei einer nichtausgewogenen Nahrung oder durch Eßstörungen (z. B. durch das Schwangerschaftserbrechen).

Eine Besonderheit besteht für das Retinol. *Vitamin A* darf während der Schwangerschaft keinesfalls in erhöhter Dosierung aufgenommen werden. Vitamin-A-haltige Leber ist zumindest in den ersten zwei Trimestern der Schwangerschaft zu meiden. Vitamin A beschleunigt die Differenzierung von ektodermalen Zellen und kann die fetale Entwicklung behindern.

Kleinkinder

Ein ausgewogenes Verhältnis der Nährstoffe für den wachsenden Organismus ist hauptsächlich aus zwei Gründen erforderlich:

1. Die Entwicklung und das Wachstum von Kleinkindern sind gekennzeichnet durch den Aufbau von Pools für die essentiellen Bestandteile des Organismus.
   Es kommt unter anderem die Blutbildung, der Aufbau der Muskulatur, Knochen und Zähne und die Schilddrüsenfunktion in Gang, und es werden dadurch auch „Reservekapazitäten" angelegt. (s. Tab. 62, S. 323).
2. Beim Menschen ist die Anlage von Nervenzellen mit der Geburt noch nicht zu Ende (postnatale Gehirnentwicklung, Abb. 52). Deshalb wirkt sich in der Nachgeburtsphase besonders eine *Eiweißmangelernährung* hemmend auf die geistige Entwicklung des Kindes aus.

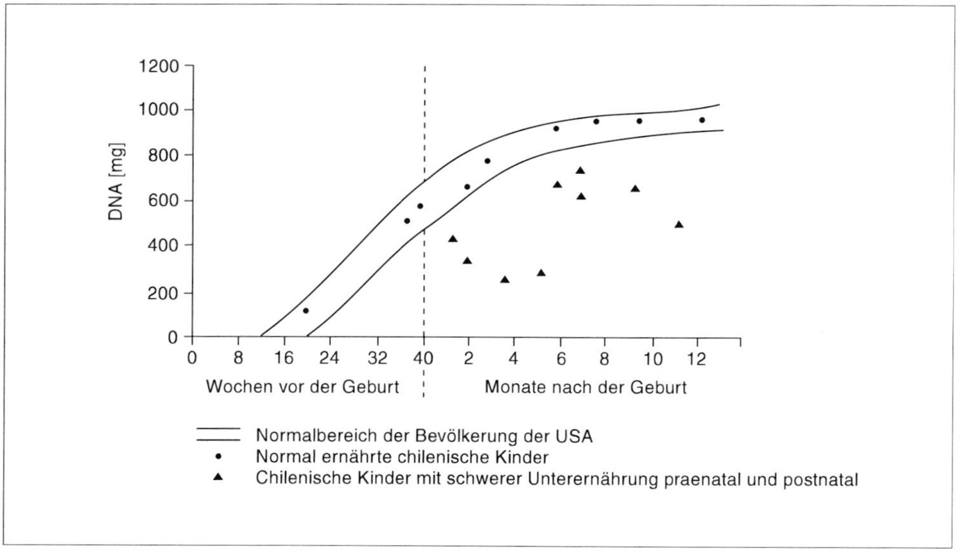

Abb. 52: Verminderung des DNA-Gehalts in der Hirnmasse bei postnataler (Eiweiß-) Unterernährung (nach Winick).

Auch im Säuglings- und Kleinkindesalter kommen am häufigsten Defizite und Mangelerscheinungen für die Vitamine B_1, B_{12}, C und Folsäure sowie für die Spurenelemente und Mineralien Iod, Eisen und Calcium vor.

Mangelerscheinungen für diese Nährstoffe werden am ehesten durch eine Gewöhnung an Vollwerternährung ausgeschlossen.

Wichtig ist, daß Kleinkinder keinesfalls auf Dauer nur vegetabile Nahrung oder eine zu einseitige Ernährung (Süßigkeiten, Kuchen, fast food) erhalten sollten. Die Folge wäre Iod-, Eisen-, Calcium- und Vitamin-B_{12}-Mangel.

Auch die ausreichende Nahrungsenergiezufuhr kann mit einer Vollwerternährung erreicht werden, zum Beispiel durch das Anbieten von wohlschmeckendem Müsli.

Im Unterschied zu Schwangeren können Kleinkinder eine Mehrzufuhr an β-Carotin und Vitamin A erhalten (z. B. mit Möhrensaft), um die postnatalen Differenzierungsprozesse in der Haut und den Schleimhäuten anzuregen.

Eine wichtige Besonderheit von Kleinkindern besteht bezüglich des Wasser- und Elektrolythaushalts.

Bezogen auf das Körpergewicht brauchen Säuglinge und Kleinkinder etwa dreimal soviel Flüssigkeit als Erwachsene. Der ständige Ausgleich von Defiziten durch *Flüssigkeitszufuhr* kann lebenserhaltend sein (vgl. Tab. 18, S. 79).

Bei Kleinkindern kann es zum Verlust isotoner Körperflüssigkeiten zum Beispiel durch Erbrechen, Diarrhoen kommen.

Bei diesen Zuständen tritt immer ein Flüssigkeitsdefizit auf, und Kleinkindern muß z. B. schwarzer Tee in Abständen teelöffelweise zugeführt werden. Bei Diarrhoen sollten auch die Vorteile einer Beschleunigung der Wasser- und Natriumabsorption durch Glucose ausgenutzt werden (glucosehaltiger Tee, Oralpädon® etc.).

Hypovolämie wird vom Erwachsenen zuerst durch das Durstgefühl wahrgenommen und kann durch Trinken ausgeglichen werden. Bei Säuglingen und Kleinkindern ohne Reaktion auf den Bedarf kommt es jedoch durch eine Hypovolämie leicht zur lebensbedrohlichen „Austrocknung" (Exsikkose). Sie ist erkennbar an stehenden Hautfalten und Somnolenz.

7.2 Eßstörungen (Aversionen, Bulimie, Anorexie)

Einfache Verhaltensstörungen beim Essen treten vorwiegend bei Kindern auf, zum Beispiel als

- **Pica** (Essen ungenießbarer Substanzen [z. B. Zigarrenasche, Sand, Mörtel, Kohle, Torfholz, Fensterkitt, Kot]) oder als
- **Rumination** (Behagen beim Wiederheraufwürgen von Mageninhalt).

Bei der Pica oder dem „perversen Appetit" mancher Kinder ist bisher nicht bekannt, ob es sich um eine Verhaltensstörung oder um einen „selektiven Appetit" handelt.*

- **Aversionen** gegen bestimmte Nahrungsmittel können plötzlich auftreten (es gibt zum Beispiel eine unterschiedliche Geschmacksbewertung zu verschiedenen Lebensaltern, u. a. für Mohn, Rosenkohl, Spinat, Schokolade). Bei Kindern kann es als Folge des „Überessens" eines Nahrungsmittels, zum Beispiel von Speck, Butter, Fett, Milch, Ei, zu Aversionen kommen. Diese Aversionen sollten respektiert werden und sind nicht (immer) Ausdruck kindlichen Ungehorsams.
  Auch bestimmte Erlebnisse können Aversionen aufgrund von „Mitleidsgefühlen" hervorrufen, so daß Fleisch-, Geflügel- und Fischprodukte abgelehnt werden. Ebenso können Phantasien eine Rolle spielen (anale Phase, Ablehnung von breiiger Nahrung, Spinat).
- Kindliche **Nahrungsverweigerungen** können auch infolge mangelnder Zuwendung eintreten mit dem Ziel, Beachtung zu erzwingen (oft sensible, „geistig-rege" Kinder). Durch derartige „Eßstörungen" erzwingt das Kind Beachtung im Kindergarten oder zu Hause, denn die Verweigerung ruft die Zuwendung der Mutter hervor. Oft erfolgt eine Verweigerung des Essens während der Mahlzeiten, um das Essen zu „Sonderzeiten" als „Vergünstigung" zu erzwingen.
  Zu empfehlen wäre hier, daß durch andere Kinder oder Familienmitglieder (Mehrkinderfamilie, *Vorbild der Eltern*) zur geordneten Nahrungsaufnahme angeregt wird. Das Essen sollte nicht erzwungen werden.
  Für ein soziales und physiologisches Eßverhalten sollten auch Zwischenmahlzeiten oder Begünstigungen vermieden werden. Kinder sollen dem Geber für das Essen danken!

* „Selektiver Appetit" ist das Verlangen auf bestimmte Nährstoffe, die auch in ungebräuchlichen Nahrungsmitteln enthalten sein können. Eine selektive Suche nach Mineralstoffen ist für manche Tierarten bekannt, die damit Mangelerscheinungen durch die Aufnahme von Spurenelementen beheben (z. B. die NaCl-Suche beim Elefanten und der Ziege). Manche Tiere fressen bei Vitaminmangel auch ihren Kot (Koprophagie bei Ratten und Affen). Bisher gibt es keinen Beweis, daß durch die Erregung umschriebener Zentren im ZNS diese Such- und Verhaltensänderungen ausgelöst werden (vgl. 8.4).

Bulimie

Die Bulimie ist gekennzeichnet durch eine bewußte phasenhafte Nahrungsverweigerung, gefolgt von Heißhungerattacken, die insgeheim befriedigt werden, gefolgt von anschließendem Erbrechen. Seit 1960 wird eine Häufung der „Bulimia nervosa" festgestellt. Personen mit Bulimie neigen auch zur Magersucht.

Bulimie tritt im Jugendalter auf und betrifft insbesondere Mädchen aus der Mittel- bis Oberschicht. In der Regel handelt es sich um Personen, die sich in Protesthaltung befinden. Die *Beweggründe* für eine Bulimie können vielfältig sein (Tab. 58).

Es können berufliche Gründe zu Bulimie führen. Betroffen sind unter anderem Personen, die beruflich schlank bleiben müssen (aus Erfolgszwang, z. B. Ballettschülerinnen, Gymnastinnen). Eine Ursache für Bulimie ist dann oft übertriebener Ehrgeiz, verbunden mit einer „Wut auf sich selbst" und die Unkenntnis des eigenen Körpers. Auslösend kann aber auch der besondere „Körperkult" sein, bei dem es nur um das ideale Aussehen geht, der auch zur „Mode der Abmagerungskuren" geführt hat.

Im einfachsten Falle wird die Bulimie zur Bekräftigung eines Image benutzt, zum Beispiel, um eine willensstarke Person darstellen zu wollen, die auf Nahrung verzichten kann.

Einen ernsteren Hintergrund hat die Bulimie aber, wenn man den „Verzicht auf Essen" als Vorwand benutzt, um sich konsequent von der Gemeinschaft (gemeinschaftliches Essen) zurückzuziehen. Schon früher gab es „Hungerkünstler". Aber Essen kann man sich nicht abgewöhnen. Bulimie ist eine „verborgene seelische Krankheit" und nicht nur Heuchelei.

Die Nahrungskarenz, die öffentlich vorgespiegelt wird, kann bei Bulimie nicht durchgehalten werden, und es gehört zum **Bild dieser Krankheit,** daß es zu Zwischenphasen mit Heißhungerattacken kommt, die zu heimlichen „Freßanfällen" und Erbrechen führen.

Die Bulimie wird nur eine vorübergehende Erscheinung bleiben, wenn sich erhoffte *Wunschvorstellungen* erfüllen, beziehungsweise eine Selbstbestätigung erreicht wird. Einen Ausweg kann auch die Verbesserung des Betriebs- und Familienklimas (Familientherapie), Psychotherapie (Abbau von Schuldgefühlen) oder Ortswechsel bieten.

Tabelle 58: Kriterien für die Diagnose Bulimie.

1. Geschlechtsabhängig: Meist sind Frauen betroffen.
2. Krankhafte Furcht, zu dick zu werden (berufsbedingt, partnerschaftlich bedingt).
3. Phasen demonstrativen Nahrungsverzichts.
4. Heißhungerattacken und unbeherrschbare, sehr rasche Aufnahme großer Nahrungsmengen.
5. Bewußte Auslösung von Erbrechen, Ösophagitis.
6. Andauernde Versuche, um Abmagerung und Sättigung gleichzeitig zu erreichen (z. B. mit Kuren, Laxantien).
7. Vermindertes „Körperbewußtsein", gesteigertes Anerkennungsbedürfnis.

Bestehen aber die auslösenden Zwänge für die Bulimie über längere Zeit weiter oder wird der Bulimiekranke wegen der heimlichen Nahrungsaufnahme ins Lächerliche gezogen, kann es zum **„Eßkrieg“** in der Familie kommen und zu einer Verstärkung des Bulimie-Komplexes bis zur völligen Nahrungsverweigerung (Anorexia nervosa).

Anorexia nervosa

In der 2. Hälfte des 19. Jahrhunderts wurde von französischen Medizinern die krankmachende bewußte Nahrungsverweigerung („Anorexia nervosa“) als Krankheit eingeordnet. Auch von dieser Verhaltensstörung sind vor allem Mädchen betroffen (Tab. 59).

Die bewußte Nahrungsverweigerung wird als Reaktion auf die „Individualitätsverweigerung durch ein Über-Ich“ aufgefaßt (gegen die sich die betroffene Person durch die Nahrungsverweigerung wehrt).

Auslösend sind oft Probleme in Ehe und Beruf (vermindertes Selbstwertgefühl, partnerschaftlich abgewertetes Gefühlsleben). Zu einer Dauererscheinung wird die Anorexie, wenn starker äußerer Zwang durch eine Person mit dominantem Druck einwirkt, gegen den *keine Abwehrmöglichkeit* gegeben ist („Forderung nach ungewollter Unterwerfung“). Wegen der Erfolglosigkeit anderer Strategien wird diesem Druck die permanente bewußte Verweigerungshaltung entgegengesetzt. Anorexiepatienten wollen asozial sein.

Patientinnen mit Anorexie haben häufig bereits seit früher Kindheit die „Strategie“ angewendet, sich durch Nahrungsverweigerung Zuwendungsvorteile zu verschaffen.

Sie nehmen fast keine oder nur mit Widerwillen Nahrung auf, wodurch sich in kurzer Zeit *Ernährungsdefizite* nachweisen lassen und eine Reduzierung der Körpermasse auf unter 80 % bezogen auf Vergleichspersonen.

Es dominieren Eiweiß-, Eisen-, Iod-, Natrium- und Kaliummangel, die sich unter anderem in *Dys- und Amenorrhoe*, Anämie, Depressionen, Herzinsuffizienz und Infektionskrankheiten äußern (Tab. 60). Außerdem ist diese Psychose mit einer hohen Selbstmordrate belastet (sie steigt auf 5 bis 20 %, zunehmend mit der Kachexie und der Dauer der Erkrankung). Als symptomatische Therapie kann eine parenterale Ernährung notwendig werden. Kausal und präventiv ist eine psychologische Behandlung und Umfeld-Sanierung erforderlich.

Anorexien aus sozialen oder suchtmittelbedingten Gründen sind von dieser psychisch bedingten, bewußten Anorexie zu unterscheiden. Auch sie haben eine ähnlich schlechte Prognose.

Tabelle 59: Kriterien für die Diagnose Anorexia nervosa.

1.	Geschlechtsabhängig: Meist sind Frauen betroffen.
2.	Selbstgewollte, wochenlange Nahrungsverweigerung.
3.	Auffällige, rasche Abnahme des Körpergewichts (Verdacht bei Senkung unter 85 % des Normalgewichts).
4.	Somatische und endokrine Störungen, wie Dys- und Amenorrhoe.
5.	Depressionen und Apathie, vermindertes Selbstwertgefühl.

Tabelle 60: Somatische und klinisch-chemische Befunde bei Anorexia nervosa (Hungerstoffwechsel).

1. Somatische Veränderungen:
■ Gewichtsverlust und Kachexie ■ Dys- und Amenorrhoe ■ Infektanfälligkeit (cave: Tbc) ■ Kollapsneigung (EKG, Hyperkaliämie) ■ Verdauungsinsuffizienz ■ schwere Obstipation ■ Leistungseinschränkungen ■ Schlafstörungen ■ Osteomalazie ■ Pseudoatrophia cerebri
2. Klinisch-chemische Veränderungen:
■ Anämie, Thrombozytopenie ■ Abnahme von Albumin (und Gesamteiweiß) ■ Ketonämie (Azidose) ■ Hyperkaliämie ■ Hypovolämie ■ Senkung der NNR- und Schilddrüsenhormone ■ STH-Erhöhung

7.3 Alte Menschen als Ernährungsrisikogruppe

Eine wichtige Risikogruppe bezüglich ihres Ernährungsverhaltens stellen Menschen im hohen Alter dar. Ältere Menschen weisen bezüglich den Erfordernissen der Ernährungsweise sowohl Gemeinsamkeiten als auch Unterschiede zu anderen Risikogruppen auf.

1. Am häufigsten bestehen auch in dieser Risikogruppe Defizite und Mangelerscheinungen für die Vitamine B_1, B_{12}, C und Folsäure sowie für die Spurenelemente und Mineralien Iod und Calcium. Hinzu kommen Mängel in der Eiweiß- und Nahrungsenergiezufuhr. Durch die Abnahme der Zellmasse und Poolverkleinerungen werden zwar Spurenelemente wie Eisen, Zink und Selen endogen besser verwertet, weil für sie eine „innere Ökonomie“ besteht. Durch verminderte Absorptionsleistungen und eine oft höhere renale Ausscheidung treten aber auch Defizite auf, vor allem für Iod, Calcium und die wasserlöslichen Vitamine.
2. Aus sozialen und familiären Gründen kommt es zu einer oft *unregelmäßigen Nahrungsaufnahme*, und es wird häu-

fig *keine vollwertige Nahrung* aufgenommen. Andererseits bestehen Aversionen und Nahrungsunverträglichkeiten, Veränderungen im Appetitverhalten, Kau- und Schluckstörungen, und aufgrund eingeschränkter Verdauungs- und Absorptionsleistung kommt es zur verminderten Ausnutzung der Nahrung.

Das **hohe Alter** fängt nach einer willkürlichen Definition mit dem 65. Lebensjahr an (nach Burton et al. 1985). Gegenwärtig sind über 6 % der Weltbevölkerung älter als 65 Jahre, von der Bevölkerung Westeuropas und den USA sind es mehr als 14 %.

Obwohl individuell für das Erreichen eines hohen Alters die Erbanlagen hauptverantwortlich sind, ist das Erreichen eines hohen Alters auch mit auf die Ernährung sowie die medizinische Versorgung und auf Erholungszeiten zurückzuführen.

Alterungsvorgänge

Die genetische Komponente des Alterns kann unter anderem dadurch belegt werden, daß Menschen, die ein sehr hohes Alter erreichen, aus Familien stammen, in denen hohes Alter häufig vorkommt, und die einen späten Beginn und eine geringe Disposition für „Alterskrankheiten" haben. Nach Fries (1980) wird die Lebenserwartung bestimmt durch

- das genetisch determinierte „natürliche Altern" und durch
- den Lebenstil, zu dem die Ernährungsgewohnheiten als ein wichtiger Faktor gehören.

Fehlernährung kann sich langfristig in der früheren Alterung und im Auftreten von Alterserkrankungen auswirken. Die Alterung des Organismus kann also präventiv und längerfristig durch Ernährung beeinflußt werden.

Eine der **„Theorien des Alterns"** geht davon aus, daß es durch Mutationen der DNA zu einem vorzeitigen Alternsprozeß kommt. Im Kapitel 5 wurde schon darauf eingegangen, daß es im Alternsprozeß zunehmend zu Peroxidation und Glukatierung von DNA und anderen Makromolekülen kommt, durch die zusätzliche Makromolekülschädigungen und Organveränderungen eintreten, die sich im Alter potenzieren:

1. Die DNA in den Zellen eines Menschen unterliegt im Lebenszyklus Mutationen (z. B. Deletionen, Insertionen, Brüche, Translokationen, Stückverluste besonders an Schleifen und an sich teilender einsträngiger DNA), die auch zu fehlerhafter RNA und fehlerhaften Proteinen führen.
   Zwar sind DNA-Polymerasen in der Lage, im Durchschnitt etwa 300 Brüche pro Minute zu reparieren. Aber auch die Aktivität dieses DNA-Reparatursystems kann abnehmen. Niedrige DNA-Reparatur-Aktivität führt zu Progerie (Hutchinson-Gilford-Syndrom, Werner-Syndrom, Xeroderma pigmentosum).
2. Eine überdurchschnittlich hohe Zahl an Mutationen kann trotz eines leistungsfähigen DNA-Reparatursystems zu einer Überforderung des DNA-Reparaturmechanismus führen. Dies kann durch ständige Einwirkung von Radikalen, Kanzerogenen, zum Beispiel bei Tabakrauchen, Alkoholabusus, also durch eine **„ungesunde Lebensweise"** provoziert, aber auch durch Erkrankung einzelner Organe begünstigt werden, so daß es zu einer vorzeitigen Alterung kommt.
   Eine angepaßte Ernährung und Lebensweise, die Schädigungsmechanismen kompensiert oder vermeidet, wird das Altern verzögern.

3. Der teilweise Funktionsverlust und die Abnahme von Organzellen im Alter wird nach neueren Erkenntnissen auch mit spezifischen *Apoptose-Mechanismen* erklärt.
   Das Alter und die Teilungsfähigkeit von Organzellen kann aus der Länge sogenannter **Telomere** ermittelt werden.
   Telomere sind „repeated nucleotid sequences" an den Enden der Chromosomen. Im Laufe des Lebens, *bei jeder Zellteilung*, werden sie immer weiter verkürzt. Diese Telomere sind für die Stabilität und Funktionsfähigkeit der Informationsübertragung von den Chromosomen bei Zellteilungen verantwortlich. Ab einer kritischen Telomerenlänge können sich die Zellen nicht mehr teilen, die Chromosomen in Zellen älterer Menschen verkleben, werden leichter geschädigt und sterben ab (Apoptose-Mechanismus).
4. Bei irreparablen *Mutationen* in einem DNA-Bereich steht eine begrenzte Zahl von repetitiven, reprimierten, aber intakten **Introns** als identische Kopie im Genom zur Verfügung, die bei irreversibler Schädigung „einspringen" können (Puffer), bis auch sie verbraucht sind.
   Zum Altern soll beitragen, daß sich diese Introns „erschöpfen", so daß immer weniger mRNA für wichtige (konstitutive) Zellproteine gebildet wird und Zellfunktionen nicht mehr mit der „normalen" Kapazität (Regelungsbreite) ausgeführt werden können.
   Mutationen werden nach Zellteilung an die Tochterzellen weitergegeben, ebenso die geschädigten Introns. So wird auch die **Intron-Erschöpfung** beschleunigt und führt zur Zunahme von Zellen mit inkomplettem Genom, besonders, wenn häufige Zellteilungen induziert werden (z. B. bei chronischen Entzündungen, Rauch- und Abgaseinwirkung auf das Bronchialepithel).

Menschen, die alt geworden sind, haben eine hohe DNA-Reparaturkapazität, zum Beispiel auch nach Röntgenstrahlenbelastung. Sie haben häufig genetisch bedingt hohe Aktivitäten von Enzymen für die DNA-Reparatur bei Mutationen und ein leistungsfähiges Muster von Isoenzymen in den Organzellen, so daß zum Beispiel auch die endogene Cholesterolsynthese hemmbar ist und der Alkoholabbau ohne Anhäufung von Acetoacetat abläuft. Auch die Entgiftung und der Radikalabbau, die Protein- und Hormonsynthesen sowie die Immun- und Kreislaufleistungen können adäquat ausgeführt werden.

Organ- und Zelleistungen im Alter

Verursacht durch DNA-Veränderungen kommt es im Alter zur Abnahme der aktiven Organmasse (z. B. im Muskel, in Haut, Knochen, Leber, Knochenmark, Darmschleimhaut, Lunge, Kreislaufsystem) und darauf beruhend Funktionseinschränkungen und Störungen der Anpassungsfähigkeit (Homöostase). Einige dieser Veränderungen können auch als Alterskriterien (Kriterien für das biologische Alter) benutzt werden.

Der Nachweis von Alternsveränderung kann auf verschiedenen Ebenen erfolgen.

Alterskriterien

1. Klinisch-chemisch nachweisbare Alterserscheinungen sind die Verkürzung der Telomere in den Chromosomen der Organzellen, die Verminderung der Dihydroepiandrosteron-Konzentration, Anstieg von Harnsäure, Anti-DNA-Antikörpern (ADA) und unreifen T-Lymphozyten.

2. Im Alter steigt das Fett/Protein-Verhältnis der Körpermasse an, und es kommt zur Abnahme des Parenchyms, was auch an funktionellen und morphologischen Veränderungen der Organe zu erkennen ist. Kennzeichnend dafür sind zum Beispiel die abnehmende Vitalkapazität der Lunge, die abnehmende Kreatininclearance, die Verdünnung der Haut.
   Die Zellmasse, beziehungsweise „lean body mass" (fettfreie Körpermasse), sinkt zwischen 20 und 80 Jahren um 40 % (meßbar an der geringeren Kreatinin- und 3-Methylhistidin-Ausscheidung oder an der Verminderung des Kaliumgehalts im Organismus). Auch der Wassergehalt des Organismus sinkt von 61 % Wasser auf 53 % ab.
   Der Anteil der Körperfettmasse beträgt für 70jährige Männer 30 % gegenüber 14 % bei 24jährigen.
3. Im Alter sinken auch Speicherkapazitäten, weil es zu einer negativen Eiweißbilanz kommt. Damit verbunden sind negative Vitamin- und Spurenelementbilanzen, so daß bei Belastungen rasch Defizite und Bilanzstörungen entstehen können.
4. Im Alter sinkt der Gesamtenergieumsatz.

Im einzelnen treten folgende Altersveränderungen in den Organen auf:

Muskel
Von der Abnahme der Zellmasse ist besonders die Skelettmuskulatur betroffen, erkennbar an der geringeren Kreatininausscheidung. Damit verbunden ist eine verminderte Glucose- und Fettsäurenverwertung, die Diabetes begünstigt („Altern wirkt diabetogen" [Ruiz-Torres 1995]).

Die Verminderung der Muskelmasse beruht nicht nur auf nachlassender körperlicher Betätigung, sondern auf genetisch bedingter Apoptose und Herabsetzung der Empfindlichkeit gegenüber der trophischen neuromuskulären Aktivierung („Altersdenervierung"), was zur Hypotrophie und Lipofuscineinlagerung in **Typ-II-(weiße-)Fasern** führt (Larsson 1982). Lipofuscin besteht aus Oligosaccharyl-Diphosphodolichol und anderen Lipopigmenten. Es enthält Mannose-Reste, durch die es mit Hilfe von Concanavalin nachweisbar ist. Es ist ein Marker für die Zellalterung und kommt auch in den Lysosomen der alternden Muskelfasern vor.

Durch Muskeltraining ist dieser Prozeß aufzuhalten, aber nicht zu durchbrechen. *Muskelaktivität* ist trotzdem im Alter zu empfehlen, denn sie kann zwar die Abnahme der Muskelmasse nicht verhindern, führt aber zur Erhöhung der Aktivität von Einzelenzymen, zum Beispiel der Palmitoylcarnitin-Transferase-Aktivität (Beyer et al. 1984) und anderer Mitochondrienenzyme der Fettsäurenverwertung, so daß die Fettsäuren- und Glucosetoleranz verbessert wird.

Haut, Knochen
Bindegewebszellen verlieren im Alter ihre hohe Teilungsfähigkeit. Die Fibroblasten liegen vornehmlich im postmitotischen Zustand vor (nach Bayreuther). Sie erscheinen als große, proteinreiche Zellen, die degenerieren (Apoptose).

Die normale Schichtung der **Haut**, beginnend mit dem *stratum germinativum* bis zur Epidermis, geht verloren, so daß nicht junge, sondern alte degenerierende, postmitotische Fibroblasten überwiegen.

Im Alter kommt es zur *Insensitivität* gegenüber Wachstumsfaktoren in der Haut (z. B. gegenüber Keratinocytegrowth factor [KGF] sowie dem epidermal growth factor [EGF] und dem insulin-like growth factor-1 [IGF]), sowie zum Mangel an hautwirksamen Schilddrüsenhormonen, Estrogen, Testosteron und Adrenalin.

Folge davon ist eine verzögerte Wundheilung (verzögerte Kollagensynthese, geringere Zellerneuerungsrate, meßbar durch Tritium-markierten Thymidineinbau). Chronische Hautkrankheiten nehmen etwa um 40 % zu (beim Vergleich von 65- bis 74jährigen mit jungen Menschen).

Ein früherer Beginn der Hautalterung erfolgt nach zusätzlicher, erhöhter UV-Licht-Exposition (Photo-aging). Ein Schutz und eine *Verzögerung der Hautalterung* kann durch ausreichende Zufuhr von Vitamin A (β-Carotin) und Iodsalz erreicht werden.

Im **Knochen** sinkt in den ersten 2 bis 3 Jahren nach der Menopause der Calcium- und Magnesiumgehalt um 20 bis 30 % ab. Mineralisierungsmängel (Osteomalazie) können durch Computertomographie am 1. Lendenwirbelkörper oder durch Photonenabsorptionsmessung am Radius festgestellt werden.

Nicht nur die Kalzifizierung, sondern auch das Bindegewebe verringert sich. Die Abnahme der Knochenmasse (Osteoporose) ist damit zu begründen, daß gleichzeitig ein Vitamin-D-Defizit, eine Einschränkung der Nierenleistung, eine Calcium-Malabsorption sowie Sexualhormonmangel und geringere Knochenbelastung zusammenwirken. Estrogene fördern die Proliferation von Osteoblasten und der Lining-Zellen im Knochen.

Bei alten Frauen und Männern wird besonders durch den *Sexualhormonmangel* die Neusynthese von Knochenkollagen eingeschränkt, so daß es zur Osteoporose kommt. Sie birgt die Gefahr von Knochen-(Schenkelhals-)Brüchen mit hoher Mortalität.

Im Alter kommt es zum Absinken von 1,25-Hydroxy-Cholecalciferol unter 8 ng/ml im Blutplasma. Die gestörte Vitamin-D-Bilanz beruht auf Masse- und Funktionseinschränkungen der Haut und der Nieren. Dadurch werden die Calciumbereitstellung und der Calciumeinbau vermindert. Altersbegleitende Azidosen steigern die Calciumausscheidung und tragen zu einer negativen Calciumbilanz bei.

Im Alter ist für die Erhaltung einer ausgeglichenen Calciumbilanz die Vitamin-D-Zufuhr, z. B. durch Herings- und Milchprodukte, und eine **höhere tägliche Zufuhr von calciumhaltiger Nahrung** erforderlich (vgl. 6.2.11). Im Alter, nach der Abnahme der Sexualhormonsekretion, sollen entsprechend der Consensus Conference des National Institute of Health (NIH) von Männern täglich 1,0 g und von Frauen 1,5 g Calcium aufgenommen werden. Die beste Möglichkeit dazu besteht in der Zufuhr von täglich etwa 0,5 Litern Joghurt (Heaney 1993).

Weitere Möglichkeiten zur Erhaltung der Calciumbilanz sind:

- Vermeidung von hohem Alkoholkonsum (zur Abschwächung einer Azidose);
- Lauftraining (durch das die Lining-Zellen erhalten werden);
- Hormonelle Supplementierung mit Estrogenen und Gestagenen (z. B. mit Kliogest®).

Knochenmark

Auch das hämatopoetische System reagiert mit zunehmendem Alter mit geringerer Empfindlichkeit auf Proliferationsreize. Die Teilungsrate kultivierter pluripotenter Stammzellen (CFU-S) sinkt mit dem Alter progressiv ab (Verminderung der „Reservekapazität", langsamerer Anstieg des Hämatokrit nach Blutung), so daß eine alternsbedingte Anämie auftreten kann, die nicht auf Eisen- oder Folatmangel beruht (Lipschitz et al. 1984). Im Alter wurden keine Veränderungen der Hämatopoese und im Eisenumsatz gefunden. Eine ausreichende Eiweiß-, Eisen- und Folatzufuhr vermindert aber zusätzliche nahrungsbedingte Funktionseinschränkungen.

Die *Vitamin-B_{12}- und Folsäure-Mangelanämie* treten wegen bestehender Achylie und wegen unzureichender Nahrungszufuhr besonders im Alter auf.

Leber und Nieren
Auf die Masseabnahme der **Leber** (und der Skelettmuskulatur) ist die gestörte Glucosetoleranz im Belastungstest zurückzuführen (De Fronzo 1979). Folge davon ist die Zunahme der Nüchtern-Blutglucose-Konzentration (um etwa 0,05 mmol/l pro Jahr). Fettsucht verstärkt diesen Effekt.

Die **Nieren**durchblutung sinkt vom 20. bis zum 80. Lebensjahr um 50 % ab. Kennzeichnend dafür ist die Verminderung der renalen Clearance. Die Antipyrin-Clearance zum Beispiel nimmt zwischen dem 18. und 92. Lebensjahr von 0,74 ml/s auf 0,39 ml/s ab (vgl. Newberne 1986).

Magenschleimhaut
Bei über 60jährigen kommt es zunehmend mit dem Alter zur Ausbildung einer atrophischen Magenschleimhaut (Häufigkeit etwa 30 %), die nicht durch Alkohol verursacht wird.

Sie ist nachweisbar durch Hypo- und Achlorhydrie, erhöhte Gastrinkonzentration, Magenparietalzell-Antikörper und Intrinsic-factor-Antikörper (Varis et al. 1979) sowie Pepsinogen (Samloff et al. 1982) im Serum.

Als Folge der zunehmenden Atrophie stellen sich ein:

- **Verzögerte Magenentleerung, gestörte Verdauung und Absorption der Nahrung** (meßbar durch die Zeit zwischen Aufnahme und Ausscheidung eines nierengängigen Farbstoffs, von Harnstoff, oder $^{13}CO_2$-Abatmung nach Aufnahme ^{13}C-markierter Kohlenhydrate).
- **Vitamin-B_{12}-, Folat-, Eisen- und Calciummangel.** Bei absoluter Atrophie kommt es rasch zu Vitamin-B_{12}-Mangel (mit Vitamin-B_{12}-Mangel-bedingter Neuropathie und Perniziöser Anämie [Allen 1982]).
- Bakterienwachstum auf der Magenschleimhaut und im Duodenum (z. B. Helicobacter pylori [Ulcus duodeni], atypische Laktobakterien). Das Bakterienwachstum birgt die Gefahr einer erhöhten Bildung von kanzerogenem *Nitrit.*

Störungen der Homöostase im Alter
Die Koordinierbarkeit und der Gebrauch von Teilleistungen nimmt ab, so daß auch deswegen die physische Leistungsfähigkeit und Belastbarkeit vermindert wird. Im Alter kommt es zur Abnahme der „Regelungskapazitäten". Ursachen dafür sind einerseits der alternsbedingte Abbau von Zellmasse, Durchblutungsstörungen, zum Beispiel im ZNS, vor allem aber Erkrankungen, die zusätzlich die Funktion der Organe einschränken:

1. Die Abnahme von Muskel und Lebermasse begünstigt die Manifestation von Altersdiabetes („Altern wirkt diabetogen"; Ruiz-Torres 1996) und des „Metabolischen Syndroms". Als Folge von Schwankungen der Glucosekonzentration treten Nieren- und Augenschädigungen (Katarakt, Retinablutungen) auf.

2. Die Abnahme der Teilungsfähigkeit von Fibrozyten, die Einschränkung der Rezeptorsynthese und der rezeptorkontrollierten Endozytoseprozesse, sowie die Anhäufung glukatierter und peroxidierter Makromoleküle fördern die Hypercholesterinämie und Atherosklerose („Alter wirkt Atherosklerose-fördernd").
3. Es kommt zur Sklerosierung von Organen durch die Eigenschaftsveränderungen von Bindegewebezellen. Es treten Hauterkrankungen und zusätzliche Fibrosierungsprozesse auf, zum Beispiel die Prostatahypertrophie und Verwachsungen in den Gelenken (Spondylose, Arthrosen).
4. Die Dysbalance im Immunsystem zwischen T- und B-Zellen und die Atrophie von Knochenmark und anderen Immunorganen begünstigt das Auftreten von Metaplasien.
5. Durch Verminderung der DNA-Reparatursysteme, Anhäufung von defekten Introns und fehlerhaften Kontrollproteinen (DNA-Rezeptorproteine und Suppressorproteine wie z. B. p52) erhöht sich die Möglichkeit zur Tumorentstehung.

Polymorbidität und Ernährung

Alternde Menschen stehen durch *Verkleinerung der verfügbaren Nährstoff-Pools* vor der Situation, daß nicht nur bei akut erhöhtem Bedarf (Krankheiten, Belastung), sondern bereits bei geringen Belastungen subklinische Mangelerscheinungen an Vitaminen und Mineralstoffen auftreten. Ernährungsdefizite werden nicht nur durch die Alternsveränderungen selbst, sondern auch durch Erkrankungen hervorgerufen. Auch Krankheiten und *Polymorbidität* führen zu einem erhöhten Nährstoffumsatz und erschöpfen die endogenen Pools zusätzlich:

- Ernährungsdefizite werden zum Beispiel begünstigt durch Herzinsuffizienz, die aufgrund der Blutstauung im Darm zur Verzögerung der Verdauung und Nährstoffabsorption führt.
- Achylie und Gallenbeschwerden hemmen ebenso wie Arzneimittelabusus die Absorption zum Beispiel von Folsäure, Vitamin B_{12} und Calcium.
- Durch Einschränkung der Kaufunktion wird die Ernährungssituation älterer Menschen beeinträchtigt.
- Durch Schwierigkeiten in der Verständigung und im Verständnis ist bei älteren Menschen häufig keine Compliance erreichbar, was sich negativ auf eine angemessene Nahrungszufuhr auswirken kann.

Alterungsprävention durch Ernährung

Alternsveränderungen können durch Ernährung nicht behoben, aber verzögert und ihre Auswirkungen vermindert werden.

Die eigentliche Zielgruppe für eine vorbeugende Ernährung zur Abwehr einer vorzeitigen Alterung und von Erkrankungen im Alter sind die 35- bis 55jährigen.

Durch die Lebensweise und Ernährung soll erreicht werden:

1. Organfunktionen und Zellmasse zu erhalten (z. B. durch Muskelbelastung);
2. Die Pools aufzufüllen durch eine regelmäßige und bedarfsgerechte Nährstoffzufuhr;
3. Zufuhr immunstimulierender Nährstoffe;
4. Vermeidung zusätzlicher Zellschädigungen.

Die beste Altersprävention ist eine *Vollwerternährung*.

Einen Beitrag zur Vermeidung von organisch manifesten Störungen kann die rechtzeitige Umstellung auf *lacto-ovovegetarische Nahrung* leisten, deren hoher Gehalt an alkalisierenden organischen Salzen hervorragend zur Kompensation von Azidosen geeignet ist und andererseits durch den relativ niedrigen Energieanteil und den hohen Gehalt an antioxidativ wirksamen Nährstoffen gute Voraussetzungen für die angemessene Zufuhr notwendiger essentieller Faktoren bietet.

Diese Umstellung erfordert eine gewisse zeitliche Gewöhnung. Alte Menschen haben oft Schwierigkeiten, wenn sie bisher liebgewordene Nahrungsgewohnheiten plötzlich aufgeben sollen. Die Zusammenstellung des vernünftigen Zielessens kann mit Hilfe von Ernährungsberatern erfolgen, auch sprechen Menschen im mittleren Lebensalter noch gern auf gesundheitsfördernde Ernährungsformen an.

Im selben Zusammenhang ist auf die Erhöhung der *Calcium- und Iodzufuhr* zu achten, besonders auf die Benutzung von jodiertem Speisesalz und die Gewöhnung an eine Mehraufnahme von Fisch und Milch, wodurch auch die Zufuhr von ausreichend hochwertigem Eiweiß, Vitamin D und Calcium gesichert werden kann. Dem Hinauszögern von Alternserscheinungen dient daneben auch die „*Konditionierung*“ durch eine angemessene körperliche Belastung (leichte Muskelarbeit: Gartenarbeit, Radfahren, Laufen) sowie Einwirkung von Sonnenlicht.

Ernährung im Alter

Nach der 2. Health and Nutrition Examination Survey (Abraham et al. 1982) besteht die **Hauptursache für Nährstoffdefizite älterer Menschen in der reduzierten Nahrungsaufnahme.**

Im Alter besteht die Tendenz, insgesamt weniger Nahrung aufzunehmen. Sehr alte Menschen sterben meist an Kachexie. Ein 80jähriger Mensch nimmt gegenüber einem 20jährigen etwa 600 kcal weniger auf. Es wird aber nicht nur die Energiezufuhr reduziert. Frauen nehmen mit 80 Jahren im Vergleich zu ihrem Verbrauch mit 70 Jahren 24 % weniger Protein, 18 % weniger Calcium, 29 % weniger Eisen und 31 % weniger Ascorbinsäure auf. Dagegen spielen als Ursache für Ernährungsdefizite Rauchen und Trinken nur noch eine untergeordnete Rolle.

Alte Menschen sparen zuerst beim Essen. Dazu tragen folgende Umstände bei:

- Soziale, psychologische und finanzielle Umstände haben eine starke Einwirkung auf die Nahrungsbeschaffung und das Ernährungsverhalten.
- Viele ältere Menschen leben allein, ohne Antrieb, sich regelmäßig Mahlzeiten zuzubereiten und die Nahrungsauswahl zu variieren. Sie kaufen oft nach wirtschaftlichen Gesichtspunkten (Billigwaren), nicht nach Bedürfnissen (Vitamine, Calcium) ein. Zirka 90 % der älteren Frauen, aber nur 19 % der älteren Männer kochen sich ihre Mahlzeiten selbst.

Ein erstes Anliegen zur Vermeidung von Ernährungsdefiziten im Alter ist deshalb die *Erhaltung der Appetitempfindung*. Eine abwechslungsreiche Nahrungsauswahl und -zubereitung ist dafür ebenso wichtig wie Beachtung des Grundsatzes: „Das Auge ißt mit“.

Das zweite Anliegen muß in der *regelmäßigen Zufuhr* einer leicht verdaulichen, altersgerechten und vollwertigen Nahrung bestehen (Tab. 61).

Die kritischen Nahrungsstoffe im Alter sind Iod, Calcium, Zink, Folsäure sowie die Vitamine B_{12}, D, C und A.

Tabelle 61: Wünschenswerte tägliche Vitaminzufuhr für männliche (m) und weibliche (w) Senioren (nach DGE 1991).

	Einheit	m	w
Fettlösliche Vitamine			
Vitamin A (Retinol)	mg-Äquivalent/d	1,0	0,8
Vitamin D (Cholecalciferol)	µg/d	5,0	5,0
Vitamin E (α-Tocopherol)	mg-Äquivalent/d	12,0	12,0
Vitamin K	µg/d	80,0	65,0
Wasserlösliche Vitamine			
Vitamin B_1 (Thiamin)	mg/d	1,3	1,1
Vitamin B_2 (Riboflavin)	mg/d	1,7	1,5
Niacin	mg-Äquivalent/d	18,0	15,0
Vitamin B_6 (Pyridoxin)	mg/d	1,8	1,6
Folsäure	µg/d	300,0	150,0
Pantothensäure	mg/d	6,0	6,0
Biotin	µg/d	30–100	30–100
Vitamin B_{12} (Cyanocobalamin)	µg/d	3,0	3,0
Vitamin C (Ascorbinsäure)	mg/d	75,0	75,0

Eine Ernährungsberatung sollte sich an den zweckmäßigsten Nahrungsmitteln orientieren, die die „Problem-Nährstoffe“ enthalten und die in Beschaffenheit und Geschmacksrichtung dem einzelnen am nächsten zusagen:

- Mit **Fischprodukten,** vor allem vom Hering, werden Eiweiß, Vitamin D, Iod, Zink und Vitamin B_{12} zugeführt.
- Die Aufnahme von **fettreichem Käse** ist ein besonders wirksamer Schutz, um den Knochenabbau einzuschränken. Milchprodukte enthalten Calcium und auch die Vitamine A und D in hohen Konzentrationen.
- **Lacto-ovo-vegetarische Nahrung** sichert die Zufuhr von Vitamin A, Folsäure, Vitamin C, Zink und Ballaststoffen. Sie dient durch ihren hohen Gehalt an alkalisierenden organischen Salzen hervorragend zur Kompensation von Azidosen, die im Alter aufgrund von Lungenerkrankungen und Herzinsuffizienz vorkommen.
- Bei den häufig erheblichen, krankheitsbedingten Einschränkungen der Nahrungsaufnahme, Verdauung und Nahrungsverwertung sind Füttern und **Sondenernährung** erforderlich und die Supplementierungen von Nahrungsenergie und -eiweiß, eine erhöhte Zufuhr der Vitamine A, B, C und Folsäure sowie von Calcium und Iod, damit es nicht zum Ernährungsnotstand kommt.

Ernährungsprogramme

Durch die mobile Speisenversorgung für Senioren („catering“) in Deutschland sowie durch kontrollierte „food-programs“ in den USA wird die regelmäßige, ausgewogene Zufuhr vollwertiger, altersgerechter Nahrung organisiert.

Für alle alten Menschen würde die Teilnahme an existierenden Ernährungsprogrammen ein großer Vorteil sein, weil sie die Ernährung bedarfsgerecht sichert.

7.4 Alkoholiker als Ernährungsrisikogruppe

Kaum jeder zweite Bundesbürger hält chronischen Alkoholabusus für schädlich. Dabei steht Alkohol (nach einer von EMNID angefertigten Liste) an erster Stelle der gesundheitsgefährdenden und gesundheitsschädigenden Stoffe.

Alkohol ist kein Nahrungsmittel und soll keines sein.

Es ist zwischen den akuten metabolischen Alkoholwirkungen, der akuten Alkoholunverträglichkeit, Alkoholsucht und den organischen Schädigungen durch chronischen Alkoholabusus zu unterscheiden:

Akute Alkoholwirkungen

Nach der Zufuhr größerer Alkoholmengen überwiegen akut bei allen Personengruppen folgende metabolische Auswirkungen (Abb. 53):

1. Es kommt zu einer erhöhten Milchsäurebildung und zur Hemmung des Milchsäureabbaus in der Leber und dadurch zur Azidose *(Lactazidose)*.
2. Die Azidose, zusammen mit Kaliumverlust von Nervenzellen und der Entstehung von *β-Carbolinen*, führt zu Störungen in der Sinneswahrnehmung und der neuromuskulären Erregbarkeit (bis zum Delirium).
3. Durch erhöhte Kaliumabgabe aus den Organzellen kommt es zur Hyperkaliämie (Hyperkaliämie führt zu Bradykardie und kann diastolischen Herzstillstand bewirken). Hyperkaliämie führt auch zu erhöhter Kaliumausscheidung, so daß ein Kaliumbilanzdefizit entstehen kann.
4. Es kommt zur Vasodilatation und erhöhten Wärmeabstrahlung (mit der Gefahr des Erfrierungstodes).

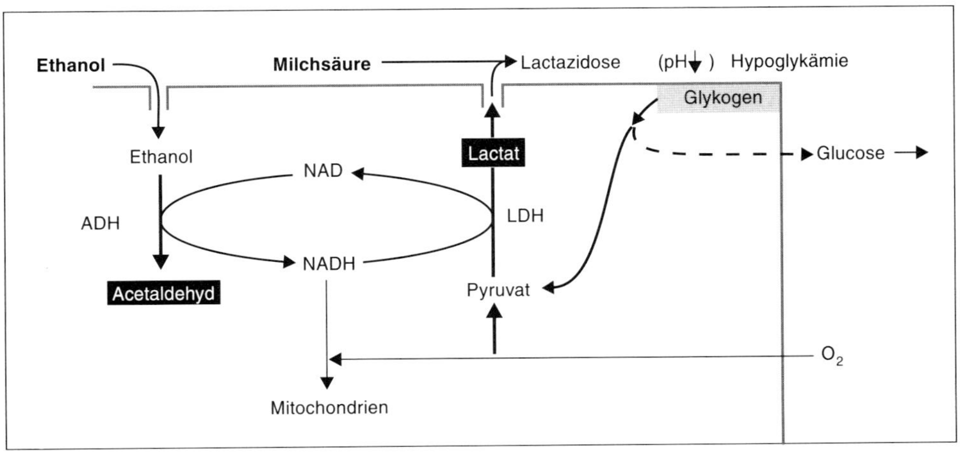

Abb. 53: Erhöhte Milchsäurebildung in der Leber nach Alkoholzufuhr. Ethanolwirkung auf den Leberzellstoffwechsel: Erhöhter Glykogenabbau durch Umwandlung von Pyruvat zu Milchsäure, Abbau der Glykogenreserven und Hemmung der Milchsäureverwertung (Folge: Azidose, Hypoglykämie).

Akute Alkoholunverträglichkeit

Bei manchen Menschen kommt es bereits nach Aufnahme geringer Alkoholmengen zu Hautreaktionen (Gesichtsrötung [Flush], rote Flecken am Körper [Rush]) sowie zu Kollaps und zu Atemnot. Diese Alkoholunverträglichkeit kann vererbt sein.

Alkoholunverträglichkeit beruht auf einer erhöhten Dopaminwirksamkeit. Im Chromosom 11 gibt es nämlich zwei Allele, die den Dopamin-D_2-Rezeptor codieren. Liegt Allel A_1 vor, so kommt es in 77 % der Fälle zu Alkoholunverträglichkeit.

Alkoholunverträglichkeit und Diabetes-Disposition gehen häufig parallel (und sind auch auf demselben Chromosom lokalisiert). Wenn eine Diabetes-Typ-2-Disposition besteht, lassen sich durch einen Chlorpropamid/Alkohol-Test dieselben Erscheinungen auslösen wie bei Alkoholunverträglichkeit.

Alkoholismus

Die regelmäßige Aufnahme von Alkohol führt zum Alkoholismus, zur Abhängigkeit vom Alkohol. Ursache für die Alkoholsucht ist die Ausschüttung von Serotonin, Dopamin und opioidähnlichen Transmittern (Enkephalinen) im Gehirn nach jeder Alkoholzufuhr. Wie bei anderen Suchtmitteln auch, wird für die Auslösung des gleichen betäubenden Effekts durch Gewöhnung eine immer höhere Alkoholmenge erforderlich.

Alkoholismus führt zu *Ernährungsdefiziten*, unter anderem durch eine Pankreasschädigung. Alkohol fördert die Ausschüttung von Gastrin und Pankreatischem Polypeptid (PP). PP hemmt die Sekretion von Verdauungsenzymen aus dem Pankreas.

Dadurch kann einerseits eine *Pankreatitis* unterhalten werden. Andererseits treten Verdauungsstörungen auf, es wird vor allem die Fettspaltung verzögert.

Häufiger Alkoholkonsum führt auch zu atrophischer Gastritis und Achylie. Dadurch ist besonders die Vitamin-B_{12}-, Vitamin-B_1-, Folsäure-, Eisen- und Calciumabsorption eingeschränkt, so daß es zu **perniziöser Anämie, alkoholbedingten Polyneuritiden sowie zur alkoholbedingten Rachitis** kommen kann. Häufig treten bei Alkoholikern schmerzhafte Polyneuropathien oder auch kardiale Störungen sowie gestörte Sensomotorik auf.

Durch die Lactazidose bei Alkoholismus wird auch die Uratausscheidung durch die Niere gehemmt, und **Uratablagerungen, interstitielle Nephritis und Gichtanfälle** häufen sich.

Alkohol kann als ein *Kokanzerogen* angesehen werden, weil er zu mutationsauslösenden Schleimhautreizungen von Speiseröhre und Magen führt. Chronischer Alkoholabusus ist oft mit Inappetenz und einseitiger Ernährung verbunden.

Eiweiß- und Zinkmangel schränken die Bildung von T-Lymphozyten und Antikörpern ein, so daß das Immunsystem insuffizient wird, die Wundheilung verzögert abläuft und das Tumorwachstum begünstigt wird.

Die herabgesetzte Eiweißsynthese begünstigt auch **Infektionskrankheiten** und vermindert Enzymaktivitäten, unter anderem für die Superoxiddismutase, so daß die Radikalentgiftung eingeschränkt ist und **atherogene Schäden** auftreten.

Leber-, Pankreas- und Hirnschädigungen durch Alkoholabusus

Schon die Aufnahme kleiner Alkoholmengen kann bei manchen Menschen Leber- und Hirnschädigungen auslösen. Betroffen sind disponierte Personen, bei denen es in den Zellen der Leber und des Nervensystems beim Abbau von Alkohol zur **Anhäufung von Acetaldehyd** kommt.

Der Alkoholabbau erfolgt durch drei Enzymsysteme und führt zur Bildung von Acetaldehyd.

Alkoholabbau-Reaktionen:
1. Alkoholdehydrogenase (Zytosol): Ethanol + NAD → Acetaldehyd + $NADH_2$
2. Katalase (Peroxisomen): Ethanol + H_2O_2 → Acetaldehyd + 2 H_2O
3. MOS (mikrosomales oxidierendes System, Cytochrom P-450) Ethanol + NADP → Acetaldehyd + $NADPH_2$

Der gemeinsame Abbau von Acetaldehyd erfolgt dann aber nur durch ein Enzym, die *Aldehyddehydrogenase*, die folgende Reaktion katalysiert:

Acetaldehyd + Dihydroxyaceton-Phosphat → Acetat + Glycerol-3-P

Bei disponierten Personen läuft die letzte Reaktion verzögert ab (durch ein Isoenzym der Aldehyddehydrogenase), und es kommt zur Anhäufung von Acetaldehyd, das unter anderem die Eiweißsynthese hemmt.

Außerdem kann sich das angehäufte Acetaldehyd zu weiteren toxischen Verbindungen kondensieren (z. B. mit endogenen Aminen zu Isochinolin), die hepato- und neurotoxisch wirken. *Pankreas- und Leberschädigung* treten bei etwa 44 % der Alkoholtrinker auf. Die verminderte Eiweißsynthese hemmt u. a. die Neubildung von Apolipoproteinen in der Leber, so daß es zur Leberverfettung als Vorstufe der Leberzirrhose kommen kann. Eine Spätfolge der ständigen Zellschädigung ist die *Leberzirrhose* mit portaler Hypertonie, Ösophagusvarizen und Gerinnungsstörungen.

Die *Hirnatrophie* ist häufiger, sie wird bei 56 % der Fälle durch Computertomographie nachweisbar und ist neben den akuten Schädigungen für das Korsakow-Syndrom, den alkoholbedingten Gedächtnisschwund mit Demenz, verantwortlich.

Diese Schädigungen können lange Zeit unbemerkt bleiben, weil sie schleichend zur Zerstörung von Organzellen führen und erst bei irreversibler Zerstörung größerer Zellgruppen die Funktionen des ZNS beeinträchtigt sind. Die späte Erkennbarkeit der Funktionsausfälle beruht darauf, daß Organe eine hohe Funktionsreserve haben.

Klinisch-chemische Schädigungsparameter

Chronischer Alkoholabusus und die zelluläre Alkoholunverträglichkeit lassen sich schon frühzeitig, vor Beginn von Leberzirrhose und Hirnatrophie, an der Erhöhung von Leberenzymen erkennen, die in das Blutplasma übertreten (Bestimmung der Leberenzyme ALAT, ASAT, *γ-Glutamyltransferase*) sowie an der Zunahme des mittleren *Erythrozytenvolumens* und des kohlenhydratfreien Transferrins (*CDT*).

Ernährung bei Alkoholismus

Die Ernährung bei chronischem Alkoholabusus soll nach Möglichkeit die Folgeerscheinungen vermeiden, die auf Nährstoffdefiziten beruhen. Nährstoffdefizite treten auf:

- **Durch die alkoholbedingte Achylie und den Mangel an intrinsic factor** kommt es nicht zur Absorption von Vitamin B_{12}. Vitamin-B_{12}-Mangel und die Poly-Avitaminose führen zur *Perniziösen Anämie und Neuropathie*.
- Durch die alkoholbedingte *Einschränkung der Pankreas- und Verdauungsleistung* und mangelhafte Mi-

neralfreisetzung wird auch die Absorption anderer Spurenelemente und Vitamine eingeschränkt (besonders der Vitamine B_1 und B_6).

Der Ausgleich von Defiziten für die Vitamine B_{12}, B_1, B_6, Folsäure sowie für Eiweiß und Zink **durch Supplementierung** kann zwar bestehende Alkohol-Schäden nicht beseitigen, aber ihre Progredienz abschwächen und verzögern.

Empfohlen wird eine erhöhte Nahrungszufuhr, besonders von hochwertigem Eiweiß, erhöhte Zufuhr von Spurenelementen und Vitaminen, die auch zur Erhaltung des antioxidativen Potentials beitragen (Selen, Vitamin E, Vitamin C).

Vitamin B_{12} und B_1 werden verordnet zur Prävention der Neuropathien, zum Beispiel in Form von Benfotiamin (Allithiamin = Vitamin B_1 gekoppelt an Allicin). Sie haben den Vorteil, daß sie fettlöslich und deshalb leichter resorbierbar sind. Dadurch werden höhere Plasmaspiegel für Vitamin B_1 erreicht und die Permeablität durch die Nerven-Zellmembran verbessert. Dosis: 150 mg/Tag bei erhöhtem Bedarf, eventuell zusammen mit Vitamin B_{12} (Kombinationspräparat: milgamma®N-Dragees).

Eine bestehende Leberzirrhose sowie Nerven- und Hirnatrophien bei chronischem Alkoholismus sind aber kaum noch therapeutisch beeinflußbar.

Da Molybdän in das Enzym Aldehyddehydrogenase eingebaut ist, kann auch eine ausreichende *Molybdänzufuhr* alkoholbedingte Organschäden vermeiden helfen. Molybdänmangel kann bei längerer parenteraler Ernährung und Anorexie auftreten.

7.5 Ernährung und präventiver Strahlenschutz

Durch radioaktive Strahlen entstehen in wässrigen Lösungen Radikale, die mit Makromolekülen reagieren. Im Organismus würden diese Radikale vor allem die zellulären Membranen zerstören, wodurch betroffene Zellen zugrunde gehen. Strahlen lösen durch Membranschädigung einen Calciumeinstrom in die Zellen aus, der durch die zelleigene ATP-Synthese nicht rückgängig gemacht werden kann. Der erhöhte ATP-Bedarf führt zu einem verstärkten Abbau endogener Energiereserven mit Fieber („kataboler Hypermetabolismus").

Bei Bestrahlungen, zum Beispiel zur *Tumorbehandlung*, ist die lokale Schädigung im Bereich des Tumors das therapeutische Prinzip. Gesundes Gewebe wird dabei möglichst wenig belastet.

Bei *Ganzkörperbestrahlung* sind besonders solche Zellen gefährdet, die sich häufig teilen und eine kurze Lebensdauer haben, wie die Zellen des hämatopoetischen Systems, die Mukosazellen im Gastrointestinaltrakt und die Epithelzellen der Haut.

Biologische Strahlenschäden können zu *Ernährungsdefiziten* führen, weil sie häufig auch Schädigungen der Magen- und Darmschleimhaut verursachen. Die absorbierenden Mukosazellen verlieren teilweise ihre Funktion (wie auch bei Darminfektionen), die Verdauung und Absorption von Nahrungsbestandteilen wird eingeschränkt, und es kommt zu Nahrungsbilanzdefiziten. Außerdem können Diarrhoen mit erheblichen Verlusten an Körperflüssigkeit auftreten.

Strahlenbelastung führt durch „oxidativen Streß" auch zu einem erhöhten Verbrauch und raschen Absinken von Vitamin E im Blut und in einigen Organen (Pankreas, Leber, Kleinhirn).

Im Organismus bilden die natürlichen „Radikalfängermoleküle" (Harnsäure, Vitamine E und C, Katecholamine, Flavonoide) und einige Enzymsysteme (Superoxiddismutase, Glutathionperoxidase) einen Schutz vor Zellschädigungen durch Strahlen. Ihre Wirkung wäre aber bei hoher Strahlenbelastung nicht ausreichend.

Ein wirksamer Schutz durch Nahrungsbestandteile und Medikamente könnte nur **vor** der Ganzkörper-Strahleneinwirkung aufgebaut werden.

Durch die Applikation von Strahlenschutzstoffen vor oder während der Einwirkung von radioaktivem Material oder von Strahlen kann auch die Magen- und Darmschleimhaut geschützt werden.

Strahlenschutzstoffe

Radioprotektoren sind Wirkstoffe, die bei prophylaktischer Applikation zu einer Verminderung biologischer Strahlenschäden führen.

1. Zu den Strahlenschutzstoffen gehören als radikalneutralisierende Komponenten die Vitamine A, C, E und Flavonoide.
2. Auch andere Nahrungsstoffe sind als Strahlenschutzstoffe wirksam:

- Antioxidativ wirken polyungesättigte Fettsäuren (PUFA). Sie sind notwendig für die Bildung von radioprotektivem Prostaglandin E_2 (Misoprostol).
- Die Retinsäuren aus Vitamin A werden an die Retinsäure-Kernrezeptoren gebunden, und Zink wird in Zink-Fingerproteine eingebaut, durch die die zelleigene DNA vor Strahlenschäden geschützt wird.
- Selen wird in die Glutathionperoxidase eingebaut und macht das reproduzierbare Glutathion (GSH) verfügbar.
- Coffein und Theobromin können dadurch, daß sie die cAMP-Konzentration in den Organzellen anheben, dem Schädigungseffekt durch Calciumeinstrom entgegenwirken.

  Alle Nahrungsbestandteile haben, ebenso wie die Vitamine A, C, E und Flavonoide den Vorteil, daß sie teilweise auch nach eingetretenen Strahlenschäden noch wirksam sind, weil sie zum Beispiel Lipidperoxide reduzieren.

3. Außer den natürlichen „Radikalfängern" gibt es eine Reihe von *Pharmaka*, die als Radioprotektoren wirksam sind. Auch die Pharmaka, die als Strahlenschutzstoffe eingesetzt werden, wirken nur bei Gabe vor einer Bestrahlung, nicht nach eingetretenen Strahlenschäden. Die höchste Wirksamkeit (und die größte therapeutische Breite) haben 5-Methoxy-Tryptamin (Mexamin) und das parenteral wirksame S-Aminopropyl-amino-ethyl-dihydroen-Thiophosphat (Amifostin).

Zur symptomatischen Therapie nach *eingetretenem Strahlenschaden* gehört in erster Linie der (meist parenterale) Ausgleich von Flüssigkeitsdefiziten und der Schutz des Magen-Darm-Kanals vor einer Bakterien- und Pilzbesiedelung. Als Medikamente werden außer Antibiotika vor allem die „Calcium-Blocker" und Glucocorticoide eingesetzt.

Zur Therapie von Strahlenschäden gehört auch die Zufuhr von antioxidativ wirksamen Vitaminen, von Zinkaspartat oder Plasmainfusionen mit gebundenem Zink- oder Mangan sowie ungesättigter Fettsäuren (oder Dimethyl-Prostaglandinen, Misoprostol) und der Ausgleich des Energiebilanzdefizits.

7.6 Ernährungsdefizite durch Erkrankungen

Im folgenden werden nur einige Beispiele dafür angeführt, daß Erkrankungen zu Ernährungsdefiziten führen können. Der Ausgleich dieser Defizite durch eine besondere *Diätetik ist die Aufgabe der medizinischen Fachgebiete*, so daß es der Medizinstudent auch in anderen Lehrbüchern wiederfindet, z. B. über Gedeih- und Wachstumsstörungen, angeborene Stoffwechselkrankheiten und die Sonden- und parenterale Ernährung in der Intensivmedizin und der Chirurgie. Für manche der Erkrankungen, die bisher diätetisch behandelt wurden, wurde allerdings der Wert bisheriger Diätformen in Frage gestellt.

7.6.1 Magenulkus und Gastritis

Bei der Gastritis wird zwischen Typ A und B unterschieden.

Gastritis Typ A („diffuse Gastritis") tritt ernährungsabhängig gehäuft bei Alkoholikern auf. Sie wird als Autoimmunkrankheit charakterisiert, bei der Antikörper gegen Parietalzellen und den intrinsic factor gebildet werden. Sie ist auf die Korpus-Schleimhaut lokalisiert.

Zu **Ernährungsdefiziten** kann es beim chronischen Verlauf mit Atrophie und Achylie der Magenschleimhaut (chronische achylische Gastritis) kommen, bei der die HCl-Bildung und Eiweißverdauung eingeschränkt wird und Vitamin-B_{12}-Mangel auftritt.

Für **Gastritis Typ B** wird als Ursache die Besiedlung der Magenschleimhaut mit *Helicobacter pylori* vermutet. Dieser Erreger kann mit der Nahrung, zum Beispiel mit nicht sterilisierter Kuhmilch, in den Magen gelangen. Helicobacter pylorii bildet Toxine und besitzt Urease- und Oxidaseaktivitäten. Die Ureaseaktivität wird für einen Screening-Test auf Helicobacter ausgenutzt: Es wird ^{13}C-Harnstofflösung getrunken. Bei Bakterienanwesenheit wird der Harnstoff in NH_3 und $^{13}CO_2$ zerlegt, das in der Atemluft nachgewiesen werden kann.

Bei dieser Helicobacter-Gastritisform ist vor allem das Antrum des Magens (Pylorus) befallen. Sie kann zur Hyperazidität und chronisch zu Ulcus ventriculi oder Ulcus duodeni führen.

Helicobacter pylori zerstört die Magenschleimhaut. Der Erreger wird zu 95 % bei Ulcus duodeni, 90 % bei Ulcus ventriculi, 75 % bei Magenkarzinom und 50 % bei Non-ulcer-dyspepsie auf der Schleimhaut gefunden (Nachweis durch Zeißleragar).

Durch den Erregernachweis wurde das Konzept des „peptischen Ulkus" wesentlich revidiert und das Konzept der *mikrobiellen Ursache des Ulkus* wieder neu erwogen, das die Behandlung mit Antibiotika erfordert (z. B. Amoxycillin).

Zu *Ernährungsdefiziten* kann es durch die Destruktion der Schleimhaut (chronische achylische Gastritis, Magenulkus) kommen, so daß die Eiweißverdauung eingeschränkt wird und es chronisch zum Vitamin-B_{12}-Mangel kommen kann.

Ernährungskompaß

Für beide Gastritisformen gilt: Es soll absolutes Rauch- und Alkoholverbot eingehalten werden.

Heute geht man davon aus, daß es bei Magenerkrankungen keine wirksame

Dauer-Schondiät gibt. Eine *Wahlwunschkost* als Vollwerternährung erfüllt den selben Zweck wie verschiedene Schonkostarten. Durch vollwertige Nahrung können bestehende Defizite leicht ausgeglichen werden.

Nur bei der akuten Gastritis mit erheblichen Schmerzen ist Magenschonkost angezeigt. Sie besteht aus Tees, Suppen, Apfel-Kartoffeldiät (nach Moro).

Bei chronischer Gastritis erfolgt die Zubereitung der Normalkost unter Vermeidung von Zusätzen, die *individuell* jeweils schlecht vertragen werden (z. B. nicht scharf, sauer, blähend, geröstet, keine „Saftlocker" [Peptone]). Sie hat aber alle Vitamine und Spurenelemente zu enthalten und sollte in kleinen Portionen verabreicht werden. Es dürfen keine Spätmahlzeiten verabreicht werden. Die Ernährung bei Gastritis soll also mit einer ballaststoffhaltigen, individuell verträglichen, vollwertigen Nahrung erfolgen. Röstprodukte (Kaffee), Alkohol und Nicotin sind zu meiden. Etwa die gleichen Ernährungsprinzipien gelten auch für Magenulkus und Gallenblasenkoliken.

Früher war bei Gastritis langdauernd eine Diät mit Schonkost („blande Diät") üblich. In dieser Schonkost war immer auch Milch enthalten. Milch aber hemmt nur kurzzeitig die Schmerzen. Milch ist bei säurebedingten Magenerkrankungen eher schädlich und fördert die weitere Entwicklung der Erkrankung, weil sie nicht zur reaktiven Hemmung der Neubildung von Salzsäure beiträgt (fehlende Ausschüttung von Pankreatischem Polypeptid).

Die Zufuhr von Milch führt in den Belegzellen des Magens effektiv zu einem höheren Säureausstoß als Pentagastrin, Alkohol, Kaffee oder Cola (McArthur 1982). **Eine „Milchdiät" ist deshalb strikt abzulehnen.**

Therapie
Magenerkrankungen haben 1991 Gesamtkosten von 19 Milliarden Mark verursacht, davon 1,2 Milliarden hauptsächlich für Antazida und H_2-Blocker (Ranitidin).

Am wirksamsten zur Behandlung der *Hyperazidität* sind Protonenpumpenhemmer (Pantoprazol, Omeprazol) und kolloidales Wismutcitrat. Protonenpumpenhemmer und Wismutsalze* sind ebenso wirksam, wie die teureren H_2-Blocker.

Zur Bekämpfung einer bakteriellen Besiedlung mit Helicobacter pylori wird heute ein Makrolid-Antibiotikum (Clarithromycin), Metronidazol und ein Protonenpumpenblocker (Omeprazol) als Kombination gleichzeitig verordnet.

In manchen Fällen werden auch noch aluminiumhaltige *Antazida* angewendet, weil sie im akuten Stadium schnell wirksam werden und die Schmerzen beseitigen. Bei ihrer häufigen oder ständigen Anwendung besteht jedoch die Gefahr, daß hohe Mengen Aluminium resorbiert und in Knochen und Nervenzellen eingebaut werden. Der Einbau von Aluminium in Organzellen begünstigt Eiweißvernetzungen, die Ähnlichkeit mit dem Amyloid bei Morbus Alzheimer haben. Außerdem kann es zu Calcium- und Magnesiumverlusten kommen, weil diese Mineralien aus dem Knochen

* Kolloides Wismutcitrat und Wismutsubsalicylat sind kaum absorbierbar und haben eine geringe Toxizität. Sie können über 6 bis 8 Wochen angewendet werden (sie können prophylaktisch auch eingesetzt werden gegen Reisediarrhoe). Wismutsalze wirken auch bakterizid auf Helicobacter pylori (bei Magenerkrankungen). Die geringe Absorption von Wismut kann durch Bestimmung der Wismutkonzentration im Blutplasma mit Hilfe der Hybrid-Atom-Absorptions-Spektrometrie (HAAS) nachgewiesen werden.

und den Zellen verdrängt werden (Magnesium ist auch an ATP gebunden), so daß eine Osteomalazie verstärkt wird und neuronale Störungen auftreten können.

7.6.2 Pankreatitis

Eine *akute Pankreatitis* wird häufig durch Alkoholabusus, Gallensteine oder Infektionen (Mumps, Hepatitis, Salmonellen) ausgelöst.

Bereits kleine Alkoholmengen führen bei manchen Menschen nach der Nahrungsaufnahme zur Hemmung der Sekretion von Pankreasenzymen (wenn durch Überproduktion von Gastrin das Pankreatische Polypeptid freigesetzt wird), so daß es vor allem für die eiweißverdauenden Enzyme zu einem „Stau" im Pankreasgewebe kommt. Bei der Pankreatitis werden die Schutzmechanismen überwunden, die im Pankreas normalerweise bestehen, damit es nicht zur Aktivierung von Verdauungsenzymen kommt. Aus den geschädigten Zellen gehen die Pankreasenzyme in das Blutplasma über und können dort nachgewiesen werden, dagegen ist die Chymotrypsinausscheidung mit dem Kot vermindert.

Aber durch die Aktivierung von eiweißverdauenden Enzymen im Pankreas werden nicht nur Pankreaszellen zerstört, sondern auch Blutplasmaproteine aktiviert (Kallikrein, Bradykinin), die für die erheblichen epigastrischen Schmerzen und einen möglichen Kreislaufkollaps verantwortlich sind.

Die *chronische Pankreatitis* verläuft in Schüben, die häufig durch Ernährungsfehler, und wenn das Alkoholverbot nicht beachtet wird, auftreten. Durch häufige Schübe kann die Erkrankung zu einer allmählichen Einschränkung exokriner Pankreasfunktionen bis hin zur dauernden Verdauungsinsuffizienz (Pankreasinsuffizienz mit Verlust des funktionsfähigen Pankreasgewebes) führen.

Durch die verminderte Ausschüttung von Lipase und anderer Verdauungsenzyme ist die Fett- und Eiweißverdauung eingeschränkt. Es treten abdominale Schmerzen, Nahrungsunverträglichkeiten und Fettstühle auf, und die Nahrungsverwertung ist vermindert.

Ernährungsdefizite und kalorische Unterernährung (Gewichtsabnahme) sind ebenso Ausdruck der Verdauungsinsuffizienz wie Schmerzen, Meteorismus, Fettstühle und Inappetenz.

Es treten Eiweißbilanzdefizite mit Hypoalbuminämie und Ödemneigung auf. Auch für *Spurenelemente*, die an Eiweiß gekoppelt sind, kommt es bei chronischer Pankreatitis zu Defiziten. Die Defizite für Tryptophan und Selen können sich besonders ungünstig auswirken, weil beide einen Schutz vor weiterer Pankreasschädigung bieten würden.

Auch für die *Vitamine* kann es zu Mangelerscheinungen kommen: durch Vitamin-A-Mangel zu Nachtblindheit; durch Vitamin-D-Mangel zu Osteomalazie; durch Vitamin-K-Mangel zu Blutgerinnungsstörungen; durch Vitamin-B_1 und -B_{12}-Mangel zu Anämie und Neuralgien.

Ernährungstherapie

Bei keiner anderen Erkrankung hat die Diät solche Bedeutung wie bei Pankreatitis. Die *Pankreatitis* erfordert immer die diätetische Behandlung.

Im Akutstadium ist eine vollständige Nahrungskarenz nötig (die Zufuhr von Elektrolytlösungen muß parenteral erfolgen). Nach Schmerzfreiheit beginnt der Kostaufbau mit ungesüßtem Tee, danach mit Zusatz von Glucose, danach mit

Zusatz von leicht verdaulichen Kohlenhydraten (Reis). Nach Absinken der Pankreasenzymwerte im Blutplasma erfolgt individuell angepaßt in 2- bis 3tägigem Abstand die langsame Addition von Eiweiß (Quark und mageres Fleisch).

Es kann zum Ausgleich der Defizite auch eine längere parenterale Ernährung und die Vitaminsupplementierung sowie die intraduodenale Zufuhr von Verdauungsenzymen erforderlich sein. Verdauungsenzyme (*Enzymtherapie*) haben auch einen schmerzlindernden Effekt.

In der ersten Diät-Therapiephase muß man sich darüber im klaren sein, daß die Nahrungszufuhr nicht bedarfsdeckend ist.

Für die gesamte Diät-Behandlung wird ein 5-Stufen-Schema vorgeschlagen:

1. Stufe: Für mehrere Tage völliger Nahrungsentzug und parenterale Ernährung. Danach Zufuhr von Kohlenhydraten und schwarzem Tee, häufig in kleinen Mengen.
2. Stufe: Zusatz eiweißhaltiger, fettarmer Lebensmittel, zum Beispiel Joghurt.
3. Stufe: Zusätzlich phytatarme Haferflocken, Knäckebrot, Kartoffeln, reifes Obst und Gemüse (ohne Kraut) in kleinen Mahlzeiten (6mal am Tage).
4. Stufe: Erweiterung der Nahrungsmittelpalette durch mittelkettige Fette (in MCT-Margarine und Milch) bis zu 50 g am Tag.
5. Stufe und Dauerkost für chronische Pankreatitis: „Erlaubt ist, was bekommt".

Bei *chronischer Pankreatitis* soll die Nahrungszufuhr kalorisch ausreichend sein. Es sollen individuell verträgliche, verträglich zubereitete und phytatarme Nahrungsmittel sowie kein unreifes Obst und „blähendes" Gemüse verwendet werden. Die Nahrungsfette sollen vor allem die mittelkettigen Fettsäuren (in Milchfett) enthalten. Die Zufuhr soll in 6 bis 8 kleinen Mahlzeiten erfolgen.

Vitamine sind oft ebenso wie Verdauungsenzyme weiter zu supplementieren.

Bei Pankreatitis muß Alkohol ständig vermieden werden. Durch Alkohol würde die Progression der Pankreatitis zur Pankreasnekrose ausgelöst, die nur durch Schonung des Pankreas aufgehalten werden kann. Pankreasnekrose ist verbunden mit schlimmsten Schmerzen, weil die Proteasen in den Hauptzellen das Präkallikrein und das Kininsystem aktivieren können (das die Schmerzempfindung extrem steigert und auch Schock und Kollaps auslösen kann).

7.6.3 Diarrhoen

Diarrhoen treten bei Enteritiden auf, die durch spezifische Enterobakterien (Salmonellen, Shigellen, toxische Colibakterien) oder durch Amöben oder Enteroviren (z. B. Rotaviren) verursacht werden. Bei Nachweis von Ruhr-, Thyphus- oder Choleraerregern ist in erster Linie eine spezifische Therapie, zum Beispiel mit nichtresorbierbaren Sulfonamiden, notwendig.

Zu Diarrhoen kommt es aber auch bei Verdauungsinsuffizienz und bei Überwiegen von Fäulnis- oder Gärungserregern. **Gärungserreger** können sich bei Fehlernährung vermehren, zum Beispiel durch große Mengen von Pektinen nach Zufuhr von unreifem Obst. Sie verschieben das *Symbiosegleichgewicht* im Dickdarm, so daß die normale Darmflora unterdrückt wird (Dyspepsie). Gärungserreger sind cellulosespaltende Kokken und Anaerobier im Dickdarm, sie bewirken die Bildung niederkettiger Fettsäuren, die zu Diarrhoen führen.

Fäulniserreger können während einer langdauernden parenteralen Ernährung, generell aber immer bei bestehender *Verdauungsinsuffizienz* und zu hoher Zufuhr von unverdaulicher eiweißreicher (Fleisch-)Nahrung, auch den Dünndarm besiedeln. Durch die Verdauungsinsuffizienz und den bakteriellen Abbau von Eiweißen werden große Mengen toxischer Abbauprodukte frei und resorbiert, so daß es zu einer lebensgefährlichen Intoxikation und Diarrhoe kommen kann.

Als **Defizite bei Diarrhoen** sind besonders die hohen Flüssigkeits-, Elektrolyt- und Basenverluste zu beachten. Die Folge davon können eine Exsikkose und Azidose sein.

Hypovolämien

Ein Verlust von *normotoner* Körperflüssigkeit erfolgt bei Diarrhoen, so wie auch bei Erbrechen und Blutungen, und führt zur isotonen Hypovolämie.

Das Erscheinungsbild eines Patienten mit extremer Hypovolämie wird als *Exsikkose* (Austrocknung) bezeichnet.

Exsikkose tritt am häufigsten bei Säuglingen und Kleinkindern mit Erkrankungen auf, die mit Diarrhoen oder Erbrechen, Fieber, Schwitzen verbunden sind. Dabei kann es rasch zu einem lebensbedrohlichen Zustand kommen. Azidose und Exsikkose führen besonders bei Kleinkindern zu Somnolenz und lebensbedrohlichen Zuständen. Der lebensbedrohliche Zustand wird durch die Dehydratation und den Kaliumverlust der Nervenzellen sowie durch absorbierte Toxine herbeigeführt.

Azidose

Bei langdauernden Diarrhoen kommt es zum Verlust großer Mengen alkalischer Flüssigkeit (Bicarbonat) sowie von Natrium- und Kaliumionen. Folge des Verlustes von Bicarbonat ist eine *„metabolische Azidose“**.

Auch durch den Abusus von Abführmitteln und durch Diuretika (besonders im *Alter*) werden Azidosen und Kaliumverlust begünstigt.

Behandlung

1. Im Vordergrund steht die Ergänzung der verlorenen Flüssigkeit.
   Entsprechend der Tabelle 18 (s. S. 79) ist zu beachten, daß Kleinkinder eine höhere tägliche Flüssigkeitszufuhr (pro kg Körpergewicht) benötigen als Erwachsene. Mit der Nahrungs- und Flüssigkeitszufuhr hat auch die Aufnahme von Kochsalz (etwa 6 bis 10 g für den Erwachsenen) zu erfolgen. Die tägliche NaCl-Aufnahme ist zur Sicherung der Homöostase im Wasser- und Elektrolythaushalt und für die normale Kreislaufregulation erforderlich. Beim gesunden Menschen werden NaCl- und Wasserüberschüsse durch die Nieren wieder ausgeschieden.
   Eine Hypovolämie löst das Durstgefühl aus, so daß der Erwachsene im Unterschied zum Kleinkind das Flüssigkeitsdefizit durch Trinken ausgleichen kann. Bei Diarrhoen im Kleinkindesalter sind meist Infusionen notwendig (mit isotonen Lösungen bzw. Blut oder Plasmaexpandern). Zur

---

* Es können besonders dann kritische Bedingungen entstehen, wenn Krankheiten und Kombinationen von respiratorischen und metabolischen Ursachen für Azidosen vorliegen, zum Beispiel Diarrhoe bei bestehendem Diabetes mellitus oder Diarrhoe zusammen mit Nephrosklerose, Lungenentzündung oder Tuberkulose.

Kompensation akuter Azidosen ist die Infusion von Natrium-Bicarbonat oder Natrium-Citrat erforderlich.
Bei Darminfektionen und Diarrhoen wird häufig das Prinzip der *„oralen Rehydratation“* angewendet, das heißt, es wird eine NaCl-/Glucoselösung (Oralpädon® usw.) empfohlen. Dabei bewirkt die aufgenommende Glucose in der absorbierenden Darmschleimhaut eine Beschleunigung der NaCl- und Wasserabsorption, so daß der Wasserverlust rasch kompensiert wird (s. Kap. 2.2.1). Geeignet ist auch die Zufuhr von Tee oder Reisschleim mit NaCl (eventuell teelöffelweise in Abständen von mehreren Minuten).
2. Im Rekonvaleszenzstadium trägt zur Kompensation von Azidosen auch die Zufuhr vegetabiler Nahrung bei, zum Beispiel die Zufuhr von Obst (Bananen, Steinobst) und Kompott. Vegetabile Nahrung enthält Salze organischer Säuren (Citronensäure, Malonsäure, Fumarsäure, Milchsäure), die im Intermediärstoffwechsel abgebaut werden, wogegen die an sie gebundenen Kaliumionen als alkalische Äquivalente erhalten bleiben. Vegetabile Nahrung bewirkt also die Erhöhung von Bicarbonat („Alkalireserve“) und kompensiert den Kaliumverlust.
3. Nach Abklingen der akuten Diarrhoe erfolgt auch die Wiederaufnahme von Wahlwunschkost. Dabei darf die Nahrungsmenge nur langsam gesteigert werden, ähnlich wie bei der akuten Pankreatitis. Die „Aufbaukost“ wird wegen der bestehenden Verdauungsinsuffizienz fettarm und eiweißreich sein, sie enthält zum Beispiel Zwieback, Honig, Quark, Kalbfleisch, mageren gekochten Schinken, Kartoffeln, Weißbrot, Knäckebrot, Teigwaren, passiertes Gemüse, Kompott, Tomatensaft. Die Fettzufuhr kann nur allmählich auf 50 g pro Tag gesteigert werden.

7.6.4 Fieber

Die Fieberreaktion ist ein Symptom vor allem während Kokken-Infektionen. Das Fieber wird im *Hypothalamus* reaktiv ausgelöst und ist zu unterscheiden von der erzwungenen Hyperthermie (durch Wärmestauung oder durch Entkoppler der mitochondrialen Atmung, z. B. in Pflanzenschutzmitteln).*

Durch Fieber erfolgt ein Verlust von *hypotoner* Körperflüssigkeit (Schweiß, Wasserverlust durch beschleunigte Atmung), ebenso wie bei anderen Zuständen mit thermischer Belastung (z. B. körperlicher Arbeit, besonders bei hohen Temperaturen, u. a. im Bergbau) und bei Hyperventilation in Höhenluft.

Behandlung

1. Als Defizit ist auch bei Fieber vor allem der hohe *Flüssigkeitsverlust* durch die Schweißbildung zu beachten, und es ist eine reichliche Wasserzufuhr notwendig.
2. Bei infektiösen Lungenerkrankungen kann es, wie bei Diarrhoen, gleichzeitig zur *Azidose* kommen.

* Die *hypothalamische Reaktion* wird durch bakterielle Endotoxine hervorgerufen. Sie führen im ersten Schritt zur Induktion der Interleukinbildung in Granulozyten. Dieses Peptid (Pyrogen) ruft im Temperaturzentrum eine Steigerung der Prostaglandin-E-Synthese hervor. Das Prostaglandin E aktiviert das sympathische Nervensystem, wodurch es zu katabolem Stoffwechsel mit erhöhtem Energie-(ATP-)Umsatz, erhöhter Wärmebildung (durch exotherme Hydrolysen) sowie zur Kontraktion der Hautarteriolen kommt. Durch Anstieg der „Körperkerntemperatur“ werden alle Stoffwechselreaktionen beschleunigt (Hypermetabolismus).

Zur Kompensation des Wassermangels und der Azidose kann (neben der kausalen Therapie) die Zufuhr vegetabiler Wahlwunschkost beitragen (z. B. als „intensivierte orale Ernährungstherapie" [IOET]).

3. Bei Fieber werden durch den „Hypermetabolismus" *Energiereserven* beschleunigt abgebaut. Der Abbau endogener Reservestoffe ist jedoch nicht bei allen Infektionen ausreichend möglich. Zum Beispiel wird durch Infektionen mit Colibakterien oder Pneumokokken die Lipolyse im Fettgewebe und Glucosebereitstellung durch Endotoxine direkt gehemmt, so daß eine zusätzliche Energiezufuhr durch Infusionen erfolgen muß (Lipofundin®-Infusionen bei Colioder Pneumokokkensepsis).

7.6.5 Hepatische Enzephalopathie

Die hepatische Enzephalopathie ist gekennzeichnet durch die Anhäufung und Wirkung atypischer Aminosäureabbauprodukte aus dem Darm und aus der schwergeschädigten Leber, die toxisch auf den Stoffwechsel des Zentralnervensystems wirken, so daß es zum „Leber**koma**" kommt.

1. Im Blutplasma können sich Aminosäurenabbauprodukte **aus dem Darm** anhäufen, die von der geschädigten Leber nicht abgebaut und ausgeschieden werden können.
2. Andererseits ist bei Lebernekrose und Leberzirrhose in Leberzellen die Aktivität lysosomaler Proteinasen gesteigert. Durch die gehemmten Synthesen (Bereitstellung) und den *gesteigerten Abbau* kommt es bei Lebererkrankungen auch zu pathologischen Abbaureaktionen für die aromatischen Aminosäuren, und es entstehen toxische Produkte, die an das Blut abgegeben werden. **Toxische Produkte aus der Leber entstehen:**
   - Durch den Mangel an Phenylalaninhydroxylase. Es sinkt die Phenylalaninverwertung, dadurch steigt die Phenylalaninkonzentration. Dies führt zur Entstehung von toxischen Phenylketonen (wie bei der angeborenen Phenylketonurie).
   - Durch gehemmte Methylgruppen-Übertragungsreaktionen entsteht aus Methionin das toxische Methylmercaptan und α-Aminobuttersäure sowie aus Histidin das vasodilatatorische Imidazolpyruvat.
   - Durch Abnahme der Carbamylphosphat-Synthase und der Glutaminsynthase ist die Entgiftung von Ammoniumionen eingeschränkt, so daß toxisches Ammoniak im Blut enthalten ist. Ammoniak hat auf alle Organzellen, besonders aber für die Zellen des ZNS eine toxische Wirkung.
3. Die toxischen Aminosäureabbauprodukte haben eine **Unterversorgung vieler Organe,** besonders des ZNS, zur Folge: Phenylalanin, Phenylketone und Methylmercaptan hemmen die Aminosäurentransportprozesse über die Blut-Hirn-Schranke. Besonders betroffen ist davon die Zufuhr von Isoleucin, Leucin, Valin sowie von Tryptophan. So stehen dem Zellstoffwechsel die essentiellen Aminosäuren nicht ausreichend zur Verfügung. Die Folge davon ist, daß die Synthese von Transmittern gestört ist. Im ZNS ist vor allem die Serotonin-, Dopamin- und Noradrenalinsynthese gehemmt.
4. Außerdem entstehen **„falsche Transmitter".** Aus Phenylalanin entstehen Phenylethanolamin, Phenylethylamin und, weil auch die Tyrosinver-

wertung durch Hemmung der Tyrosin-3-monooxydase blockiert ist, entstehen anstatt Dopamin und Noradrenalin als weitere „falsche Transmitter" das Tyramin und Oktopamin. Falsche Transmitter sind neben Ammoniumionen hauptverantwortlich für die hepatische Enzephalopathie und das Leberkoma.

Ernährungskompaß
Die Defizite in der Aminosäurenbereitstellung für alle Organzellen können nur durch die Behebung und Therapie der Leberschädigung gelindert werden. Sie besteht in der **hohen Zufuhr von Kohlenhydraten.** Damit keine zusätzlichen Schädigungen durch toxische Aminosäurenabbauprodukte auftreten können, wird die Eiweißzufuhr sehr stark vermindert.

Dagegen besteht bei Lebererkrankungen ohne Gefährdung durch hepatische Enzephalopathie (akute Hepatitis, nichtaggressive chronische Lebererkrankungen) die diätetische Behandlung in der Zufuhr einer kalorisch ausreichenden *Vollwerternährung* mit hohem Kohlenhydratanteil und in der Vermeidung von Alkohol. Bei Aszites sind zusätzliche Albumininfusionen zu erwägen und die Kochsalzzufuhr einzuschränken.

Bei Lebererkrankungen mit *Präkoma* besteht die diätetische Behandlung, wie bei Niereninsuffizienz, in der Zufuhr von Kohlenhydraten und α-Ketosäuren, beziehungsweise *hochwertigem Eiweiß* (das viel Leucin, Isoleucin, Tryptophan und Valin, aber wenig Phenylalanin enthält, z. B. Milcheiweiß) bei reduzierter Gesamteiweißmenge (20 g/Tag). Neomycin ist erforderlich und orale Antibiotika werden gegeben, um Fäulnisprozesse im Darm zu hemmen. Bei Leberkoma (akute Lebernekrose) sind Glucosezufuhr und orale Antibiotika erforderlich.

Phenylketonurie
Dem Schädigungsmechanismus, der zur hepatischen Enzephalopathie führt, ist der Schädigungsmechanismus ähnlich, der bei der angeborenen *Phenylketonurie (PKU)* auftritt.

Die PKU ist eine *angeborene Enzymdefektkrankheit.* Sie beruht auf einem Gen-Defekt im Chromosom 12 und führt zum angeborenen Mangel der hepatischen Phenylalanin-Hydroxylase (PAH), so daß aus Phenylalanin kein Tyrosin gebildet werden kann. Schon durch die normale Kinderernährung häufen sich dadurch Phenylalanin und seine toxischen Abbauprodukte Phenylpyruvat (Phenylketon) und Phenylessigsäure an. Diese Produkte führen dann ebenso, wie bei der hepatischen Enzephalopathie, zu *Aminosäuren-Verwertungsstörungen.* Unbehandelt führt Phenylketonurie zu Imbezilität und Idiotie. Deshalb besteht für ein Kind mit festgestellter PKU lebenslang ein striktes Ernährungsregime mit phenylalaninfreiem Proteinhydrolysat. Es darf lebenslang kein „normales Eiweiß" gegessen werden!

Die *Diagnostik* der PKU erfolgt durch Screenings bei allen Neugeborenen. Der exakte Nachweis der erhöhten Phenylalaninderivate erfolgt mit der HPLC oder mit dem Guthrie-Test.*

Eine Diagnose kann auch intrauterin durch Analyse weniger Zellen des Fetus erfolgen. Dabei wird die DNA mit Restriktionsenzymen an bekannten Stellen

* Für den Guthrie-Test ist ein Tropfen Blut des Neugeborenen erforderlich. Dieser wird zu einem Bakterienagar gegeben. Bei PKU wird das Bakterienwachstum gehemmt. Nur Phenylalaninzusatz kann das Wachstum wieder anregen.

zerschnitten. Bei PKU hat ein Gen auf Chromosom 12 veränderte Schnittstellen, so daß die DNA-Fragmente im Vergleich zur Norm eine veränderte Länge haben (es besteht ein „restriction-fragment-length-polymorphism“ (RFLP).

7.6.6 Nephropathien

Chronische Niereninsuffizienz
Sie kann sich unter anderem als Folge akuter entzündlicher Nierenkrankheiten sowie auch als Spätschaden bei Diabetes mellitus entwickeln und ist mit Einschränkung aller Nierenfunktionen verbunden.

Zur Schädigung der Niere können auch „undefinierte“ Tees mit zelltoxischen Inhaltsstoffen in „Entschlakkungs-, Blutreinigungs- oder Abmagerungskuren“ führen. Solche „bush teas“ (z. B. aus Stephania tetranda oder Magnolia officinalis) sind auch in manchen Ländern Afrikas Ursache für Formen der interstitiellen Nephritis und, bei gleichzeitiger Schädigung insulinproduzierender β-Zellen im Pankreas, des Insulinmangeldiabetes.

Bei einer Nierenschädigung fallen entweder Einzelfunktionen des Nephrons aus oder es sind die Nierenfunktionen in ihrer Gesamtheit betroffen. Die wichtigsten Nierenfunktionen sind:

1. Clearance und Ausscheidung von „Reststickstoff“- und toxischen Blutbestandteilen.
2. Mitbeteiligung an der Ca^{2+}-Homöostase.
3. Bewahrung vor Eiweißausscheidung.
4. Mitbeteiligung an der Regelung des Säure-Basen-Haushalts.
5. Mitbeteiligung an der Regelung des Wasser-, Na^+- und K^+-Haushalts.
6. Mitbeteiligung an der Blutdruckregelung (s. Kap. 6.2.3).
7. Mitbeteiligung an der Erythropoese (s. Kap. 6.2.16).

zu 1. Clearance und Ausscheidung von „Reststickstoff“- und toxischen Blutbestandteilen:

Bei normaler Ernährung müssen täglich etwa 1200 bis 2000 mOsmol ausgeschieden werden. Da Salze im Ultrafiltrat (300 mOsmol/l) von den Nieren maximal 4fach konzentriert werden können, muß also mindestens ein Liter Harn am Tage gebildet werden (Ausscheidung von 1200 mOsmol/l). 1000 bis 1250 ml Harn/Tag werden deshalb als die „kritische Harnmenge“ bezeichnet. Bei eingeschränkter Konzentrierungsleistung der Nieren müßte zur Ausscheidung von 1200 mOsmol eine entsprechend höhere Harnmenge abgegeben werden.

Aufgrund der verminderten *Ausscheidung* harnpflichtiger Substanzen steigen die Konzentrationen für Harnstoff, Kreatinin, Aminosäuren und Harnsäure (Reststickstoffverbindungen) im Blut an. Harnstoff kann dann durch die Schleimhäute von Magen, Darm und Lunge ausgeschieden werden und durch die Urease zu Ammoniak zerlegt werden. Ammoniak ist ein Zellgift, es zerstört die Magenschleimhaut (es kommt zu Ulzerationen), wirkt auch neurotoxisch und kann zusammen mit Azidose und Hypokaliämie zum urämischen Koma beitragen.

Ist die Ausscheidungsfunktion der Niere dauerhaft vermindert, kommt es darauf an, dem Organismus möglichst wenig ausscheidungspflichtige Substanzen zuzuführen. Durch eiweiß- und natriumarme Ernährung kann die Menge der auszuscheidenden Teilchen auf 400 bis 800 mOsmol reduziert werden.

Diese Möglichkeit wird bei *Nierenpatienten* mit verminderter Konzentrierungsleistung angewandt, um eine Natrium- und Stickstoffretention zu verzögern.

Bei verminderter Ausscheidung toxisch wirksamer Verbindungen (Harnstoff, Kreatinin, Ammoniak, K^+, Phosphat, Sulfat und toxischer Aminosäurenabbauprodukte) sind Dialysen erforderlich (Hämodialyse oder Peritonealdialyse). Als Dialyseflüssigkeit wird meist eine Glucoselösung verwendet. Durch die Dialyse gehen aber auch essentielle körpereigene Blutplasmabestandteile mit verloren, die zusätzlich zugeführt werden sollten (z. B. *Carnitin, Vitamin C, Folsäure*).

zu 2. Mitbeteiligung an der Ca^{2+}-Homöostase:

Die Nierentubulusepithelzellen sind für die Synthese von aktivem Vitamin D_3 verantwortlich und tragen durch die Vitamin-D_3-abhängige Ca^{2+}-Reabsorption zur Erhaltung von Calcium bei. Beide Funktionen können nur von der gesunden Niere, nicht aber bei Niereninsuffizienz ausgeführt werden.

Bei chronischer Niereninsuffizienz kommt es zu Ca^{2+}-Verlusten und einer negativen *Ca^{2+}-Bilanz.* Die negative Ca^{2+}-Bilanz drückt sich in der Demineralisierung der Knochen (Osteomalazie, renale Rachitis) aus.*

zu 3. Bewahrung vor Eiweißausscheidung:

Die Niere bewahrt Blutplasmaeiweiße weitgehend vor Ausscheidung, weil das intakte Endothel in den Kapillaren der *Glomeruli* die Albumine und höhermolekularen Proteine, ebenso wie die Blutzellen, am Übergang in den Harn hindert. Trotzdem ausgeschiedene Proteine und Peptide könnten von den *Tubuluszellen* endozytiert oder durch Peptidasen auf der Zelloberfläche der Nierentubuluszellen (in den Mikrovilli) zu Aminosäuren zerlegt, und als solche, zusammen mit den Aminosäuren aus dem Ultrafiltrat, wieder rückresorbiert werden.

Sowohl die glomeruläre als auch die tubuläre Schutzfunktion vor Eiweißausscheidung kann bei Nierenerkrankungen vermindert sein.

Bei Glomerulonephritis gehen mit dem Harn große Mengen *Albumin, Transferrin sowie Erythrozyten* verloren. Bei Tubulusschädigung ist die Eiweißreabsorption unterbunden, so daß zum Beispiel Kallikrein und Mikroglobuline ausgeschieden werden. Als Defizit tritt Eiweißmangel auf. Ein wichtiges äußeres Kennzeichen für die massiven Eiweißverluste bei Glomerulonephritis und Nephrosen sind die *Eiweißmangel-Ödeme.*

Bei Nephrosklerose sind die Tubuluszellen so stark geschädigt, daß sie auch keine Plasmaproteine mehr durch Endozytose aufnehmen können. Im Endstadium einer Nephrosklerose kommt es deshalb im Blutplasma zur Erhöhung der endozytierbaren Proteine (z. B. für das *Retinol-bindende Protein*, RBP). Dies ist immer ein prognostisch ernstes Zeichen.

zu 4 und 5. Mitbeteiligung an der Regelung des Säure-Basen- sowie des Wasser-, Na^+- und K^+-Haushalts:

Durch die Retention besonders von Phosphaten und Sulfaten kommt es bei Nephrosklerose zur Azidose und einer Störung in der Kaliumbilanz. Es tritt eine *Hyperkaliämie* auf durch verminderte Kaliumausscheidung und Freiset-

* Die Gesamt-Ca^{2+}-Konzentration im Blutplasma ist unter diesen Bedingungen annähernd normal, es kommt aber zu einer Verminderung der ionisierten Ca^{2+}-Fraktion. Folge davon ist die zusätzliche Ausschüttung von Parathormon (sekundärer Hyperparathyreoidismus), durch das die Osteoklasten aktiviert werden.

zung von Kalium aus den Zellen durch die Azidose (Transmineralisation).

Eine Hyperkaliämie liegt bei Werten über 5,5 mmol/l K^+ vor, und sie führt im Elektrokardiogramm zur QRS-Verbreiterung, QT-Verkürzung und zu Bradykardie. Bei Hyperkaliämie kann es zu Koma, Kammerflimmern und diastolischem Herzstillstand kommen.

Behandlung

In der diätetischen Behandlung bei chronischer Niereninsuffizienz kommt es darauf an, die ausscheidungspflichtigen Substanzen im Blut möglichst niedrig zu halten und die Prädialyseperiode möglichst zu verlängern. Durch eine Ernährung mit hochwertigen Produkten sind Defizite zu vermeiden.

Es wird die Zufuhr von wenig, aber hochwertigem Eiweiß empfohlen, gekoppelt mit einem **hohen Anteil von Kohlenhydraten in der Nahrung** (so daß es durch die Insulinausschüttung zum „eiweißsparenden Effekt" kommt).

Damit wird auch die Harnstoff-, Sulfat- und Phosphatbildung reduziert.

Hochwertige Eiweißdiäten für Nierenkranke sind die Diät nach Giovanetti (0,4 bis 0,6 g Eiweiß/kg Körpermasse), die Kartoffel-Ei-Diät oder die Schwedendiät (sie enthält Ketosäuren anstatt Aminosäuren).

Nach Dialysebehandlung sollten die essentiellen Nahrungsbestandteile supplementiert werden, die durch Dialyse entfernt worden sind (u. a. Carnitin und wasserlösliche Vitamine).

8 Nährstoffbilanzen und -defizite

Nährstoffbilanzen errechnen sich aus der Differenz zwischen der zugeführten Menge und der verbrauchten Menge des Nährstoffs, die dem Organismus durch Abbaureaktionen, durch Ausscheidung und Umbau wieder verloren geht.

Bei einer Steigerung der Verbrauchsreaktionen durch Ausscheidung oder Umbau muß zur Erhaltung der Bilanz für einen Nährstoff eine höhere Zufuhr erfolgen. So ergeben sich für Nährstoffe Zufuhrempfehlungen sowohl für ihre physiologische als auch für ihre therapeutische Wirkung (vgl. Abb. 27, S. 129).

Für die Erhaltung der physiologischen Wirkung eines Nährstoffs genügt in den meisten Fällen die *„physiologische"* **tägliche Zufuhr**, wie sie zum Beispiel von der Deutschen Gesellschaft für Ernährung (DGE) empfohlen wird. Eine Mehrzufuhr wäre in diesen Fällen ohne Sinn, da Überschüsse nicht verwertet werden oder sogar zu toxischen Effekten führen können.

Für die essentiellen Nährstoffe ist häufig bekannt, welche Zufuhrmenge für welche Effekte ausreicht. Ein Beispiel ist die tägliche Zufuhr unterschiedlicher Selenmengen:

- 20 µg Selen verhindern die Keshan-Krankheit.
- 30 µg schaffen einen adäquaten Sicherheitsfaktor (es wird dadurch aber nicht die Sättigung des Selen-abhängigen Enzyms Glutathionperoxidase erreicht).
- 70 µg Selen ergaben in Bilanzuntersuchungen einen optimalen Zufuhr-Wert.
- 200 bis 300 µg/Tag aber wären als optimaler Schutz gegen erhöhte Radikalbildung erforderlich (Schrauzer 1978).
- In höheren Dosen als 400 µg/Tag sind Selensalze toxisch.

Daraus resultiert, daß Nährstoffwirkungen konzentrations- und zufuhrabhängig sind sowie, daß man beantworten kann, welche „Zufuhr für was" ausreicht.

8.1 Bedarf und Zufuhr essentieller Nahrungsfaktoren

Bedarf

Bei essentiellen Nahrungsfaktoren wird unterschieden zwischen dem physiologischen und dem Belastungsbedarf sowie dem Bedarf bei angestrebter therapeutischer Wirkung.

Um eine bedarfsgerechte Zufuhr zu erzielen, ist zu berücksichtigen, daß sich bei erhöhtem Bedarf und unzureichender Zufuhr ein Mangel erst verzögert auswirkt und nur durch Langzeituntersuchungen erkennbar ist.

Zufuhr
Die Gefahr einer Mangelzufuhr besteht immer bei einseitiger Nahrungsbereitstellung (Monokulturen) oder Vorliebe zu einseitiger Ernährung (Saccharose, Weißmehl). Eine optimale Zufuhr von essentiellen Nahrungsfaktoren wird durch abwechslungsreiche vollwertige Nahrungsmittelzufuhr erreicht.

Der Versorgung mit kalorienreduzierter Nahrung, die alle essentiellen Faktoren enthält, trägt in der „Wohlstandsgesellschaft“ auch die Entwicklung von kalorienreduzierter „Leichtnahrung“ Rechnung.

Als Zufuhrempfehlungen zur Dekkung des *physiologischen Bedarfs* wird die täglich notwendige Zufuhrmenge definiert, bei der im Langzeit-Tierversuch keine Mangelkrankheiten oder -symptome auftreten (die bei fehlender Zufuhr eines essentiellen Nährstoffes auftreten würden).

Heute werden zusätzlich dazu auch Indikatoren für die Poolgröße- und Verfügbarkeit von essentiellen Nährstoffen mit bestimmt, so daß gesichert ist, daß es durch die bemessenen Zufuhrempfehlungen unter physiologischen Bedingungen langzeitig nicht zu negativen Bilanzen kommen kann (z. B. die Empfehlungen der DGE).

Früher wurden oft nur klinische oder tierexperimentelle Kriterien herangezogen (z. B. Verhinderung von Mangelkrankheiten). Eine stärkere Berücksichtigung klinisch-chemischer Kriterien zur Prävention häufiger Defizite wäre wünschenswert.

Wenn bei *erhöhtem Bedarf* eines Menschen unter Belastungssituationen therapeutische Dosen zugeführt werden sollen, hat man die Verträglichkeitsmenge (Toleranzdosis) und eine mögliche Toxizität der Nährstoffe zu berücksichtigen.

Toxizitätsprüfungen werden in Langzeit-Tierexperimenten, teilweise auch mit Zellkulturen, durchgeführt. Die *Toleranzdosis* für einzelne Nährstoffe ist z. T. sehr eng (z. B. für Selenit und unter bestimmten Bedingungen [Schwangerschaft] auch für Vitamin A). Für andere Nährstoffe ist sie dagegen so hoch, so daß man letztere selbst im Verdachtsfall eines Mangels in *höheren Dosierungen* verwenden kann (vgl. Tab. 39, S. 155). Die in Tierexperimenten ermittelten Toleranzdosen können unter bestimmten Belastungsbedingungen niedriger, aber auch höher sein. Hat man bei therapeutischer Dosierung auf das Auftreten toxischer Effekte zu achten, so sind Bestimmungen für den erhöhten Umsatz (Verbrauch, Ausscheidung) durchzuführen, so daß sich die therapeutische Dosierung rechtfertigen läßt.

Vorteile und Notwendigkeit der regelmäßigen Zufuhr essentieller Nährstoffe:
Bilanzdefizite (und die Risiken zur Überschreitung der Toleranzdosis mit therapeutischen Einzeldosierungen) können vermieden werden, wenn essentielle Nährstoffe mit der täglichen Nahrung regelmäßig aufgenommen werden. Für manche Nährstoffe besteht sogar die *Notwendigkeit* einer regelmäßigen Zufuhr:

Sie ist damit zu begründen, daß manche essentiellen Nährstoffe nur kleine verfügbare Pools im Organismus haben. Normalerweise, und besonders bei einem erhöhten Umsatz, werden sie rasch verbraucht (sie haben kleine biologische Halbwertszeiten, HWZ).

Um einem Mangel vorzubeugen, ist zum Beispiel für essentielle Aminosäuren, Ballaststoffe, Iod, Vitamin B_1, Vitamin C und Folsäure die ständige, *möglichst tägliche Zufuhr* notwendig.

Wenn durch die Zufuhr die Nährstoff-Bereitstellung nicht ausreichend gesichert werden kann, kommt es zuerst zur Freisetzung durch Umbau- und Abbaureaktionen von körpereigenen Funktionsproteinen, die diese essentiellen Mangelnährstoffe enthalten, was zu Funktionseinschränkungen führt. Bei zunehmender Erschöpfung dieser Pools kommt es auch zur Verminderung von Eiweißsynthesen (z. B. für Antikörper, Gerinnungsproteine), so daß eine Anpassung an neue Bedingungen (z. B. Infektionen) nicht mit ausreichender Kapazität ablaufen könnte.

8.2 Methoden der Ernährungsmedizin

Bei der Definition von „Ernährungsmedizin" wurden auf dem 95. Deutschen Ärztetag 1992 und im Curriculum Ernährungsmedizin der Deutschen Gesellschaft für Ernährungsmedizin (DGEM) hauptsächlich die *Anwendungsaspekte* von ernährungswissenschaftlichen Erkenntnissen berücksichtigt. Trotzdem gilt, daß eine Weiterentwicklung und Anerkennung der Eigenständigkeit des Fachgebietes Ernährungsmedizin entscheidend auch von der *Methodenentwicklung* abhängen wird, die zu neuen Erkenntnissen beitragen kann.

Es ist sowohl die Qualitätskontrolle der Nahrung als auch die Qualitätskontrolle der Ernährung erforderlich. Während es für die Kontrolle der Nahrung eine gut entwickelte Methodik und gesetzliche Bestimmungen gibt, die natürlich auch ausgebaut werden (z. B. für die gentechnisch erzeugte Nahrung und Allergene), muß es Hauptanliegen der Ernährungsmedizin sein, die für die individuelle Ernährung notwendige Diagnostik und Qualitätskontrolle weiter zu entwickeln.

Zu den Methoden der Ernährungsmedizin gehören sowohl Vergleichsstudien als auch die Bestimmung der individuellen Nahrungsenergieverwertung, von Body-mass-Indices und des Ernährungsstatus (vgl. Kap. 1 und 2) sowie die Ermittlung von Bilanzdefiziten für einzelne Nährstoffe.

Vergleichsstudien

Wenn Zusammenhänge zwischen Nahrungsfaktoren und Mortalität zu vermuten sind, werden Vergleichsstudien durchgeführt. Anliegen solcher Studien ist es, die Wahrscheinlichkeit einer Beziehung statistisch zu überprüfen. Auf dem Gebiet der Ernährungswissenschaft haben solche Studien eine Tradition, sie sind jedoch nicht unproblematisch.

Diese Studien müßten an einer weitgehend *homogenen Population* durchgeführt werden, erfordern die Mitführung einer umfangreichen Vergleichsgruppe und eine lange Zeitspanne für die Kontrolle. Die meisten dieser Bedingungen sind oft nur unzureichend realisierbar. Dadurch müssen die Interpretationen dieser Studien sehr sorgfältig erfolgen, und manche ihrer Aussagen werden häufig angezweifelt.*

* Statistisch besteht zum Beispiel eine Zunahme der Blutfette mit dem Lebensalter, aber für sehr alte Personen wurde eine Abnahme der Cholesterinkonzentrationen im Blutplasma gefunden. Dieser Befund würde zwei Interpretationen zulassen: Entweder wären ältere Personen wieder gesünder geworden, oder es hatte sich die untersuchte Population geändert: Denn ein sehr hohes Lebensalter erleben nur wenige. Viele Menschen, die eine Hypercholesterinämie hatten, sind in dieser Altersgruppe bereits gestorben. In der Population sehr alter Menschen sind nur diejenigen übrig geblieben, die niemals erhöhte Cholesterinwerte im Blutplasma hatten, aber in der Gesamtpopulation jüngerer Jahrgänge statistisch „untergegangen" sind.
Insofern können statistische Studien häufig zu falschen Eindrücken verleiten.

Außer der schwierigen Realisierbarkeit der rein technischen Voraussetzungen ist auch die wissenschaftliche Fragestellung in diesen Studien nicht immer eindeutig. Es können sehr viele *Korrelationen* hergestellt werden, *ohne daß kausale Zusammenhänge bestehen* müssen (positive Korrelationen gäbe es zum Beispiel auch zwischen Zuckerkonsum oder Lebensalter oder Motorisierungsgrad und Prostatakarzinom).

Als korrelative Parameter werden häufig Bestandteile eines Bedingungsgefüges verwendet, aber nicht der Faktor selbst, der für einen Zusammenhang kausal verantwortlich ist. Im selben Bedingungsgefüge können mehrere unabhängige Parameter im gleichen Sinne oder gegenläufig korrelativ wirksam sein. Derartige *„confounding-effects"* gilt es auszuschließen.

Es gibt zum Beispiel ebensoviele Studien, die zeigen, daß Vitamine und antioxidative Pflanzeninhaltsstoffe das Tumorwachstum hemmen können, wie Studien, die das Gegenteil suggerieren.

Von den Studien, die zeigen, daß Vitamine und antioxidative Pflanzeninhaltsstoffe das Tumorwachstum hemmen, belegt zum Beispiel die *Linxian-Studie* (an 33 000 Personen mit Mangelerscheinungen), daß durch die tägliche Einnahme einer Kombination von Selen, β-Carotin und Vitamin E zwischen 1983 und 1996 die Ösophagus- und Magenkrebstodesfälle um 16 beziehungsweise um 21 Prozent (gegenüber Placebo-Empfängern) zurückgingen (Blot et al. 1993).

In anderen Studien dagegen, z. B. der finnischen *ATBC-Studie* (alpha-tocopherol and beta-caroten study, Heinonen et al. 1994) oder der *CARET-* (Caroten and Retinol efficiency trial) *Studie* (Omenn et al. 1996) mit männlichen Rauchern wurde festgestellt, daß durch tägliche Einnahme einer Kombination von β-Carotin und Vitamin E bzw. Vitamin A und β-Carotin die Häufigkeit von Lungenkarzinomen zunahm.

Die Anlage der beiden letzteren Studien ist kritikwürdig (s. dazu den Ernährungsbericht der DGE, 1996, S. 203–207). 1. Die Verwertung und Absorption von β-Carotin, Vitamin A und Vitamin E als Präparat ohne Fettzusatz sind nur gering (v. Reinersdorf u. Kübler 1991). 2. Es muß aber vor allem darauf hingewiesen werden, daß die Wirksamkeit der „antioxidativen Vitamine" niemals einzeln betrachtet werden darf. Sie sind in eine **Redoxkette** eingebaut, und ebenso wie für andere antioxidative Vitamine (vgl. Abb. 34, S. 143) hängt es auch bei Vitamin A mit von der Aktivität der Glutathionperoxidase, Superoxiddismutase u. a. Enzymen ab, ob dieses Vitamin reduziert bleibt oder als Oxidationsmittel wirkt. Bei unzureichender Aktivität dieser Enzyme (in geschädigten Zellen, bei Selen- oder Zinkmangel) wirkt auch das β-Carotin als ein Oxidationsmittel. Es wäre denkbar, daß es, ähnlich wie bei den polyungesättigten Fettsäuren, durch alleinige Applikation von Vitamin A, das leicht oxidierbar ist, zu unwirksamen oder toxischen Produkten kommen könnte, die die widersprüchlichen experimentellen Ergebnisse bei Anwendung von Vitamin A erklären. So wie peroxidierte PUFA kann auch peroxidiertes Retinol einen gegensätzlichen Effekt zu den natürlichen Retinoiden haben (Bönner und Rahn 1989).

3. Außerdem ist für die krebshemmende Wirkung des β-Carotins oder Vitamin A vor allem entscheidend, ob aus ihnen *Retinsäuren* gebildet werden können, die für den spezifischen suppressiven „Antitumoreffekt" der Carotinoide verantwortlich sind. Die Retin-

säurekonzentrationen sind in den Studien nicht mitbestimmt worden.

Aus einer fehlenden Antitumorwirkung nach dem gewählten Zufuhrregime in diesen teuren, aber biologisch nicht differenziert genug angelegten Studien kann also nicht darauf geschlossen werden, daß Vitamin-A- oder β-carotinhaltige Nahrung keine Schutzwirkung vor Metaplasien und Tumoren der Lunge hätte.

Statistische Korrelationen können entweder gefunden oder nicht gefunden werden, sie verwirren häufiger, als daß sie dem Arzt gesicherte Anhaltspunkte liefern. Notwendig wäre, daß dabei zumindest die biologischen und *kausalen Beziehungen* berücksichtigt werden.

Statistische Korrelationen werfen also häufig mehr Fragen auf als sie beantworten.

Außerdem ist es bei einer zu groben Auswahl von Parametern unter Umständen möglich, daß bei fehlenden Korrelationen wirkliche Zusammenhänge verdeckt werden. Falsche Schlüsse können auch gezogen werden, wenn ungeeignete Parameter korreliert werden (z. B. wenn man aus niedrigen Vitamin- oder Spurenelementkonzentrationen im Blutplasma auf Mangelsituationen schließen würde).

Statistisch signifikante Korrelationen liefern keine Anhaltspunkte für kausale Zusammenhänge. Vermutete kausale Zusammenhänge sind auf molekularer Ebene abzuklären. Der Vorteil molekularbiologischer Untersuchungen, auch auf dem Gebiet der Ernährungswissenschaften, liegt in ihrer Eindeutigkeit.

Bilanzuntersuchungen

Zur Diagnostik von Defiziten können Bilanzuntersuchungen oder Messungen von Indikatoren für interessierende Nährstoffe (z. B. Enzymaktivitäten) durchgeführt werden, die mit Bilanzen im Organismus korrelieren.

Eine exakte *Diagnostik von Defiziten*, die mittels quantitativer Methoden durchführbar ist, benötigt der Arzt für die Beurteilung des individuellen Ernährungsstatus, und sie ist erforderlich, weil die pauschalen Empfehlungen oft nicht eingehalten werden. Erst die Diagnostik befähigt zu ärztlichem Handeln, zum Beispiel der zusätzlichen Zufuhr von Mangelkomponenten bei Ernährungsdefiziten. Sie ist gegenwärtig aber noch sehr aufwendig und teuer.

Zu dem Methodenspektrum über Bilanzuntersuchungen gehören auch Messungen, die Auskunft über die Verteilung und Kompartimentierung, Verwertbar- und Resorbierbarkeit der essentiellen Nahrungskomponenten geben. Sie sind Voraussetzung für die Bestimmung der Größe individueller Nährstoffpools und geben Auskunft über die Verfügbarkeit von Nährstoffen für den Stoffwechsel.

Nährstoffwirkung

Die Beurteilung der Nährstoffwirkung kann mittels pharmakologischer, organbiochemischer und biochemischer Methoden erfolgen, so daß exakte Dosis/Wirkungsbeziehungen erhalten werden.

Gegenwärtig sind es vor allem aber *molekularbiologische* Untersuchungen, die neue Erkenntnisse über transkriptionale und translationale Effekte von Spurenelementen und Vitaminen bringen können. Es ist z. B. wichtig zu wissen, ob durch eine Mehrzufuhr der essentiellen Nährstoffe Neusynthesen von Enzymen oder Bindungsproteinen angeregt werden. Ein Beispiel dafür war der Nachweis, daß eine Mehrzufuhr von Vitamin A oder Retinsäure auch zur Induktion von Retinsäurerezeptoren führt, die die „Epithelschutzwirkungen" der Retinsäurewirkung erst ermöglicht.

Molekularbiologische Untersuchungen sind auch erforderlich zur Untersuchung der Wirkung von Nährstoffen, zum Beispiel von Selen, Vitamin A oder Vitamin D, die in Tumorzellen an Kernrezeptoren gebunden werden und die mRNA-Synthese an Genen beeinflussen (z. B. zur *Onkogensuppression* beitragen).

Zufuhrempfehlungen
Durch die Bestimmung exakter Dosis/ Wirkungsbeziehungen für Nährstoffe und der Konzentrationsabhängigkeit dieser Wirkungen im komplexen Stoffwechselablauf mittels pharmakologischer, organbiochemischer und biochemischer Methoden sowie durch die exakte Bestimmung von Größen für den Nährstoffverbrauch unter verschiedenen Bedingungen lassen sich auch präventiv wirksame und therapeutische Zufuhrmengen für essentielle Nahrungsfaktoren genauer ableiten. Erst wenn die festgelegten Bedarfswerte (RDA- und RDI-Werte) von den biochemisch erfaßbaren Verbrauchsreaktionen sowie von Bilanzuntersuchungen abgeleitet werden können, werden sie eine ähnliche Bedeutung erhalten, wie in der Pharmakologie die Dosis/Wirkungsbeziehungen.

Dadurch hätte man die Grundlage, für bestimmte Krankheitsgruppen und Risikopatienten die individuellen Bedarfsanforderungen mit wissenschaftlicher Begründung festzulegen.

Manche Zufuhrempfehlungen sind aber auch heute noch nur *Schätzwerte* oder werden aus „wünschenswerten" Blutplasmakonzentrationen abgeleitet, was auch unter Fachkollegen immer wieder Anlaß zu widersprüchlichen Diskussionen gibt. Für den Arzt ist wichtig, daß sich *Konzentrationen* für essentielle Nährstoffe im Blutplasma trotz Verkleinerung von Pools sogar erhöhen können: Ähnlich, wie zum Beispiel die Glucosekonzentration beim Diabetiker oder die Hyperkaliämie bei Azidosen, steigen Konzentrationen im Blutplasma bei erhöhter Stoffabgabe aus den geschädigten Organzellen an und führen zu negativen Bilanzen, weil Nährstoffe dann über die Nieren ausgeschieden oder rascher abgebaut werden (s. a. Kap. 8.2.2). Deshalb sagen Blutplasmakonzentrationen wenig über Defizite oder Stoffbilanzen aus!

Welche naturwissenschaftlichen Methoden sind heute bereits etabliert und werden vornehmlich in der Ernährungsphysiologie angewendet?

- Durch Bestimmung des Ernährungsstatus werden die Funktionseinschränkungen durch Unterernährung (Malnutrition) erfaßt.
- Zur Beurteilung der individuellen Nahrungsenergieverwertung werden Stoffwechseluntersuchungen im Gesamtorganismus und zur Thermogenese mit nichtinvasiven Methoden durchgeführt.
- Der analytische Nachweis der einzelnen Nährstoffkomponenten im biologischen Material erfolgt mit chemischen, radiochemischen und spektrophotometrischen Methoden.

Für die Kontrolle und Überwachung der Nährstoffwirkungen und von Verteilungs- und Wirkungsprinzipien der Nährstoffe im Organismus ist die Ernährungsmedizin auf Methoden und Ergebnisse angewiesen, die unter anderem von der Pharmakologie und Organbiochemie entwickelt worden sind.

Es ist aber die Aufgabe des Fachs Ernährungsmedizin, zur Führung und Überwachung der Ernährungstherapie sowie zur weiteren Erforschung der präventiven und therapeutischen Wirkung von Nahrungsbestandteilen bei verschiedenen individuellen Belastungssituationen diese Methoden an ihre Fragestellungen anzupassen und weiter zu entwickeln.

8.2.1 Nährstoffkompartimentierung

Eine wesentliche Bedeutung für die Ernährungsmedizin hat die Definition und Charakterisierung der endogenen Pools beziehungsweise der „Reservekapazität" für essentielle Nahrungsfaktoren, der Nährstoffkompartimentierung sowie die Charakterisierung der Interkonversionen und Verteilung essentieller Nahrungsbestandteile im Organismus, durch die zum Beispiel auch die Nährstoffkonzentrationen im Blutplasma beeinflußt werden.

Nährstoffpools
Pools (Gewichtsanteil pro kg Körpermasse) werden aus den Konzentrationen des Nährstoffs (mg pro Liter) in bestimmten Kompartimenten (Volumen) errechnet und sind die kompartimentären Nährstoffmengen.

Die meisten essentiellen Nahrungsfaktoren haben im Organismus nur *kleine Pools.* Besonders nichtkovalent gebundene, wasserlösliche Vitamine (z. B. Vitamine B und C), oder essentielle Nährstoffe, die eine hohe Umsatz- und Abbaurate haben, erfordern deswegen eine regelmäßige, tägliche Zufuhr.

Die meisten essentiellen Nährstoffe haben *keine einheitlichen Pools* (außer z. B. Vitamin C, das sich im Extra- und Intrazellulärvolumen etwa gleich verteilt). Eine Möglichkeit zur *Charakterisierung eines endogenen Pools* ist die Festlegung der theoretischen Zeitdauer, bis zu der ein endogen gespeicherter Nahrungsfaktor ohne Nahrungszufuhr ausreichen würde, um den Bedarf zur Verhütung einer Mangelkrankheit zu decken. Tabelle 62 gibt diese Zeitspanne zur Charakterisierung der „Reservepools" im Erwachsenen-Organismus für einige Nährstoffe wider.

1. Die Zeitspannen zeigen, daß es zwischen den einzelnen Nahrungsfaktoren große Unterschiede in der Reservekapazität gibt.
2. Für die Poolgrößen bestehen beträchtliche interindividuellen Unterschiede.
3. Die zeitliche Charakterisierung gibt nicht an, ob die Pools tatsächlich verfügbar sind.

Deshalb sind Angaben über diese zeitlich definierten *„Reservekapazitäten"* eher irreführend. Sie berücksichtigen vor allem nicht, daß alle Zufuhrempfehlungen auf die Erhaltung (bzw. den Aufbau) der endogenen Pools gerichtet sind. Eine Mobilisierung aus den verschiedenen Pools eines Nährstoffs hat unterschiedliche Konsequenzen und ist nicht wünschenswert: Würde man das Gesamt-Calcium im Organismus nur als „Reservekapazität" betrachten, ginge man davon aus, daß die Mobilisierung des Gesamt-Calcium-Pools den völligen Abbau des Knochens zur Folge haben kann, die Mobilisierung des Gesamt-Eisen- oder Vitamin-B_{12}-Pools den Abbau des gesamten Körpereiweißes.

Tabelle 62: „Reservepools" für ausgewählte Nährstoffe im Organismus (nach Kübler 1982).

▪ Calcium	10–20 Jahre
▪ Vitamin B_{12}	3– 5 Jahre
▪ Vitamin A	1– 2 Jahre
▪ Eisen	1– 2 Jahre
▪ Vitamin D	2– 4 Monate
▪ Vitamin B_2 und B_6	2– 6 Wochen
▪ Thiamin	4–10 Tage

Wenn man den Gesamt-Pool also nur als „Reserve" betrachtet, könnten damit zwar z. B. die calciumabhängigen Stoffwechselprozesse bis zu 20 Jahre aufrechterhalten werden, allerdings auf Kosten des Abbaus von Knochen. Da dies verhindert werden muß, ist eine regelmäßige Calciumzufuhr zu sichern.

Für die meisten der eingebauten essentiellen Nährstoffe wird die Erhaltung im Organismus gesichert durch kovalente Fixierung an Eiweißstrukturen. Dies gilt zum Beispiel für Eisen, Cobalt, Selen, Zink. Speziell für die Spurenelemente und die essentiellen Aminosäuren besteht also eine hohe **„Innere Ökonomie"**, das heißt, durch Proteolyse in der Zelle freigesetzte Spurenelemente werden sofort wieder für Synthesen verwendet, ohne daß sie die Zelle verlassen (innere Kreisläufe) und in das Blutplasma übergehen.

Die *Poolgrößen* sind nicht konstant, wie folgende Zusammenhänge zeigen:

- Die Pools für essentielle Nahrungsfaktoren werden im wachsenden Organismus erst aufgebaut (deswegen ist die möglichst angepaßte, regelmäßige Zufuhr erforderlich), und Mangelzufuhr wirkt sich bei Kleinkindern am deutlichsten auf Organfunktionen aus. Bei Nahrungsmangel muß es eine Bevorzugung von Kleinkindern in der Versorgung geben!
- In katabolen Phasen, also auch während einer Krankheit und im Alter, werden Pools vermindert und abgebaut zusammen mit dem Proteinverlust. Um diesen in Grenzen zu halten, hat man darauf zu achten, daß der Proteinabbau nicht zusätzlich durch Mangelernährung für essentielle Faktoren begünstigt wird.
- Beim Mangel des Spurenelements, das als Strukturelement in ein bestimmtes Eiweiß eingebaut wird, oder beim Mangel einer limitierenden, essentiellen Aminosäure, wird die Synthese für dieses Eiweiß nicht stattfinden. Dann überwiegt sein Abbau.

8.2.2 Methoden zur Poolgrößenbestimmung

Besteht eine Poolverkleinerung, so wird die Leistungsfähigkeit des Organismus abnehmen und es werden die von diesem Pool abhängigen *Funktionen* eingeschränkt. Aufgrund dieses Zusammenhangs kann man verminderte Pools von Nährstoffen *klinisch* zum Beispiel durch die Bestimmung des Ernährungsstatus erfassen. Wichtig ist dabei, daß eine Aussage nur bei Verminderung mehrerer Parameter möglich ist. Wenn nur ein Parameter vermindert wäre, so könnte es dafür verschiedene Ursachen geben. Zum Beispiel können Ursachen für eine zu niedrige Hämoglobinkonzentration unzureichende Eiweißernährung, Hemmung der Hämoglobinsynthese durch Erythropoietinmangel bei Niereninsuffizienz oder Hemmwirkung von Zytokinen bei Infektionen oder Blutverlust sein, nicht nur Eisenmangel. Man kann also zum Beispiel die Hämoglobinkonzentration allein nicht zur Beurteilung von Eisenmangel heranziehen.

Zur Erfassung selektiver Defizite kann man *klinisch-chemisch* zum Beispiel den Sättigungsgrad von Transportproteinen (u. a. die Transferrinsättigung für Eisen) bestimmen, oder die Aktivität Vitamin- oder Spurenelement-abhängiger Enzyme, die als Indikatoren für verfügbare Nährstoffpools verwendet werden und bei einem Mangel absinken.

Eine weitere Möglichkeit, Aussagen über die Sättigung von endogenen Pools zu erhalten, besteht in der Bestimmung von *Nährstoffbilanzen.* Dabei wird über eine längere Zeit die Nährstoffzufuhr und Ausscheidung (im Harn, Stuhl) ermittelt.

Für diese Untersuchungen ist entscheidend, daß sie nur unter genau definierten *Steady-state-Bedingungen* eine Aussage erlauben. Aus diesem Grunde ergeben zum Beispiel Konzentrationsmessungen allein fast niemals eine verwertbare Aussage über selektive Defizite oder Poolgrößen, wie noch gezeigt werden wird.

Tierexperimentell lassen sich Poolgrößen vor allem mit *Isotop-markierten Nährstoffen* bestimmen.

Eine Aussage über die Poolgröße läßt sich im Gesamtorganismus für Mineralien und Spurenelemente auch durch Neutronenaktivierung oder mit Hilfe der Verteilung von stabilen Isotopen oder radioaktiv markierten Nährstoffen durchführen (besonders für Vitamine). Eine *direkte* Poolgrößenbestimmung, z. B. für Mineralien und Spurenelemente, könnte erst post mortem erfolgen.

Poolmarkierungen

Der gesamte verfügbare Pool eines Nährstoffs (Poolgröße) kann durch Infusion einer bekannten Menge eines Tracers (m_{x1}, Mol) bestimmt werden. Als Tracer wird eine geringe Menge des zu untersuchenden Nährstoffs markiert, meist mit stabilen (im Tierversuch auch mit radioaktiven) Isotopen, so daß er eine bestimmte Traceraktivität hat (X_{i1}, $Bq \cdot mol^{-1}$). Der Tracer wird infundiert und durch die endogene Verbindung verdünnt.

Bei diesen *„Verdünnungsanalysen"* wird von der homogenen Vermischung des Tracers mit dem gesamten, im Körper vorhandenen unmarkierten Nährstoff ausgegangen, so daß sich im steady state eine neue spezifische Traceraktivität (X_{i2}) einstellt, und so aus der Tracer-Verdünnung die Gesamtmenge des untersuchten Nährstoffs im Organismus (m_{x2}) errechnet werden kann:

$$X_{i1} \cdot m_{x1} = X_{i2} \cdot m_{x2} \qquad \text{bzw.}$$

$$m_{x2} = \frac{X_{i1} \cdot m_{x1}}{X_{i2}} \qquad (1)$$

Im Organismus ist zur Markierung eines endogenen Pools die kontinuierliche Infusion des markierten, untersuchten Stoffs über mindestens 1 bis 3 Stunden notwendig.

X_{i2} wird nach einer Probenentnahme und Isolierung der Verbindung (mit anschließender Messung durch Massenspektroskopie oder Radioaktivitätsmessung) ermittelt.

Einschränkend zu dieser Poolmarkierung ist zu sagen, daß sie immer den Nachweis erfordert, daß sich für einen Nährstoff in den verschiedenen Kompartimenten eine homogene Traceraktivität (X_{i2}) eingestellt hat. Diese Voraussetzung ist selten realisierbar, weil der Gesamtpool für einen Nährstoff *meist nicht homogen* ist und für die unterschiedlichen Kompartimente eines Nährstoffes die Einstellung des Verteilungsgleichgewichts eine unterschiedlich lange Zeitdauer erfordert (z. B. könnte der Calcium- oder Aminosäurepool niemals vollständig und sicher markiert werden).

Außerdem kann es in verschiedenen Kompartimenten in unterschiedlichem Maße zu Abbau-, Umbaureaktionen und zur Ausscheidung kommen, so daß auch die Ausgangsmenge des Tracers vermindert wird. Bei organischen Verbindungen können markierte Metabolite entstehen, die durch Interkonversionen der Verteilung entzogen werden. **Diese Untersuchungen kommen deshalb nur für eine langsam metabolisierte Verbindung in Frage.**

Für manche der interessantesten Nährstoffe liegen auch keine geeigneten Tracerverbindungen oder kein stabiles Isotop vor (z. B. für einige Spurenelemente), so daß nur mit Tierversuchen gearbeitet werden kann.

Die Poolmarkierung kann auch dazu genutzt werden, nach Abbruch der Tracerzufuhr die Wiederfreisetzung des in Organzellen aufgenommenen Nährstoffs oder seinen Abbau zu verfolgen (siehe Eliminationskinetik, Kap. 8.2.5). Zum Beispiel ließe sich auf diese Weise die Proteolyse bestimmen.

Sättigungsgrad von Transportproteinen

Im Blutplasma sind zum Beispiel Spurenelemente gebunden an Albumin, α-2-Makroglobulin und an Aminosäuren.

Einige Spurenelemente haben spezielle Bindungsproteine (Zink: Thymulin, Kupfer: Coeruloplasmin [Ferrooxidase I], Eisen: Transferrin), ebenso wie einige Vitamine (Vitamin A).

Weniger aus den Konzentrationen dieser Liganden und den Konzentrationen der Bindungsproteine, als aus der *Sättigung der Bindungsproteine* können Anhaltspunkte über Pools und die Verfügbarkeit mancher Spurenelemente oder Vitamine gewonnen werden.

Analytisch wird zur Sättigungsbestimmung von Transportproteinen mit ihrem Liganden zuerst die Ligandkonzentration und anschließend die Konzentration des Bindungsproteins im Blutplasma bestimmt. Zum Beispiel für Eisen müßte zunächst (A) die Serumeisenkonzentration (µmol/l) und anschließend immunologisch (B) die Transferrinkonzentration (g/l) bestimmt werden, die ein Maß für die maximale Eisenbindungskapazität des Blutplasmas darstellt (1 Molekül Transferrin kann 2 Eisen^{3+}-Ionen binden). Aus dem Quotienten $A/B \cdot 100$ erhält man die Transferrinsättigung und damit einen Anhaltspunkt für die prozentuale Sättigung des Eisenpools.

Aktivität Vitamin- oder Spurenelement-abhängiger Enzyme

Hinweise über Nährstoffbilanzen lassen sich auch aus der spezifischen Aktivität Vitamin-abhängiger Enzyme ableiten. Bei einem Mangel essentieller Nährstoffe, die in das untersuchte Enzym eingebaut werden, wäre auch dessen Aktivität erniedrigt.

Zum Beispiel wird die Aktivität der Vitamin-B_2-(FAD-)abhängigen Glutathionreduktase benutzt, um den Riboflavinstatus aus dem Quotienten der Aktivitäten der Glutathionreduktase in Erythrozyten mit und ohne FAD zu bestimmen. Die Aktivität der Alkalischen Phosphatase wird für die Beurteilung des Zinkstatus herangezogen, die selenabhängige Glutathionperoxidase für die Beurteilung des Selenstatus oder die Mn-abhängige Superoxiddismutase in den Erythrozyten des Gesamtblutes für die Beurteilung der Manganversorgung.

Blutplasmakonzentrationen

Wenn ein Stoff*zufluß* eine angepaßte Steigerung des Stoff*abflusses* in die peripheren Organe auslöst, so daß wieder ein Gleichgewicht entsteht, bleibt die Konzentration des Stoffes im Blutplasma gleich (Steady-state-Bedingungen). Die Konstanthaltung trifft aber nur für wenige Metabolite zu. **Für alle Spurenelemente und Vitamine (außer für Vitamin A) gibt es keine Homöostase der Blutplasmakonzentrationen.** Ihre Konzentrationen nehmen infolge verminderten Zuflusses oder durch einen gesteigerten Abfluß ab, und es kommt zur Konzentrationszunahme durch gesteigerten Zufluß oder verminderten Abfluß. An dieser Dynamik sind aber nicht nur die Bereitstellung durch Nahrung und Gradienten beteiligt, die von der Auffüllung von Depots abhängen, sondern zum Teil auch noch unerforschte spezifische Absorptions-, Synthese-, Umverteilungs-, Abbau- und Ausscheidungsreaktionen, an denen Enzym- und Carriersysteme mitwirken.

Zeitabhängig stellt sich die Konzentration eines beliebigen Stoffes i in Abhängigkeit vom Zufluß (R_i/v_i) und der Stoffelimination ($-k_i \cdot c_i$) ein:

$$\frac{dc}{dt} = -k_i \cdot c_i + \frac{R_i}{v_i} \qquad (2)$$

R_i: Stoffzuflußgeschwindigkeit durch Resorption, Freisetzung aus Speichern oder durch Infusion.

v_i: Verteilungsvolumen der zugeführten Verbindung in den Extra- und Intrazellulärräumen ($ml \cdot kg^{-0,75}$)*.

c_i: Konzentration von i im Blutplasma ($Mol \cdot ml^{-1}$)

k_i: Eliminationskonstante von i (min^{-1}).

Ist die Zufuhr größer als die Elimination, steigt die Konzentration für i an. Der Anstieg ist um so steiler, je größer die Zufuhrgeschwindigkeit und je kleiner das Verteilungsvolumen und die Eliminationskonstante für i sind.

Nach Integration von Gleichung 2 erhält man:

$$\frac{R_i}{v_i \cdot k_i} - c_i = \frac{(R_i - c_o)}{v_i \cdot k_i} \cdot e^{-k_i \cdot t} \qquad (3)$$

und nach Umstellung

$$c_i = \frac{R_i}{v_i \cdot k_i} - \frac{(R_i - c_o)}{v_i \cdot k_i} \cdot e^{-k_i \cdot t} \qquad (4)$$

Formal wird eine konstantbleibende Konzentration im Blutplasma c_{iM} erreicht, wenn der zweite Ausdruck wegfallen kann, bei unendlich großem t (d. h. *zeitunabhängigen „Steady-state"-Bedingungen*):

$$c_{iM} = \frac{R_i}{v_i \cdot k_i} \qquad (5)$$

Im steady state wird also durch gleichbleibende Zu- und Abflüsse ein konstant bleibender Wert für i im Blutplasma (c_{iM}) erreicht.

Der konstant bleibenden Steady-state-Konzentration c_{iM} ($Mol \cdot ml^{-1}$) entspricht ein konstant bleibender Zufluß ($R_i = Mol \cdot min^{-1} \cdot kg^{-0,75}$) und eine konstant bleibende Elimination ($v_i \cdot k_i = ml \cdot min^{-1} \cdot kg^{-0,75}$).

Die *Elimination* wird durch die Aktivitäten der Einbaugeschwindigkeit in Zellen (z. B. mit Hilfe einer Carrieraktivität) sowie durch Verbrauchs- und Abbaureaktionen sowie durch Ausscheidungsreaktionen (Leber, Niere) bestimmt.

Die *Zuflüsse* werden durch Entspeicherungsreaktionen oder eine kontinuierliche Infusion eingestellt.

Das Blutplasma ist das Kompartiment und die zentrale Meßstelle, in dem zumeist die Konzentrationsbestimmungen auch für alle zuzuführenden essentiellen Nahrungsfaktoren erfolgen können. Die Homogenität des Blutplasmakom-

* Damit im Gesamtorganismus vergleichbare Größen ermittelt werden können (homomorphe Größen, Stoffwechselstandardgröße P), müssen bei Versuchen mit unterschiedlichen Säugetieren die Stoffwechselparameter auf Kilogramm Körpermasse (M) bezogen, also durch einen Masseexponenten (b) korrigiert, werden: $P = aM^b$.
Als Masseexponent b wird vielfach 0,75 eingesetzt. Der basale Stoffwechsel erwachsener Säugetiere ist jedoch besser vergleichbar, wenn auf einen Masseexponenten von 0,66 bezogen wird (Heusner 1982).

partimentes wird weitgehend gesichert durch den Blutumlauf.

Aber es lassen sich nur für wenige Nährstoffe aus ihrer Blutplasmakonzentration Rückschlüsse auf die Sättigung von Pools und Nährstoffbilanzen ziehen.

Die theoretische Begründung, warum sich aus Analysen und Konzentrationsbestimmungen im Blutplasma nur selten Rückschlüsse auf Vitamin- und Spurenelementbilanzen ableiten lassen, ergibt sich auch aus folgenden Zusammenhängen (Tab. 63):

1. Die Dynamik der konzentrationsbestimmenden Prozesse unterliegt einem ständigen Wechsel, der von äußeren und inneren Bedingungen der Zellen und des Gesamtorganismus abhängig ist. Die Intensität der Speicherungs- und Entspeicherungsreaktionen unterscheiden sich erheblich, wenn man sie entweder in der absorptiven (anabolen) oder postabsorptiven (katabolen) Phase bestimmt, die sich abwechseln. Viele Synthesen und Abbaureaktionen sind auch hormonabhängig. Eine einfache Konzentrationsbestimmung wäre zur Beurteilung der „Versorgung“ (Poolsättigung) allein nicht ausreichend.
2. Spurenelemente bleiben den Organzellen erhalten, wenn sie ständig rezyklisiert werden. Das heißt, freigesetzte Spurenelemente werden sofort wieder in neusynthetisierte Eiweiße eingebaut *(„Innere Ökonomie“)*. Wenn intrazellulär Eiweißsynthesen stattfinden, bleiben die Spurenelemente den Zellen erhalten und führen u. U. im Blutplasma zu absinkenden Konzentrationen. Umgekehrt, wenn Proteolysen überwiegen, kann die Blutplasmakonzentration ansteigen.
Im Organismus liegen z. B. auch Aminosäuren in gebundener Form vor, die erst unter katabolen Bedingungen freigesetzt werden.

Tabelle 63: Einige Einflußgrößen für Veränderungen in den Blutplasmakonzentrationen von Spurenelementen.

Konzentrationssenkung im Blutplasma:
▪ durch Cortisol (Zink- und Selenabfluß in Organzellen durch Synthese von Enzymen, die diese Spurenelemente binden, z. B. bei Streß, Narkose, OP, Infektionen), ▪ durch Verminderung der Plasmaproteine im chronischen Hunger, ▪ durch Verminderung von Eisen und „Anti-Akute-Phase-Proteinen“ bei systemischen Entzündungen, ▪ durch zirkadiane Rhythmik.
Konzentrationserhöhung im Blutplasma:
▪ durch Estrogene (steigern die Coeruloplasminsynthese und Kupferkonzentration), ▪ durch Erhöhung von „Akute-Phase-Proteinen“ (die Zink und Kupfer binden) bei systemischer Entzündung, ▪ durch intrazelluläre Proteolyse und Freisetzung von Selen, Kupfer und Zink, ▪ durch Zunahme der Plasmaeiweiß-Konzentration (α-2-Makroglobulin), ▪ bei Verminderung des Blutvolumens, ▪ durch zirkadiane Rhythmik.

3. Zwischen den Zuflüssen nach Absorption von Nährstoffen aus dem Darm und den Blutplasmakonzentrationen besteht nur für wenige Vitamine eine Proportionalität, zum Beispiel für Folsäure, Cyanocobalamin, Vitamin E. Für die meisten Vitamine und Spurenelemente besteht diese Proportionalität nicht. Es gibt außerdem für jeden Menschen individuelle Maximalwerte für Blutplasmakonzentrationen. So ist bei hoher Vitamin-C-Zufuhrsteigerung eine maximale Vitamin-C-Konzentration im Blut nicht weiter zu steigern (Garry et al. 1986), weil die Vitamin-C-Ausscheidung stark zunimmt. Die maximale Plasma-Vitamin-C-Konzentration wird durch die individuell unterschiedliche *„Nierenschwelle“* für das Vitamin C erklärt (vgl. Abb. 39, S. 152).
4. Die Konzentrationen im Blutplasma können *zirkadianen Biorhythmen* unterliegen. Für Eisen sind die Blutplasmakonzentrationen morgens 2- bis 3fach höher als abends. Die Biorhythmen sind interindividuell nicht absolut zeitgleich, so daß ein Vergleich zwischen Personen (und die Festlegung von Standardwerten) problematisch ist, jedenfalls nicht für die Beurteilung von Defiziten herangezogen werden kann.
5. Für gebundene Liganden, zum Beispiel Kupfer an Coeruloplasmin (Ferrooxidase I), Eisen an Transferrin oder Vitamin A an Retinol-bindendes Protein, hängen die Konzentrationen im Blutplasma auch von der Konzentration der *Bindungsproteine* ab. Die Bindungsproteine unterliegen jedoch häufig einem turnover, der unabhängig von dem Umsatz des Transportliganden ist.
Die Eisen- und Transferrinkonzentration ist bei systemischen Entzündungsreaktionen vermindert (Transferrin ist ein „Anti-Akute-Phase-Protein“).
Die Coeruloplasmin- und Kupferkonzentrationen sind bei systemischen Entzündungsreaktionen erhöht (Coeruloplasmin ist ein „Akute-Phase-Protein“), ebenso die Zinkkonzentration. Zink ist an α-2-Makroglobulin (ein „Akute-Phase-Protein“), an Thymulin und an Metallothionin gebunden.
6. Wenn hohe Konzentrationen für Retinol-bindendes Protein vorliegen (oder eine hohe Retinolkonzentration), so kann dies auf einer gestörten Endozytose bei *Niereninsuffizienz* beruhen.
Bei Kranken mit Nierenbeteiligung oder alten Menschen wird für Vitamin A *(Retinol)* häufig im Blutplasma eine zu hohe Konzentration (gegenüber dem Normalbereich) gefunden, weil eine zu hohe Konzentration an Retinol-bindendem Protein vorliegt, das beim Gesunden und jungen Menschen durch die Niere rasch abgebaut und auf einem niedrigen Niveau gehalten wird. Eine hohe Retinolkonzentration bedeutet also keinesfalls immer eine ausreichende Vitamin-A-Bilanz.
7. Im Postaggressionsstoffwechsel findet eine Umverteilung von Eisen, Kupfer und Zink statt. Im Blutplasma können Spurenelemente erhöht sein nach *Zellschädigung* mit Austritt der Proteine, die das Spurenelement intrazellulär binden.
Solche „Abgabereaktionen“ können sich kurzzeitig, z. B. bei intensivmedizinischen Maßnahmen, durch Hypoxie, Narkose, Operation oder Schock, einstellen und bedeuten keinesfalls eine „Bilanzverbesserung“. Aus kurzzeitigen Veränderungen der Spurenelementkonzentrationen im

Blutplasma können keine Aussagen über einen Mangel oder Veränderung der Bilanz gezogen werden, weil sie vorrangig auf *Veränderungen der Verteilung* zwischen den Kompartimenten (Zu- oder Abstrom) beruhen.

Konzentrationsbestimmungen im Blutplasma geben auch für Bestandteile, die durch *hormonelle Regelungsvorgänge* obligatorisch konstant gehalten werden (z. B. Glucose, Plasmaalbumin, Natrium, Kalium, Calcium), keine Auskunft über ihre Bilanz im Körper, sondern nur über das Funktionieren ihrer Regelung.

8.2.3 Nährstoffbilanzen

Nährstoffbilanzen lassen sich aus Ausscheidungs- und Zufuhrwerten ableiten.

Bei einigen Nährstoffen entspricht nämlich die ausgeschiedene Menge im 24-Stunden-Harn annähernd der täglichen Zufuhrmenge. Die ausgeschiedene Menge für einen Stoff (mg oder Mol · min^{-1}) wird aus dessen Konzentration im 24-Stunden-Harn und dem Volumen des 24-Stunden-Harns berechnet, ähnlich der Clearance.

Aus der Bestimmung der Nährstoffausscheidung kann zum Beispiel für Iod, Vitamin C oder Vitamin B_{12} auf die Bilanz und damit auf Mangelernährung geschlossen werden:

- Bei ausgeglichener *Iodbilanz* werden täglich gleiche Mengen zugeführt und ausgeschieden (etwa 100 µg Iod ausgeschieden und zugeführt). Bei einer Ausscheidung unter 50 µg/Tag liegt sicher eine negative Iodbilanz und eine Mangelzufuhr vor, wie in den meisten Regionen Deutschlands (s. Abb. 51, S. 276).*
- Ähnlich wie für das Iod kann auch für Vitamin C oder **Vitamin B_{12}** die Bilanz aus der ausgeschiedenen Menge ermittelt werden.
  Für die Bestimmung der Vitamin-B_{12}-Bilanz und -Verfügbarkeit wurde ein eigener Test entwickelt (Schilling-Test, Vitamin-B_{12}-Absorptionstest oder Vitamin-B_{12}-Urinexkretionstest): Nach oraler Einnahme einer Kapsel ^{57}Co-Vitamin-B_{12}, das bei Mangel gebunden wird, kommt es normalerweise nach Zufuhr eines Überschusses von unmarkiertem Vitamin B_{12} (1 mg Vitamin-B_{12} per os nach 2 Stunden) zur Verdrängung und Ausscheidung von ^{57}Co-Vitamin-B_{12} im Harn. Es wird die ^{57}Co-Ausscheidung im 24-Stunden-Sammelurin bestimmt. (Normal werden über 10 bis 50 % der ^{57}Co-Vitamin-B_{12}-Testdosis ausgeschieden; ist es weniger, besteht **Vitamin-B_{12}-Mangel.**)

Eine Differenzierung zwischen Vitamin-B_{12}-Mangel oder Vitamin-B_{12}-**Absorptionsdefekt** kann in einem anderen Test erfolgen: Die Zufuhr des nichtmarkierten Vitamins B_{12} (1 mg Vitamin B_{12}) erfolgt parenteral (intramuskulär).

Bei Ausscheidung von weniger als 10 % besteht ein Absorptionsdefekt. Eine weitere Differenzierung kann anschließend durch gleichzeitige Gabe von Schweine-Pyloruspulver erfolgen: Wenn sich mit diesem Zusatz die Ausscheidung mehr als verdoppelt, besteht ein *Mangel an* **„intrinsic factor"** (z. B. infolge Achylie bei Alkoholikern).

* Ein Iodmangel ließe sich (unabhängig von der Iodausscheidung) aber auch funktionell aus der erhöhten TSH-Konzentration im Blutplasma ableiten. Während der therapeutischen Zufuhr einer bekannten Iodmenge läßt sich durch direkte Bestimmung der Iodausscheidung aber eher feststellen, wann die ausgeglichene Iodbilanz wieder erreicht wird.

Eine *negative* **Vitamin-B_{12}-Bilanz** kann man aber auch durch die Bestimmung des Vitamins im Blutplasma mit einem Radioimmuntest feststellen: Bei weniger als 150 ng/l des Vitamins liegt sicher ein Defizit vor (Vitamin B_{12} normal: 200 bis 800 ng/l).

Umsatzbestimmungen durch Endproduktnachweis
Als Maß für die Verwertung aufgenommener Nährstoffe im Organismus kann die Ausscheidung ihrer Endprodukte ($Mol \cdot min^{-1}$) bestimmt werden, zum Beispiel von Harnstoff für den Abbau von Nahrungseiweißen.

Den *Abbau von endogenem Muskeleiweiß* könnte man durch die Bestimmung der Methylhistidinausscheidung ermitteln.

Anhaltspunkte für die Gesamtproteolyse im Organismus kann man gewinnen, wenn man nach Poolmarkierung der Eiweiße mit ^{13}C-$NaHCO_3$ und nach dem Abbruch der ^{13}C-$NaHCO_3$-Fütterung die Menge des freigesetzten Leucins (Mol/min) durch Zunahme der Ausscheidung von ^{13}C-CO_2 in der Atemluft messen würde, die der Proteolyse proportional ist (vgl. Kap. 8.2.5).

Nach einem ähnlichen Prinzip kann man den Fettsäurenumsatz beurteilen: Werden ^{13}C-markierte Fettsäuren in Chylomikronen oder VLDL (die in einem Vorversuch erzeugt wurden) infundiert, werden diese infundierten Triglyceride im Organismus ebenso zu CO_2 abgebaut wie die aus den endogenen Triglyceriden. Auch hier kann man durch Bestimmung der ^{13}C-CO_2-Ausscheidung (oder des $^{13}C/^{14}C$-Verhältnisses) in der Atemluft Anhaltspunkte über die Fettsäurenverwertung (aus Triglyceriden) gewinnen.

Die Dynamik der Freisetzung von Fettsäuren in den verschiedenen Fettdepots (Unterhaut-, Bauchfett) ist auch durch Untersuchung der Lipolyse zu erkennen. Die Lipolyse kann an isolierten Fettgewebsstückchen (gewonnen durch Feinnadelbiopsie) in vitro anhand der Glycerolfreisetzung beurteilt werden.

Auch Ausscheidungsprodukte kann man als Maß für den endogenen Umsatz benutzen, zum Beispiel für den Umsatz von polyungesättigten Fettsäuren das 6-oxo-Prostaglandin F.

8.2.4 Standardisierbare analytische Methoden

Zur Beantwortung einer Fragestellung reichen Untersuchungen mit ein und derselben Methode häufig nicht aus. Mitunter kann oder muß eine ganze Palette verschiedener Methoden eingesetzt werden, oder es gibt zur Beantwortung einer bestimmten Fragestellung geeignetere Methoden und weniger geeignete. Als ein Beispiel soll die Bestimmung von Parametern für das „antioxidative Potential" im Organismus dienen:

Spezifische Tests wären u. a. die Ermittlung des Selenstatus. Er kann aus der Aktivität der selenhaltigen Glutathionperoxidase im Gesamtblut mit Hilfe eines Enzymimmunoassays bestimmt werden.

Als Indikator für einen erhöhten Verbrauch von antioxidativ wirksamen Nährstoffen können als Marker für freie Sauerstoffradikale die Myeloperoxidasefreisetzung ins Blutplasma und die Lactoferrinfreisetzung aus Leukozyten mit Hilfe von Enzymimmunoassays nachgewiesen werden sowie mit Hilfe spektrophotometrischer Methoden die (Cu/Zn)-Superoxiddismutase-Aktivität, die Glutathion-(GSH-)Konzentration oder die Malondialdehydkonzentration. *Unspezifische* Anhaltspunkte für eine

Schädigung von Organzellen durch Peroxidationen (und die Schutzwirkung von Vitamin E oder Selen [Lockwood u. Eckhert 1992]) könnten aus der Freisetzung zellspezifischer Enzyme aus den zu untersuchenden Zelltypen erhalten werden, zum Beispiel der Kreatinkinaseaktivität im Blutplasma bei Muskelfaserschädigung oder der Lipase und Amylaseaktivitäten bei vermuteter Pankreasschädigung.

Zur Analytik und Konzentrationsbestimmung werden also *standardisierbare analytische Methoden* eingesetzt. Weitere sind:

- Die Bestimmung vitaminabhängiger Enzymaktivitäten im Blutplasma mit *spektrophotometrischen* Methoden. Beispiele sind die Aktivität der Vitamin-B_2-(FAD)-abhängigen Glutathionreduktase, die Aktivitäten der zinkabhängigen Alkalischen Phosphatase oder der manganabhängigen Superoxiddismutase in den Erythrozyten des Gesamtblutes;
- *Radio- oder Enzymimmunassays* (z. B. für Vitamin D oder B_{12}, für die spezifischen Transportproteine von Vitamin A, von Eisen [Transferrin], Zink [Thymulin], Kupfer [Coeruloplasmin]) sowie für Hormone (TSH für den Iodstatus);
- Die *Massenspektroskopie in Verbindung mit der Gaschromatographie (GCMS-Technik)*. Sie wird zur Quantifizierung von Ausscheidungsprodukten unter anabolen und katabolen Bedingungen, für Nährstoffinterkonversionen (z. B. für Vitamine, ungesättigte Fettsäuren), die mit stabilen Isotopen markiert wurden, eingesetzt. Dadurch können diese Untersuchungen auch am Menschen durchgeführt werden; dasselbe trifft auf die
- *Infrarot-Spektroskopie (IRS)* zu. Mit ihr kann zum Beispiel das ^{13}C-/^{14}C-Verhältnis von CO_2 in wenigen Millilitern der abgegebenen Atemluft bestimmt werden, was zum Beispiel bei Absorptionsuntersuchungen oder zur Ermittlung von Oxidationsraten von ^{13}C-markierten Fetten oder der ^{13}C-Harnstoffspaltung durch Helicobacter pylori notwendig ist.
- Die *Atomabsorptionsspektrophotometrie (AAS)*. Durch sie erfolgt der Nachweis und die Konzentrationsbestimmung von Gesamt-Calcium, Magnesium, Zink, Selen, Cadmium, Eisen, Lithium, Chrom und anderer Elemente, die zum Beispiel für die Beurteilung der Sättigung von Transportproteinen und ihrer Bindungskapazität im Blutplasma oder zur Bestimmung der dissoziierten und undissoziierten Fraktionen herangezogen werden.
- Die *Kapillar-Elektrophorese sowie die high-performance liquid chromatagraphy (HPLC)* mit UV-, Fluoreszenz-, radiometrischem oder elektrochemischem Detektor sind unter anderem für den Nachweis der Vitamine A und E sowie für Umsatzmessungen zum Nachweis von Metaboliten und Abbauprodukten, zum Beispiel der ungesättigten Fettsäuren, geeignet.

Ältere, bekannte Methoden, wie zum Beispiel die Carr-Price-Reaktion für Vitamin A, die Reaktion mit 2,6-Dichlorphenolindophenol ohne meta-Phosphorsäure für die Vitamin-C-Bestimmung oder die Pyridyl-Azofärbung für die Zinkbestimmung sind dagegen nicht standardisierbar.

Enzymimmuntests (EIA)

Für viele Vitamine, aber auch für die proteingebundenen Spurenelemente, sind zur Konzentrationsbestimmung quantitative Immuntests entwickelt worden.

Das Prinzip dieser Tests ist, daß *monoklonale Antikörper* gegen spezifische Strukturen der nachzuweisenden Nährstoffträger erzeugt worden sind. Daran können sich der zu untersuchende Ligand (z. B. Vitamin D oder B_{12}, Retinol-bindendes Protein, Transferrin, Metallothionin, Coeruloplasmin) aus dem Untersuchungsmaterial binden.

Im *„Sandwich-Verfahren“* wird nun mit Hilfe eines zweiten Antikörpers an diesen Komplex ein Enzym gebunden (meist Peroxidase oder alkalische Phosphatase), durch das proportional der gebundenen Ligandkonzentration eine Färbung im Teströhrchen zustande kommt.

Anstelle des antikörpergebundenen Enzyms kann auch ein antikörpergebundenes Lumichrom oder eine fluoreszierende Verbindung treten (Lumineszenz- bzw. Fluoreszenzimmunassay).

Massenspektroskopie, Gaschromatographie und Infrarotspektroskopie (IRS)

Für Untersuchungen im Menschen können mit stabilen Isotopen markierte Verbindungen verwendet werden. Dabei werden mit *stabilen Isotopen* markierte Ausgangsverbindungen verabreicht, um ihre Stoffwandlung im Organismus zu untersuchen. Zum Einsatz kommen ^{13}C-, ^{2}H- und ^{15}N-markierte Ausgangsverbindungen. Möglich wird dadurch zum Beispiel die Quantifizierung von Ausscheidungsprodukten unter anabolen und katabolen Bedingungen, von Nährstoffinterkonversionen (z. B. für Vitamine, ungesättigte Fettsäuren und andere Abbau- und Endprodukte).

Die Endprodukte, die dann ebenso wie die Ausgangsprodukte markiert sind, werden der massenspektroskopischen Untersuchung zugeführt.

Die vom Patienten entnommene Probe (Blutplasma, Atemluft, Harn, Gewebe) muß dabei meist erst aufgetrennt und die zu untersuchende Verbindung isoliert werden (z. B. durch Elektrophorese, präparative HPLC). Anschließend wird die zu untersuchende Verbindung durch *„Probenchemie“* in eine gasförmige Verbindung (CO_2, N_2) überführt oder in Wasser umgewandelt. Danach erst kann in einem Massenspektroskop ihr $^{13}C/^{14}C$-, $^{15}N/^{14}N$- oder $^{2}H/H$-Verhältnis bestimmt werden.

Eine wesentliche Erleichterung ist es, wenn das untersuchte Stoffwechsel-Endprodukt in den gasförmigen Zustand übergeführt werden kann (z. B. Aceton, Ammoniak, Acrolein, Dioxin), so daß es durch *Gaschromatographie* aufgetrennt und danach ohne probenchemische Umwandlung direkt massenspektroskopisch analysiert werden kann (Kombination von Gaschromatographie- und Massenspektroskopie-Gerät [GCMS-Technik]).

Auch mit Hilfe der *Infrarotspektroskopie* (IRS) kann in Gasen, wie dem CO_2 der ausgeatmeten Luft, das $^{13}C/^{14}C$-Verhältnis (in wenigen Millilitern) analysiert werden.

Atomabsorptionsspektrophotometrie (AAS) und Flammenphotometrie

Die meisten kationischen Spurenelemente werden durch AAS oder Flammenphotometrie in homogenen oder homogenisierten Proben von Körperteilen nachgewiesen.

Methoden dafür sind die Hybrid-Atom - Absorptions - Spektrometrie (HAAS), die elektrothermische Atom-Absorptions-Spektrometrie (EAAS) und die Flammen-Atom-Absorptions-Spektrometrie (FAAS).

Durch eine weitere Modifikation der AAS, durch „Elektronenstrahl-AAS“, ist für Natrium und Kalium auch in strukturierten Gewebeproben, wie Nieren oder Dünndarm, die Bestimmung von Konzentrationen in sehr kleinen Räumen („unstirred layers" in den Mikrovilli und Zwischenzellspalten) möglich, woraus die *Kompartimentierung* und Bestimmung von ATPase-kontrollierten Natrium/Kalium-Konzentrationsgradienten möglich ist, die zum Beispiel für die Na^+-abhängige Glucose- und Aminosäurenabsorption im Dünndarm und in den Nieren verantwortlich sind (Gupta et al. 1979).

Zum Ionennachweis werden aber auch die differentielle anodische Puls-Stripping Voltametrie (DPASV), die radiochemische Neutronen-Aktivierungs-Analyse (RNAA) sowie die instrumentelle Neutronen-Aktivierungs-Analyse (INAA) eingesetzt.

Wichtig ist für die Bestimmung ionisierter Salzionen auch die Anwendung von *elektrochemischen Elektroden* (Sensoren).

Für die einzelnen Salzionen gibt es jeweils bevorzugte Methoden. Es kann mit den einzelnen Methoden häufig auch nur eine bestimmte Fraktion eines Salzions oder die *Gesamtkonzentration* bestimmt werden. So erfolgt durch Atom-Absorptions-Spektrophotometrie die Konzentrationsbestimmung von *Gesamt*-Calcium, Magnesium, Zink, Selen, Cadmium, Eisen, Lithium, Chrom und anderen Elementen, die zum Beispiel für die Beurteilung der Sättigung von Transportproteinen und ihrer Bindungskapazität im Blutplasma herangezogen werden.

Die Bestimmung der ungebundenen, *dissoziierten Salzionen* kann mit Hilfe *ionenselektiver Elektroden* erfolgen. Für Nierenpatienten mit Alkalose oder Azidose ist es zum Beispiel erforderlich, daß sowohl die Gesamt-Kalzium-Konzentration als auch die Bestimmung des „freien Kalziums" erfolgt. Die Bestimmung von ungebundenen Kationen erfordert *p*H-Konstanz bei der Bestimmung und ist mit einem höheren Aufwand verbunden.

Hochleistungs-Flüssigkeitschromatographie (HPLC)

Bei der HPLC sind für die Auftrennung Partikel in einer Chromatographiesäule verantwortlich, die als stationäre Phase fungieren und sich in Größe, Ladung und Absorptionseigenschaften unterscheiden.

Von den Partikeleigenschaften hängt auch die *Retentionszeit* ab, die verschiedene aufzutrennende Verbindungen in einer Säule haben. Nach der Auftragung des Probengemischs (durch einen verschließbaren Injektor) wird die Probe durch den Elutionspuffer (mobile Phase), der bei der HPLC mit hohem Druck durch eine Edelstahl-Säule gepumpt wird, in die Säule befördert und aufgetrennt. Bei der Auftrennung eines Gemischs ähnlicher Verbindungen sind die einzelnen Komponenten eindeutig identifizierbar durch die Retentionszeiten (wann der Peak nach dem Start erscheint), und die Konzentrationen sind durch die Höhe (Fläche) des Peaks zu bestimmen.

Im Eluat bei HPLC lassen sich viele Verbindungen bereits durch ihre Eigenabsorption von UV-Licht (mit UV-Detektor) nachweisen, andere durch ihre Fluoreszenz nach Anregung mit UV-Licht (Fluoreszenz-Detektor) oder durch Redox-Reaktionen (mit elektrochemischem Detektor) und radioaktiv markierte Verbindungen mit radiometrischem Detektor, so daß die Identifikation und Konzentrationsbestimmung für die aufgetrennten Verbindungen ohne Zusätze und Nachweisreaktionen direkt möglich ist.

Die HPLC wurde für Verbindungen mit relativ niedrigem Molekulargewicht entwickelt. Es sind aber im Prinzip alle organischen Verbindungen nachweis- und quantifizierbar.

Konkret wird mit einem bestimmten Säulenmaterial und einem bestimmten Detektor jedoch immer nur ein Gemisch ähnlicher Verbindungen analysiert (z. B. Vitamine A und seine Derivate oder Vitamin E und seine Derivate).

Zur Standardisierung werden bei der Konzentrationsbestimmung immer die Peakflächen-Integrale (mV · S) der zu untersuchenden Substanz auf das Peakflächen-Integral eines *„internen Standards"* bezogen (es werden „product ratios" gebildet). Die Substanz, die als interner Standard verwendet wird, sollte in ihren Eigenschaften der zu untersuchenden Verbindung sehr ähnlich sein.

Wichtig ist, daß eine bekannte Menge dieser Substanz dem Analysenmaterial immer sofort nach der Gewinnung zugesetzt werden muß, so daß dessen Konzentration in der Probe genau bekannt ist. Da die interne Standard-Substanz denselben Veränderungen unterliegt wie die Probe, kann man die Probe auch längere Zeit vor Beginn der Analyse mit HPLC aufbewahren.

Um eine Verunreinigung des Säulenmaterials zum Beispiel mit Blutplasmaproteinen zu verhindern, werden die zu untersuchenden Verbindungen im Probenmaterial (Blutplasma, Harn, Homogenate) entweder durch Fällungsreaktionen und Filter vorgereinigt, oder die Verbindung wird an Absorptionsmittel gebunden, konzentriert und wieder abgelöst. Außerdem verwendet man meist sogenannte Vorsäulen aus ähnlichem Material wie in der Trennsäule, um die Lebensdauer der Chromatographiesäule zu verlängern.

Vorteile der HPLC gegenüber anderen analytischen Methoden sind, daß quantitative Analysen ohne spezifische Methoden und Zusätze, sondern direkt aufgrund der Linearität von Lichtabsorption und Peakflächenintegralen sowohl für den internen Standard als auch für die untersuchten Verbindungen möglich sind.

Außerdem kann die HPLC für präparative Zwecke und zur Reinigung von Metaboliten und Abbauprodukten verwendet werden, so daß anschließend ihre Struktur aufgeklärt werden kann. Vorteile der HPLC ergeben sich auch daraus, daß Auftrennung, Quantifizierung und präparative Bereitstellung von Verbindungen in einem Schritt nahezu verlustlos erfolgen können.

HPLC-Untersuchungen haben eine hohe Spezifität, Sensitivität und Präzision. Abbauprodukte von Vitaminen, Metabolite, aber auch Artefakte und unspezifische Endprodukte, können aufgrund der Retentionszeiten und ihrer Beziehung zur Molekülmasse genau bestimmt werden. Die Nachweisgrenze der HPLC-Methode wird durch die Empfindlichkeit der *Detektoren* bestimmt. Meist können Verbindungen noch im Bereich von 10^{-8} bis 10^{-7} Mol/l nachgewiesen werden.

Damit ist ihre Sensitivität um Zehnerpotenzen höher als spektrophotometrische und Anfärbe-Methoden nach Gelelektrophorese.

Nachteile der HPLC-Technik sind, daß sie relativ zeitaufwendig ist (eine Analyse dauert etwa 1 bis 2 h), und sie ist nur in begrenztem Maße automatisierbar. Deswegen eignet sie sich mehr für die Forschung und weniger für die klinische Routinediagnostik. Für diese ist sie aber eine vorzügliche Referenzmethode, zum Beispiel für die Qualitätskontrolle von Immuntests (EIA, ELISA,

ELOSA, RIA, FIA), mit denen routinemäßig zum Beispiel Vitamine, Nährstoffträger oder Schadstoffe nachgewiesen werden.

Als ein Beispiel für die *Leistungsfähigkeit und Empfindlichkeit der HPLC* soll die **Bestimmung der Retinoid-Konzentrationen** dienen:

Bei der Bestimmung mit unterschiedlichen Methoden der high-performance liquid chromatography (HPLC) ist die unterschiedliche Empfindlichkeit der Methoden zu beachten:

1. Bis zu **10 ng/ml** können nach Extraktion von 0,5 ml Serum, isokratischer Elution mit reversed-phase LiChrosorb-RP-18-Säule (5 µ Partikel) und UV-Detektion bei 340 nm mit HPLC nachgewiesen werden (Guiso et al. 1994).
2. Noch **0,5 ng/ml** können in 0,2 ml Serum nach Zusatz von 2 ml Acetonitril-100 mM Ammoniumacetat (1 : 3, v/v) pH 5,5 und Extraktion mit 5 ml n-Hexan nach Auftragung auf eine 50 °C beheizte ODS-Säule und Elution mit 70 vol. Acetonitril-Methanol (2 : 1) und 30 vol. 100 mM Ammoniumacetat pH 7,0 nachgewiesen werden (Taketa et al. 1994). Diese Methode wird auch für die simultane Bestimmung von Retinol und der Retinsäuren (ATRA und 13-cRA) angewandt.

Kapillar-Elektrophorese (CE)

Ähnliche Vorteile wie die HPLC hat die Kapillar-Elektrophorese für niedermolekulare, aber geladene Verbindungen. Auch mit ihr kann die quantitative Analyse ohne spezifische Methoden und Zusätze vorgenommen werden, denn aufgrund der Auftrennung in Banden und deren Wanderungszeit (im Vergleich zu einem internen Standard) ist die Identifizierung einer Verbindung direkt möglich. Die Kapillar-Elektrophorese kann, wie die HPLC, auch für präparative Zwecke und zur Reinigung von Metaboliten und Abbauprodukten verwendet werden.

Die CE findet in sehr langen (etwa 60 cm) und engen Kapillaren (50 bis 100 µm Durchmesser) statt. Sie sind mit einem Puffer gefüllt, der 1 % Hydroxyethyl-Cellulose oder Polyacrylamid enthält. Die Auftrennung erfolgt durch die Molekülsiebwirkung des Füllmaterials auf die Verbindung, die in einem Spannungsgradienten (von etwa 150 bis 400 V/cm) wandert, so daß die Wanderungszeit der Molekülmasse proportional ist.

Mit CE können noch kleinere Probenmengen nachgewiesen und genauer aufgetrennt werden als durch HPLC. Eine Steigerung der Nachweis-Sensitivität wird durch *Laser-Module* erreicht (z. B. einen 488 Argon Ionenlaser zum *Fluoreszenznachweis* bei 520 nm im Beckman P/ACE 2050), mit dem die *Fluoreszenz* der (vor der Wanderung mit fluoreszierenden Farbstoffen markierten) *Verbindungen* mit entsprechender Software (z. B. Millipore, Bedford, USA) quantitativ ausgewertet werden kann.

8.2.5 Diagnostik des Nährstoffumsatzes

Die Poolgrößen einzelner Nährstoffe können durch den Wechsel von Umsatzgeschwindigkeiten verändert werden.

Ein gesteigerter Verbrauch von zum Beispiel Vitamin E bei Zufuhr hoher Mengen *ungesättigter Fettsäuren*, oder von Retinol bei *Rauchern*, oder die Verwendung von Leberzell- und Muskeleiweiß für die Glukoneogenese, führt zur Verkleinerung der Nährstoffpools. **Erhöhte Stoffumsätze können also die Ursache für negative Nährstoffbilan-**

zen sein. Dem Arzt bleiben in diesem Fall zur Erhaltung oder Wiederherstellung einer wünschenswerten ausgeglichenen Nährstoffbilanz zwei Wege, die er beide gleichzeitig beschreiten sollte, nämlich

1. kausal die Ursache für den erhöhten Umsatz zu bekämpfen und
2. die bilanzierte Mehrzufuhr der abgebauten und ausgeschiedenen Nährstoffe.

Unter diesen Bedingungen würden die für Gesunde empfohlenen täglich notwendigen Zufuhrmengen nicht ausreichen. Es können auch verkleinerte Umsatzraten vorkommen, zum Beispiel von Vitaminen bei niedriger Cytochrom-P-450-Aktivität und Leberschaden oder verzögerter Ausscheidung durch die Nieren. In diesem Fall kann es zu einem (oft wünschenswerten) verzögerten Abbau bei Aufnahme der empfohlenen täglichen Zufuhrmengen kommen.

Eliminationskinetik

Die Bestimmung des Umsatzes und Abbaus von Nährstoffen, die aus dem Blutplasma immer wieder nachgeliefert werden, erfolgt mit Hilfe der sogenannten Eliminationskinetik:

Man bestimmt, während die (Dauer-) Infusion des untersuchten Stoffs stattfindet, über eine längere Zeit die Konzentration im Blutplasma. Wenn sich für den untersuchten Stoff eine gleichbleibende Konzentration eingestellt hat (Gleichgewicht zwischen Zufluß und Aufnahme des Nährstoffs in die Organzellen; steady state), bricht man die Infusion ab und erhält aus dem folgenden Konzentrationsverlauf genaue Anhaltspunkte über den Abstrom und intrazellulären Verbrauch (Umsatz).

Grundvoraussetzungen für diese Umsatzbestimmung ist, daß zunächst für den untersuchten Nährstoff im Blutplasma zeitunabhängig eine konstantbleibende Konzentration eingestellt wird. Gemäß Gleichung 5 (s. S. 327) wird sich eine konstantbleibende Blutplasmakonzentration nur dann einstellen, wenn der Zufluß und der Abfluß im Blutplasmakompartiment konstant bleiben.

Man stellt also durch gleichbleibende Infusion des Nährstoffs eine gleichbleibende Blutplasmakonzentration ein und kann die *Clearance* für den zu untersuchenden Stoff errechnen:

$$v_i \cdot k_i = \frac{R_i}{c_{iM}} \qquad (6)$$

Nach 1- bis 2stündigem konstantem Zufluß (R_i = Mol · min^{-1} · $kg^{-0,75}$) durch „Dauerinfusion" wird eine konstant bleibende Steady-state-Konzentration c_{iM} (Mol · ml^{-1}) gemessen werden können. Aus beiden läßt sich die Clearance ($v_i \cdot k_i$ = ml · min^{-1} · $kg^{-0,75}$) erkennen.

Die Clearance (oder Elimination aus dem Blutplasma) ist dem Stoffabfluß des Nährstoffs in die Organzellen proportional und liefert Anhaltspunkte über die Stoffumsätze.

Problematisch ist dabei aber, daß die Clearance keine vergleichbare, konzentrationsunabhängige Standardgröße darstellt. Sie ist manipulierbar zum Beispiel durch Änderung der infundierten Stoffmenge und Infusionsgeschwindigkeit. Ursache dafür ist die Variabilität des Verteilungsvolumens (v_i).

Das Verteilungsvolumen v_i in Gleichung 6 stellt eine fiktive Größe dar. Für jeden Stoff gehen in das Verteilungsvolumen auch Depotbildung und Ausscheidung ein, so daß es für jeden Stoff sowie auch für unterschiedliche Konzentrationen dieses Stoffes im Blutplasma (auch bei jeder Infusionsgeschwindigkeit!) einen anderen Wert hat.

Das Verteilungsvolumen v_i kann man aber ermitteln, wenn man nach Einstellung der Steady-state-Konzentration c_{iM} die (Dauer-)Infusion abbricht.

Nach **Abbruch der Dauerinfusion** kann man den Konzentrations-/Zeitverlauf graphisch auftragen und mit einer theoretischen Kurve vergleichen. Die theoretische Kurve gibt den streng exponentiellen Konzentrationsabfall pro Zeit an, den man bei Vorliegen einer streng homogenen Stoffverteilung nach Abbruch der Infusion erhalten würde. Die Eliminationskonstante k^+ für die theoretische Kurve erhält man durch Berechnung aus Gleichung 6, wenn man das Blutplasmavolumen ($v_{Pl} = v_i$) zugrunde legt:

$$c_i = c_{iM} \cdot e^{-k^+ \cdot t} \qquad (7)$$

Die Differenz zwischen der theoretischen und der experimentell ermittelten Kurve entspricht b.

Wird b in Gleichung 8 eingesetzt, kann das Verteilungsvolumen (v_i) errechnet werden.

$$v_i = \frac{b}{c_{iM}} + v_{Pl} \qquad (8)$$

Mit v_i kann schließlich die *Eliminationskonstante k_i* (Gl. 6) als Maß für den Stoffabfluß aus dem Blutplasma und Stoffumsätze ermittelt werden.

Die Eliminationskonstante k_i ist eine wahre vergleichbare, stoffspezifische, konzentrationsunabhängige *Standardgröße.* Sie kann nur mit Hilfe dieser aufwendigen Dauerinfusions- und Eliminationstechnik bestimmt werden.

Durch sogenannte *Belastungstests* werden **keine** vergleichbaren, konzentrationsunabhängigen Standardgrößen, wie die Eliminationskonstante, bestimmt. Wenn jedoch Belastungstests unter *genau definierten Bedingungen,* wie zum Beispiel beim Glucose-Belastungstest, durchgeführt werden, erhält man auch durch sie Anhaltspunkte über stoffspezifische Verwertungsstörungen.

Clamp-Technik

Eine technisch sehr anspruchsvolle Modifikation zur exakten Bestimmung des Stoffabflusses aus dem Blutplasma und von Stoffumsätzen ist die Clamp-Technik.

Hierbei wird die Konzentration des zu untersuchenden Nährstoffs im Blutplasma durch ein aufwendiges System von Sensoren (stoffspezifische Elektroden) konstant gehalten, indem *genau soviel infundiert wird wie gleichzeitig verbraucht wird.*

Da sich für den untersuchten Nährstoff im Blutplasma gemäß Gleichung 6 nur dann, wenn Zufluß und Abfluß im Blutplasmakompartiment gleich sind, eine konstantbleibende Blutplasmakonzentration einstellen läßt, erhält man bei einer durch Infusion konstant gehaltenen Konzentration (z. B. „euglykämischen Bedingungen") durch Messung der infundierten Menge pro Zeit **die Fluxgröße für den turnover** (das sind Umsatz, Abbau und Ausscheidung bzw. die „Verwertung" des Nährstoffs).

Aufgliederung der Stoffumsätze auf Organe

1. Für Organe wie Nieren oder Lunge, die ein Ausscheidungsprodukt (A) ausscheiden, kann im steady state die Clearance für diesen Stoff mit Hilfe der bekannten Clearanceformel errechnet werden (z. B. für die Kreatininclearance):

$$v \cdot k = \frac{v_A \cdot c_A}{c_{Pl} \cdot t_A} \tag{9}$$

2. Die Clearancebestimmung kann auch für die Ermittlung der *Organdurchblutung* ausgenutzt werden. Man benötigt die Durchblutungsgröße für die Bestimmung von Stoffumsätzen in einzelnen Organen.

Die Bestimmung der *Leberdurchblutung* kann nichtinvasiv mit Hilfe eines Farbstoffs ermittelt werden, der *ausschließlich hepatisch eliminiert* wird und für den sich durch Dauerinfusion eine konstantbleibende Blutplasmakonzentration im arteriellen und venösen Blut (c_A, c_V) eingestellt hat.

Die Organdurchblutung (e_H, ml · min^{-1}) läßt sich (entsprechend Gl. 6) als Clearancewert berechnen:

$$e_H = v \cdot k = \frac{R_f}{c_A - c_V} \tag{10}$$

Man benutzt für die Bestimmung der Leberdurchblutung den Farbstoff *Indocyaningrün*. Es werden zum Beispiel 0,25 mg/min Indocyaningrün infundiert (R_f). Nach Abwarten von Steady-state-Konzentrationen und der Indocyaningrün-Verteilung kann dann mit Hilfe eines Lebervenenkatheters die transhepatische Konzentrationsdifferenz (aus c_A, c_V) bestimmt werden.

3. Für die gleichen Bedingungen, unter denen die Durchblutung gemessen wurde, läßt sich dann der turnover eines beliebigen Stoffes in der Leber (R_h, mg/min) ermitteln. Nach Gleichung 6 ist

$$R_h = v \cdot k \cdot (c_{Ai} - c_{Vi}) \tag{11}$$

Nach Gleichung 10 wurde der Ausdruck v · k als e_H vorher mit Indocyaningrün ermittelt. Auch für endogene, nicht infundierte Stoffe, zum Beispiel Milchsäure, Glucose, Retinol, Ionen, kann man danach unter Steady-state-Bedingungen aus ihren transhepatischen Konzentrationsdifferenzen ($c_{Ai} - c_{Vi}$) die Organturnover-Werte R_h erhalten:

$$R_h = e_H \cdot (c_{Ai} - c_{Vi}) \tag{12}$$

Nachdem man den Steady-state-Blutdurchfluß ermitteln konnte, ist also mit dieser Methode aus transhepatischen Konzentrationsdifferenzen für jeden Stoff sowohl die Bestimmung von Speicherungsfluxen in die Leber ($+R_h$) z. B. für Retinol, Glucose, Glucoseverwertung) als auch die Bestimmung von Entspeicherungsfluxen aus der Leber in das Blut ($-R_h$) (z. B. die hepatische Glucoseproduktion) möglich.

Verwertungsraten

Für die Bestimmung von Verwertungsraten sollen Nahrungseiweiße als Beispiel dienen. Ein bestimmtes Nahrungseiweiß (z. B. Casein) wird unter anabolen und katabolen Bedingungen in unterschiedlichem Maße für die Synthese von Körpereiweiß verwertet.

Die Verwertungsrate für die endogene Eiweißsynthese kann für ^{13}C-markierte Nahrungseiweiße ermittelt werden. Das zu untersuchende Eiweiß wird zunächst im Tier durch Verfütterung von ^{13}C-$NaHCO_3$ markiert. Durch die Reaktion:

$$^{13}\text{C-NaHCO}_3 + \text{Isovaleryl-CoA} \rightarrow \text{Ketoisocapronat} \rightarrow {}^{13}\text{C-Leucin} \tag{13}$$

entsteht markiertes Leucin, das nun im Nahrungseiweiß enthalten ist.

Nach dieser Markierung im Tier oder der Pflanze kann man durch Verfütterung des markierten Nahrungseiweißes (wie auch bei Infusion von ^{13}C- [oder

^{14}C-] markiertem Leucin) die Verwertung dieses Nahrungseiweißes (oder Leucins) ermitteln, indem man den Anteil des nichtverwerteten Leucins anhand der $^{13}CO_2$-Ausscheidung bestimmt. Die $^{13}CO_2$-Ausscheidung in der Atemluft wäre also um so höher, je geringer das untersuchte Nahrungseiweiß verwertet wird. Denn wenn das markierte Leucin nicht in Körpereiweiße eingebaut wird, entsteht daraus durch Umkehr der Reaktion in Gleichung 13 das Isovaleryl-CoA und $^{13}CO_2$.

Absorptionsuntersuchungen
Auch das Absorptionsverhalten von organischen Stoffen im Dünndarm kann man bestimmen, wenn man diese Substanzen vor der oralen Aufnahme uniform mit ^{13}C markiert, beziehungsweise mit ^{13}C-markierten Tracern vermischt hat. Alle Energieträger in der Nahrung, aber auch andere organische Wirkstoffe und Vitamine, werden im Stoffwechsel, zumindest teilweise, zu CO_2 abgebaut.

Aus absorbierten Stoffen wird proportional der Absorptionsrate das CO_2 entstehen. So kann man aufgrund der Ausscheidung von $^{13}CO_2$ (oder des $^{13}C/^{14}C$-Verhältnisses) in der Atemluft die Absorbierbarkeit von Nahrungsstoffen, Absorptionsstörungen oder Verdauungsstörungen erkennen und anhand dieses Parameters beeinflussen.

Es ist auch möglich, die pathologische Zerlegung von z. B. ^{13}C-Harnstoff bei Präsenz von Urease-haltigen Bakterien durch die $^{13}CO_2$- Ausscheidung in der Atemluft zu erkennen (Helicobacter-Test).

Stofftransport durch Zellmembranen
Unter bestimmten Bedingungen soll der Membrantransport in Organzellen, aber auch die Absorption, zum Beispiel von Vitaminen, Spurenelementen, Arzneimitteln und Giften, beeinflußt werden.

Ein bekanntes Beispiel ist die wünschenswerte, erhöhte Zufuhr von Vitamin B_1 bei Alkoholikern, Magen- und Dünndarmerkrankungen. Der erhöhte Membrantransport im Dünndarm und in den Organzellen wird dabei erreicht durch die Modifizierung von Vitamin B_1. Normalerweise ist das Vitamin B_1 auch bei hoher Zufuhr nur schlecht absorbierbar, weil es wasserlöslich ist und keinen Carrier hat. Wenn man es aber durch eine Synthesereaktion mit Allicin verbindet, entsteht ein fettlösliches Vitamin B_1, das einen hohen K_i-Wert hat und dadurch leicht in die Organzellen aufgenommen werden kann. *Ein hoher K_i-Wert begünstigt die unspezifische Diffusion einer Verbindung.*

a. Diffusion
Der Transport einer Verbindung aus dem Blutplasma in die Organzellen wird durch den Konzentrationsgradienten $(c_1 - c_2)$ getrieben. Wenn zum Beispiel in den Nervenzellen die Vitamin-B_1-Konzentration durch höheren Verbrauch absinkt, steigt der Vitamin-B_1-Gradient und auch der B_1-Influx an *(„Demand-Steuerung" des Zuflusses).*

Die Größe dieses Fluxes R_n wird im wesentlichen durch den Permeabilitätskoeffizienten P_i bestimmt, der für Zellmembranen (mit gleicher Dicke x) und Verbindungen mit ähnlichem Diffusionskoeffizienten D_i von dem Lipid-Wasser-Verteilungskoeffizienten K_i der zu transportierenden Verbindung abhängt:

$$P_i = \frac{D_i}{x} \cdot K_i \qquad (14)$$

$$R_n = P_i \cdot (c_1 - c_2) \qquad (15)$$

Für fettlösliche Verbindungen kann K_i (und P_i) bis zu 8 Zehnerpotenzen höher sein im Vergleich zu wasserlöslichen Molekülen gleicher Molekularmasse.

Die Diffusionseigenschaften eines Stoffes lassen sich also sehr genau aus seinen K_i-Werten erkennen. K_i-Werte werden außerhalb des Organismus experimentell ermittelt, zum Beispiel im System Octanol/Wasser, das ähnliche Verteilungskoeffizienten ergibt wie die Lipide in natürlichen Zellmembranen.

Transport durch lipophile Träger (Carrier)

Manche Nährstoffe sind bei ihrer **Absorption aus dem Dünndarm**, dem Transport im Blutplasma und der Diffusion in die Organzellen auf lipophile Träger angewiesen. Das bekannteste Beispiel sind die fettlöslichen Vitamine. Sie können in ausreichendem Maße nur absorbiert werden, wenn gleichzeitig eine ausreichende Fettverdauung und -absorption stattfindet.

Bei **Fettverdauungsstörungen** (Galle- und Lipasemangel) können Vitaminmangelsymptome auftreten. Unter diesem Gesichtspunkt ist auch die ausschließliche Zufuhr zum Beispiel von β-Carotin in Fruchtsäften wenig effektiv. Dagegen erfolgt die Absorption und Aufnahme fettlöslicher Vitamine eingeschlossen in Lipoproteine ohne Beschränkung.

Einen hohen K_i-Wert erhalten zum Beispiel auch Calciumionen, wenn sie an Fettsäuren gebunden werden. Durch eine gleichzeitig hohe Fett- und Calciumzufuhr (z. B. bei der „Milchtrinkerkrankheit“) kann es zur zusätzlichen (unkontrollierten) Calciumabsorption und Ausscheidung kommen mit dem Effekt, daß Calciumsteine im Nierenbecken entstehen.

In manchen Fällen wird man die Absorption lipophiler Nahrungsbestandteile verhindern wollen, zum Beispiel bei **Vergiftungen mit lipotropen Insektiziden, Herbiziden, Arzneimitteln.** Auf keinen Fall darf dann zur „Neutralisierung“ Milch getrunken werden (nur bei Säurevergiftungen), denn das resorbierbare Milchfett würde die Absorption der Gifte erleichtern. Die Ausscheidung kann aber durch Einnahme von nicht resorbierbarem Paraffinöl versucht werden, in dem sich die lipotropen Gifte lösen.

b. Rezeptorkontrollierte Stoffaufnahme

Eine Reihe von Spurenelementen und Vitaminen werden im Blutplasma an Albumin, α-2-Makroglobulin oder an spezifische Transporteiweiße gebunden und in dieser Form auch in die Organzellen aufgenommen. Organzellen binden diese Makromoleküle an Membranrezeptoren und danach kommt es zur Endozytose des Gesamtkomplexes.

Die rezeptorkontrollierte Stoffaufnahme ist verantwortlich für die bedarfsgerechte Versorgung der Organzellen.

Diese Art der Nährstoffaufnahme in Organzellen und in den Gesamtorganismus erfolgt „kontrolliert“. Danach werden zum Beispiel Vitamin A und Eisen von intrazellulären Transportproteinen gebunden (durch das intrazelluläre Retinol-bindende Protein bzw. durch Ferritin). Die Beladung dieser intrazellulären Transportproteine hängt vom Vitamin A- bzw. vom Eisenverbrauch ab und von den Zuflüssen.

Für Eisen wirkt sich das darin aus, daß eine Eisenabsorptionshemmung eintritt, ein sogenannter *„Mukosablock“*, wenn das Ferritin in den Mukosazellen des Dünndarms vollständig mit Eisen gesättigt ist. Wird das Eisen jedoch aus den

Mukosazellen durch Transferrin abtransportiert, kann eine erneute Eisenabsorption erfolgen.

8.3 Molekularbiologische Beurteilung von Nährstoffwirkungen

Ein Beispiel für die Beurteilung von Nährstoffwirkungen sind die molekularbiologischen Untersuchungen mit Retinsäuren.

Transkriptionskontrolle durch Vitamin A und Retinsäuren

Die prinzipiellen molekularen Wirkungen der Retinsäuren nach Bindung an ihre Rezeptoren und Bindung an die DNA besteht entweder in einer

- spezifischen Suppression der mRNA-Bildung (keine Transkription, Suppressorwirkung z. B. für Protoonkogene) oder einer
- spezifischen Erhöhung der mRNA-Bildung (positive Transkription z. B. für Differenzierungsproteine).

Die Retinsäure-Kernrezeptoren (RAR, RXR) gehören nach ihrer Beladung mit Retinsäurederivaten zu den Transkriptionsfaktoren, die nach Anlagerung an bestimmte DNA-Sequenzen dazu führen, daß die Transkription von DNA-Abschnitten modifiziert wird. Diese RARE (DNA-*retinoic-acid-response-elements)* befinden sich 3'-upstream des Transkriptionsstarts in der Nähe der TATA-Box*, d. h. in dem Bereich, in dem sich auch andere Transkriptionsfaktoren und die mRNA-Polymerase anlagern.

* TATA: Regulatorischer DNA-Bereich, der aus einem hohen Anteil Thymidin und Adenosin besteht.

Wenn Retinsäure vorhanden und an die Retinsäure-Kernrezeptoren (RAR, RXR) gebunden ist, kommt es zur Aktivierung der RARE. Nach Anlagerung an Promotoren erfolgt die Suppression oder Expression spezifischer DNA-Abschnitte.

Aufgrund der Bindung der RAR-Komplexe reagieren Retinoic-acid-response-elements z. B. so, daß an ihnen die mRNA-Synthese eingeleitet wird, die der Stabilisierung funktionsfähiger Zellen und der Ausdifferenzierung besonders von Epithelzellen dient. Außerdem unterdrücken sie die Expression von mRNA für transformierende Proteine. Dadurch erklärt sich die Schutzwirkung von Vitamin A auf die Haut nach UV-Bestrahlung oder die Verhinderung von Epithelmetaplasien in der Lunge im Verein mit anderen antioxidativen Nährstoffen bei Rauchern und oxidativem Streß (vgl. Kap. 3.2.5.1 und Kap. 6.2.13).

Die RARs und auch andere Steroidrezeptoren sind also nicht nur an der Kontrolle eines Gens, sondern einer Gen-Palette beteiligt. Durch Steroidrezeptoren sollen etwa 8 % der Zellgene kontrolliert werden. Retinsäure-Rezeptoren sollen etwa 2 % der Zellgene kontrollieren.

Molekularbiologische Methoden

Die neueren Erkenntnisse über die Beeinflussung der Transkription und die Wirkung auf Differenzierungs- und Proliferationsprozesse durch Vitamine, besonders durch Vitamin A und seine Derivate, aber auch Vitamin D, wurden mit molekularbiologischen Methoden gewonnen.

Durch *qualitative* Untersuchungen, daß Nahrungsbestandteile als Transkriptionsfaktoren wirken und dabei nur bestimmte Genexpressionen beeinflussen, wurden Grundlagen für den möglichen therapeutischen Einsatz von Nährstoffen gelegt und zur Entwicklung unschädlicher Derivate beigetragen.

Weiterhin können durch *quantitative* Untersuchungen genauere Angaben über die Dosis-Wirkungsbeziehungen, Zufuhr und Bedarfsangaben in ihrer medizinischen Anwendung und in der Ernährungswissenschaft erhalten werden.

Reverse-Transcriptase- und Polymerase-Chain-Reaction

Die beiden wichtigsten molekularbiologischen Methoden sind die Reverse-Transcriptase-Reaction (RT) und die Polymerase-Chain-Reaction (PCR).

Durch ihre Anwendung kann man feststellen, ob zum Beispiel Retinsäure die Bildung einer bestimmten mRNA beeinflußt:

Durch das Enzym „Reverse Transcriptase" wird die Proben-RNA zunächst in komplementäre DNA (cDNA) umgeschrieben. Anschließend wird in diesem cDNA-Gemisch eine gesuchte spezifische cDNA durch Anlagerung von zwei spezifischen Primern markiert (Ferrari et al. 1994). Der zwischen den angelagerten Primern liegende Abschnitt dieser cDNA wird anschließend durch die PCR vermehrt.

Auf diese Weise wäre bei Auswahl geeigneter Primerpaare (mit Hilfe einer Gen-Datenbank) durch die gekoppelte RT-PCR-Reaktion die Amplifizierung jeder beliebigen mRNA aus Organzellen (als cDNA) möglich, so daß bereits eine winzige mRNA-Menge (aus wenigen Zellen) nachgewiesen und quantitativ bewertet werden kann (Köhler et al. 1995).

Reverse-Transcriptase-Reaction (RT)

Die einsträngige mRNA läßt sich nur in sehr geringen Mengen isolieren und wäre deswegen nicht nachweisbar. Sie ist außerdem sehr leicht durch ubiquitär vorhandene RNasen zerstörbar. Deshalb wird RNA möglichst sofort nach der Isolierung in eine stabile (doppelsträngige) copy-DNA (cDNA) mit Hilfe der RT-Reaktion umgeschrieben.

Bei der RT-Reaktion wird die gesamte, im Ansatz enthaltene mRNA in cDNA umgeschrieben. Für die spätere Quantifizierung setzt man der RNA-Probe eine bekannte Menge einer Standard-RNA („inneren Standard") zu, die auch in cDNA umgeschrieben wird. Diese wird anschließend auch in der PCR koamplifiziert. Als Indikator für den einwandfreien Ablauf der RT-PCR wird auch eine in allen Zellen vorkommende mRNA (z. B. für Beta-Actin oder GAPDH) mitgeführt und nach der PCR nachgewiesen.

Polymerase-Chain-Reaction (PCR)

An der cDNA, die an der zu untersuchenden mRNA gebildet wurde, entsteht zunächst ein komplementärer DNA-Strang, so daß zwei cDNA-Stränge vorliegen. An je eine charakteristische Sequenz dieser Stränge wird bei *niedriger Temperatur* je ein Primer (eine kurze komplementäre DNA) angelagert. Mit Hilfe der DNA-Polymerase und Trinukleotiden werden dann bei *hohen Temperaturen* die Primer an ihren cDNA-Templates in $5' \rightarrow 3'$-Richtung verlängert. Die Temperaturwechsel werden im Thermocycler 20- bis 36mal wiederholt, so daß sich in jedem Zyklus (n) die cDNA verdoppelt (2^n). Nach 30 Zyklen würde die Ausgangsmenge der untersuchten cDNA etwa 10^9fach vermehrt ($9 = \log 2 \cdot 30 = 0{,}3010 \cdot 30$).

Die amplifizierte cDNA kann anschließend qualitativ durch elektrophoretische Auftrennung der Ethidiumbromid-gefärbten cDNA und Bestimmung der Molekülmassen an Vergleichsmolekülen bekannten Molekulargewichts (Basenpaar-Leiter), beziehungsweise nach Hybridisierung mit „Sonden", die Digoxigenin-, Biotin- oder Fluoreszenz-markiertes dUTP bzw. ^{32}P-Trinukleotide enthalten, auf der Agarose-Gel-Elektrophorese nachgewiesen werden. Der quantitative Nachweis erfolgt durch HPLC oder einen Enzym-linked-oligonucleotide-sorbent-assay (ELOSA), indem man die Ratio (Bezug auf die Menge des mitgeführten Standards) bildet.

8.4 Hunger auf selektive Nährstoffe

Als ein Beispiel, wie man einen für die Ernährung relevanten biologischen Komplexzusammenhang experimentell aufklären könnte, sei hier eine nachprüfbare **Arbeitshypothese** angeführt, die zur Aufklärung des Phänomens „Süßhunger" beitragen könnte.

Es ist bisher nicht bekannt, ob aufgrund von selektiven Nährstoffdefiziten ein selektiver „Appetit" auf essentielle Nahrungsbestandteile entstehen kann.

Selektive Nährstoffdefizite könnten nicht entstehen, wenn der Mensch sensorische Strukturen hätte, die einen Mangel für einzelne essentielle Nährstoffe im Organismus signalisieren würden, wenn es einen Hunger auf selektive Nährstoffe gäbe und sich der Mensch daraufhin mit den geeigneten Nahrungsmitteln ernähren könnte, durch die der Mangel beseitigt würde. Man brauchte dann z. B. keine aufwendigen Methoden für den Nachweis spezieller Nährstoffdefizite zu entwickeln!

Ein Anhaltspunkt dafür, daß es einen selektiven Appetit geben könnte, ist der „perverse Appetit" mancher Kinder oder von Schwangeren, zum Beispiel auf mineralhaltige Produkte, auf Zigarrenasche, Kalkputz, Kohle, Torfholz, Fensterkitt oder Bohnerwachs. Bei Tieren (Elefant, Ziege) gibt es einen selektiven Hunger auf NaCl und $MgCl_2$. Dabei müssen bestimmte kortikale Zentren erregt werden, die zum Aufsuchen von Nahrungsquellen mit den fehlenden Nährstoffen auffordern, so daß keine Mangelerscheinungen auftreten.

Bei der Arbeitshypothese für Untersuchungen, wie ein selektiver Süßhunger physiologisch entstehen könnte, soll von dem *Zusammenhang zwischen Aufnahme von Spurenelementen und süßen Feldfrüchten* ausgegangen werden:

Es ist eine Tatsache, daß süße Waldfrüchte Vitamine enthalten und in den eingeschlossenen Samenkörnchen Spurenelemente angereichert sind, besonders Selen, die zum antioxidativen Potential im Organismus beitragen. Viele Fleischfresser (Bären, Hunde) nehmen mit Vorliebe Beeren auf. Man hat diese Vorliebe mit der Stillung des „Süßhungers" interpretiert. Auch beim Menschen existiert ein „Süßhunger", besonders in der Adoleszenz, in einer Phase also, wo die Pools noch aufgefüllt werden (z. B. für Spurenelemente).

1. Es kann die Arbeitshypothese aufgestellt werden, daß das Auftreten des „Süßhungers" nicht nur Ausdruck für erhöhten Zuckerbedarf, sondern Ausdruck eines erhöhten Spurenelementbedarfs ist.
   Wenn Kinder diesen Süßhunger stillen, könnte dies Ausdruck dafür sein, daß mit süßen Früchten auch die Mineralbilanz ausgeglichen wird. Berechtigung erhält diese Arbeitshypothese durch den Fakt, daß eine ausreichende Zufuhr, zum Beispiel des Spurenelements Selen, zur Dämp-

fung der Appetitempfindung beiträgt: Die Zusammenhänge ergeben sich daraus, daß im ventromedialen Hypothalamuskern (Sättigungskern, VMK, s. Abb. 1, S. 17 und Tab. 1, S. 18) die selenhaltige Glutathionperoxidase für die Erhaltung von reduziertem Glutathion (GSH) notwendig ist, das für die normale Funktion der Zellen im Sättigungskern sorgt.

Es ist nachgewiesen worden, daß die **Oxidation von GSH oder der Mangel an GSH** oder eine Blockierung des Cystin-Eintransports (durch L-Glutamat postnatal [Foreman et al. 1988]) oder die Hemmung der GSH-Synthese in den Zellen des VMK, aber auch Cystinmangel bei genetisch bedingter Zystinurie, zur Schädigung der Zellen im VMK und zu Appetitsteigerung und Fettsucht führen (Timothy et al. 1990). Der Zell-Schädigungsmechanismus wird durch Mangel an reduziertem GSH erklärt.

Ein Mangel an Selen in der verminderten Glutathionperoxidase-Aktivität könnte sich als erhöhte Hungerempfindung („Süßhunger“) auswirken, die das Bedürfnis nach Aufnahme von geeigneter, süßer, selenhaltiger Nahrung steigert, um den Bedarf zu decken und den „Hunger“ zu stillen (Abb. 54).

Wenn diese Arbeitshypothese (vgl. Timothy et al., Kap. 1) in Ansätzen richtig ist, müßte der „Süßhunger“ (Hungerempfindung auf Süßigkeiten) durch Ausgleich der Selenbilanz oder durch eine Mehrzufuhr von antioxidativ wirksamen Nahrungsstoffen vermindert werden können.

Der „Süßhunger“ wäre also nicht so sehr ein „Hunger auf Zucker“, sondern ein „Hunger auf antioxidativ wirksame Nahrung“, durch den der Gesamtorganismus und die Zellen des Sättigungszentrums, zum Beispiel bei Selenmangel und Verminderung von GSH, signalisieren, welche Nahrung aufgenommen werden soll.

Bei Beweisen für diese Zusammenhänge würden sich für das Ernährungsverhalten interessante Konsequenzen ableiten lassen:

Wenn heute Süßwaren konsumiert werden, enthalten sie meist nur reinen Zucker, aber kein Selen oder andere antioxidativen Vitamine. Der Organismus kann aber nicht unterscheiden, verlangt nach Aufnahme von Süßigkeiten, was heute Aufnahme von „leeren Kalorien“

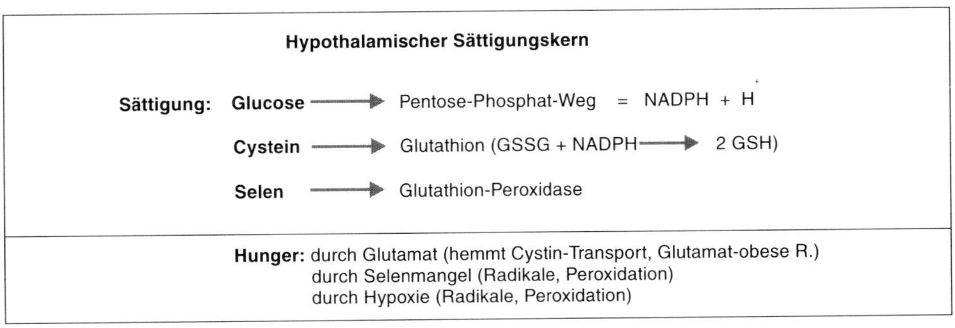

Abb. 54: Beeinflussungsmöglichkeiten des Sättigungskerns. Oben: Substanzen und Reaktionen, die zur Sättigung beitragen. Unten: Auslösung von Hunger bei Hemmung des Cystintransports, Hypoxie bzw. Mangel an antioxidativ wirksamen Substanzen (Glucose, Cystein, Selen).

bedeutet. Wenn die antioxidativ wirksamen Nährstoffe in „Süßwaren" die eigentlichen Süßhunger-stillenden Faktoren wären, würde aber der reine Zukker den „Süßhunger" nicht stillen, sondern müßte ihn sogar verstärken.

Seine Mehraufnahme macht nur dick und würde nicht signalisieren, wie die antioxidativen Sättigungssubstanzen, daß gar kein Defizit besteht.

Zwar kommt es durch Aufnahme von „Süßigkeiten" auch zur Erhöhung der Glucosekonzentration im Blut. Erst dadurch sind andere Sättigungssubstanzen wirksam. Die Zellen im Sättigungszentrum können aber nur reagieren, wenn das GSH-Redoxpotential (und die von der Selenbilanz abhängigen Enzymreaktionen) optimiert sind.

2. Als ein weiterer alternativer Mechanismus, der einen „Süßhunger" beeinflussen kann, wird die besondere Wirkung von schokoladehaltigen Produkten diskutiert. Sie enthalten Tryptamin. Tryptamin und Serotonin können einerseits den Appetit vermindern, andererseits bewirkt Serotonin die Ausschüttung von Endorphinen, so daß eine gewisse Abhängigkeit von Schokolade („Süßhunger") ausgelöst werden kann und die weitere Zuckeraufnahme nicht gebremst wird.

Die dargestellten Zusammenhänge wären alle beide Argumente **gegen** „süße Snacks" aus dem Automaten, aber Argumente **für** eine auch selenhaltige „physiologische Vollwertnahrung" als „Pausenfrühstück" besonders für Kinder, weil durch Vollwertnahrung der „Süßhunger" besser gestillt werden kann oder weniger in Erscheinung tritt. Durch Verwendung von Müsli statt Schoko-Riegeln und Keksen würde man auch eine überschüssige Energieaufnahme und Fettsucht verhindern.

Es ist erwiesen, daß in Vollwertnahrung die antioxidativ wirksamen essentiellen Nährstoffe enthalten sind, ebenso wie weitere Sättigungsfaktoren (z. B. Exorphine [β-Casomorphine] und Eiweiße [mit Phenylalanin und Tryptophan, durch die Cholecystokinine ausgeschüttet werden]), so daß kein „Süßhunger" verbleibt.

Literatur

Abels, J., J.J.M. Vegter, M.G. Woldring: Der physiologische Mechanismus der Vitamin-B_{12}-Absorption. Ber. Physiol. 216, 32 (1960)

Adam, O.: Entzündungshemmede Ernährung bei rheumatischen Erkrankungen. Ern. Umschau 41, 222–225 (1994)

Ahren, B., L.E. Ericson, I. Lundquist, I. Loren, F. Sundler: Adrenergic innervation of pancreatic islets and modulation of insulin secretion by the sympatho-adrenal system. Cell Tissue Res. 216, 15–30 (1981)

Ahrens, G.: Wirkungsmechanismen der Fluoride in der Karies-Prophylaxe. Dtsch. Zahnärztl. Z. 42, 75–84 (Suppl. 1987)

Akmajew, I.G.: Role of hypothalamic circuits in neuroendocrine regulations: Hypothalamus-endocrine pancreas interactions, a new concept. In: Acta Morphol. Hung., Budapest 31, 137–158 (1983)

Albanese, A.A.: Nutrition for the elderly. In: Current topics in Nutrition and disease. Vol. 3, Liss New York (1980)

Allen, T.H., M.T. Peng, K.P. Chen, T.F. Juang, C. Chang, H.S. Fang: Prediction of total adiposity from skinfolds and the curvilinear relationship between external and internal adiposity. Metabolism 5, 346 (1956)

American Medical Association. Guideline for essential trace element preparations for parenteral use. J. Parenteral Enter. Nutr. 3, 263–265 (1979)

Arndt, T., A. Rehorek, F. Müller: Assessment of cold induced alterations in catecholamine turnover of lean and glutamate-treated obese rats. Exp. Clin. Endocrinol. 98, 207–211 (1991)

Arner, P., A. Wennlund, J. Östman: Thyroid hormone regulation of the catecholamine effect in human adipose tissue. Acta Endocrinol. (Kopenhagen) 96, 65–69 (1981)

Auricchio, E., J.K. Visakorpi (eds.): Common Food Intolerances 1: Epidemiology of Coeliac Disease. In: Dynamic Nutrition Research, Vol. 2 (ed.: M. Paubert-Braquet). Karger, Basel pp. 25–44 (1992)

Bässler, K.-H., W. Fekl, K. Lang: Grundbegriffe der Ernährungslehre. Springer Verlag, 3. Aufl. (1979)

Bartosz, G., W. Leyko, R. Fried: Experientia 35, 1193–1194 (1979)

Basta, G.: Advanced glycation end-products induce global endothelial activation. Atherosclerosis 134, 238/239 (1997)

Battelli, M.G., Montacuti, V., Stirpe, F.: High sensitivity of cultured human trophoblasts to ribosome-inactivating proteins. Exp. Cell. Res. 201, 109–112 (1992)

Bayer AG: Naturheilstoffe unter der Forscherlupe. research 6, 80–94 (1992)

Becker, D.J., B. Reul, A.T. Ozcelikay, J.P. Buchet, J.C. Henguin, S.M. Brichard: Oral selenate improves glucose homeostasis. Diabetologia 39, 3–11 (1996)

Behne und Kyriakopoulos: GIT-Fachz. Lab. 6, 601 (1991)

Behne, D., A. Kyriakopoulos, J. Köhrle: Neues Selen-Enzym. AGF-Mitteilungen 42, 40 (1990)

Bendich, A., J.A. Olson: Biological actions of carotenoids. FASEB J. 3, 1927–1932 (1989)

Berdal, A.: Vitamin D: biosynthesis, metabolism and mechanism of action at the cellular level. J. Biol. Buccale 20, 71–83 (1992)

Bergmann und Bergmann: Metallionen in Muttermilch. Ern. Umschau 38/4, 135–141 (1991)

Bertram, J.S., L.N. Kolonel, F.J. Meyskens: Rationale and strategies for chemoprevention of cancer in humans. Cancer Res. 47, 1012–1031 (1987)

Beutling, D.M. (Hrsg.): Biogene Amine in der Ernährung. Springer Verlag, Heidelberg (1996)

Beyer, R.E., J.W. Starnes, D.W. Edington, R.J. Lipton, R.T. Compton, M.A. Kusman: Mech. Ageing Dev. 24, 309–323 (1984)

Biermann, J., W. Herrmann: Über die Wirkung von Fischölkapseln. Ernährungsforsch. 34, 86–88 (1989)

Biesalski, H.-K., P. Fürst, H. Kasper, R. Kluthe, W. Pölert, C. Puchstein, H.B. Stähelin (Hrsg.): Ernährungsmedizin. Thieme Verlag, Stuttgart, New York (1995)

Birkhahn, R.H., C.L. Long, D. Fitkin, M. Jeevanandam, W.S. Blakemore: Whole-body protein metabolism due to trauma in man as estimated by ^{15}N-L-alanine. Amer. J. Physiol. (Bethesda) 241, E64–71 (1981)

Birkmayer, J.G.D., W. Beyer: Biologische und klinische Relevanz von Spurenelementen. Ärztl. Lab. 36, 284–287 (1990)

Bitsch, R.: Eisenbedarf und vegetarische Ernährung. Ernäh. Umschau 43, 214–217 (1996)

Blot et al.: Nutrition intervention trials in Linxian, China: supplementation with specific vitamin/mineral combinations, cancer incidence, and disease-specific mortality in the general population. J. Natl. Cancer Inst. 85, 1483–1491 (1993)

Bönner, G., K.H. Rahn: Prostacyclin und Hypertonie, 2. Aufl. Springer Verlag, Berlin (1989)

Brautigan, D.L. J.D. Kuplic: Proposal for a pathway to mediate the metabolic effects of insulin. Int. J. Biochem. 20, 349–356 (1988)

Bray, G.A., R.J. Teague: Concept and practice in drug treatment of obesity. In: Curtis-Prior, P.B. (ed.): Biochemical Pharmacology of obesity. Elsevier, Amsterdam, New York, Oxford, pp. 159–173 (1983)

Bray, G.A.: Classification and evaluation of the obesities. Med. Clin. North Amer. 73, 161–184 (1989)

Broitman, S.A., N. Zamchek: Nutrition in diseases of the intestines. p. 912–952. In: Modern Nutrition in Health and Diseases (Goodhart, R.S., M.E. Shills eds.), 6th edition, Lea Febiger, Philadelphia (1980)

Brückner, J.: Trans-Fettsäuren: gesundheitliche Aspekte des Verzehrs. Ern. Umschau 42, 122–126 (1994)

Brunn, H.: Fremdstoffe in Lebensmitteln – Anabolika und Radionuklide. Ern. Umschau 39, 325–328 (1992)

Brunzell, J.D., R.L. Lerner, D. Porte, E.L. Bierman: Effect of a fatfree, high-carbohydrate diet on diabetic subjects with fasting hyperglycemia. Diabetes 23, 138 (1974)

Buchinger, O.: Das Heilfasten. Hippokrates, Stuttgart (1935)

Buckenhüskes, H.J.: Färbung von Lebensmitteln. Ern. Umschau 38, 452–456 (1991)

Bullermann, L.B.: Significance of mycotoxins to food safety and human health. J. Food Protect. 42, 65–86 (1979)

Burckhardt, P.: Calcium in der Prävention und der Behandlung der Osteoporose. Therap. Umsch. 48, 107–112 (1991)

Burk, R.F.: Molecular biology of selenium with implications for its metabolism. FASEB J. 5, 2274–2279 (1991)

Burton, B.T., W.R. Foster, J. Mirsch, T.B. van Itallie: Health implications of obesity. Int. J. Obesity 9, 155 (1985)

Cadenas, E., L. Packer (eds.): Handbook of Antioxidants. Marcel Dekker, Inc., New York (1995)

Cameron, E., L. Pauling: Ascorbic acid as a therapeutic agent in cancer. Journal of IAPM V, 8–29 (1979)

Campfield, L.A., F.J. Smith, Y. Guisez, R. Devos, P. Bum: Recombinant mouse ob-protein: evidence for a peripheral signal linking adipositas and central neural networks. Science 269, 546–549 (1995)

Canzler, H.: Kostaufbau nach Magen-Darm-Operationen. Akt. Ernähr. 4, 122–127 (1979)

Canzler, H.: Spezielle Diätetik im Alter. VII. Sympos. Wissensch. und Ernährungspraxis der DGE, S. 33–43, Darmstadt (1986)

Carlson, L.A.: Regulation of endogenous plasma triglyceride concentration: can we measure the rate of production or of removal of endogenous plasma triglycerides in man? Europ. J. Clin. Invest. 10, 5–7 (1980)

Caro, J.F., Kolaczynski, J.W., Nyce, M.R., Ohannesian, J.P., Opentanova, I., Goldman, W.H., Lynn, R.B., Zhang, P.L., Sinha, M.K., Considine, R.V.: Decreased cerebrospinal-fluid/serum leptin ratio in obesity: a possible mechanism for leptin resistance. Lancet 348, 159–161 (1996)

Chandra, R.K.: Nutrition and immunity in the elderly. Nutr. Rev. 50, 367–371 (1992)

Chantelau, E., H. Kleinfeld, P. Paetow: Das Syndrom des „diabetischen Fußes". Diabetes und Stoffwechsel 1, 16–23 (1992)

Chantelau, E.A., M. Berger: Neue Aspekte zur Diät bei Typ I-Diabetes mellitus. Dtsch. Med. Wschft. 110, 71 (1985)

Chapuy, M.C., M.E. Arlot, F. Duboeuf, J. Brun, B. Crouzet, S. Arnaud, P.D. Delmas, P.J. Meunier: Vitamin D_3 and calcium to prevent hip fractures in elderly woman. New Engl. J. Med. 327, 1637–1642 (1993)

Charness, M.E.: Brain lesions in alcoholics. Alcohol Clin. Exp. Res. 17, 2–11 (1993)

Chevalier, P., R. Sevilla, L. Zalles, E. Sejas, G. Belmonte: Effect of zinc supplementation on nutritional immune deficiency. Nutr. Research 16, 369–379 (1996)

Chua, S.C. Jr., White, D.W., Wu-Peng, X.S., Liu, S.M., Okada, N., Kershaw, E.E., Chung, W.K., Power-Kehoe, L., Chua, M., Tartaglia, L.A., Leibel, R.L.: Phenotype of fatty due to Gln269Pro mutation in the leptin receptor (Lepr). Diabetes 45, 1141–1143 (1996)

Cohen, A.M.: Horm. Metabol. Res. 10, 86 (1978)

Cohen, S.L., Halaas, J.L., Friedman, J.M., Chait, B.T., Bennett, L., Chang, D., Hecht, R., Collins, F.: Human leptin characterization [letter]. Nature 382, 589 (1996)

Cohn, W., P. Gross, H. Grun, F. Loechleiter, D.P.R. Muller, M. Zulauf: Tocopherol transport and absorption. Proc. Nutr. Soc. 51, 179–188 (1992)

Cooke, A.R.: Control of gastric emptying and motility. Gastroenterology 68, 221 (1975)

Cunningham, A.S.: Breast feeding and morbidity in industrialized countries: An up-date. Rec. Adv. Int. Mat. Child. Health, 128–168 (1981 I)

Curtis-Prior, P.B. (ed.): Biochemical Pharmacology of obesity. Elsevier, Amsterdam, New York, Oxford (1983)

Daly, P.A., L. Landsberg: Hypertension in obesity and NIDDM. Diabet. Care 14, 240–248 (1991)

Davoodi, F., Brenner, R.V., Evans, S.R., Schumaker, L.M., Shabahang, M., Nauta, R.J., Buras, R.R.: Modulation of vitamin D receptor and estrogen receptor by 1,25(OH)2-vitamin D3 in T-47D human breast cancer cells. J. Steroid. Biochem. Mol. Biol. 54, 147–53 (1995)

Dawson, M.I., W.H. Okamura (eds.): Chemistry and biology of synthetic retinoids. Marcel Dekker, New York (1990)

Day, H.D.: Status of zinc in nutrition. FASEB J. 5, 2325 (1991)

DeFronzo, R.A.: Glucose intolerance and aging. Diabetes (New York) 28, 1095–1101 (1979)

Degos, L., D.R. Parkinson (eds.): Retinoids in Oncology. Springer Verlag, Berlin, Heidelberg, New York (1995)

De Luise, M., G. Blackburn, J.S. Flier: Reduced activity of red cell sodium-potassium pump in human obesity. N. Engl. J. Med. 303, 1017–1022 (1980)

Depocas, F., A.S.W. de Freitas: Method for estimating rates of formation and interconversion of glucose-glycol and glucose-lactic acid in intact animals. Canad. J. Physiol. Pharmacol. (Ottawa) 49, 557–560 (1970)

DeWys, W.: Management of cachexia. Semin. Oncol. 12, 452–460 (1985)

DGE-Special: Magere Hilfe – fette Kasse (DGE-Beurteilung der Herbalife-Produkte). 1/95 (27.04.1995)

Diedrichsen, I.: Ernährungsberatung. Hogrefe, Göttingen (1993)

Diehl, J.F.: Safety of irradiated foods. Marcel Dekker Inc., New York (1990)

Diokles von Karystos:„Die gesunde Lebensweise". In : Antike Heilkunst. Reclam Verlag, S. 150, Leipzig (1979)

Ditschuneit, H.: Was ist gesichert in der Therapie der Fettsucht? Internist 17, 622 (1976)

Ditschuneit, H.H., E. Jaus, H. Jager, H. Ditschuneit: Klassifizierung der Fettsucht. Klinikarzt 7, 103–108 (1978)

Ditschuneit, H.H., J.G. Wechsler, H. Ditschuneit: Welche Reduktionsdiät? Dtsch. Ärztebl. 90, B1393–1400 (1993)

Doerfler, W., R. Schubbert: Medizinisch-genetische Implikationen. Aufnahme fremder DNA über den Gastrointestinaltrakt. Dtsch. Ärztebl. 91, B1354–1357 (1994)

Dommisch, K., G. Brauner, J. Beck, H. Storm: Der Eiweißstatus onkochirurgischer Patienten. Ernährungsforsch. 34, 89–90 (1989)

Druml, W.: Stoffwechsel und Ernährung bei akutem Nierenversagen. Akt. Ern. Mediz. 19, 29–39 (1994)

Dulloo, A.G., J.B. Young, L. Landsberg: Sympathetic nervous system response to cold exposure and diet in rat sceletal muscle. Amer. J. Physiol. 255, E180–188 (1988)

Dwyer, J.T.: Diet and nutritional strategies for cancer risk reduction. Cancer 72, 1024–1031 (1993)

Dwyer, J.T.: Nutritional consequences of vegetarianism. Ann. Rev. Nutr. 11, 61–91 (1991)

Eckart, J., G. Tempel, A. Kaul, P. Schürbrand: Untersuchungen zur Utilisation parenteral verabfolgter Triglyceride nach Operationen und Traumen. Infusionstherapie 1, 138 (1973/74)

Egger, J.: Das hyperkinetische Syndrom. Ern. Umschau 38, (Ernährungslehre und -praxis 2), S. B5–B7 (1991)

Eichholzer, M., H.B. Stähelin: Antioxidative Vitamine und Krebs – eine Übersicht. Akt. Ernähr. Med. 19, 2–11 (1994)

Elahi, D., D.K. Andersen, J.D. Tobin, R. Andres: Discrepant performance on oral and intravenous glucose tolerance test. The role of gastric inhibitory polypeptide. J. Clin. Endocrinol. Metab. (Springfield) 52, 1199–1203 (1981)

Elbrink, J., I. Bihler: Membrane transport: Its relation to cellular metabolic rates. Science (Wash.) 188, 177 (1975)

Elder, J.T., M.A. Cromie, C.E. Griffiths, P. Chambon, J.J. Voorhees: Stimulus-selective induction of CRABP-II mRNA: a marker for retinoic acid action in human skin. J. Invest. Dermatol. 100, 356–359 (1993)

Endo, T., Groth, D., Prusiner, S.B., Kobata, A.: Diversity of oligosaccharide structures linked to asparagines of the scrapie prion protein. Biochemistry 28, 8380 (1989)

Ensminger, A.H. et al.: Foods & Nutrition Encyclopedia. 2nd edit., CRC Press, Boca Raton (1994)

Erbersdobler, H.: Ein neues System zur Proteinbewertung – Der Protein Digestibility Corrected Amino Acid Score (PDCAAS). Ern. Umschau 39, 243–247 (1992)

Ernsberger, P., D.O. Nelson: Refeeding hypertension in dietary obesity. Amer. J. Physiol. 254, R41–55 (1988)

Esterbauer, H., F.K. Gey, J. Fuchs, M.R. Clemens, H. Sies: Antioxidative Vitamine und degenerative Erkrankungen. Dtsch. Ärztebl. 87, D1874–1882 (1990)

Esterbauer, H., H. Puhl, M. Dieber-Rotheneder, G. Waeg, H. Rabl: Effect of antioxidants on oxidative modification of LDL. Ann. Med. 23, 573 (1991)

Faust: Diet-induced adipocyte number increase in adult rats: a new model of obesity. Amer. J. Physiol. 235, E279–286 (1978)

Fauth, K., W. Heinrichs, T. Weiler, E. Payr, W. Luley, O. Oster, M. Halmagyi: Nährstoff- und Elektrolytverluste in den Fäces und im Urin bei enteral ernährten Intensivpatienten. Akt. Ern. Med. 9, 291–298 (1994)

Fernandes, G., E.J. Yunis, R.A. Good: Proc. Natl. Acad. Sci. U.S.A. 74, 1279–1283 (1976)

Ferrari, N., U. Pfeffer, F. Tosetti, C. Brigati, G. Vidali: An improved RT-PCR protocol for the quantitation of human retinoic acid receptor RNA. Experim. Cell. Res. 211, 121–126 (1994)

Fielding, J.F.: The irritable bowel controversy. Proc. Nutr. Soc. 44, 139 (1985)

Fink-Gremmels, J.: Mykotoxine in der Ätiologie humaner Erkrankungen. Ern. Umschau 41, 226–229 (1994)

Fischer, J.E.: Amino acids in hepatic coma. Digest. Diseases and Sciences 27, 97–102 (1982)

Flückinger, R.: Nichtenzymatische Glykosylierung von Proteinen bei Diabetes mellitus. Thieme Verlag, Stuttgart (1989)

Förster, H.: Ernährung bei Colitis ulcerosa und Morbus Crohn. Ern. Umschau 39, 479–487 (1992)

Folman, Y., R.M. Russel, G.W. Tang, G. Wolf: Rabbits fed on beta-carotene have higher serum levels of all-trans retinoic acid than those receiving no β-carotene. Brit. J. Nutrit. 62, 195–201 (1989)

Forchhammer, K., A. Böck: Biologie und Biochemie des Elements Selen. Naturwiss. 78, 497–504 (1991)

Foreman, J.W., J. Lee, S. Segal: Characteristics of cystine uptake by cultured LLC-PK_1 cells. Biochim. Biophys. Acta 968, 323–330 (1988)

Frankel, E.N., Kanner, J., German, J.B., Parks, E., Kinsella, J.E.: Inhibition of oxidation of human low-density lipoprotein by phenolic substances in red wine. Lancet 341 (8843), 454–457 (1993)

Fridovich, I.: In: „Free radicals in Biology" (ed. W.A. Pryor), Vol. 1, p. 239, Academic Press, New York (1976)

Fries, J.F.: New Engl. J. Medicine 303, 130–135 (1980)

Fürst, P. (Hrsg.): New strategies in clinical nutrition. Zuckschwerdt-Verlag, München (1993)

Fürst, P.: Nahrung als Arznei – der Übergang vom Nährstoff zum Pharmakon. Ern. Umschau 40, 364–369 (1993)

Garcia, M.J., P.M. McNamara, T. Gordon, W.B. Kannel: Morbidity and mortality in diabetics in the Framingham population – sixteen year follow-up study. Diabetes 23, 105 (1974)

Garrow, I.S.: Die Prognose für den adipösen Säugling. In: Fettsucht im Kindesalter. Excerpta med. S.A., Vevey (1981)

Garry, P.J., W.C. Hunt: Biochemical assessment of vitamin status in the elderly: Effects of dietary and supplemental intakes. In: Hutchinson, M.L. and H.N. Munro (eds.): Nutrition and aging. Academic press, Inc., Orlando 117–137, (1986)

Gaßmann, B.: Knoblauch – Lebensmittel oder Modedroge. Ern. Umschau 39, 415–418 u. 444–449 (1992)

Gaßmann, B.: Natürlich vorkommende Vitamin-E-Formen – Geschichte und Stand ihrer Bewertung. Ern. Umschau 42, 442–446 (1995)

Gaßmann, B.: Sauerstoff: Nutzen und Gefahren. 10. Int. ISFE-Sympos. 1994. Ern. Umschau 41, 242–244 (1994)

Gaßmann, B.: Vitamin-E-Stoffwechsel und -Bedarf. Ern. Umschau 42, 80–87 (1995)

Gentechnik und Ernährung: DGE Arbeitstagung 1994. Wiss. Verl.ges. mbH, Stuttgart (1994)

Gerlach, T.H., H.-K. Biesalski: Serum-Vitamin-A-Bestimmungen und ihre Ausagekraft zum Vitamin-A-Status. Zschr. Ern. wiss. 27, 57–70 (1988)

Gerlach, T.H., M.H. Zile: Upregulation of serum retinol in experimental acute renal failure. FASEB J. 4, 2511–2517 (1990)

Gerok, W.: Biochemische Aspekte der hepatischen Enzephalopathie. Intern. Welt 10, 343–347 (1980)

Gershon, M.D., S.M. Erde: The nervous system of the gut. Gastroenterology (Baltimore) 80, 1571–1594 (1981)

Gey, F.K., P. Puska, P. Jordan, U.U. Moser: Inverse correlation between plasma vitamin E and mortality from ischemic heart disease in cross-cultural epidemiology. Amer. J. Clin. Nutr. 53, 3265–3345 (1991)

Gey, F.K., H.B. Stähelin, P.E. Ball: Essentielle Antioxidantien bei Kreislauferkrankungen – Lehren für Europa. Ther. Umschau 51, 1–8 (1994)

Giovannetti, S., R. Maggiore: Low protein diet in uremia. Lancet I, 1000 (1964)

Girardier, L., J. Seydoux: Is there a sympathetic regulation of the efficiancy of energy utilization? Diabetologia (Berlin) 20, 362–365 (1981)

Glandorf, Kuhnert, Lück: Handbuch der Lebensmittelzusatzstoffe. Behr's-Verlag, Hamburg (1991)

Glass, G.B.J.: Gastrointestinal hormones. In: Comprehensive endocrinology series. (ed.: L. Martini), Raven Press, New York (1980)

Golden, S., M. Chenoweth, A. Dunn, F. Okajima, J. Katz: Metabolism of tritium and ^{14}C-labeled alanine in rats. Am. J. Physiol. 241 (Endocrinol. Metab. 4), E121–E128 (1981)

Good, R.A., A.J. Gajjar: Diet, Immunity, and longevity. In: Nutrition and aging. Hutchinson, M.L. and H.N. Munro (eds). Academic Press, Inc., Orlando, Florida, 235–249 (1986)

Greiff: R.: Einfluß von Umwelt und Ernährung auf die Iodversorgung des Menschen. Biolog. Mediz. 2, 217 (1992)

Gries, F.A., H. Hauner: Diätetische und medikamentöse Therapie der Adipositas – was kann man erreichen? Akt. Ern. Med. 16, 162–167 (1991)

Großklaus, R.: Süßstoffe und Zuckeraustauschstoffe: Entwicklung und gesundheitliche Bewertung I. Ern. Umschau 39, 43 (1992)

Grundleger, M.L., C.Y. Godbole, S.W. Thenen: Age-dependent development of insulin resistance of soleus muscle in genetic (ob/ob) mice. Am. J. Physiol. (Bethesda) 239, D363–371 (1980)

Grundy, S.M., B.P. Barnett: Metabolic and health complications of obesity. Dis. Mon. 36, 645 (1990)

Grüne Liste, Editio Center, Aulendorf (1989)

Grüngreiff, K.: Zink-Mangelernährung: Epidemiologie, Symptome, Therapie. Ern. Umschau 37, Sonderheft S620–626 (1990)

Grüttner, R.: Alternative Ernährung im Wachstumsalter. Ern. Umschau 38, 448–452 (1991)

Guiso, G., A. Rambaldi, B. Dimitrova, A. Biondi, S. Caccia: Determination of orally administred all-trans-retinoic acid in human plasma by high-performance liquid chromatography. J. Chromatogr. (B) Biomed. Appl. 656, 239–244 (1994)

Gupta, B.L., T.A. Hall: Quantitative electron probe X-ray microanalysis of electrolyte elements within epithelial tissue compartiments. Federat. Proc. (Washington) 38, 144–153 (1979)

Gutekunst, R., U. Magiera, H.-M. Teichert: Iodmangel in der Bundesrepublik Deutschland. Med. Klin. 88, 525–528 (1992)

Guthrie, E., F. Creed, D. Dawson, H. Tomenson: A controlled trial of psychological treatment for the irritable bowel syndrome. Gastroenterology 100, 450–457 (1991)

Guy-Grand, B.: The clinical use of dexfenfluramine in management of obesity. Rev. Contemp. Pharmacotherap. 2, 115–120 (1991)

Götz, M.L., U. Rabast: Diättherapie. Thieme Verlag Stuttgart (1987)

Günther, H.-J., E. Hagmüller, E. Hohner, H.-D. Saeger, C. Petermann, J.P.Striebel, F. Barthels: Standardisierte parenterale und enterale Ernährungstherapie in der Chirurgie. Medicamentum 32, 232–234 (1991)

Hajnal, F., M.C. Flores, S. Radley, J.E. Valenzuela: Effect of alcohol and alcohol beverages on meal-stimulated pancreatic secretion in humans. Gastroenterology 98, 191–196 (1990)

Haller, H., M. Hanefeld, W. Leonhard: Das metabolische Syndrom. Akt. Ern. Med. 14, 309–314 (1989)

Halter, J.B., A.E. Pflug: Effect of anesthesia and surgical stress on insulin secretion in man. Metabolism (New York) 29/Suppl. 1124–1127 (1980)

Hamm, M., C. Behr-Völtzer: Krank durch Ernährung? Ratgeber „Neurodermitis“. Mosaik-Verlag (1990)

Hampl, H.: Die Ligase-Kettenreaktion (LCR), eine neue hoch-sensitive Methode der molekularbiologischen Analytik. Labor Medizin 16, 145–149 (1993)

Handel, M.L., C.K.W. Watts, A. de Fazio, R.O. Day, R.L. Sutherland: Inhibition of AP-1 binding and transcription by gold and selenium involving conserved cystein residues in Jun and Fos. Proc. Natl. Acad. Sci. USA, 92, 4497–4501 (1995)

Harman, D.: In: „Free Radicals in Biology" (ed.: W.A. Pryor), Vol. 5, 255–273. Academic Press, New York (1982)

Hartfield, W., W. Schulte: Selenmangel in der Bundesrepublik. Akt. Ern. med. 13, 75 (1988)

Hartig, W. (Hrsg.): Moderne Infusionstherapie, künstliche Ernährung. Zuckschwerdt-Verlag, München, 7. Aufl. (1994)

Hartley, M.R., Legname, G., Osborn, R., Chen, Z., Lord, J.M.: Single-chain ribosome inactivating proteins from plants depurinate Escherichia coli 23S ribosomal RNA. FEBS-Lett. 23; 290(1–2), 65–68 (1991)

Hauner, H.: Fettgewebsverteilung und Adipositasrisiko. Dtsch. Med. Wschft. 1112, 731–735 (1987)

Hauser, S.P.: Tl: High-dose vitamin C therapy of cancer. Pauling's method of orthomolecular therapy. Documentation No. 14. Schweiz. Rundsch. Med. Prax. 77, 252–256 (1988)

Heaney, R. P.: Nutritional factors in osteoperosis. Ann. Rev. Nutr. 13, 287–316 (1993)

Heberer, M.B., B. Günther: Praxis der parenteralen und enteralen Ernährung in der Chirurgie. Springer Verlag, Berlin 1988

Heckers, H., I. Wagner, E. Schmelz, A. Trenkel: Zur diätetischen Therapie und Prävention von Calciumoxalat-Nierensteinen. Ern. Umschau 40, 416–420 (1993)

Hegsted, D.M., L.M. Ausman, J.A. Johnson, G.E. Dallal: Dietary fat and serum lipids: an evaluation of the experimental data. Amer. J. Clin. Nutr. 57, 875 (1993)

Heinemann, L., H. Heine, F.K. Gey, C. Wagenknecht, P. Puska: Plasmastatus essentieller Antioxydantien bei 40- bis 49jährigen Männern in der DDR. Z. Klin. Med. 44, 1193–1198 (1989)

Heinonen, O.P., D. Albanes: The effect of vitamin E and β carotene on the incidence of lung cancer and other cancers in male smokers. N. Engl. J. Med. 330, 1029–1035 (1994)

Heinrich, H.C.: Thiamin- und Folsäuremangel bei chronischem Alkoholismus, Eisen- und Cobalaminmangel bei vegetarischer Ernährung. Ern. Umschau 37, Sonderheft S594–607 (1990)

Heintze, M.: Ernährungstherapie. Sonntag-Verlag, Stuttgart (1994)

Henry, C.J.K.: Body mass index and the limits of human survival. Eur. J. Clin. Nutr. 44, 329–335 (1990)

Hermansen, L., W. v. Döbeln: Body fat and skinfold measurements. J. clin. Lab. Invest. 27, 315 (1971)

Herpertz-Dahlmann, B., H. Remschmidt: Anorexia und Bulimia nervosa im Jugendalter. Dtsch. Ärztebl. 91, B906–911 (1994)

Herrmann, K.: Über Bitterstoffe, speziell in Obst und Gemüse. Ern. Umschau 39, 14–19 (1992)

Herzfeld, A., B. Kuklinski, H. Köhler, H.-J. Peters, B. Vorberg: Das Verhalten ausgewählter Antioxidantien und Immunitätsparameter unter Selensupplementation bei Gesunden. Ärztl. Laborat. 11, 295–297 (1990)

Hesse, A., R. Siener, H. Heynck, A. Jahnen: The influence of dietary factors on the risk of urinary stone formation. Scanning. Microsc. 7, 1119 (1993)

Heusner, A.A.: Energy metabolism and body size. Respirat. Physiol. (Amsterdam) 48, 1–25 (1982)

Heyden, S., H.A. Tyrohr, C.G. Hames, A. Bartel, J.W. Thompson, I. Krishan, T. Rosenthal: Diet treatment of obese hypertensives. Clin. Sci. Molec. Med. 45, 209–212 (1973)

Hötzel, D., B. Kling-Steines: Iodversorgung in der Bevölkerung – Folgen des Mangels, Maßnahmen zur Verbesserung. AID-Verbraucherdienst 10, 220–224 (1996)

Holloszy, J.O., E.K. Smith: Aging of rats: The roles of food restriction and exercise. In: Nutrition and aging. Hutchinson, M.L., H.N. Munro (eds.). Academic Press Inc., Orlando, New York (1986)

Holmes, L.J., L.J. Storlien, G.A. Smythe: Hypothalamic monoamines associated with the cephalic phase insulin response. Amer. J. Physiol. 256, E236–241 (1989)

Holst, J.J., R. Grönholt, O.B. Schaffalitzky de Muckadell, J. Fahrenkrug: Nervous control of pancreatic endocrine secretion in pigs I. Acta Physiol. Scand. (Kopenhagen) 111, 1–7 (1981)

Holtermüller, K.H., P. Herzog, B. Huhn, T. Müller, C. Naumann, M. Castro: Regulation of pancreatic and gallbladder function by adsorption of intrajejunal phenylalanine in man. Klin. Wschft. (Berlin) 58, 307–312 (1980)

Holtmeier, H.-J.: Ernährungslehre für Krankenpflegeberufe. Thieme Verlag, Stuttgart, 4. Aufl. (1990)

Hürter, P.: Diabetes bei Kindern und Jugendlichen. Springer Verlag Berlin, 2. Aufl. (1982)

Hummel, L.: Studies on the synthesis of liver phospholipids and the turnover of plasma phospholipids in non pregnant female rats using radioactive palmitate. Acta biol. med. germ. 34, 933–936 (1974)

Hutchinson, M.L., H.N. Munro (eds.): Nutrition and aging. Academic Press Inc., Orlando, Florida (1986)

Huth, K., R. Kluthe (Hrsg., bearbeitet von H. Canzler): Lehrbuch der Ernährungstherapie. Thieme Verlag, Stuttgart, New York (1986)

Huth, K., S. Wiese: Klinische Erfassung des Ernährungszustandes. Akt. Ern. Mediz. 18, 321–323 (1993)

Illing, S., K.-J. Groneuer: Neurodermitis – Atopische Dermatitis. Hippokrates-Verlag Stuttgart (1991)

Ingelmann, H.-J.: Phytinsäure – ein antinutritiver Faktor? Ern. Umschau 40, 400–404 (1993)

Jackson, A.A.: The etiology of kwashiorkor. In: Diet and disease (eds. G.A. Harrison and J.C. Waterlow). Cambridge University Press, Cambridge (1990)

Jany, K.-D.: Einsatz der Gentechnik in der Lebensmittelproduktion und -verarbeitung. Ern. Umschau 39, 479–487 (1992)

Jeanrenaud, B.: A hypothesis on the aetiology of obesity: dysfunction of the central nervous system as a primary cause. Diabetologia 28, 502–513 (1985)

Jeevanandam, M.: „Metabolic pool" and the use of ^{15}N-labelled amino acids. Clinical Science 61, 349–351 (1981)

Jenkins, D.J.A., R.H. Taylor, T.M.S. Wolever: The diabetic diet, dietary carbohydrate and differences in digestibility. Diabetologia 23, 477 (1982)

Jennett, R.B., D.J. Tuma, M.F. Sorell: Effect of ethanol and its metabolites on microtubule formation. Pharmacology (Basel) 21, 363–368 (1980)

Jensen, B.: Iodversorgung – Iodmangelprophylaxe. Ern. Umschau 41, 24–25 (1994)

Johnson, L.R., S.J. Dudrick, P.D. Guthrie: Stimulation of pancreatic growth by intraduodenal amino acids and HCl. Amer. J. Physiol. (Bethesda) 239, 400–405 (1980)

Johnston, D.E., M.M. Kaplan: Pathogenesis and treatment of gallstones. New Engl. J. Med. 328, 412–421 (1993)

Jones, C.S., L. Sly, L.C. Chen, T. Ben, M. Brugh-Collins, U. Lichti, L.M. De-Luca: Retinol and β-carotene concentrations in skin, papillomas and carcinomas, liver, and serum of mice fed retinoic acid or β-carotene to suppress skin tumor formation. Nutr. Cancer 21, 83–93 (1994)

Kaltwasser, J.P.: Die therapeutische Wirksamkeit oraler Eisenpräparationen bei Eisenmangelanämien. Top medizin 6, 35 (1992)

Kannel, W.B., T. Gordon: The Framingham study. An epidemiological investigation of cardivascular disease Sect 27, Publ. No 1740-0320, U.S. Dept. Health, Education and Welfare, Publ. Health Serv., Natl. Inst. Health, US Gov. Printing Office, Washington.D.C. (1968)

Kannel. W.B., W.P. Castelli, T. Gordon, P.M. McNamara: Serum cholesterol, lipoprotein, and the risk of coronary heart disease. The Framingham-study. Ann. Intern. Med. 74, 1 (1971)

Kaplan, N.M.: Ann. Intern. Med. 102, 359–373 (1985)

Kappus, H., A.T. Diplock: Tolerance and safety of Vitamin E. VERIS 1991

Kasper, H.: Die Bedeutung der Ballaststoffe für die Behandlung gastroenterologischer Erkrankungen. Dtsch. Ärztebl. 79, 47 (1982)

Kasper, H.: Diäten bei Magen-Darm-Erkrankungen. Akt. Ern. Med. 18, 117–131 (1993)

Kasper, H.: Ernährungsmedizin und Diätetik. Urban & Schwarzenberg, München (1991)

Kasper, H.: Gastroenterologische Diäten. Akt. Ern. Med. 3, 22 (1978)

Katschinski, B.D., R.F.A. Logan, M. Edmond, M.J.S. Langman: Duodenal ulcer and refined carbohydrate intake: a case-control study assessing dietary fibre and refined sugar intake. Gut 31, 993–996 (1990)

Katzek, J.: Gentechnik – kein Buch mit sieben Siegeln, Teil 4. Ern. Umschau 41, B33–36 (1994)

Kauffeld, P., B. Schalk: Evaluierung einer Ernährungsbroschüre zum Thema Übergewicht. Deutsche Ges. f. Ernährung, Gießen (1990)

Kawabe, Y., Shimokawa, T., Matsumoto, A., Honda, M., Wada, Y., Yazaki, Y., Endo, A., Itakura, H., Kodama, T.: The molecular mechanism of the induction of the low density lipoprotein receptor by chenodeoxycholic acid in cultured human cells. Biochem. Biophys. Res. Commun. 208, 405–411 (1995)

Keller, C.: Cäsium-Fixierung in Pilzen. GIT Fachz. Lab. 7, 9 (1990)

Kellner, R., F. Matzkies, G. Berg: Wasser- und Mineral-Haushalt bei Nahrungsaufbau nach Fasten. Fortschr. Med. 95, 2223 (1977)

Kemmer, F.W., M. Berger: Exercise and diabetes mellitus: Physical activity as a part of daily life and its role in the treatment of diabetic patients. Int. Sports Med. 4, 77 (1983)

Ketz, H.-A.: Schlank aber wie? Volk und Gesundheit, Berlin, 3. Aufl. (1990)

Ketz, H.A. (Hrsg.): Grundriß der Ernährungslehre. Steinkopff-Verl., Darmstadt (1990)

Keusch, G.T., D.M. Thea: Malnutrition in AIDS. Med. Clin. North Amer. 77, 795–814 (1993)

Kinzl, J., C. Traweger, V. Günther, W. Biebl: Eßstörungen – Bedeutung des familiären Hintergrundes und sexueller Mißbrauchserfahrungen als Vulnerabilitätsfaktoren. Akt. Ern. Med. 6, 375–379 (1993)

Kitamoto, T., Mohri, S., Tateishi, J.: Organ distribution of proteinase-resistant prion protein in humans and mice with Creutzfeldt-Jakob disease. J. Gen. Virol. 70, 3371–3379 (1989)

Klaua, M., H.F. Deckart: Methimazol – Verbrauch und Hyperthyreose – Häufigkeit nach Jodsupplementierung. medicamentum (Berlin) 31, 131–132 (1990)

Klein, P.D.: Clinical applications of $^{13}CO_2$-measurements. Federat. Proc. (Washington) 41, 2698–2701 (1982)

Klosson, R.J., H. Barzik, P. Heinzinger: Einfaches und zuverlässiges Verfahren zur quantitativen Bestimmung glykierter Hämoglobine. GIT-Labor-Medizin 1–2, 21–23 (1992)

Kluthe, R., H. Quirin: Diätbuch für Nierenkranke, 5. Auflage. Thieme Verlag, Stuttgart (1985)

Kluthe, R.: Gewichtsabnahme und Hypertonie. In: Natrium und Hypertonie. Bock, K.D. und A. Schrey (Hrsg.). Wolf & Sohn, München (1981)

Köhler, T., D. Laßner, A.-K. Rost, B. Thamm, B. Pustowoit, H. Remke: Quantitation of mRNA by Polymerase Chain Reaction – Nonradioactive PCR Methods –. Lab. Manual. Springer Verlag, Berlin, Heidelberg, New York (1995)

König, K.G.: Ätiologie der Karies, insbesondere die Rolle von Zuckern. Dtsch. Zahnärztl. Z. 20–29 (Suppl. 1987)

Kofranyi, E., F. Jekat: Zur Bestimmung der biologischen Wertigkeit von Nahrungsproteinen. VIII. Die Wertigkeit gemischter Proteine. Z. Physiol. Chem. 335, 174–179 (1964)

Kofranyi, E.: In: Forschung 71. Fischer Bücherei Frankfurt, S. 41–55 (1970)

Koivisto, V.A., H. Yki-Järvinen, I. Puhakainen, A. Virkamäki, J. Kolaczynski, R. DeFronzo: No evidence for isotope discrimination of tritiated glucose tracers in measurement of glucose turnover rates in man. Diabetologia 33, 168–173 (1990).

Kolker, U., O. Hövels: Eßstörungen im Kindes- und Jugendalter. Ern. Umschau 38, 448–452 (1991)

Kothekar, V.: Computer simulation of zinc finger motifs from cellular nucleic acid binding protein and their interaction with consensus DNA sequences. FEBS-Lett. 274, 217–222 (1990)

Kotler, D.P.: Nutritional effects and support in the patient with acquired immunodeficiency syndrome. J. Nutr. 122, 723–727 (Suppl. 1992)

Krause, W.: Selen – ein lebensnotwendiges Spurenelement. Wissensch. und Fortschr. 30, 108–110 (1980)

Kretschmer-Dehnhardt, L.: Die Ernährung des Krebsgefährdeten und Krebskranken, 7. Aufl., K.F. Haug-Verlag, Heidelberg (1983)

Kubo, K., T. Naoe, H. Fukutani, R. Ohno: New strategy for diagnosis and treatment of acute promyelocytic leukemia with t(15;17). Rinsho Ketsueki 35, 250–255 (1994)

Kübler, W.: Richtlinien für die zweckmäßige Ernährung in der Schwangerschaft. IV. Sympos. Wissenschaft u. Ernährungspraxis, 26–33 (1982)

Kuhnert, P.: Über die Zusatzstoffe in unseren Lebensmitteln. GIT Fachz. Labor. 12, 1179–1183 (1995)

Kuklinski, B., B. Vorberg, E. Köpcke, A. Herzfeld, M. Buchner, R. Nagel, B. Schweder, M. v. Stenglin: Latenter Antioxidantienmangel (Selen und Vitamin E) in der DDR-Population. Ärztl. Lab. 36, 288–294 (1990)

Kunze, D.: Atheroskleroseprävention beim Kind beginnen. Therap. Med. 16, 39–40 (1985)

Kupke, D., H. von Sanden, H. Trinczek-Gärtner, J. Lewin, G. Blümel, H.-J. Rehmann: Prüfung der choleretischen Aktivität eines pflanzlichen Cholagogums. Z. Allgemeinmed. 67, 1046–1058 (1991)

Kushner, R.F.: Body weight and mortality. Nutr. Rev. 51, 127–136 (1993)

Kvetny, J.: Nuclear thyroxine receptors and cellular metabolism of thyroxine in obese subjects before and after fasting. Hormone Research (Basel) 21, 60–65 (1985)

Laitinen, K., M. Valimaki: Bone and the „comforts of life". Ann. Med. 25(4), 413–425 (1993)

Lang, K., R. Schoen (Hrsg.): Die Ernährung (Physiologie, Pathologie, Therapie), Springer Verlag, Berlin, Göttingen, Heidelberg (1952)

Lange, R., R. Baumgrass, M. Diedrich, K.-P. Henschel, M. Kujawa: Glucosinolate in der Ernährung – Pro und contra einer Naturstoffklasse. (I): Ausgangssituation, Problemstellung, Analytik, Verzehr. Ern. Umschau 39, 252–257 (1992)

Laskowski jr., M., I. Kato: Protein inhibitors of proteinases. Ann. Rev. Biochem. (Palo Alto), 593–626 (1980)

Lassen, N.A., W. Perl: Tracer kinetic methods in medical physiology. Raven Press, New York (1979)

Lathia, D.: Vitamin E als Schutzfaktor gegen karzinogene N-Nitroso-Verbindungen. VERIS 2 (3), Dez. 1990

Lawrence, J.C.: Signal transduction and protein phosphorylation in the regulation of cellular metabolism of insulin. Am. Rev. Physiol. 54, 177–193 (1991)

Le Magnen, J.: Neurobiology of feeding and nutrition. Academic Press (1992)

Leader, A., K.H. Wong, M. Deitel: Maternal nutrition in pregnancy. A review. Canad. med. Ass. J. 125, 545–549 (1982)

Leaf and Weber: New Engl. J. Med. 318, 549 (1988)

Leffert, D.J.: Proc. Natl. Acad. Sci. U.S.A. 86, 3127–3130 (1989)

Leitzmann, C., K. v. Koerber: Vollwert-Ernährung. SD AID Verbraucherdienst 35, 3–26 (1990)

Leitzmann, C., P. Michel: Alternative Kostformen aus ernährungsphysiologischer Sicht. Akt. Ern. Med. 18, 2–13 (1993)

Leschik-Bonnet, E.: Lebensmittelüberwachung im geeinten Europa. Ern. Umschau 39, B25–B28 (1992)

Levin, B.E., J. Triscari, A.C. Sullivan: Altered sympathetic activity during development of diet-induced obesity. Amer. J. Physiol. 244, R347–355 (1983)

Ley, P.: The psychology of compliance. In: Research in Psychology and Medicine (ed. D.S. Osborn), Academic Press (London) (1979)

Liebermeister, H., B. Hitzensauer, D. Morath: Spätergebnisse nach Gewichtsreduktion bei Fettsüchtigen. Akt. Ern. Med. 14, 143–148 (1989)

Liebermeister, H.: Die Broteinheit – erneut und breiter definiert. Akt. Ern. Med. 19, 188–190 (1994)

Lindell, T.J.: Molecular aspects of dietary modulation of transcription and enhanced longevity. Life Sciences (New York) 31, 625–635 (1982)

Livrea, M.A., L. Packer (eds.): Retinoids. Progress in Research and Clinical Applications. Marcel Dekker Inc., New York, Basel, Hong Kong (1993)

Lockwood, M.K., C.D. Eckhert: Sucrose-induced lipid, glucose, and insulin elevations, microvascular injury, and selenium. Amer. J. Physiol. 262, R144–R149 (1992)

Lönnquist, F., P. Arner, L. Nordforst, M. Schalling: Overexpression of the obese (ob) gene in adipose tissue of human obese subjects. Nat. Medic. 1, 950–953 (1995)

Louvet, C., S. Empereur, D. Fagot, E. Forgue-Lafitte, E. Chastre, A. Zimber, J. Mester, C. Gespach: The aretinoid Ro 40-8757 has antiproliferative effects in drug-resistant human colon and breast cancer cell lines in vitro. Cancer Lett. 85, 83–86 (1994)

Lucas, A., R. Morley, T.J. Cole, G. Lister, C. Leeson-Payne: Brest milk and subsequent intelligence quotient in children born preterm. Lancet 339, 261–264 (1982)

Lukaski, H.C., J. Mendez, E.R. Bushirk, S.H. Cohn: A comparison of methods of assessment of body composition including neutron activation analysis of total body nitrogen. Metabolism 30, 777–782 (1981)

Luppa, D.: Ursachen eines erhöhten Vitamin-E-Bedarfs bei sportlichen Belastungen. Leipziger Sportwiss. Beiträge 32, 189–205 (1991)

Lück, E.: Konservierungsstoffe. Ern. Umschau 40, 118–123 (1993)

Lützner, H.: Wie neugeboren durch Fasten. Gräfe und Unzer, 20. verb. Auflage, München (1986)

Macholz, R.: Natürlich = gesund? spectrum 20, 21–23 (1989)

Magnusson, J., K.-G. Tranberg: Postoperative glucose intolerance – importance of changes in release and action of insulin. Clin. Nutr. 4 (Suppl.), 31 (1985)

Maire, R., K. Dreiding, P.A. Wyss: Inzidenz und Klinik der Scombroid-Fischvergiftung. Schweiz. Med. Wschr. 122, 1933–1935 (1992)

Majumar, A.P.N.: Trytophan requirement for protein synthesis. Nutr. Report Internat. 26, 509–522 (1982)

Malchow-Möller, A.: Ephedrin as an anorectic: the story of the Elsinore pill. Int. J. Obesity 5, 183–187 (1981)

Manson, A., S. Shea: Malnutrition in elderly ambulatory medical patients. Amer. J. Publ. Health 81, 1195–1197 (1991)

Manz, F., D. Hötzel: Jodversorgung und Jodmangelprophylaxe in der Bundesrepublik Deutschland. Ernährungsbericht der Deutschen Gesellschaft für Ernährung (DGE), S. 287–302, Frankfurt (1992)

Marques, P.R., P. Illner, D.D. Williams, W.L. Green, J.W. Kendall, S.L. Davis, D.G. Johnson, C.C. Gale: Hypothalamic control of endocrine thermogenesis. Amer. J. Physiol. (Bethesda) 241, E420–427 (1981)

Martin, T.R.: The relationship between malnutrition and lung infections. Clin. Chest Med. 8, 359 (1987)

Maslanski, J.A.: Lithium in development. Science 256, 243 (1992)

Matzkies, F.: Einfluß von Fischölen, Knoblauch, Ballaststoffen und Kaffee auf die Serumlipide. Ern. Umschau 37, Sonderheft S559–565 (1990)

May, P., J. Braun: Diagnostik und Therapie des Harnsteinleiden. In: Manuale Nephrologicum (Hrsg. H. Brass, T. Phillipp, W. Schultz). Dustri-Verlag Dr. Feistle, Deisenhofen (1994)

McArthur: Kongreßbericht. Medic. Tribune 11, p. 22 (1990)

McGandy, R.B.: Nutrition and the aging cardiovascular system. In: „Nutrition and aging" (Hutchinson, M.L., H.N. Munro, eds.). Academic Press Inc., New York (1986)

McLaughlin, C.L., C.A. Baile, S.R. Peikin: Hyperphagia during lactation: satiety responce to CCK and growth of the pancreas. Amer. J. Physiol. 244, E61–65 (1983)

Menden, E., W. Aign: Die gesunde Schlankheitskur. Der individuelle Weg zum Wunschgewicht. Bassermannsche Verlagsbuchhandlung (1985)

Menden, E.: Fettersatzstoffe – Zusammensetzung und praktische Bedeutung. Ern. Umschau 38, 311–315 (1991)

Mensink, R.P., Katan, M.B.: Effect of dietary trans fatty acids on high-density and low-density lipoprotein cholesterol levels in healthy subjects. N. Engl. J. Med. 323(7), 439–445 (1990)

Meydani, M., S.N. Meydani, J.B. Macauley, J.B. Blumberg: Prostaglandins Leuk. Med. 18, 337–346 (1985)

Meyskens, jr., F.L.: Modulation of abnormal growth by retinoids: A clinical perspective of the biological phenomenon. Life Sciences 28, 2323–2327 (1981)

Miller, A.B., F.L.M. Berrino, M. Hill: Diet in the ethiology of cancer: a review. Eur. J. Cancer 30, 207–220 (1994)

Millward, D.J., C.T.M. Davies, D. Halliday, S.L. Wolman, D. Matthews, M. Rennie: Effect of exercise on protein metabolism in humans as explored with stable isotopes. Feder. Proc. (Washington) 41, 2686–2691 (1982)

Mocchegiani, E., L. Santarelli, M. Muzzioli, N. Fabris: Reversibility of the thymic involution and of age-related peripheral immune dysfunctions by zinc supplementation. Int. J. Immunopharmacol. 17, 703–718 (1995)

Möhr, M.: Schwangerschaftsernährung. Zbl. Gynäkol. 101, 145–157 (1979)

Mössner, J.: Therapie der chronischen Pankreatitis. Z. Gastroenterol. 29, 541–547 (1991)

Moneret-Vautrin, D.A., Kanny, G., Halpern, G.: Detection of antifood IgE by in vitro tests and diagnosis of food allergy. Allerg. Immunol. Paris. 25, 198–204 (1993)

Morley, J.E.: Neuropeptide regulation of appetite and weight. Endocrin. Rev. 8, 256–287 (1987)

Morrison, S.D.: Nutrition and longevity (In: Nutr. Rev., 5th edition), Nutr. Foundation, Washington D.C., 646–663 (1984)

Müller, C., A. Friedel, P. Michel, Y.-J. Oh, I.-J. Hwang, C. Leitzmann: Der Einfluß von Sauerkraut und Kimchi auf bakterielle Enzymaktivitäten und den pH-Wert im Stuhl des Menschen. Akt. Ern. Med. 18, 351–356 (1993)

Müller, F.: Zur Kinetik der Elimination aus dem Blut. Acta Biol. Med. Ger. 10, 10–21 (1963)

Müller, N., H.P. Kapfhammer, R. Spatz, H. Hippius: Die Lithium-Prophylaxe: hohe Effizienz und geringes Risiko bei regelmäßiger Überwachung. Dtsch. Ärztebl. 92, B270–274 (1995)

Müller-Lissner, S.A.: Constipation and irritable bowel syndrome. Eur. J. Gastroenterol. Hepatol. 5, 587–592 (1993)

Müller-Mohnsen, H.: Insektizide. Dtsch. Ärztebl. 88, D3519–3527 (1991)

Napoli, J.L., K.R. Race: Biogenesis of retinoic acid from β-carotene. Differences between the metabolism of β-carotene and retinal. J. Biol. Chem. 263, 17372–17377 (1988)

National Research Council, Food and Nutrition Board: Recommended Dietary Allowances. 10th ed., Natl. Acad. Press, Washington D. C. (1989)

Naurath, H.J. et al.: Vitaminsubstitution bei älteren Menschen mit normalen Vitaminserumspiegeln. Lancet 346, 85–89 (1995)

Neve, J.: Indications for Trace Element Supplementation in the Elderly. Ärztl. Lab. 36, 305–310 (1990)

Newberne, P.M.: Aging animal models for the study of drug-nutrient interactions. In: Nutrition and aging, eds. Hutchinson, M.L., H.N. Munro. Academic Press Inc., Orlando, New York (1986)

Newbrun, E.: Dietary Carbohydrates: Their role in Cariogenicity (Symp. Appl. Nutr. Clin. Med.), Medic. Clin. North America 63, 1069–1086 (1979)

Nichting, M.: Empowerment – Eine Denkweise innerhalb der Gesundheitsförderung. Ern. Umschau 43, 145–147 (1996)

Noack, R., F. Leopold, U. Frenz, A. Rehorek, H. Remke, J. Steiniger: Energieverwertung und metabolisches Syndrom. Ernährungsforsch. 34, 111–116 (1989)

Nötzold, H., E. Ludwig: Ernährungsrelevante Veränderung an Proteinen und Aminosäuren. Ern. Umschau 39, 362–368 (1992)

Nolte, H., Schiotz, P.O., Kruse, A., Stahl-Skov, P.: Comparison of intestinal mast cell and basophil histamine release in children with food allergic reactions. Allergy, 44, 554–565 (1989)

Norman, A.W.: Intestinal calcium absorption. A vitamin D-hormone-mediated adaptive response. Amer. J. Clin. Nutr. 51, 290–300 (1990)

Odeleye, O.E., R.R. Watson: Alcohol-related nutrition derangements. Implications for nutritional support. In: Nutrition and Alcohol (eds. Watson, R.R. and B. Watzl). CRC Press, Bocu Ruton (1992)

Öltherapie (Schlürfen und saugen). raum und zeit 48, 37–38 (1990)

Olefsky, J.M., O.G. Kolterman, J.A. Scarlett: Insulin action and resistance in obesity and non insulin-dependent typ II diabetes mellitus. Amer. J. Physiol. (Bethesda) 243, E15–30 (1982)

Ollenschläger, G.: Krebsdiäten – Unkonventionelle Ernährungsempfehlungen für Tumorpatienten – Eine Übersicht. Akt. Ernäh. Med. 20, 264–268 (1995)

Ollenschläger, G.: Mangelernährung bei Tumorpatienten. 1. Diagnostik des Ernährungszustandes. Ern. Umsch. 38, 3–11 (1991)

Ollenschläger, G.: Mangelernährung bei Tumorpatienten 2: Intensivierte orale Ernährungstherapie. Ern. Umschau 38, 44–51 (1991)

Omenn, G.S., G.E. Goodman, M.D. Thornquist, J. Balmes, M.R. Cullen et al.: Effects of a combination of β carotene and vitamin A on lung cancer and cardiovascular disease. N. Engl. J. Med. 334, 1150–1155 (1996)

Ona, M., C. Hartmann et al.: Klinisch-mikrobiologische Beobachtungen bei chronisch Hautkranken nach Einnahme eines ballaststoffreichen Diätetikums. Biol. Mediz. 21, 12–16 (1992)

Ornish, D., S. Brown, L. Scherwitz: Can lifestyle changes reverse coronary heart disease? Lancet 336, 129–133 (1990)

Oster, O.: Beitrag von Fleisch zur Spurenelementversorgung des Menschen unter besonderer Berücksichtigung von Selen. Akt. Ern. Med. 19, 129–130 (1994)

Ostlund, R.E., M. Staten, W.M. Kohrt, J. Schultz, M. Malley: The ratio of waist-to hip circumference, plasma insulin level and glucose intolerance as independent predictors of the HDL2 cholesterol level in older adults. New Engl. J. Med. 322, 229–234 (1990)

Packer, L., E. Cadenas (eds.): Biothiols in Health and Disease. Marcel Dekker Inc., New York (1995)

Pallet, V., I. Audouin-Chevallier, C. Verret, H. Garcin, P. Higueret: Retinoic acid differentially modulates triiodthyronine and retinoic acid receptors in rat liver according to thyroid status. Eur. J. Endocrinol. 131, 377–384 (1994)

Pasquali, R., M. Parenti, L. Mattioli, M. Capelli, G. Cavazzini, G. Baraldi, S. Sorrenti, G. de Benedettis, P. Biso, N. Melchionda: Effect of dietary carbohydrates during hypocaloric treatment in peripheral thyroid hormone metabolism. J. Endocrinol. Invest (Milan) 5, 47–52 (1982)

Pauling, L., Moertel, C.: A proposition: megadoses of vitamin C are valuable in the treatment of cancer. Nutr. Rev. 44, 28–32 (1986)

Pauling, L.: Effect of ascorbic acid on incidence of spontaneous mammary tumors and UV-light-induced skin tumors in mice. Amer. J. Clin. Nutr. 54 (6 Suppl), 1252S–1255S (1991)

Payer, L.: Andere Länder – andere Leiden. Campus Verlag Frankfurt/M., New York 1989

Penicaud, L., C. Larue-Achagiotis, J. de Magnen: Endocrine basis for weight gain after fasting or VMH lesion in rats. Amer. J. Physiol. 245, E246–245 (1983)

Petkovich, M.: Regulation of gene expression by vitamin A. Ann. Rev. Nutr. 12, 443–471 (1992)

Peto, R., R. Doll, J.D. Buckley, M.B. Sporn: Can dietary β-carotene materially reduce human cancer rates? Nature 290, 201–208 (1981)

Pfannstiel: Dt. Ärzteblatt 90, B-791 (1993)

Picciano, M.F., H.A. Guthrie: Copper, iron and zinc contents of human milk. Amer. J. Clin. Nutr. 29, 242 (1976)

Placer, Z.A., L.L. Cushman, B.C. Johnson: Estimation of product of lipid peroxidation (Malonyl Dialdehyd) in biochemical systems. Analyt. Biochemistry 16, 359–364 (1966)

Platt, D.: Multimorbidität und Ernährung im Alter. In: Interdisziplinäre Gerontologie I, Werk-Verlag, München-Gräfeling (1981)

Prävention ernährungsabhängiger Krankheiten: DGE Arbeitstagung 1995, Wiss. Verl. Ges. mbH, Stuttgart (1995)

Radl, J.: Clin. Immunol. Immunopathol. 14, 251–256 (1979)

Rajavashisth, T.B., Taylor, A.K., Andalibi, A., Svenson, K.L., Lusis, A.J.: The low-density lipoprotein receptor and cholesterol synthesis are affected differently by dietary cholesterol in the rat. Science 245, 640–643 (1989)

Reisin, E., R. Abel, M. Modan, D.S. Silverberg, H.E. Eliahou, B. Modan: Effect of weight loss without salt restriction on the reduction of blood pressure in overweight hypertensive patients. New Engl. J. Med. 298, 1 (1978)

Remke, H., W. Mühle, B. Eick, F. Müller: Relation zwischen Na^+ -und Monosaccharid-Influx über die Mikrovillimembran in Abhängigkeit vom Energiezustand der intestinalen Mucosazellen. Acta Biol. Med. Germ. (Berlin) 38, 1123–1130 (1979)

Remke, H., A. Wilsdorf, A. Rehorek: Change of ATPase activities in erythrocytes of rats with hypothalamic obesity. Exp. Pathol. 43, 67–73 (1991)

Remke, H.: Biochemische Koordinierung von Organfunktionen. 2. Auflage, Verlag Gesundheit GmbH, Berlin (1990)

Remke, H., F. Leopold, F. Müller: Mitochondriale Atmung und Guanosindiphosphat-Bindung im brauen Fettgewebe von glutamatobesen Ratten. Z. med. Lab. diagn. 28, 346–352 (1987)

Renaud, S., deLorgeril, M.: Wine, alcohol, platelets, and the French paradox for coronary heart disease. Lancet 339(8808), 1523–1526 (1992)

Richardson, P.I.: Physiological regulation of the hepatic circulation. Feder. Proc. (Washington) 41, 2111–2116 (1982)

Riggs, B.L.: Nutritional factors in age-related osteoporosis. In: Hutchinson, M.L. and H.N. Munro (eds.): Nutrition and aging. Academic Press, Inc., Orlando, Florida 235–249 (1986)

Rim: Lancet 338, 464 (1991)

Rimbach, G., H.J. Ingelmann, J. Pallauf: Antinutritive and beneficial effects of dietary phytate. Akt. Ern. Med. 19, 141–145 (1994)

Rimbach, G., J. Pallauf: Methoden zur Diagnose des Zinkstatus. Ern. Umschau 44, 144–147 (1994)

Ringe, J.-D., A.J. Dorst: Osteoporose bei Männern. Dtsch. Med. Wschr. 119, 943–947 (1994)

Ringe, J.D.: Ernährungsmedizin für die Praxis: Indikation Osteoporose. Forum Ernährungsmedizin, Kellogg GmbH (GPRA), Kronberg (1994)

Roach, P.D., Balasubramaniam, S., Hirata, F., Abbey, M., Szanto, A., Simons, L.A., Nestel, P.J.: Biochim. Biophys. Acta. 1170, 165–172 (1993)

Roberge, A.G., R. Charbonneau: Effects of dietary protein intake and immobilization on plasma dopamine-β-hydroxylase activity in cats. Nutr. Res. 5, 57–63 (1985)

Rose, W.C.: Federat. Proceedings 8, 546 (1949)

Ross, S.A., E.A. Shaffer: The importance of triglyceride hydrolysis for the release of gastric inhibitory polypeptide. Gastoenterology (Baltimore) 80, 108–111 (1981)

Rost, A.-K., T. Köhler, H. Remke: Analysis of retinoid influenced MMP-1- and TIMP-1-mRNA levels in human synovial fibroblasts. Joint Ann. Meeting Öst. Ges. f. Allergol. u. Immunol. and Ges. f. Immunol., Wien, Sept. 1995

Rothwell, N.J., M.J. Stock, D. Stribling: Diet-induced thermogenesis. Pharmac. Ther. 17, 251–268 (1982)

Rubner, M.: Das Problem der Lebensdauer und seine Beziehung zu Wachstum und Ernährung. Oldenburg, München (1908)

Ruel, J., P. Coulombe, J.H. Dessault: Thyroid hormones, malnutrition, and biochemical composition of developing rat lung. Am. J. Physiol. (Bethesda) 242, E378–383 (1982)

Saedi, M.S., G.G. Smith, J. Frampton, I. Chambers, P.R. Harrison, R.A. Sunder: Effect of selenium status on mRNA-levels for glutathione peroxidase in rat liver. Biochem. Biophys. Res. Comm. 153, 855–861 (1988)

Saltiel, A.R., P. Cuatrecasas: In search of a second messenger for insulin. Am. J. Physiol. 255, C1–C11 (1988)

Sartin, J., M. Chaudhuri, M. Obenrader, R.C. Adelman: The role of hormones in changing adaptive mechanisms during aging. Feder. Proc. (Washington) 39, 3163–3167 (1980)

Satomura, K., Tanaka, H., Seino, Y., Ishida, M., Yamaoka, K., Yabuuchi, H., Ichikawa, M.: The effect of purification procedures on the determination of serum level of 1,25-dihydroxyvitamin D. Nippon-Naibunpi-Gakkai-Zasshi. 64, 514–522 (1988)

Scharell, O., A. Hesse: Die Bedeutung der Ernährung in der Therapie des Harnsteinleidens. Teil I: Ern. Umschau 41, 377–381 (1994) (Kalziumoxalat und Harnsäuresteine); Teil II: Ern. Umschau 42, 127–131 (1995) (Phosphat-, Cystin- und seltene Steine).

Schauder, P. (Hrsg.): Ernährung und Tumorerkrankung. Karger-Verlag, Basel (1991)

Schek, A.: L-Carnitin: Sinn und Unsinn der Substitution einer körpereigenen Substanz. Ern. Umschau 41, 9–15 (1994)

Schettler, G.: Rotwein und Herzinfarkt: Eine protektive Wirkung. Dtsch. Ärztebl. 90, B1569 (1993)

Schlierf, G., R.-D. Geiss, G. Vogel: Ernährung bei Fettstoffwechselstörungen. Thieme Verlag, Stuttgart (1982)

Schlierf, G.: Ernährungstherapie – was heißt „wissenschaftlich hinreichend“ gesichert. Akt. Ernähr. 6, 227–230 (1981)

Schlierf, G.: Pflanzenfaserballaststoffe und kardiovaskuläre Risikofaktoren. Akt. Ern. Med., Suppl.: Pflanzenfasern – Ballaststoffe in der menschlichen Ernährung, 124–128 (1980)

Schlodder, D.: Ernährungsvorschläge für Tumorgefährdete und Tumorkranke. Helixor Heilmittel, Rosenfeld (1988)

Schmidt, E.: Vorzüge der Muttermilchernährung des Säuglings. Mschr. Kinderheilk. 127, 525–528 (1979)

Schmidt, F.: Zink. Biolog. Mediz. 4, 290–293 (1994)

Schmidt, K., W. Bayer, G. Blankenhorn: Vitamin E – aktueller wissenschaftlicher Erkenntnisstand. VitaMinSpur 5, 3–18 (1990)

Schmidt, K., W. Bayer: Ubichinon/Coenzym Q. VitaMinSpur 8, 51 (1993)

Schmoz, G., W. Hartig, R. Weiner, H.-P. Brunner, K. Vetter, V. Erhard: Der Ernährungsstatus als diagnostische Methode. Trends in Enteral and Parenteral Alimentation. „Germed“ Dresden 1987

Schnur, E.: Schlankheitsdiäten – eine kritische Übersicht. Ern. Umschau 42, B29–32 (1995)

Schoeppe, W.: Bluthochdruck und Elektrolyte. III. Sympos. Wissenschaft u. Ernährungspraxis, S. 13 (1981)

Scholz, H.: Mineralstoffe und Spurenelemente. Hippokrates Verlag, Stuttgart (1990)

Schrauzer, G.N., Th. Zimmermann: Selen: Essentielles Spurenelement und Schutzfaktor – eine Bestandsaufnahme. Ärztebl. Sachsen 11, 1223–1228 (1992)

Schümann, K., G. Hunder: Bioverfügbarkeitsvergleich oraler Eisenpräparate. VitaMinSpur 8, 61–66 (1993)

Schwarz, M.W., Peskind, E., Raskind, M., Boyko, E.J., Porte, D. Jr.: Cerebrospinal fluid leptin levels: relationship to plasma levels and to adiposity in humans. Nat. Med. 2(5), 589–593 (1996)

Schweitzer, A., H.A. Schmidt-Welcke: Verdauung und Absorption lang- und mittelkettiger Triglyceride. Ern. Umschau 40, 405–410 (1993)

Scolozzi, R., A. Boccafogli, L. Vicentini, A. Baraldi, B. Bagni: Correlation of MAST chemiluminescent assay (CLA) with RAST and skin prick tests for diagnosis of inhalant allergic disease. Ann. Allergy 62, 193a–193b (1989)

Scott Kraly, F.: A diurnal variation in the satiating potency of cholecystokinin in the rat. Appetite. J. Intake Research 2, 177–191 (1981)

Segal, K.R., S. Burastero, A. Chun, P. Coronel, R.N. Pierson jr., J. Wang: Estimation of extracellular and total body water by multiple-frequency bioelectrical impedance measurement. Amer. J. Clin. Nutr. 54, 26–29 (1991)

Seim, H., H. Remke: Hormonelle Regulation des Carnitinsystems und tierexperimentelle Fettsucht. 7. Jahrestagung der Dtsch. Ges. Adipositasforschung, Heidelberg Okt. 1991

Seitz, K., C.S. Lieber, U.A. Simanowski (Hrsg.): Handbuch Alkohol. Johann-Ambrosius-Barth, Leipzig (1995)

Seltzer, C.C.: Some re-evaluations of the build and blood pressure study, 1959, as related to ponderal in index, somatotype and mortality. New Engl. J. Med. 274, 254–259 (1966)

Shank, R.E.: pp. 199–213. In: Epidemiology of aging, eds. A.M. Arstfeld, D.C. Gibson; DHEW Publ. No 75-711, U.S. Dept. of Health, Education and Welfare, Washington D.C. (1975)

Shenkin, A., A. Wretlind: Parenteral nutrition. Rev. Nutr. Diet 28, 1 (1978)

Shetty, P.S., W.P.T. James: Body mass index. A measure of chronic energy deficiency in adults. FAO Food Nutrition Paper 56, Rom (1994)

Shimokawa, T., Kawabe, Y., Honda, M., Yazaki, Y., Matsumoto, A., Itakura, H., Kodama, T.: Determination of mRNA levels of cholesterol biosynthesis enzymes and LDL receptor using ribonuclease protection assay. J. Lipid Res. 36, 1919–1924 (1995)

Shock, N.W., R.C. Greulich, R. Andres, D. Arenberg, P.T. Costa, E.G. Lakatta, J.D. Tobin: Normal human aging: The Baltimore Longitudinal study of aging. NIH Publ. No 84-2450, 1984, Natl. Inst. Health, Washington D.C.

Siegel, G.: Gibt es neue Erkenntnisse bei Strahlenschutzstoffen? medicamentum 1, 24–28 (1992)

Sima, A.A.F., D.A. Greene: Morphologie der peripheren diabetischen Neuropathie und ihre Korrelation mit Funktionstesten. Diabetes und Stoffwechsel 1, 29–33 (1992)

Simes, M.A., E. Vuori, P. Kuitunen: Breast milk iron – a declining concentration during the course of lactation. Acta paediat. scand. 68, 29 (1979)

Simonson, I. Amer. J. Physiol. 267, F805–815 (1994)

Singer, R.: Ernährung bei Pankreaserkrankungen. Ern. Umschau 42, 399–403 (1995)

Slebodzinski, A.B., E. Brzezinska-Slebodzinska, R. Drews: Reciprocal changes in serum 3,3', 5'-triiodothyronine concentration and the peripheral thyroxine inner ring monodeiodination during restriction in pig. J. Endocrinol. (London) 95, 349–355 (1982)

Smuda, H.: Taxol aus nachwachsenden Pflanzenteilen. GIT Labor-Mediz. 4, 254 (1995)

Snow, A.D., Wight, T.N.: Proteoglycans in the pathogenesis of Alzheimer's disease and other amyloidoses. Neurobiol. Aging 10, 481–497 (1989)

Sodek, J., Overall, C.M.: Matrix metalloproteinase in periodontal tissue remodelling. Matrix-Suppl. 1992; 1: 352–362

Sommer, A., J. Katz, I. Tarwotjo: Increased risk of respiratory disease and diarrhea in children with preceeding mild vitamin A deficiency. Am. J. Clin. Nutr. 40, 1090–1095 (1984)

Spiro, R.G.: Search for a biochemical basis of diabetic microangiopathy. Diabetologia 12, 1 (1976)

Stein, T.P., M.J. Leskiw, G.P. Buzby, A.L. Giandomenico, H.W. Wallace, J.L. Mullen: Measurement of protein synthesis rates with ^{15}N-glycine. Amer. J. Physiol. 239 (Endocrinol. Metab. 2) E294–E300 (1980)

Stunkard, A.J.: Anorectic agents lower a body weight set point. Life Science (New York) 30, 2043–2055 (1982)

Stähelin, H.B.: Ernährung und Krebsprävention. Akt. Ern. Mediz. 20, 260–263 (1995)

Sullivan, A.C., J. Triscari, J.G. Hamilton, J.A. Ontko: Hypolipidemic activity of (-) hydroxycitrate. Lipids 12, 1–9 (1977)

Szarka, C.E., G. Grana, P.F. Engstrom: Chemoprevention of cancer: Lung Cancer Prevention Trial. Curr. Probl. Cancer 18, 6–79 (1994)

Täufel, A., H. Böhm: Protein-Inhibitoren hydrolytischer Enzyme in Nahrungspflanzen. Ern. Umschau 40, 331–334 u. 376–379 (1993)

Takeda, N., A. Yamamoto: Simultaneous determination of 13-cis- and all-trans-retinoic acids and retinol in human serum by high-performance liquid chromatography. J. Chromatogr. (B) Biomed. Appl. 657, 53–59 (1994)

Taskinen, M.-R., E.A. Nikkilä, J.K. Huttunen, H. Hilden: A micromethod for assay of lipoprotein lipase activity in needle biopsy samples of human adipose tissue and skeletal muscle. Clin. Chim. Acta (Amsterdam) 104, 107–117 (1980)

Teufel et al.: Ern. Umschau 38/4, 142–147 (1991)

Thomas, K.: Über die biologische Wertigkeit der Stickstoffsubstanzen in verschiedenen Nahrungsmitteln. Beiträge zur Frage nach dem physiologischen Eiweißminimum. Arch. Anat. Physiol. Suppl. Physiol. Abt., S. 219–302 (1909)

Timothy, H.T., R.L. Schnaar, J.T. Coyle: Immature cortical neurons are uniquely sensitive to glutamate toxicity by inhibition of cystine uptake. FASEB J. 4, 1624–33 (1990)

Tobin, J.: Nutrition and organ function in a cohort of aging men. In: Hutchinson, M.L., H.N. Munrol (eds.): Nutrition and aging. Academic Press Inc., Orlando, 32 (1986)

Toeller, M.: Ernährungstherapie – die beste Form der oralen Diabetesbehandlung. Dtsch. Ärztebl. 91 (Suppl.), 3–8 (1994)

Trostler, N., R. Amin, E. Shafrir: Increased protease activity in muscles of obese-(ob/ob-)mice. Int. J. Obesity (London) 6, 557–566 (1982)

Turton, M.D., D.O. 'Shea, I. Gunn, S.A. Beak, C.M.B. Edwards, K. Meeran, S.J. Choi, G.M. Taylor, M.M. Heath, P.D. Lambert, J.P.H. Wilding, D.M. Smith, M.A. Ghatei, J. Herbert, S.R. Bloom: A role for glucagon-like peptide-1 in the central regulation of feeding. Nature 379, 69–72 (1996)

Typ-II-Diabetes und Acarbose. Pharmazeutische Zeitung 139 (Nr. 50), Eschborn, Dez. 1994

Ummenhofer, C., R. Kluthe: Definition von „Salzsensitivität". Dtsch. Med. Wschr. 119, 49–57 (1994)

Underwood, B.A., J.D. Loerch, K.C. Lewis: Effects of dietary vitamin A deficiency, retinoic acid and protein quantity and quality on serially obtained plasma and liver levels of vitamin A in rats. J. Nutrit. 109, 796–806 (1979)

Vague, J., P. Vague: Diabète et obèsitè. Extrait du Prècis de Diabètologie. Masson Paris (1977)

Varis, K., I.M. Samloff, T. Ihamaki, M. Siurala: Digest. Disease Science 24, 187–191 (1979)

Vaselli, J.R., M.P. Cleary, T.B. van Italli: Modern concepts of obesity. Nutr. Rev. 41, 361–373 (1983)

VERIS-Vitamin E Research Summary, 1–24, Juni 1993: Eine Übersicht über die Wirksamkeit von Vitamin E beim Menschen.

Viel Wirbel um Vitamin K. Ern. Umschau 40, 132–133 (1993)

Vieths, S., K. Fischer, L.I. Dehne, K.W. Bögl: Allergenes Potential von verarbeiteten Lebensmitteln. Ern. Umschau 44, 140–143 (1994)

Vir, S.C., A.H. Love, W. Thompson: Thiamine status during pregnancy. Int. J. Vitam. Nutr. Res. 50, 131–141 (1980)

Vlassara, H.: Glycation: A vascular enemy of many faces. Atherosclerosis 134, 197 (1997)

Vogel, R.F., W.P. Hammes: Gentechnisch modifizierte Mikroorganismen. Dtsch. Ärztebl. 90, B1450–56 (1993)

Volkert, D.: Besondere Anforderungen an die Ernährung im höheren Lebensalter. Ern. Umschau 41, 260–264 (1994)

von Kries, R., P. Wirtz, U. Göbel: Krebs durch Vitamin-K-Prophylaxe. Dtsch. Ärztebl. 90, C32–36 (1993)

von Reinersdorf, Kübler: Ern. Umschau 38, 90 (1991)

von Stockhausen, H.-B.: Selen – ein essentielles Spurenelement: Epidemiologie, Symptome, Therapie. Ern. Umschau 37, Sonderheft S627–631 (1990)

Waadt, S., R.G. Laessle, K.M. Pirke: Bulimie, Ursachen und Therapie. Springer Verlag, Berlin (1992)

Wabitsch, M.: Körperfettverteilung und Adipositasrisiko bei übergewichtigen Kindern. Akt. Ern. Med. 20, 274 (1995)

Wagner, S.: Magenulkus: Diät kann Gift sein. Med. Trib. 11, 22 (1990)

Walford, R.L., R.H. Weindruch: Annu. Rev. Gerontol. Geriatr. 2, 3–49 (1981)

Walker, W.J.: N. Engl. J. Medicine 308, 649–651 (1983)

Wang, J., S.B. Heymsfield, M. Aulet: Body fat from body density: underwater weighting versus dual-photon absorptiometry. Amer. J. Physiol. 19, E829–834 (1989)

Waterlow, J.C., J. Cravioto, J.M.L. Stephen: Protein malnutrition in man. Adv. Protein Chem. 15, 131–238 (1960)

Waterlow, J.C.: ^{15}N-end-product methods for the study of whole body protein turnover. Proc. Nutr. Science 40, 317–320 (1981)

Waters, D., Lesperance, J.: Regression of coronary atherosclerosis. Angiographic perspective. Drugs. 36 Suppl 3: 37–42 (1988)

Waters, D., Lesperance, J.: Regression of coronary atherosclerosis: an achievable goal? Review of results from recent clinical trials. Am. J. Med. 91, 10 S – 17 S (1991b)

Waters, D.: Preventing progression of coronary atherosclerosis: beyond cholesterol lowering. Can. J. Cardiol. 7, VIII–IX (1991a)

Watkins, J., S. Bevan, G. Hardy: Aspects of nutrition and immunocompetence. Brit. J. Int. Care 4, 55–64 (1994)

Wechsler, J.G., H. Wenzel, A. Herrmann, H.H. Ditschuneit, P. Malfertheiner, H. Ditschuneit: Modifiziertes Fasten in der Adipositastherapie. Akt. Ernährungsmed. 6, 231–235 (1981)

Wechsler, J.G., H.H. Ditschuneit, P. Malfertheiner, H. Ditschuneit: Stickstoffbilanzen während modifizierten Fastens. Dtsch. Med. Wochenschrift 105, 58–611 (1980)

Weidinger, H.: Magnesium-Mangelsyndrom: Epidemiologie, Klinik, Therapie. Ern. Umschau 37, Sonderheft S613–619 (1990)

weight watchers. Das 365-Tage-Kochbuch. Wilhelm Heyne Verlag GmbH & Co. KG, München (1989)

Weinberg, R.A.: Tumor suppressor genes. Science 253, 1138 (1991)

Weise, D.O.: Nahrung als Information. raum und zeit 48, 30–34 (1990)

Westphal, G.: Zur Ernährungsphysiologie und -toxikologie von MAILLARD-Reaktionsprodukten. Ern. Umschau 39, 450–452 und 492–494 (1992)

WHO: Use and interpretation of anthropometric indicators of nutritional status. Bull. World Health Org. 64, 929–941 (1986)

Wilsdorf, A., H. Remke, F. Müller: Glucoseverwertung im Fettgewebe von Ratten mit chronischem Somatotropinmangel. Biomed. Biochim. Acta 48, 51–56 (1989)

Wilson, J.H.P., S.W.J. Lamberts: The effect of triiodthyronine on weight loss and nitrogen balance of obese patients on a very-low-calorie liquid-formula diet. Int. J. Obes. 5, 279 (1981)

Windgassen, K.: Anorexia nervosa. Viel beachtet und mißverstanden. Dtsch. Ärztebl. 90, B961–964 (1993)

Winick: In: Heller, L.: Schwangerschaftskomplikationen und Fehlernährung. IV. Sympos. Wissenschaft u. Ernährungspraxis 1982, S. 23

Wolfe, R.R., M.J. Durkot, J.R. Allsop, J.F. Burke: Glucose metabolism in severely burned patients. Metabolism (New York) 29, 1031–1039 (1979)

Wolfe, R.R.: Stable isotope approaches for study of energy substrate metabolism. Federat. Proc. (Washington) 41, 2692–2697 (1982)

Wolfram, G., M. Reinhardt, E. Tick: Ernährung bei Gicht und Hyperurikämie. Thieme Verlag, Stuttgart (1982)

Wolfram, G.: Das moderne Konzept der Ernährung bei Gicht. Akt. Ern. Med. 17, 4 (1992)

Wolfram, G.: Vorstellungen der Ernährungswissenschaft zur alternativen Ernährung. VI. Sympos. Wissenschaft und Ernährungspraxis, S. 37 (1989)

Wolters, U., Müller, J.M., Wolfelschneider, K., Iffland, H.: Does varied parenteral zinc administration modify interaction between tumor and host? Studies based on an animal model. Infusionstherapie. 18, 123–128 (1991)

Workman, E.M., V. Alun Jones, A.J. Wilson, J.O,. Hunter: Diet in the management of Crohn's disease. Human Nutr. Appl. Nutr. 38, 469 (1984)

World Health Organization: Diet, nutrition and the prevention of chronic diseases. Report of a WHO Study Group. Technical Report Series No. 797, WHO Genf (1990)

Wretlind, A.: Parenteral Nutrition. Nutr. Rev. 39, 257–265 (1981)

Wu, T.C., L. Wang, Y.J. Wan: Differentiation 51, 219–224 (1992)

Wüthrich, B.: Nahrungsmittelallergien. Ern. Umschau 39, Sonderheft S50–57 (1992)

Yasukawa, T., A. Toshida: Effects of amino acid imbalance on polysome profiles and ^{14}C-labelled amino acid incorporation into tissue proteins in rats. Nutr. Sci. Vitaminol. (Tokyo) 26, 461–473 (1980)

Yoshioka, M., M. Iwai-Yamasaki, K. Kurakazu-Wada, A. Shirahata, Z. Tamura: Radioimmunassay of L-norepinephrine. Biogenic Amines 4, 211–217 (1987)

Young, J.B., D. Mullen, L. Landsberg: Caloric restriction lowers blood pressure in the spontaneously hypertensive rat. Metabolism 27, 1711–1714 (1978)

Young, J.B., L. Landsberg: Suppression of sympathetic nervous system during fasting. Science 196, 1473–1475 (1977)

Yu, B.P., E.J. Masoro, I. Murata, H.A. Bertrand, F.T. Lynd: J. Gerontol. 37, 130–141 (1982)

Zhang, Y., R. Proenca, M. Maffei, M. Barone, L. Leopold, J.M. Friedman: Positional cloning of the mouse obese gene and its human homologue. Nature 372, 425–432 (1994)

Ziegler, R.: Osteoporosis. Schweiz. Rundsch. Med. Prax. 83, 1051–1055 (1994)

Zietz, B., N. Brückner: Strumaprophylaxe mit Iodid. Akt. Ern. Mediz. 19, 12–17 (1994)

Stichwortregister

A

B

C

T

U

V

W

Z